소문영추유찬약주 素問靈樞類纂約註

A Translated Annotation of
"SoMoonYoungChuRyuChanYakJu"

왕앙汪昂 저 ▌ 김용진金容辰 역주

세창출판사

역주자 **김용진**(金容辰)

대전대학교 한의학과를 졸업하고 동 대학원에서 "한의학문헌을 통한 醫學倫理에 대한 고찰"로 한의학박사학위를 취득하였다. 현재 대전대학교 한의학과 의사학교실 교수로 재직하고 있으며, 대전대학교 한의과대학 학장, 대한한의학원전학회 수석부회장 겸 편집위원장, 한국의사학회 이사를 겸직하고 있다.
저서로는『각가학설』,『난경연구집성』,『현토완역 의학계원』,『강좌 중국의학사』,『류편황제내경』,『현토완역 내경지요』등이 있으며, "張元素의 생애와 의학사상," "한의학문헌을 통한 醫學倫理에 대한 고찰" 등 100여 편의 전공관련 논문이 있다.

소문영추유찬약주素問靈樞類纂約註

1판 1쇄 인쇄 2013년 6월 20일
1판 1쇄 발행 2013년 6월 25일

저 자 | 왕 앙(汪昂)
역주자 | 김용진
발행인 | 이방원
발행처 | 세창출판사
신고번호 | 제300-1990-63호
주소 | 서울 서대문구 경기대로 88 냉천빌딩 4층
전화 | (02) 723-8660 팩스 | (02) 720-4579
http://www.sechangpub.co.kr
e-mail: sc1992@empal.com

ISBN 978-89-8411-417-3 93510

이 책은 한국연구재단의 지원으로 세창출판사가 출판, 유통합니다.

이 도서의 국립중앙도서관 출판시도서목록(CIP)은 서지정보유통지원시스템 홈페이지(http://seoji.nl.go.kr)와 국가자료공동목록시스템(http://www.nl.go.kr/kolisnet)에서 이용하실 수 있습니다.(CIP제어번호: CIP2013009019)

소문영추유찬약주

自序

醫學之有素問靈樞는 猶吾儒之有六經[1]語孟也라 病機之變이 萬有不齊하야 悉範圍之하니 不外是也[2]라 古之宗工與今之能手[3]는 師承其說하야 以之濟世壽民하니 其功不可究殫이라 顧吾儒率專精制擧[4]하야 以是爲方技 而莫之或習하니 卽涉獵亦未嘗及之라 愚謂先王之制六經은 凡以爲民也오 有詩書禮樂以正其德하고 復有刑政以防其淫하고 其間不順于軌者는 雖殺之而罔或惜焉이라 然이나 其要則歸于生之而已라 至于天厲[5]爲災하고 疾病愁苦[6]하야 坐視其轉死而莫之救 而禮樂刑政[7]之用이 于是乎或窮이라 是以로 上古聖人作爲醫術하고 用以

1 詩經, 書經, 易經, 春秋, 禮記, 樂記.
2 『全書本』에는 也가 焉으로 되어 있다.
3 技術이 좋은 사람.
4 唐나라 때 勅令에 依하여 官吏로 擧用하던 制度.
5 流行病.
6 근심, 걱정.
7 예는 사회질서를 보전하며 일상생활을 바르게 실행하기 위한 규칙이며, 악은 민심을 회합하게 하기 위한 음악이고, 형은 악을 방지하기 위한 형벌, 정은 행정상의 모든 기관.

斡旋氣運하고 調劑群生하야 使物不疵癘[8]하고 民不夭札하니 擧世之所恃賴오 日用之所必需니 其功用이 直與禮樂刑政으로 相爲表裏니 顧安得以爲方技之書而忽之歟아 況其書理致淵深하고 包擧弘博이라 上窮蒼黅七政[9]之精하고 下察風水五方[10]之宜하고 中列人身賅存之數라 與夫陰陽之闔闢[11]과 五行之勝復[12]이 可以驗政治之得失하고 補造化之不齊하니 非深于性命之旨者면 其孰能與于斯乎아 第全書浩衍하고 又隨問條答하야 不便觀覽하니 雖岐黃專家라도 尙望洋意沮하니 況于學士大夫乎인저 余衡泌之人[13] 無事棄日할새 不揣固陋하고 竊欲比類而分次之라 偶見滑伯仁有素問鈔一編하니 其用意頗與余同이라 然而割裂全文하고 更爲穿貫하니 雖分門類 而凌躐[14]錯雜하야 遂失原書之面目하니 得無疑誤後學而獲罪先聖也乎아 又謂兩經從未有合編者하니 特爲珠聯하야 以愚意條析하니 分爲九類라 雖有删節 而段落仍舊하고 下注出于某篇하고 不敢謬爲參錯하니 其存者要以適用而止하고 且參酌諸註하고 務令簡明하야 使讀者瞭然心目하고 聊取反約[15]之意하니 以就正于有道云爾라

時는 康熙己巳夏日에 訒菴汪昂이 題于延禧堂하노라

---

8 損傷되고 병드는 것을 말함.

9 東方蒼天之氣와 中央黅天之氣의 天上의 氣運과 日月과 五行의 七曜로 天文을 말함.

10 地理를 말함.

11 합하는 것과 열리는 것으로 陰陽의 理致를 말함.

12 이기고 지는 것으로 五行의 運行을 말함.

13 『詩·陳風·衡門』에 "衡門之下, 可以棲遲, 泌之洋洋, 可以樂飢."라고 함.

14 正常的인 次例를 뛰어넘는 것을 말함.

15 예법으로 돌이켜 집약하는 일.

自 序

醫學에 『素問』과 『靈樞』가 있는 것은 우리 儒家에 六經과 論語 孟子가 있는 것과 같다. 病機의 變化가 모든 것이 같지 않아 모두 테두리로 구역을 정하면 『素問』과 『靈樞』에서 벗어나지 못한다. 옛날의 으뜸되는 장인과 지금의 솜씨 있는 사람은 그 學說을 스승에게 배우고 제자에게 전달하여 그것으로 세상 사람들을 救濟하고 百姓을 오래 살게 하였으니 그 功이 가히 끝이 없을 것이다. 우리 儒家가 모두 오로지 制學에만 精進하여 『素問』과 『靈樞』를 方技로 삼아 익히지 않았으니 즉 涉獵하였더라도 일정한 수준에 미치지 못하였다. 내가 말하기를 先王께서 六經을 制定하신 것은 무릇 百姓을 위한 것이고, 詩書禮樂을 두신 것은 그 德化를 바르게 하기 위한 것이고, 다시 刑政을 두어서 그 淫佚함을 막고, 그 사이에 法道에 遜順하지 못한 사람은 비록 베어 냈지만 혹 아까워하지 않았다. 그러나 그 要點은 살아가게 하는 것으로 歸納될 따름이다. 夭厲가 災殃이 되고 疾病이 愁苦가 되는 데 이르러서는 앉아서 죽게 되는 것을 보고도 救濟하지 못하게 되니 禮樂刑政의 쓰임이 이에 어찌할 수 없는 것이다. 그러므로 上古聖人께서 醫術을 지으시고 醫術로써 氣運을 돌게 도와주고 群衆들을 살게 藥物을 調劑하여 萬物이 疵癘하지 않고 百姓들이 夭折하지 않게 되니 온 세상 사람들이 믿고 依支하는 바이고 나날이 사용함에 반드시 필요한 것이니 그 效果가 直接的으로 禮樂刑政과 더불어 서로 表裏가 되니, 생각해 보면 어찌 方技의 書籍이라고 忽待하겠는가? 하물며 그 書籍의 理致가 매우 깊고 包含하여 列擧한 것이 크고 넓은 것이랴! 위로는 蒼黔七政의 정밀함을 窮究하고 아래로는 風水五方의 마땅함을 觀察하고 가운데로 사람 몸에 모두 갖추고 있는 理致를 列擧하였다. 아울러 무릇 陰陽의 闔闢과 五行의 勝復이 政治의 얻고 잃음을 徵驗하고 造化의 가지런하지 못함을 보충하니 性命의 뜻에 깊은 造詣가 있지 않은 사람이 아니면 그 누가 이 醫學에 關與하겠는가? 다만 全書의 內容이 廣範圍하고 또 질문에 따라서 答辯을 하여 觀覽하기에 不便하니 비록 醫學專攻者인 岐黃專家라도 醫學의 내용이 크고 끝이 없어 마음이 침울하게 되니, 하물며 學士와 大夫에서랴! 내가 隱居하며 특별한 일이 없이 消日하고 있을 때에 나 자신의 固陋함을 헤아리지 못하고 남 몰래 『內經』을 비슷한 種類를 나누어 순서를 정하였다. 우연히 滑伯仁의 『素問鈔』 一編을 보게 되었는데 그 意圖가 내 생각과 같았다. 그러나 『素問鈔』는 『內經』의 全文을 나누고 다시 뚫어 관통하여 비록 門類를 나누었지만 淩躐하고 뒤섞여 『內經』의 眞面目을 잃었으니 後學들에게 疑心이 생기게 하거나 誤謬를 범하게 하여 先聖들에게 죄를 짓지 말아야 하지 않겠나? 또 『素問』과 『靈樞』를 合編한 것이 없으니 특별히 구슬을 꿰어 잇듯 나의 意圖대로 條文을 分析하여 九類로 나누었다. 비록 節目을 없앤 부분도 있지만 段落은 옛것을 따르고 下註에 어느 篇에서 나왔나를 밝혀 감히 잘못되거나 섞이지 않게 하였으니 그 남아 있는 부분은 重要한 것으로 適用하는 데 그치게 하였고, 또 諸註를 參酌하고 簡明하게 하는 데 힘써서 讀者로 하여금 눈과 마음에 밝게 하였다. 우선 反約하는 뜻을 취하니 醫學에 관심이 있는 사람들의 叱正을 바랄 따름이다.

때는 康熙 28年인 己巳年(1689年) 여름에 訒菴 汪昂이 延禧堂에서 題한다.

—차 례—

- 자 서 i
- 일러두기 xiii
- 범 례 xiv
- 『소문영추유찬약주』의 해제 xix

素問靈樞類纂約註 卷上

藏象第一

1.『素問 · 靈蘭秘典論』 3
2.『素問 · 陰陽應象大論』,『素問 · 五運行大論』 6
3.『素問 · 五藏別論』 12
4.『素問 · 宣明五氣論』 13
5.『素問 · 六節藏象論』 13
6.『素問 · 刺禁論』 15
7.『靈樞 · 本神』 16
8.『靈樞 · 決氣』 18
9.『靈樞 · 本藏』 19
10.『靈樞 · 海論』 21
11.『靈樞 · 脹論』 23
12.『靈樞 · 五色』 24

13.『靈樞 · 刺節眞邪』 …… 24
14.『靈樞 · 邪客』 …… 25
15.『素問 · 鍼解』 …… 27
16.『素問 · 陰陽應象大論』 …… 28
17.『素問 · 五藏生成』 …… 29
18.『靈樞 · 陰陽淸濁』 …… 31
19.『靈樞 · 大惑論』 …… 32
20.『靈樞 · 邪氣藏府病形』 …… 34
21.『素問 · 陰陽應象大論』 …… 35
22.『素問 · 金匱眞言論』 …… 36
23.『靈樞 · 師傳』 …… 37

經絡第二

1.『靈樞 · 經脈』 …… 39
2.『素問 · 骨空論』 …… 68
3.『靈樞 · 脈度』 …… 72
4.『靈樞 · 經脈』 …… 73
5.『素問 · 平人氣象論』 …… 74
6.『素問 · 陰陽離合論』 …… 75
7.『素問 · 至眞要大論』 …… 79
8.『素問 · 陰陽類論』 …… 79
9.『靈樞 · 營衛』 …… 80
10.『靈樞 · 營衛生會』 …… 83
11.『靈樞 · 衛氣行』 …… 85
12.『靈樞 · 營衛生會』 …… 88
13.『靈樞 · 逆順肥瘦』 …… 92

14.『靈樞 · 邪客』 …… 95
15.『素問 · 四時刺逆從論』 …… 96
16.『素問 · 血氣形志』 …… 97
17.『靈樞 · 九鍼十二原』 …… 98
18.『素問 · 離合眞邪論』 …… 101

素問靈樞類纂約註 卷中

病機第三

1.『素問 · 六節藏象論』 …… 105
2.『素問 · 藏氣法時論』 …… 107
3.『素問 · 陰陽應象大論』 …… 108
4.『素問 · 太陰陽明論』 …… 117
5.『素問 · 調經論』 …… 119
6.『素問 · 生氣通天論』 …… 121
7.『素問 · 宣明五氣』,『靈樞 · 九鍼論』 …… 128
8.『素問 · 金匱眞言論』 …… 131
9.『素問 · 調經論』 …… 131
10.『靈樞 · 百病始生』 …… 135
11.『素問 · 玉機眞藏論』 …… 139
12.『靈樞 · 邪氣藏府病形』 …… 143
13.『靈樞 · 脈度』 …… 148

14.『素問 · 刺志論』 …… 151
15.『素問 · 藏氣法時論』 …… 153
16.『素問 · 五藏生成論』 …… 156
17.『素問 · 陰陽別論』 …… 158
18.『靈樞 · 師傳』 …… 162
19.『素問 · 脈解』 …… 163
20.『素問 · 陽明脈解』 …… 170
21.『素問 · 太陰陽明論』 …… 171
22.『素問 · 水熱穴論』 …… 173
23.『素問 · 氣厥論』 …… 176
24.『靈樞 · 厥病』 …… 180
25.『素問 · 平人氣象論』 …… 181
26.『素問 · 逆調論』 …… 182
27.『靈樞 · 邪客』 …… 186
28.『素問 · 評熱病論』 …… 188
29.『素問 · 腹中論』 …… 194
30.『素問 · 奇病論』 …… 197
31.『素問 · 病能論』 …… 201
32.『靈樞 · 口問』 …… 202
33.『靈樞 · 大惑論』 …… 208
34.『靈樞 · 憂恚無言論』 …… 209
35.『素問 · 脈要精微論』 …… 211
36.『靈樞 · 經筋』 …… 213
37.『靈樞 · 終始』 …… 214
38.『靈樞 · 邪客』 …… 214
39.『靈樞 · 論病診尺』 …… 215
40.『素問 · 脈要精微論』 …… 216

41.『靈樞 · 寒熱病』 ········ 217
42.『靈樞 · 脹論』 ········ 218
43.『靈樞 · 水脹』 ········ 220
44.『素問 · 熱論』 ········ 222
45.『素問 · 瘧論』 ········ 231
46.『素問 · 刺瘧篇』 ········ 245
47.『素問 · 咳論』 ········ 249
48.『素問 · 擧痛論』 ········ 255
49.『素問 · 風論』 ········ 262
50.『素問 · 痹論』 ········ 271
51.『素問 · 痿論』 ········ 280
52.『素問 · 厥論』 ········ 286
53.『靈樞 · 順氣一日分爲四時』 ········ 290

素問靈樞類纂約註 卷下

脈要第四

1.『素問 · 平人氣象論』 ········ 295
2.『素問 · 玉機眞藏論』 ········ 301
3.『素問 · 陰陽別論』 ········ 307
4.『素問 · 平人氣象論』 ········ 309
5.『素問 · 宣明五氣論』 ········ 310

6.『素問・至眞要大論』 311
7.『靈樞・脈度』 312
8.『靈樞・經脈』 313
9.『素問・五藏別論』 314
10.『素問・經脈別論』 315
11.『素問・脈要精微論』 318
12.『素問・通評虛實論』 319
13.『問・平人氣象論』 322
14.『素問・脈要精微論』 324
15.『素問・大奇論』 329
16.『靈樞・玉版』 333
17.『靈樞・五禁』 334
18.『靈樞・邪氣藏府病形』 335
19.『靈樞・根結』 336
20.『素問・至眞要大論』 337
21.『素問・六節藏象論』 337
22.『素問・腹中論』 340
23.『素問・平人氣象論』 341
24.『靈樞・動輸』 341
25.『素問・至眞要大論』 346
26.『素問・大奇論』 348

診候第五

1.『素問・脈要精微論』 353
2.『素問・五藏生成論』 360
3.『素問・三部九候論』 363

4.『素問 · 皮部論』 …… 369
5.『素問 · 經脈別論』 …… 369
6.『素問 · 疏五過論』 …… 371

運氣第六

1.『素問 · 天元紀大論』 …… 377
2.『素問 · 五運行大論』 …… 382
3.『素問 · 六微旨大論』 …… 385
4.『素問 · 五常政大論』 …… 394
5.『素問 · 至眞要大論』 …… 397
6.『素問 · 六元正紀大論』 …… 411
7.『素問 · 氣交變大論』 …… 415
8.『素問 · 宝命全形論』 …… 420

審治第七

1.『素問 · 至眞要大論』 …… 422
2.『素問 · 五常政大論』 …… 440
3.『素問 · 六元正紀大論』 …… 446
4.『素問 · 標本病傳論』 …… 449
5.『素問 · 玉機眞藏論』 …… 450
6.『素問 · 陰陽應象大論』 …… 452
7.『素問 · 藏氣法時論』 …… 455
8.『素問 · 宣明五氣論』 …… 457
9.『素問 · 五藏生成論』 …… 459
10.『素問 · 生氣通天論』 …… 460

11.『素問 · 腹中論』 461
12.『素問 · 八正神明論』 462
13.『素問 · 四氣調神大論』 463
14.『素問 · 五藏別論』 464
15.『靈樞 · 五禁』 464

生死第八

1.『素問 · 玉機眞藏論』 465
2.『素問 · 脈要精微論』 468
3.『素問 · 五藏生成論』 471
4.『素問 · 診要經終篇』(『靈樞 · 終始』篇與此同) 471
5.『素問 · 三部九候論』 474
6.『靈樞 · 經脈』 475
7.『素問 · 平人氣象論』 477
8.『靈樞 · 歲露』 478

雜論第九

1.『素問 · 上古天眞論』 480
2.『素問 · 四氣調神大論』 485
3.『素問 · 六節藏象論』 488
4.『靈樞 · 五癃津液別』 488
5.『素問 · 解精微論』 491
6.『靈樞 · 五音五味』 493

일러두기

❶ 原文은 文山遯叟蕭天石先生主編의 『道藏精華』 第六集之八(影印本)으로 작성하였다. 이하 『道藏本』이라고 한다.

❷ 校勘은 中國中醫藥出版社의 『汪昂醫學全書 · 素問靈樞類纂約注』(1999年)로 하였다. 이하 『全書本』이라고 한다.

❸ 文章에서 부수적인 說明이 필요한 경우와 校勘은 脚註로 處理하였다.

❹ 『道藏本』의 표지에는 『素問靈樞類纂約注』로 되어 있고, 本文에서는 『素問靈樞類纂約註』로 되어 있고 많은 부분에서 사용되므로 『素問靈樞類纂約註』로 표시하고, 書名과 注釋과 관련되는 '注'字는 모두 '註'字로 記錄하였다.

❺ 『內經』 原文의 解釋은 최대한 汪昂의 註釋과 相應하게 하였다.

❻ 앞부분의 解題는 柳昊均의 2003년 大田大學校 大學院 碩士學位論文인 『汪昂의 著書에 나타난 醫學思想에 관한 硏究』의 內容을 拔萃하여 修正 · 整理하였다.

❼ 原文에는 『素問』 『靈樞』 등 書名을 앞부분에 記錄하고 文章의 마지막에 篇名을 記錄하였으나, 여기에서는 찾아보거나 읽기에 편리하도록 『素問 · 上古天眞論』처럼 書名과 篇名을 함께 맨 앞에 記錄하였다.

범 례

一. 素問靈樞各八十一篇이니 其中病證脈候藏府經絡鍼灸方藥이 錯見雜出하야 讀之茫無津涯하고 難以得其窾會라 本集은 除鍼灸之法不錄하고 餘者分爲九篇하야 以類相從하야 用便觀覽이라 于各篇之中에 復有前後條貫하고 數仍不離乎九也라

一. 『素問』과 『靈樞』는 각각 八十一篇이니 그 가운데 病證, 脈候, 臟腑, 經絡, 鍼灸, 方藥이 뒤섞여 복잡하게 되어, 읽을 때에 아득하여 依支할 것이 없고 그 窾會(核心)을 찾기 어렵다. 本書에서는 鍼灸法을 除外시켜 記錄하지 않고 나머지는 나누어 九篇으로 하여 서로 따르며 유사한 것을 分類하여 閱覽하는 데 便安하게 하였다. 各篇에 있어서 다시 앞뒤의 內容이 서로 통하게 하였고 篇數는 거듭 九로 하였다.

一. 素問在唐有王啓玄之註하니 爲註釋之開山이라 註內有補經文所未及者하니 可謂有功先聖이라 然이나 年世久遠하야 間有訛缺하고 風氣未開하야 復有略而無註者라 至明萬歷間[1]而有馬玄臺吳鶴皐二註하야 事屬繼起하니 宜令經旨益明 而馬註舛謬頗多하고 又有隨文敷

1 神宗의 年號로 1573～1620年.

衍하고 有註猶之無註者하며 反訾王註하고 逢疑則黙하니 亦不知量之過也라 吳註間有闡發하고 補前註所未備나 然이나 多改經文하고 亦覺嫌於輕擅이라 余之所見者는 三書而已하고 及書已成하야 復見張隱菴素問集註하니 刻于康熙庚戌[2]하니 皆其同人所著하고 盡屛舊文하고 多創臆解하니 恐亦以私意測度聖人者也라 集中遵各註者十之七하고 增鄙見者十之三이라 或節其繁蕪하고 或辨其謬誤하고 或暢其文義하고 或詳其未悉하고 或置爲闕疑하니 務令語簡義明이라 故名約註라 閱三十餘年而書始就하니 誠不自知其無當이라 唯高明之家敎之라

一. 『素問』은 唐의 啓玄子 王冰의 註釋이 있으니 이것이 註釋의 始作이 되었다. 註釋에 『內經』의 原文에서 言及하지 못한 것을 補充한 것도 있으니 가히 先聖의 功勞가 있다고 하겠다. 그러나 세월이 오래되어 간간히 잘못되고 빠진 것이 있고 風俗이 많이 발달되지 못하여 다시 省略하거나 註釋을 달지 않은 部分이 있다. 明 萬歷間에 이르러 馬玄臺와 吳鶴皐가 註釋을 달아 註釋을 다는 일이 계속되어 이어지니 『內經』의 뜻이 더욱 밝아지게 되었으나 馬玄臺의 註釋에도 어긋나는 것이 자못 많이 있었고, 또 文章을 따라서 敷衍說明하였고 註釋이 있어야 할 곳에 오히려 註釋이 없는 것이 있었으며 王冰의 註釋을 헐뜯고 疑心스러운 곳에서는 沈黙하였으니 이 또한 자신의 力量을 알지 못한 허물이다. 吳鶴皐의 註釋은 간간히 드러내어 밝힌 것이 앞의 註釋에서 未備한 部分을 밝힌 것도 있으나 『內經』의 原文을 많이 고쳤고 또한 輕率하게 제멋대로 고쳐 疑心스러운 곳이 있다. 내가 본 것은 王冰과 馬玄臺와 吳鶴皐의 註釋뿐이었고 本書가 완성되고 나서 다시 康熙 庚戌年에 板刻된 張隱菴의 『素問集註』를 보게 되었으니, 모두 원래 같은 사람이 著述하였고 모두 옛 文章으로 가리고 많은 부분을 억지로 解釋하여 만들어 내었으니 또한 사적인 생각으로 聖人의 뜻을 헤

2 1670年.

아릴까 두렵다. 本書에 각 註釋家의 意見을 따른 것이 열중에 일곱이고 나의 意見이 열중에 셋이다. 間或 繁蕪한 것을 簡略하게 하고 或 그 謬誤를 辨別하고 或 그 文章의 뜻을 펼치고 或 다하지 못한 것을 詳細하게 하고 或 빠지거나 의심스러운 것은 그대로 놓았으니, 그 말은 簡單하고 뜻은 明確하게 하려고 힘썼다. 그러므로 書名을 約註라고 하였다. 三十餘年을 살펴보아 책이 完成이 되었으니 진실로 그 마땅하지 않은 것을 스스로 알지 못한다. 高明한 사람들의 가르침을 바란다.

一. 靈樞는 從前無註하고 其文字古奥하고 名數[3]繁多라 觀者蹙頞顰眉[4]하고 醫家率廢而不讀이라 至明始有馬玄臺之註하니 其疏經絡穴道가 頗爲詳明하니 可謂有功後學이라 雖其中間有出入이나 然이나 以從來畏難之書 而能力開壇坫[5]하니 以視素問註하면 則過之遠矣리라

一. 『靈樞』는 從前에 註釋이 없었고 그 文字가 아주 오래되었고 名數가 번잡하게 많았다. 이를 보는 사람들이 蹙頞顰眉하고 醫家들이 輕率하게 버려 읽지 않았다. 明代에 이르러 비로소 馬玄臺의 註釋이 나타났으니 經絡과 穴道를 疏(註釋)한 것이 매우 詳細하고 밝으니 가히 後學들에게 功積이 있다. 비록 中間에 內容을 정확하게 알지 못한 부분도 있지만 예로부터 두렵고 어렵게 여겨졌던 書籍에 대하여 힘써 壇坫을 열었으니, 『素問』註를 보면 더욱 깊게 될 것이다.

一. 素問治兼諸法하고 文悉義詳이라 故說理之文多라 靈樞尚重鍼灸라 故說數之文多라 本集以素問爲主 而靈樞副之하고 其素問與靈樞同者는 皆用素問而不用靈樞하고 至于鍼灸之法하얀 與醫藥不同하니

---

3 길이 面積 重量 時間 등을 計測할 때 생기는 數에 붙는 單位名稱.

4 눈살을 찌푸리다.

5 모여 討論하는 場所.

本集不暇旁及이라 故概刪而不錄이라 然이나 素問所引經文이 多出靈樞하면 則靈樞在前而素問居後하니 踵事增華라 故文義爲尤詳也라

一.『素問』에서의 治療는 여러 가지 方法을 兼하여 사용하였고 文章이 모두 갖추어졌고 의미가 詳細하다. 그러므로 理致를 말하는 文章이 많다.『靈樞』는 오로지 鍼灸를 重要示하였으므로 숫자를 말한 文章이 많다. 本書는『素問』이 爲主가 되고『靈樞』가 副次的인 것이고『素問』과『靈樞』가 같은 경우에는 모두『素問』의 文章을 使用하여『靈樞』의 文章을 記錄하지 않고, 鍼灸法에 있어서는 醫藥이 같지 않으니 本書에서 醫藥의 변두리까지 記錄할 여지가 없었다. 그러므로 대략 削除하여 記錄하지 않았다. 그러나『素問』에서 引用한 經文이『靈樞』에서 나온 것이 많으면『靈樞』를 앞에 두고『素問』을 뒤로 하였으니 옛 聖賢의 事業을 繼承하여 더욱 完璧하게 하였다. 그러므로 文義가 더욱 詳細하다.

一. 素問所言五運六氣는 弘深奧渺하고 靈樞所言經絡穴道는 縷析絲分하니 誠秘笈[6]之靈文이니 非神聖其孰能知之리오 本集은 義取纂要하야 不能多錄하니 欲深造者는 當于全書而究心焉이라

一.『素問』에서 말한 五運六氣는 아주 넓고 깊어 奧渺하고『靈樞』에서 말한 經絡과 穴道는 세밀하게 分析하여 나누었으니, 진실로 가장 소중히 秘笈으로 보존되는 靈妙한 文章이니 神聖이 아니면 그 누가 능히 알겠는가? 本書에서는 뜻을 취하고 要點을 모아 많은 것을 記錄하기 않았으니 깊이 研究하고자 하는 사람은 마땅히『素問』과『靈樞』原本을 研究하여야 한다.

一. 本集所引王註는 乃唐太僕啓玄子王冰註也라 新校正은 乃宋秘書林億諸人所讎校之文也라 馬註는 明玄臺子馬蒔註也라 吳註는 明

6 소중히 保存되는 書籍을 말함.

鶴皐吳崐註也라 張註는 乃國朝[7]武林隱菴張志聰等所註也라

一. 本書에서 引用한 王註는 唐代 太僕벼슬의 啓玄子 王冰의 註釋이다. 新校正은 宋代 秘書局의 林億과 여러 사람이 比較하여 校訂하였다. 馬註는 明代 玄臺子 馬蒔의 註釋이다. 吳註는 明代 鶴皐 吳崐의 註釋이다. 張註는 國朝 武林의 隱菴 張志聰 등이 註釋하였다.

訒菴汪昂識

訒菴 汪昂이 쓰노라.

7 淸代이다.

『소문영추유찬약주』의 해제[1]

1. 汪昂의 生涯

汪昂(1615～1699)의 字는 訒庵이며, 晩年에는 마을사람들이 그를 '滸灣老人'이라고 尊稱하였다. 休寧의 西門에 居住하였고 고을의 秀才였다. 일부는 그가 1694년까지 살았다[2]고 하는데 그 해에 『本草備要』를 擴充하고 『經絡歌訣』을 편찬한 것으로 보아 이는 잘못 記錄된 것이 확실하며 1699년에 死亡한 것이 틀림없는 것으로 판단된다. 당시 그의 故鄕인 休寧은 중국에서 醫學과 儒學으로 有名한 '新安'의 한 縣이었다. 新安은 安徽省의 가장 남쪽에 位置하여 當時 歙縣, 祁門, 績溪, 休寧, 黟縣, 婺源의 여섯 개 縣을 포괄하고 있었고 그중 婺源은 현재 江西省에 속하게 되었다. 新安이라는 이름은 祁門縣의 서쪽에 新安山이 있었으므로 이 一帶를 통틀어 新安이라 이름 지었다. 新安地域은 宋나라 때부터 경제, 과학기술, 문화, 醫學 등

1 이 글은 柳昊均의 2003년 大田大學校 大學院 碩士學位論文인 『汪昂의 著書에 나타난 醫學思想에 관한 硏究』의 內容을 拔萃하여 修正·整理하였다.

2 徐富一, 淸代醫學者인 汪昂에 關한 考察, 東西醫學 Vol.24 No.2(通卷 第77號).

분야에서 끊임없이 發展하였으며 明清에 와서는 각 분야의 人才가 용솟음쳐 나와 최고봉에 이르렀다. 특히 新安사람들로 하여금 자긍심을 갖게 하는 것은 新安이 程朱理學의 故鄕으로서 宋나라 理學의 창시자인 程顥, 程頤가 歙縣사람이고 그의 弟子이며 朱子學의 창시자인 朱熹가 婺源사람인 것이다. 醫學분야에서는 中國醫學史에 이름을 기리는 많은 탁월한 醫學家를 배출하였고 清나라 末까지 모두 800종류 이상의 醫學著作이 新安사람들에 의해 編纂되었으며 그 有名한 新安醫學을 形成하기에까지 이르렀다. 有名한 醫學家로는 張杲, 汪機, 孫一奎, 姜瓘, 方有執, 吳謙, 吳澄, 程國彭, 許豫和, 程文囿, 汪昂 등이 있었다.[3] 當時 新安의 이런 지리적인 분위기는 汪昂이 탁월한 醫學家로 成長하는 데 文化的인 背景을 마련해주었다고 생각되며 또한 특정 지역에 특히 많은 人才가 배출됨은 어떤 風水地理學的인 聯關이 있을 것으로 思料된다.

明나라 末에는 浙江의 麗水에 居住한 적이 있었으며 明나라가 亡한 후 出世의 길에 오르기를 싫어하였다. 清·順治初年에는 이미 三十餘歲가 되었지만 儒를 抛棄하고 醫學공부를 시작하였으며 특히 方書에 精誠을 쏟았고 그 名聲이 널리 알려졌다.

汪昂은 본래 고을에서 이름이 있던 儒生이었다.『訒庵塡詞圖』의 記載에 의하면 少年시절의 汪昂은 古今의 文辭에 탁월하여 이름을 날렸고 後에는 辭學에 뛰어난 學者가 되었는데『訒庵詩文集』여러 卷이 刊行되었었다. 그의 文才로는 仕途에서 밝은 出路가 예견되었으므로『休寧縣誌』에서는 그의 出世를 가리켜 "겨자를 줍기만큼 쉬었다(易如拾芥)"고 稱하였다. 이 縣誌에서는 또 "汪昂은 名利를 멀리하였고 아첨을 하지 않았으며 榮華를 누리는 것을 끝내 거절하였

3 王樂匋 主編, 新安醫籍考, 合肥, 安徽科學技術出版社, 1999年 1月, pp.5~13.

다(淡薄名利, 少甘蓬藟, 終鮮通榮)"라고 하였다. 그가 三十代에 와서 儒를 버리고 醫學공부를 시작하는 데 대해 많은 사람들은 理解하지 못하였다. 熊寶堂의 책인 『金忠節公文集』의 記載에 의하면 明나라 末期에 明王朝는 심각한 內憂外患에 處해있었다. 當時의 著名한 士人인 金聲(1598~1645)은 字가 正希(崇禎元年의 進士, 兵部右侍郎)이고 汪昂의 師友였으며 서로간 친분이 두터웠다. 當時 明나라 朝廷은 어려움에 빠져 崇禎皇帝는 平臺에서 네 번이나 金聲을 召見하였고, 金聲은 民軍을 조직하여 淸에 대항하였다. 淸軍이 南京을 함락하자 金聲은 部下들을 이끌고 계속 저항하였으며 唐王은 그에게 右都御使 겸 兵部右侍郎을 下賜하여 여러 軍道를 總督하게 하였다. 金聲은 寧國, 旌德, 涇縣, 南陵의 여러 縣城을 收復하기도 하였지만 이후 그의 弟子인 江天一이 失機하는 바람에 寧國의 金沙叢山關에서 淸軍에게 敗하였고 그도 不幸하게 체포되었으며 南京에서 희생되었다. 그가 죽은 후 謚號를 '忠節'이라고 하였다. 汪昂은 金聲의 죽음에 대해 매우 沈痛해 하였으며 절대로 淸나라를 위해 奉仕하지 않겠다고 맹세하였다. 汪昂의 이런 心情은 그가 約註한 『素問·至眞要大論篇』에서 '平氣'에 관련한 "不恒其德, 則所勝來復; 政恒其理, 則所勝同化"라는 句節에서 어느 정도 反映된 것 같다. 汪昂은 註文에서 "恃己而凌犯他位, 所勝者必來復仇. 若不肆威刑, 政理和恒則勝己, 與所勝者皆同治化. 由是言之, 則醫道與治道亦有相會通者矣"라고 말하였다. 汪昂의 이 註釋은 당시 淸政府가 城을 攻掠하고 땅을 빼앗은 후 無辜한 백성들을 학살한 데 대해 분노하여 글로 쓴 것임이 느껴진다. 傳하는 데 의하면 休邑의 古城洼에 汪昂의 '哭忠節公碑'가 세워졌었는데 後에 와서 무슨 사연으로 훼손되었다 한다.

汪昂이 明나라가 亡한 후 벼슬을 싫어한 주요 原因은 혹시 이것과 관계가 있을지도 모른다. 金聲은 원래 醫學에 熱心하였던 사람이었다. 新安 歙縣槐塘의 醫學名家인 程敬通(대략 1573~1662)이 肉食을 끊고 술을 節制하면서 王燾의 『外臺秘要』를 再版할 때 金聲은 이에 序文을 쓰면서 "如欲知醫, 必好學. 讀書而不能醫者有之, 決未有不讀書而能醫者. 是道也, 非苦心十年不可得(醫學을 알려 한다면 반드시 공부하기를 좋아하여야 한다. 讀書를 해서 醫學을 通하지 못한 者는 있어도 讀書를 하지 않고 醫學을 通한 者는 절대로 없었다. 이것은 道이다. 十年 동안 열심히 공부하지 않으면 成功할 수 없다)"라고 하였다. 金聲은 汪昂에게 이르기를 "人之記性, 在腦中, 小兒善忘者, 腦未滿也; 老人健忘者, 腦漸空也. 凡人外見一物, 必有一形影留于腦中(사람의 기억은 腦에 있다. 어린애가 쉽게 잊는 것은 腦가 아직 차지 않았기 때문이고, 老人이 쉽게 있는 것은 腦가 점차 비기 때문이다. 보통 사람이 무엇을 보게 되면 반드시 腦 가운데 그 그림자를 남긴다)"라고 하였다. 金聲의 所見으로 '元神在腦(元神은 腦에 있음)'의 觀點은 王淸任이 『醫林改錯』에서 제기한 "人之記性不在心而在腦(사람의 기억은 心에 있지 않고 腦에 있다)"라는 觀點에 비해 二世紀 가량 빠른 것이다. 汪昂이 醫學의 길에서 이와 같은 훌륭한 스승과 有益한 친구가 있었기에 그는 醫學에 전념할 수 있었다. 즉 그에게 이와 같은 특정한 분위기가 있었던 것이다.

汪昂의 삼촌인 汪健侯는 邑城의 名醫로 마을에서 名聲이 높았었는데 『本草備要』의 氷片 條目下에는 생강은 體熱而用寒하다는 기록이 있다.

汪昂은 病을 잘 診斷하였고 辨證을 잘하였으며 方書에 精誠을 쏟았는데 晩年에 이르러서도 여전히 아침 일찍 일어나고 밤늦게까지 작업하면서 全力을 다해 著述하였다. 一生 동안 『黃帝素問靈樞類纂約註』, 『本草備要』, 『醫方集解』, 『湯頭歌訣』, 『經絡歌訣』, 『勿藥元詮』 등을 편찬하였으며 이런 醫學 著作은 세상에 널리 興行하였다.

『休寧縣誌』의 『徽州衛生誌·書目』의 記載에 의하면 汪昂은 또 『湯頭錢數抉微』 네 卷, 『本草易讀』 여덟 卷, 『經絡圖說』 한 卷, 『續增日用菜物』 및 『痘科寶鏡全書』 여러 卷을 著述하였었다.[4]

汪昂의 家庭에 대해서는 별로 알려지지 않았는데 後嗣를 어떻게 두었는지는 알려진 것이 없다.

2. 醫學著作 및 學術思想

◎『素問靈樞類纂約註』

『素問靈樞類纂約註』는 淸 康熙 28년(1689년)에 지었으며 上, 中, 下 세 卷으로 되어 있다. 이 책은 三十餘年의 時間을 들여 精誠을 다해 硏究한 끝에 그가 75歲가 되던 해에 비로소 완성되었다. 『靈樞』와 『素問』의 註釋에 관련해서는 唐나라의 王氷이 寶應 元年(762년)에 처음으로 『黃帝內經素問』에 대해 次例를 定하고 註釋하였으며, 元나라의 至正年間에는 襄城의 滑伯仁이 『素問鈔』를 지었고, 明나라 新安의 祁門사람인 汪機(1463~1539)가 滑伯仁의 作品에 基礎하여 다시 註釋하고 『讀素問鈔』라고 이름지었다. 明나라 嘉靖年間에 新安의 祁門사람인 徐春甫가 太醫院의 吏目으로 있던 중 皇室에 秘藏되고 있던 『黃帝內經素問』을 읽은 후 『內經要旨』 두 권을 지었으며, 明나라의 萬曆年間에 와서 馬元臺가 1568년에 『素問』에 대해 다시 註釋하여 『素問註證發微』라고 이름지었으나 誤謬가 적지 않았다. 『靈樞』는 文字가 오래되고 奧妙한데 역시 馬元臺가 1586년에 註釋하여 『靈樞註證發微』라고 이름지었다. 明나라의 萬曆 22년

4 項長生 主編, 汪昂醫學全書, 北京, 中國中醫藥出版社, 1999年 8月, pp.533~534.

(1594년)에 新安의 歙人인 吳崑이 『素問吳註』를 지었는데 內容上 자기의 독자적인 見解를 발휘하여 以前의 註釋에서 未備하였던 部分을 보충하였다. 汪昂이 註釋한 『素問』은 王氷, 馬元臺, 吳崑 등 諸家의 것을 合하여 前人들이 註釋한 內容中 十分의 七을 繼承하고 자기의 見解를 넣은 部分이 十分의 二 三이 된다. 번잡한 것은 簡單하게 하고, 잘못된 것은 바로잡았으며, 文章을 잘 通하게 하고 文意를 解釋하여, 되도록이면 言語가 簡單하고 뜻이 뚜렷하게 하였으므로 '約註'라고 불리기도 한다. 『中國醫學大辭典』에서는 "汪昂의 作品 가운데서 『素問』과 『靈樞』의 註釋이 잘되어 善本이라고 稱할 수 있다"고 하였고, 『中國醫學史講義』에서는 "汪昂이 편찬한 『素靈類纂』에서 '臟腑'와 '經絡'을 先頭로 하여 차례로 서술하였으므로 읽는데 있어서 더욱 條理가 있다"고 하였다.

歷代로 儒家를 버리고 醫學에 從事하는 사람들은 모두 벼슬길이 막혔을 때 "不爲良相則爲良醫(훌륭한 宰相이 되지 않으면 훌륭한 醫員이 된다)"라는 思想의 影響을 받아 儒家에서부터 醫業에 從事하게 되며 한 가지 技術을 믿고 天下를 縱橫하려 한다. 汪昂은 이와 다른데 그가 醫學에 대한 重視程度는 行政이나 刑典과 똑 같았다. 그는 "古聖人들이 醫術을 발명한 것은 事物로 하여금 병들지 않게 하고, 사람으로 하여금 일찍 죽지 않게 하며, 日常生活의 必需로서 그 기능은 刑政과 서로 表裏가 된다고 할 수 있다(古聖人發明醫術, 使物不疵癘, 民不夭札, 日用之必需, 其功用簡直與刑政相表裏.『素問靈樞類纂約註·序文』)"[5]라고 생각하였다. 그가 『素問靈樞類纂』을 편찬한 것은 滑伯仁 등이 全體 文章을 끊어 나누고 經典을 貫通해서 解釋한 것은 비록 分類는 나누었지만 제멋대로 되고 잘못되었으므로 이는 後學

5 項長生 主編, 汪昂醫學全書, 北京, 中國中醫藥出版社, 1999年 8月, p.4.

을 그릇 引導하고 先聖을 모독하는 行爲라고 생각하였기 때문이다. 따라서 汪昻이 醫學에 從事하게 된 思想觀點은 줄곧 純正하였다. 이런 것으로 불 때 汪昻이 三十餘年의 心血을 기울여 지은 『類纂約註』는 여러 가지 註釋本 가운데서 지금까지도 讀者들로부터 여전히 상당한 歡迎을 받고 있는 것이다.

『素問靈樞類纂』은 적지 않은 곳에서 독특한 學術見解를 나타내었다. 例를 들면 『素問』에서 "肝者, 罷極之本, 魂之居也, 其華在爪, 其充在筋, 以生血氣"라고 하였는데 汪昻은 註釋에서 "肝主筋, 筋主運動, 故疲勞"라고 하였고 또 "肝屬春, 屬木, 爲生發之本"이라고 하였으며 진일보로 "世醫動言伐肝, 益未究內經之旨耳"[6]라고 하였다. 이로부터 볼 때 汪昻은 臨床에서 肝을 伐하는 것을 主張하지 않았다. 보통 말하는 "肝無補法, 腎無瀉法"은 그 觀點이 이와 많이 다르다. 汪昻의 觀點으로 볼 때 人生은 낮이면 깨어 있고 깨어 있으면 움직이며, 陽은 움직임을 主한다. 사람의 몸이 생겨난 主旨는 運動에 있으며 따라서 지치게 일하고 일을 지나치게 하는 것은 인체가 消耗되고 疲勞하게 되는 關鍵이 되며 肝이 過度하게 使用되는 前提이기도 하다. 또 肝은 氣血을 生하고 生發을 主하므로 인체의 後天生化의 源泉이 된다. 肝 使用의 生理負荷에 대해서는 약물을 함부로 써서 손해를 주어서는 아니 된다는 것이다. 따라서 汪昻은 '伐肝'을 主張하지 않았으며, 그렇지 않을 때는 『內經』의 뜻을 잘 把握하지 못한 表現이라고 하였다. 現代 臨床의 視角으로 볼 때 肝의 機能은 生理代謝過程 중에서 중요한 生化地位를 차지하고 있으며 그 病變은 비교적 치료하기 어렵다. 한 故鄕 친구를 診脈하였었는데 四十六七歲가 되기 전에는 脈이 모두 弦한 것이 顯著하였으며 五十歲 以後

6 項長生 主編, 汪昻醫學全書, 北京, 中國中醫藥出版社, 1999年 8月, pp.10~11.

에는 매번 診脈할 때마다 弦脈이 크게 減少하였다. 以後에는 그의 健康狀況이 역시 前에 비해 많이 떨어지고 精力도 점차 衰退하였는데 이로부터 生理的인 弦脈의 盛衰는 肝氣의 强弱을 나타내는 징후가 된다는 것을 알 수 있다. 만약 脈이 弦한 것을 보고 肝을 伐한다면 이는 치료하는 것이 아니라 오히려 해롭게 된다. 따라서 汪昂이 肝을 치료하는 데 있어서 '伐肝'을 主張하지 않은 觀點은 現代의 臨床治療學的으로 특별한 意義가 있다.

歷代로 무릇 『內經』을 註解한 名家들은 『素問·解精微論』에서 모두 하나의 극히 중요한 문제를 忽視하였는데 즉 이 篇의 經文에서 "夫心者, 五臟之專精也; 目者, 其竅也"에 관련한 解說이다. 이것은 中醫學에서 神腦學說의 중요한 基點의 하나로 되며, "心之官則思"를 解釋하는 이론 橋梁으로도 된다. 汪昂은 『素靈類纂·雜論第九』에서 한마디로 "目爲肝竅 … 然能辨別事物, 故又爲心竅(目은 肝竅이다. 그러나 事物을 辨別할 수 있으므로 또한 心竅로도 된다)"라고 하였다. 汪昂은 『內經』의 精微로부터 "目爲心竅"라는 理論을 제기하였고 이는 中醫學에서 數千年 동안 사람들을 어렵게 하였던 神腦學說의 건립에 중요한 理論 基礎를 提供하였다. 明나라 李時珍의 '腦爲元神之府'와 汪昂의 '目爲心竅' 및 그의 '人之記性在于腦(『本草備要』의 木部·辛夷條目)'[7]의 記述은 明淸 中醫學史에서 『內經』의 神腦理論을 發揚하는 데 첫 발자국을 떼었고 中醫學의 神腦學說을 완벽히 하는데 거대한 貢獻을 하였다.

『素問靈樞類纂』의 編纂過程에서 汪昂은 經旨가 臨床에 대해 일으키는 指導와 應用 역할을 매우 重視하였으며 이는 이 책의 또 하

---

7 淸·汪訒庵著, 本草備要, 天津, 天津科學技術出版社, 1999年 1月 出版, p.136.

나의 중요한 특징이다. 例를 들면 『靈樞』에서 "形寒寒飮則傷肺, 以其兩寒相感, 中外皆傷, 故氣逆而上行"이라고 하였는데 汪昂은 이에 대해 "지금의 사람들은 形寒하여 外傷寒인 것만 알고 飮冷하여 內傷寒인 것은 모르는 이유로 '陰證'으로 잘못 아는데 이는 틀린 것이다(今惟知形寒爲外傷寒, 而不知飮冷爲內傷寒, 論爲陰證, 非也. 『靈樞·邪氣臟腑病形』)"[8]라고 하였다. 汪昂은 또 "飮冷者는 房事를 하지 않아도 매번 傷寒을 앓을 수 있다. 만약 房事가 있고 飮冷하여 傷寒에 걸렸다면 三陽經에 맞은 者는 陽證으로 論治하여야 하지 陰證으로 여겨서는 아니 된다. 世間의 醫員들은 이를 모르기에 함부로 熱劑를 투약하여 사람을 많이 죽게 하므로 특히 世人들에게 알리노라(飮冷者, 雖無房事, 而亦每患傷寒也. 若房事飮冷而患傷寒, 亦有在三陽經者, 當從陽證論治, 不得便指爲陰證也. 世醫不明, 妄以熱劑投入, 殺人多矣, 特揭出以告世人.『靈樞·邪氣臟腑病形』)"[9]라고 하였다. 특히 指摘해야 할 것은 『素問』과 『靈樞』에서 많은 經文은 解釋하기가 매우 어렵거나 또는 그 理由를 말하기 어려운 것이었다. 옛날부터 내려오면서 經文을 註釋한 者는 많았지만 일부의 關鍵 部分에 대해서는 사람들을 알고 넘어가게끔 하는 者는 많지 않았고, 다만 그 經文의 意味를 妙하게 알거나 潛通한 사람이어야 한두 가지 高見이 있을 뿐이었다. 그러나 汪昂은 經旨를 깊이 硏究하고 따지는 先哲이었다. 例를 들면 『素問』의 '心移寒于肺'에 대한 句節에 대해 汪昂은 "癰腫, 狂, 膈, 肺消之症은 대부분 火熱에 속하는데 經文에서는 모두 '移寒'이라고 하였다. 만약 '熱'로 解釋한다면 아래 글에 또 '移熱'이라는 句節이 있다. 여러 註文에서는 症에 따라 訓釋하였는데 熱이라고 말한 것도 있고 寒이라고 말한 것도 있으며, 말한 것은 같지 않아도 뜻은 '移'라고 하기

8 項長生 主編, 汪昂醫學全書, 北京, 中國中醫藥出版社, 1999年 8月, p.31.
9 項長生 主編, 汪昂醫學全書, 北京, 中國中醫藥出版社, 1999年 8月, p.31.

는 실로 어렵다. 생각하건대 '移寒'의 '寒'字는 마땅히 病을 얻은 시작으로 하여야 할 것 같다. 例를 들어 膈寒은 대부분 熱結에 속하고, 膈症은 寒膈이 없으며, 癰腫 사이에는 寒瘍이 있지만 熱에 속하는 것이 대부분이며, 狂, 癲, 肺消를 모두 寒이 오래되어 熱로 변한 것으로 解釋한다면 經文의 뜻에 通하게 된다. 만약 아래 글에서 '移腎湧水'라고 하였다면 이는 시종 陰寒에 속하는 것이다(癰腫, 狂, 膈, 肺消之症多屬火熱, 而經文俱云'移寒', 若作'熱'解, 則下文又有'移熱'一段. 諸註隨症訓釋, 或言熱, 或言寒, 語雖不一, 義實難移. 竊謂'移寒', '寒'字當作受病之始. 如膈寒多屬熱結, 若云膈症無有寒膈, 癰腫間有寒瘍, 然屬熱者多, 與狂, 癲, 肺消均當作寒久變熱解, 于義始通. 若下文移腎湧水, 則始終均屬陰寒也.『素問·氣厥論』)"[10]라고 하였다. 여기에서 설명할 것은 汪昂의 이런 뜻이 모두 經旨에 맞는다고 할 수 있겠는가 하는 것이다. 이것은 사람에 따라 그 見解가 다를 것이다. 그러나 한 가지 提唱해야 할 것은 汪昂이 經文에 대한 硏究가 이렇듯 精銳하고 참다운 것으로 그의 이런 精神과 學術上의 成就는 後學들에게 깊은 印象을 심어 주었으며 또한 後人들의 探究에 아주 귀중한 思考의 方向을 提示하여 주었다.

『內經』 이후로 歷代의 學者들이 中醫學의 運氣學說에 대한 硏究의 深度가 다른 理由로 그 觀點도 일치하지 않았다. 隋나라의 楊上善이 지은『太素』에서는 運氣學에 대해 비교적 系統的인 硏究를 진행하였고 王冰이 註釋한『素問』에서도 自己의 見解가 상응하게 발휘되어 있었다. 많은 學者들은 運氣學을 취급한『內經』의 일곱 篇의 大論에 대해 어려움을 느껴 감히 어쩌지 못하였다.『素靈類纂』은 運氣學의 內容에 대해 適合한 評價를 내렸는데 즉 "運氣에 대해

10 項長生 主編, 汪昂醫學全書, 北京, 中國中醫藥出版社, 1999年 8月, p.36.

後世에는 그것을 믿는 사람도 있고 믿지 않는 사람도 있다. 본인이 열심히 읽어보니 이치를 分析한 것이 깊고 用語를 使用함이 굉장하며, 위로는 天文을 따지고 아래로는 地氣를 관찰하며 中間으로는 人事를 硏究한 것이 누가 이렇듯 웅장한 篇章을 지을 수 있단 말인가? 따라서 百世를 지나오면서 모두 으뜸으로 여겨졌으며 절대로 廢棄하여서는 아니 된다(按運氣一書, 後世有信其說者, 有不信其說者. 愚伏讀其書, 析理淵深, 措辭奇偉, 上窮天文, 下察地氣, 中究人事, 入理之處, 确不可易, 非深于天人之際, 性命之微者, 孰能創是鴻篇乎. 所以歷百世而咸宗之, 卒不可廢也. 『運氣第六』)"[11]라고 하였다. 汪昂은 運氣學說에 관한 篇章을 매우 重視하였으며 이것이 굉장한 篇章이고 大論이며 百世를 經過하여도 廢棄하여서는 아니 되는 重要한 內容이라고 생각하였다.

歷代로 내려오면서 醫學者들은 運氣學說에서 强調한 "亢則害, 承乃制", "制則生化, 外列盛衰" 및 "害則敗亂, 生化大病"의 觀點에 대해서 重視하였다. 그러나 그 核心은 도대체 무엇인가? 일부의 資料로부터 볼 때 언급한 것이 仔細하지 못하고 言語가 流暢하지 못한 느낌이 든다. 그러나 汪昂은 『運氣第六』에서 指摘하기를 "經文에서는 運氣에 '生剋'이 있고 또한 '制化'가 있다고 말하였는데 대저 五行의 이치는 相生만 貴한 것이 아니라 相剋이 더욱 오묘하다. 剋하는 것이 있어 太過한 것을 制한다면 亢害한 것이 和平하게 되어 盛한 것이 衰하게 된다. 따라서 '外熱'하여 損益이 나타난 狀況을 볼 수 있다. 만약 그것이 亢害한 것을 그대로 내버려둔다면 반드시 敗亂하게 되므로 生化之原이 파괴된다. 生剋관계는 運氣學의 根本內容이고, 制하고 化하는 것은 또한 五運之理를 빌려 人類와 六氣의

11 項長生 主編, 汪昂醫學全書, 北京, 中國中醫藥出版社, 1999年 8月, p.69.

聯繫를 調和롭게 한다. 古聖人들의 著作經典에서 化·育을 硏究한 動機가 바로 여기에 있다. 이것은 전체 運氣學說의 요점 혹은 中心이다(經文. 言, 運氣有生克, 而又有制化也. 盖五行之理, 不獨貴于相生, 而尤妙于相克, 有克之者, 以制其太過, 則亢害者可化爲和平, 而盛衰之故, 昭然外列而可見. 若一于亢害, 必至于敗亂, 而生化之原由此大病矣. 盖生克者, 運氣之常數, 而制之化之, 又所以轉五運而調六氣也. 聖人作經, 參贊化育, 義專在此, 數句實爲全經之要義. 『運氣第六』)"[12]라고 하였다. 이는 汪昂이 『素問』과 『靈樞』를 約註하여 運氣를 쓴 動機이며 또한 要點을 簡明하게 提示하여 五運六氣를 解說하려 한 목적이었다. 그중에서 陰陽太過와 不及, 生과 剋, 制와 化, 勝과 復 등의 內容에 대한 理解는 심각하였고 오래된 相對論의 內容을 포괄하고 있었다. 이는 五運六氣學說을 硏究하는 데 重要한 역할을 하여 過去를 繼承해 未來를 創造해 나가게끔 하였다. 歷代로 내려오면서 일부 심각하고 理解하기 어려운 文化의 발굴에 대해서는 모두 조처하기 까다로운 느낌이 있었다. 그러나 文化가 발전해 나가는 歷史過程에는 항상 한두 사람의 탁월한 인물이 나타나서 簡單하게 그중의 神秘를 까발리곤 하였다. 우리는 博學多識한 資質을 가진 汪昂이 中醫學의 많은 분야의 問題에 대해 설명한 것이 일반적이거나 特殊한 內容을 막론하고 모두 이런 역할을 하였다고 생각한다. 이런 學術觀點은 後世에서 運氣學說을 硏究하는 데 重要한 啓發 역할을 한다.

醫學理論이 완벽해지고 發展하는 데는 하나의 뚜렷하고 쉽게 보아낼 수 있는 要素가 존재하는데, 즉 儒家의 學者들이 儒家로부터 醫學에 入門하게 되어 儒學의 觀點, 方法과 識見을 醫學에 도입하여 醫學理論과 臨床應用이 深度나 廣度에 있어서 모두 奮發昇華하는

12 項長生 主編, 汪昂醫學全書, 北京, 中國中醫藥出版社, 1999年 8月, p.71.

국면이 나타나게 하였다. 이는 狀況은 『素靈類纂』에서 일부 難解한 글자나 단어 혹은 經句의 註解 속에 나타났을 뿐만 아니라 일부 經文의 解釋에서도 그 客觀性을 證明하였다. 例를 들면 『靈樞』에서 "人之耳中鳴者, 何氣使然?(사람의 귀속이 울리는 것은 무슨 氣가 作用해서인가?)"이라고 하였는데 汪昂은 "사람이 밤에 자고 있을 때 五官은 모두 用事하고 있는데 유독 귀만이 들을 수 있다. 이것은 宗脈이 모이어 警覺이 있게 되는 것이 아니겠는가? 또 사람이 어머니의 뱃속에 있을 때 하나의 핏덩어리에 불과하지만 우레가 울고 번개가 치는 소리를 듣고 놀라 뛴다. 이때에는 아직 五官이 形成되지 않았는데 이미 外物과 相通하여 소리를 들을 수 있는 것이다. 따라서 『楞嚴』의 二十五圓通에서는 耳根을 惟獨 重視하였다. 孔子도 말하기를 '六十而耳順'이라고 하였는데 이는 귀와 기타 官이 다르다는 것이다(人夜臥之時, 五官皆不用事, 惟耳能聽, 豈非以宗脈所聚. 故能有所警覺也乎. 又人在母腹中, 僅一血胚, 聞雷霆火爆之聲, 則驚而跳, 此時五官未備, 而聞性已與外物相通, 故楞嚴二十五圓通, 獨重耳根. 孔子亦言, 六十而耳順, 則耳之異于諸官也明矣. 『靈樞·口問』)"[13]라고 생각하였다. 汪昂이 『楞嚴經』과 孔子의 말을 引用하여 이 經文을 理解한 것은 비록 概念性 思考에 속하지만 理解를 깊이 하는 데 도움을 준다. 또 『素問』에서 "七節之傍, 中有小心"이라는 한 句節에 대하여 汪昂은 註釋하기를 "心은 性의 郛(外城)이고, 腎은 生命의 根本이며, 兩腎의 사이에 하나의 眞陽이 있어서 生命의 根蒂가 되는 것으로 命門의 뜻을 취하여 그러한 것이다(心者性之郛, 腎者命之根, 兩腎中間, 一点眞陽, 乃生身之根蒂, 義取命門, 蓋以此也. 『素問·刺禁論』)"[14]라고 하였다. 『論語』에서는 "性相近也, 習相遠也"라고 하였다. 儒家의 性理學과 生命의 生氣는

13 項長生 主編, 汪昂醫學全書, 北京, 中國中醫藥出版社, 1999年 8月, p.41.
14 項長生 主編, 汪昂醫學全書, 北京, 中國中醫藥出版社, 1999年 8月, p.11.

비록 같은 길이 아니지만 生命의 內容을 설명하는 데는 서로 通하는 면이 있었다. 封建時代에서는 儒家와 科學를 보는 것이 大業이고 醫業은 小業에 속하였는데 비록 사람의 生命과 關係되었지만 重視를 받지 못하였다. 그러나 汪昻이 儒道에서 醫業에 從事한 것은 大業에서 小業으로 들어간 것으로 이는 汪昻이 구태의연한 思想과 理念을 깨트린 것이라고 볼 수 있다.

더욱 대표적인 것은 汪昻은 『勿藥元銓』에서 三教의 '調息之法(호흡법)'을 貫徹하였는데 즉 佛門道教의 '小周天', 道經의 '六字訣', 蘇子瞻의 '養生頌' 등이다. 이런 것은 모두 醫學의 관련내용을 설명하는 데 重要한 역할을 하였다.

素問靈樞類纂約註

卷上

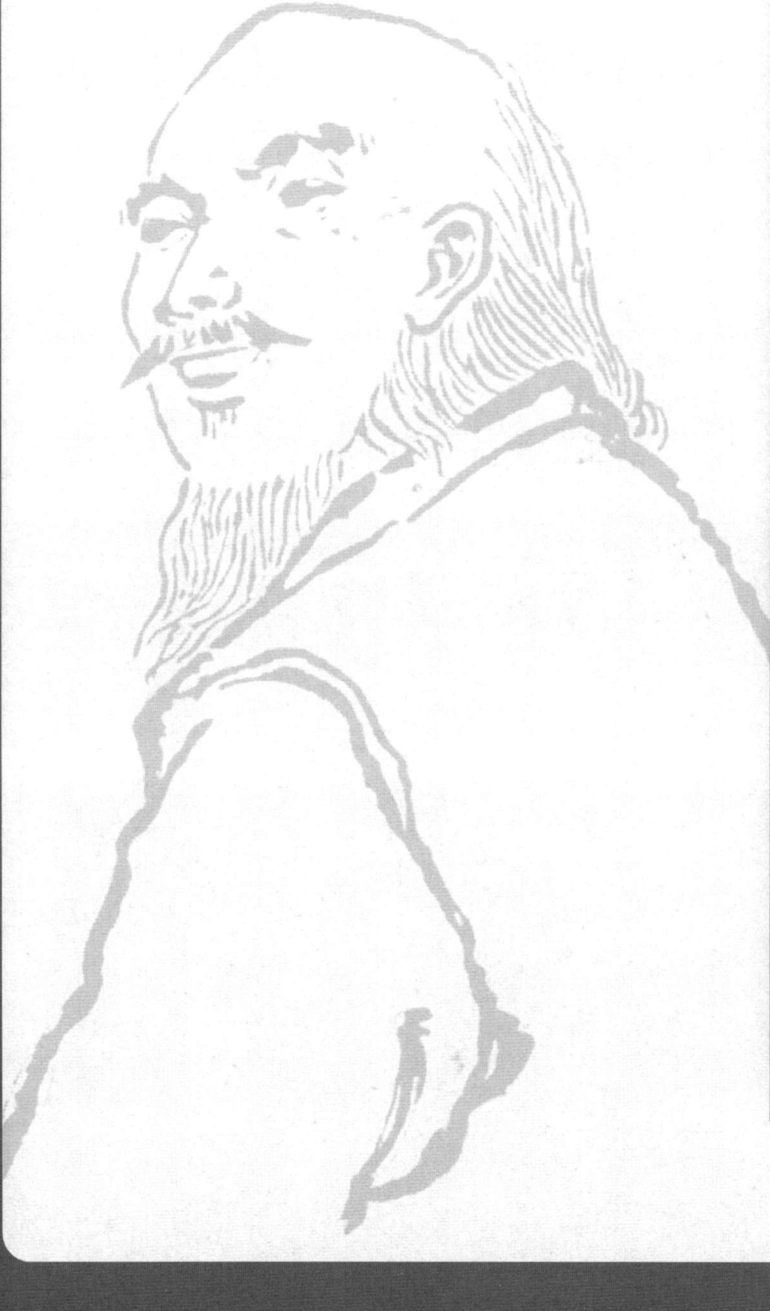

藏象第一

1. 『素問・靈蘭秘典論』

心者는 君主之官也니 神明이 出焉하고 肺者는 相傅[1]之官이니 治節[2]이 出焉이라 分布陰陽하고 主行榮衛하야 如調元贊化[3]라 故曰相傅라 風痺痿躄[4]之人이 心欲動而手足不隨者는 以肺病而失其治節故也일새라

心은 君主의 역할을 하니 神明이 나오는 곳이고, 肺는 相傅의 역할을 하니 治節이 나오는 곳이다. 인체 내부의 陰陽 모든 부위에 분포하여 있으며 주로 榮衛를 운행하게 하여 근원을 조화하고 변화를 도우기 때문에 相傅라고 한다. 風痺로 痿躄한 사람이 마음으로는 움직이려고 하나 손발이 따라주지 못하는 것은 肺病이 있어서 治節機能을 잃었기 때문이다.

肝者는 將軍之官이니

肝은 將軍의 역할을 하니 謀慮인 꾀가

1 宰相 또는 임금의 스승을 말함.
2 다스리고 調節함, 肺藏이 心藏을 도와서 몸의 氣血津液 등 全身의 生理機能을 다스리고 調節하는 것을 말한다.
3 『全書本』에서는 原文에 포함되었으나, 『素問』에 의거하여 汪昂의 註釋으로 보아야 한다.
4 사지가 마르거나 움직이지 못하는 병을 말함.

謀慮出焉하고肝藏血이라 故善謀慮라 膽者는 中正[5]之官이니 決斷이 出焉하고 膻中者는 臣使[6]之官이니 喜樂이 出焉하고兩乳中間名膻中이며 爲氣海라 氣舒則喜樂하고 不舒則悲愁라 按컨대 素問本篇에 有膻中而無心包絡하고 靈樞經脈篇에 有心包絡而無膻中하니 心包又名心主오 居心之下하야 代心行事하며 其所生病 亦與心同이라 臣使二字는 正與君主相對라 靈樞脹論曰 膻中者는 心主之宮城也라하니라 脾胃者는 倉廩[7]之官이니 五味出焉하고 大腸者는 傳道[8]之官이니 變化出焉하고 小腸者는 受盛[9]之官이니 化

나오는 곳이고,肝은 血을 貯藏하는 기능이 있다. 그러므로 꾀를 잘 낸다. 膽은 中正의 역할을 하니 決斷을 내는 곳이고, 膻中은 臣使의 역할을 하니 喜樂이 나타나는 곳이고,양쪽 젖가슴의 중앙을 膻中이라고 하며 氣海라고도 한다. 氣가 舒緩하면 즐거워하게 되고, 氣舒하지 못하면 슬퍼하고 근심하게 된다. 생각건대『素問·靈蘭秘典論』에 膻中이라는 말이 있되 心包絡이라는 말은 없고,『靈樞·經脈』篇에 心包絡이라는 말은 있고 膻中이라는 말이 없는 것을 보면 心包는 心主라고도 하며 心下에 위치하면서 心을 대신하여 일을 하며 그 所生病 또한 心의 所生病과 같다. 臣使라는 글자는 바로 君主와 相對되는 말이다.『靈樞·脹論』에 膻中은 心主의 宮城이라고 하였다.

脾胃는 倉廩의 역할을 하니 五味가 나오는 곳이고, 大腸은 傳道의 역할을 하니 變化가 나타나는 곳이고, 小腸은 담아서 넣는(受盛) 역할을 하니 化物인 대변이 나오는 곳이고,小腸은 胃의 아래에 위

5 秦나라 末期에 陳勝이 스스로 楚王에 오르면서 만든 官職으로 群臣의 過失을 糾察하는 일을 主管하였다.
6 官吏나 特使를 다스리는 것을 말함,『荀子·王霸』에 "臣使諸侯는 一天下하니 是又人情之所同欲也라"고 하였다.
7 米穀을 貯藏하는 倉庫, 곳간.
8 聖賢의 道를 傳授시켜줌
9 받아서 담는다는 의미이다.

物出焉하고小腸居胃之下하야 受盛糟粕[10]하야 傳入大腸이라 **腎者**는 **作强[11]之官**이니 **伎巧[12]出焉**하고 腎藏精이라 故多伎巧라 **三焦者**는 **決瀆[13]之官**이니 **水道[14]出焉**하고引導陰陽하고 開通秘塞하니 上焦不治하면 水溢高原하고 中焦不治하면 水停中脘하고 下焦不治하면 水畜膀胱이라 腔内上中下空處爲三焦라 馬氏乃分割右腎以爲三焦라하니 欠是라

치하여 糟粕을 담아 놓았다가 大腸에 전달하여 보내준다.

腎은 作强의 역할을 하니 伎巧가 나오는 곳이고,腎은 精을 貯藏하므로 伎巧가 많다. 三焦는 決瀆의 역할을 하니 水道가 나오는 곳이고,陰陽을 引導하고 막힌 것을 뚫어야 하니 上焦가 다스려지지 못하면 물이 高原으로 넘치게 되고, 中焦가 다스려지지 못하면 水氣가 中脘에 정체하게 되고, 下焦가 다스려지지 못하면 水氣가 膀胱에 쌓이게 된다. 胸腹腔内의 上中下 세 부분의 空間을 三焦라고 한다. 馬蒔가 이에 分割하여 右腎을 三焦라고 하였는데 잘못된 것 같다.

膀胱者는 **州都之官**이니 **津液**을 **藏焉**하야 **氣化則能出矣**라膀胱不能化氣하면 則小便不通이라

膀胱은 州都의 역할을 하니 津液을 貯藏하고 있다가 氣化되면 小便을 배출하게 된다.膀胱에서 氣化되지 않으면 小便을 보지 못한다.

凡此十二官者는 **不得相失也**라 **故**로 **主明則下安**하니 **以此養生則壽**라 **主不明則十二官**

무릇 이 十二官은 서로 자신의 역할을 잃어서는 안 된다. 그러므로 君主가 밝으면 아래의 臣下들이 편안해 지니 이것으로써 養生을 하면 오랫동안 살게

10 大便을 말함.
11 强力한 힘을 만들어낸다.
12 技術, 技藝.
13 水道를 疏通시키는 것을 말함.
14 물이 흐르는 通路를 말함.

이 危하야 使道[15]閉塞而不通하고 形乃大傷하니 以此養生則殃이라	된다. 君主가 밝지 못하면 나머지 열두 기관이 위태롭게 되어 使道가 막혀 소통되지 못하게 되고 形體가 이에 크게 손상을 입게 되니, 이와같이 養生을 하면 夭折하는 災殃이 생기게 된다.

2. 『素問·陰陽應象大論』, 『素問·五運行大論』

東方은 生風하니 風生木하고 木生酸하고 酸生肝하고 肝生筋하고 筋生心이라 肝主目하고 其在天爲立이오 在人爲道요 在地爲化라 化生五味하고 道生智하고 玄生神이라五運行大論에 多化生氣句[16]라	東方은 風을 生하니 風生木하고 木生酸하고 酸生肝하고 肝生筋하고 筋生心하게 된다. 肝은 目을 主하고 하늘에서는 立이 되고 사람에서는 道가 되고 땅에서는 化가 된다. 化는 五味를 生하고 道는 智를 生하고 玄은 神을 生한다.『素問·五運行大論』에는 '變化하여 氣가 생긴다.'는 句節이 더 있다.
神在天爲風이요 在地爲木이요 在體爲筋이요五運行大論에 多在氣爲柔句[17]라 在藏爲肝이니五運	神이 하늘에서는 風이 되고 땅에서는 木이 되고 인체에서는 筋이 되고『素問·五運行大論』에는 '氣에 있어서는 柔가 된다.'는 句節이 더 있다. 五藏에서는 肝이 되니『素問·五

15 神氣의 通路를 말함.
16 『全書本』에는 原文에 포함되었으나 『道藏本』에는 註釋으로 처리하였다.

行大論에 多其性爲暄이요 其德爲和요 其用爲動이오 其化爲榮이요 其蟲毛요 其政爲散이요 其令宣發이요 其變摧拉[18]이요 其眚爲隕[19]이라하니라 **在色爲蒼**이오 **在音爲角**이오 **在聲爲呼**요 **在變動爲握**이오木曰曲直[20]之變也니 是爲搐搦이라 **在竅爲目**이오解精微論에 又曰 心者는 五藏之專精也오 目者는 其竅也라하니라 **在味爲酸**이오 **在志爲怒**라 **怒傷肝**하니 **悲勝怒**하고 **風傷筋**하고 **燥勝風**하고 **酸傷筋**하고酸能收縮이라 **辛勝酸**이라皆五行相克이라

南方은 **生熱**하니 **熱生火**하고 **火生苦**하고 **苦生心**하고 **心生血**하고

運行大論』에는 그 性은 暄이고 德은 和이고 用은 動이고 化는 榮이고 蟲은 毛이고 政은 散이고 令은 宣發이고 變은 摧拉이고 眚은 隕이라는 句節이 더 있다.

色에서는 蒼色이 되고 音에서는 角音이 되고 聲에서는 呼聲이 되고 變動에서는 握이 되고木을 曲直의 變化라고 말하니 이것이 경련이 생기는 搐搦이 된다.

七竅에서는 目이 되고『素問・解精微論』에 心은 五藏의 專精이고 눈은 그 竅가 된다는 句節이 뒤에 있다.

味에서는 酸味가 되고 志에서는 怒가 된다. 怒하면 傷肝하니 悲가 怒를 이기고 風이 傷筋하고 燥가 風을 이기고 酸이 筋을 損傷시키고酸味는 事物을 능히 收縮시킨다. 辛味가 酸味를 이긴다.모두 五行의 相剋을 말한다.

南方은 熱을 生하니 熱은 火를 生하고 火는 苦를 生하고 苦는 心을 生하고 心은 血을 生하고 血은 脾를 生하고 心은

17 『全書本』에는 이 文章이 없다.
18 摿挫, 꺾이고 부러지는 것이다.
19 『全書本』에는 '其眚爲隕'이 없다.
20 굽은 것과 곧은 것을 말하며 일반적으로는 是非를 말하기도 한다.

血生脾하고 **心主舌**하니 **其在天爲熱**이오 **在地爲火**요 **在體爲脈**이오五運行大論에 多在氣爲息句[21]라 **在藏爲心**이오素問五運行大論에 多在氣爲息이요 其性爲暑요 其德爲顯이오 其用爲躁요 其化爲茂요 其蟲羽요 其政爲明이요 其令鬱蒸이요 其變火爍이요 其眚煩焫[22]이라하니라

舌을 主하니 그것이 하늘에서는 熱이 되고 땅에서는 火가 되고 인체에서는 脈이 되고 五藏에서는 心이 되고『素問·五運行大論』에 在氣爲息의 句節이 더 있다.

五藏에서는 心이 되고『素問·五運行大論』에는 氣는 息이고 性은 暑이고 德은 顯이고 用은 躁이고 化는 茂이고 蟲은 羽이고 政은 明이고 令은 鬱蒸이고 變은 火爍이고 眚은 煩焫이라는 句節이 더 있다.

在色爲赤이오 **在音爲徵**요 **在聲爲笑**요 **在變動爲憂**요心有餘則喜하고 不足則憂라 **在竅爲舌**이요舌爲心苗라 素問金匱真言에 又曰南方赤色이 入通于心하야 開竅于耳라하니라 昂按컨대 耳爲腎竅라 然이나 舌無竅라 故心亦寄竅于耳라 是以夜臥聞聲而心知也라 **在味爲苦**요 **在志爲喜**라 **喜傷心**하니大喜墜陽이라 **恐勝喜**하고 **熱傷氣**하고即壯

色에서는 赤色이 되고 音에서는 徵音이 되고 聲에서는 笑聲이 되고 變動에서는 憂가 되고心氣가 有餘하면 기뻐하고 不足하면 근심한다.

七竅에서는 舌이 되고혀는 心의 苗이다.『素問·金匱眞言論』에 南方의 赤色이 안으로 心에 通하여 귀에 開竅한다고 하였다. 내가 생각건대 귀는 腎竅이나 혀는 뚫린 곳이 없으므로 心 또한 귀에 의지하게 된다. 그러므로 밤에 잘 때 소리를 듣는 것은 心知이다.

味에서는 苦味가 되고 志에서는 喜가 된다. 喜는 心을 상하게 하니너무 즐거워하면 陽氣가 損傷된다. 恐은 勝喜하고 熱은 傷氣하고즉 壯火는 氣를 消耗한다는 意味이다. 寒은

---

21 『全書本』에는 이 文章이 없다.
22 『全書本』에는 '其眚煩焫'이 없다.

火食氣之義라 寒勝熱하고 苦傷氣하고 鹹勝苦라

勝熱하고 苦는 傷氣하고 鹹은 勝苦한다.

中央生濕하니 濕生土하고 土生甘하고 甘生脾하고 脾生肉하고 肉生肺하고 脾主口하고 其在天爲濕이오 在地爲土요 在體爲肉이요 在藏爲脾요五運行大論에 多在氣爲充이오 其性靜兼이오 其德爲濡이오 其用爲化오 其化爲盈이오 其蟲倮오 其政爲謐이오 其令雲雨오 其變動注오 其眚淫潰[23]라

中央은 濕을 生하니 濕은 土를 生하고 土는 甘을 生하고 甘은 脾를 生하고 脾는 肉을 生하고 肉은 肺를 生하고 脾는 口를 主하고 그것이 하늘에서는 濕이 되고 땅에서는 土가 되고 人體에서는 肉이 되고 五藏에서는 脾가 되고『素問·五運行大論』에 氣는 充이고 藏은 脾이고 性은 靜兼이고 德은 濡이고 用은 化이고 化는 盈이고 蟲은 倮이고 政은 謐이고 令은 雲雨이고 變動은 注이고 眚은 淫潰라는 句節이 더 있다.

在色爲黃이오 在音爲宮이오 在聲爲歌요 在變動爲噦이오新校正云 王註엔 作噦噫하니 非也라 按컨대 楊上善云 噦은 氣忤也니 即呃逆也라하니라

色에서는 黃色이고 音에서는 宮音이고 聲에서는 歌이고 變動에서는 噦이고『新校正』에 王冰註에 噦를 噫로 하였는데 잘못되었다. 楊上善의 말을 고찰해 보면 噦는 氣忤라고 하였으니 즉 呃逆을 말한다고 하였다.

在竅爲口요 在味爲甘이오 在志爲思라 思傷脾하니 怒勝思하고 濕傷肉하

七竅에서는 口이고 五味에서는 甘味가 되고 志에서는 思가 된다. 思하면 脾를 傷하니 怒는 勝思하고 濕은 傷肉하니 風은 勝濕하고물건의 濕氣는 바람이 불면 마르

23 『全書本』에는 '其眚淫潰'가 없다.

니 風勝濕하고如物之濕은 風吹即乾하니 亦木克土之義라 甘傷肉하니 酸勝甘이라

게 되니 즉 木克土의 意味이다.

甘味는 傷肉하니 酸味는 甘味를 이긴다.

西方은 生燥하니 燥生金하고 金生辛하고 辛生肺하고 肺生皮毛하고 皮毛生腎이라 肺主鼻하니 其在天爲燥요 在地爲金이오 在體爲皮毛요 在臟爲肺니五運行大論에 多在氣爲成 其性爲涼 其德爲清 其用爲固 其化爲斂 其蟲介 其政爲勁 其令霧露 其變肅殺 其眚蒼落[24]이라

西方은 燥를 生하니 燥는 金을 生하고 金은 辛을 生하고 辛은 肺를 生하고 肺는 皮毛를 生하고 皮毛는 腎을 生한다. 肺는 鼻를 주관하니 그것이 하늘에서는 燥이고 땅에서는 金이고 몸에서는 皮毛이고 五臟에서는 肺가 되니『素問 · 五運行大論』에는 氣는 成이고 性은 凉이고 德은 淸이고 用은 固이고 化는 斂이고 蟲은 介이고 政은 勁이고 令은 霧露이고 變은 肅殺이고 眚은 蒼落이라는 句節이 더 있다.

在色爲白이오 在音爲商이오 在聲爲哭이오 在變動爲欬요咳嗽라

色에서는 白色이고 音에서는 商音이고 聲에서는 哭이고 變動에서는 欬가 되고 咳嗽를 말한다.

在竅爲鼻요 在味爲辛이오 在志爲憂라 憂傷肺하니 喜勝憂요 熱傷皮毛하니 寒勝熱하고太素作燥傷皮毛하니 熱勝燥라하니라 辛傷皮毛하니 苦

七竅에서는 鼻가 되고 五味에서는 辛味이고 志에서는 憂이다. 憂는 肺를 傷하니 喜는 勝憂하고 熱은 皮毛를 傷하니 寒은 勝熱하고『太素』에서는 燥傷皮毛하니 熱勝燥라고 하였다.

辛味는 皮毛를 傷하게 하니 苦味는 辛

24 『全書本』에는 '其眚蒼落'이 없다.

勝辛이라

味를 이긴다.

北方은 生寒하니 寒生水하고 水生鹹하고 鹹生腎하고 腎生骨髓하고 髓生肝이라 腎主耳하니 其在天爲寒하고 在地爲水요 在體爲骨이오 在藏爲腎이오五運行大論에 多在氣爲堅 其性爲凜 其德爲寒 其化爲肅 其蟲鱗 其政爲靜 其變凝冽 其眚冰雹[25]이라

北方은 寒을 生하니 寒은 水를 生하고 水는 鹹을 生하고 鹹은 腎을 生하고 腎은 骨髓를 生하고 髓는 肝을 生한다. 腎은 耳를 主하니 그것이 하늘에 있어서는 寒이 되고 땅에서는 水가 되고 體에서는 骨이 되고 五藏에서는 腎이 되고『素問 · 五運行大論』에는 氣는 堅이고 藏은 腎이고 性은 凜이고 德은 寒이고 化는 肅이고 蟲은 鱗이고 政은 靜이고 變은 凝冽이고 眚은 冰雹라는 句節이 더 있다.

在色爲黑이오 在音爲羽요 在聲爲呻이오呻吟이라

色에서는 黑色이고 音에서는 羽音이고 聲에서는 呻이고呻吟을 말한다.

在變動爲慄[26]이오 在竅爲耳요 在味爲鹹이오 在志爲恐이라 恐傷腎하니 思勝恐하고 寒傷血하고寒則血凝이라

變動에서는 慄이고 七竅에서는 耳이고 五味에서는 鹹味이고 志에서는 恐이다. 恐은 腎을 傷하게 하니 思는 勝恐하고 寒은 血을 傷하게 하고차면 피가 凝滯된다.

燥勝寒하고 鹹傷血하니鹹能滲津이라 甘勝鹹이라五運行大論에 亦有此段 而文尤詳이라 故加錄于註中이라

燥는 勝寒하고 鹹은 血을 傷하게 하니 鹹味는 능히 津液을 스며내게 만든다.

甘味가 鹹味를 이긴다.『素問 · 五運行大論』에 또한 이와 같은 文段이 있으며, 文章이 더욱 상세하여 註釋에 추가하였다.

25 『全書本』에는 '其眚冰雹'이 없다.

26 벌벌 떠는 것을 말함.

3.『素問・五藏別論』

腦髓骨脈膽女子胞 此六者는 地氣之所生也라 皆藏于陰而象于地 故로 藏而不瀉하니 名曰奇恒之府요王註에 殊于六府라하니라 胃 大腸 小腸 三焦 膀胱 此五者는 天氣之所生也라 其氣象天 故로 瀉而不藏하니 此受五藏濁氣라 名曰傳化之府[27]라 此는 不能久留하야 輸瀉者也오 魄門도 亦爲五藏使니即肛門이라 大腸通肺 故曰魄門이라 水穀不得久藏이니이다 所謂五藏者는 藏精氣而不瀉也 故로 滿而不能實이라 六府者는 傳化物而不藏 故로 實而不能滿也니라

腦, 髓, 骨, 脈, 膽, 女子胞의 여섯 가지는 地氣가 生한다. 모두 陰에 貯藏되었다가 땅에서 形象化된다. 그러므로 貯藏하되 쏟아내지 아니하니 奇恒之府라고 命名한다.王冰註에는 六腑와 다르다고 하였다.

胃 大腸 小腸 三焦 膀胱의 다섯 가지는 天氣가 生하는 것이다. 그 氣運이 하늘을 본받기 때문에 쏟아내되 貯藏하지 아니하니 이것은 五藏의 濁氣를 받으므로 傳化之腑라고 한다. 이것은 능히 오랫동안 머물지 못하여 輸瀉하고, 魄門인 肛門도 또한 五藏의 명령을 받게 된다.즉 肛門이니 大腸은 肺와 相通하므로 魄門이라고 하였다.

水穀은 오랫동안 藏에 저장되지 못한다. 이른바 五藏은 精氣를 貯藏하여 쏟아내지 않으므로 채울 수 있으되 충실하지는 못한다. 六腑는 化物을 전달하여 貯藏하지 못하므로 충실하되 가득 차지는 못한다.

27 전달하고 변화시키는 藏腑이다.

4.『素問·宣明五氣論』

心藏神하고 **肺藏魄**하고並精而出入者가 爲魄이라 **肝藏魂**하고隨神而往來者가 爲魂이라 **脾藏意**하고心有所憶謂之意라 故思慮過則傷脾라 **腎藏志**하니意之所存謂之志라 故淫欲多則損志라 **是謂五藏所藏**이라 **心爲汗**이오 **肺爲涕**요 **肝爲淚**요 **脾爲涎**이오 **腎爲唾**니 **是謂五液**이라 **心惡熱**하고 **肺惡寒**하고 **肝惡風**하고 **脾惡濕**하고 **腎惡燥**하니 **是謂五惡**라(靈樞同)

心은 神을 貯藏하고 肺는 魄을 貯藏하고精과 아울러 出入하는 것이 魄이다. 肝은 魂을 貯藏하고神을 따라서 往來하는 것이 魂이다. 脾는 意를 貯藏하고마음에 기억하는 바를 意라고 하므로 생각하는 思慮가 지나치게 많으면 脾를 상한다. 腎은 志를 貯藏하니뜻을 두는 바를 志라고 하므로 慾心이 넘치면 志를 손상한다. 이것을 五藏이 藏하는 것이라고 말한다. 心液은 汗이 되고 肺液은 涕가 되고 肝液은 淚가 되고 脾液은 涎이 되고 腎液은 唾가 되니 이것을 五液이라고 말한다. 心은 熱을 싫어하고 肺는 寒을 싫어하고 肝은 風을 싫어하고 脾는 濕을 싫어하고 腎은 燥를 싫어하니 이것을 五惡라고 이른다.(『靈樞』와 같다.)

5.『素問·六節藏象論』

心者는 **生之本**이오 **神之變也**니 **其華**는 **在面**이요 **其充**은 **在血脈**이라 **肺者**는 **氣之本**이요

心은 生의 根本이 되고 神의 變化이니 그 榮華는 얼굴에 있고, 그 充實함은 血脈에 있다. 肺는 氣의 根本이 되고 魄이 居處하는 곳이니 그 榮華는 毛에

魄之處也니 其華는 在毛요 其充은 在皮라 腎者는 主蟄하고 封藏之本이오 精之處也니 其華는 在髮이오 其充은 在骨이라 肝者는 罷疲同이라 極[28]之本이오 魂之居也니肝主筋하고 筋主運動이라 故疲勞라 其華는 在爪요爪者는 筋之餘라 其充은 在筋하야 以生血氣이라肝屬春屬木하고 爲生發之本이라 故經文加此句라 世醫動言伐肝이로대 蓋未究內經之旨耳라

있고 그 充實함은 皮에 있다. 腎은 蟄藏을 主張하여 封藏의 근본이 되고 精이 居處하는 곳이니 그 榮華는 髮에 있고 그 充實함은 骨에 있다. 肝은罷는 疲와 같다. 罷極의 근본이 되고 魂이 居處하는 곳이니肝은 筋을 주관하고 筋은 運動을 주관한다. 그러므로 肝이 疲勞와 關聯이 있다. 그 榮華는 爪에 있고손톱 발톱은 筋의 나머지이다.

그 充實함은 筋에 있어서 血氣를 生한다.肝은 봄과 나무에 해당하여 生發의 근원이 되므로 『內經』의 原文에 이 文句를 더하였다. 세상의 의사들은 항상 肝을 懲伐할 것을 이야기하나 이는 『內經』의 意味를 제대로 알지 못하였기 때문이다.

脾胃 大腸 小腸 三焦 膀胱者는六府라 倉廩之本이오 營之居也니營出中焦라 名曰器니 能化糟粕하야 轉味而入出者也라 其華는 在唇四白[29]이오 其充은 在肌라 凡十一藏이 取決

脾胃 大腸 小腸 三焦 膀胱은六府를 말한다. 倉廩의 根本이고 營氣가 居處하는 곳이니營氣는 中焦에서 나온다.

이름하여 器라고 하니 능히 糟粕을 만들어 飮食을 變化시켜 내보낸다. 그 榮華는 唇四白에 있고, 그 充實함은 肌에 있다. 무릇 十一藏이 모두 膽에 의하여 決斷을 내리게 된다.

28 疲極으로 매우 疲勞한 狀態를 말함.
29 입술과 주변의 살을 말함.

于膽也라

6.『素問·刺禁論』

肝生于左하고 肺藏于右하고肺雖爲五藏華蓋 而其用在右라 心部于表하고心屬陽하야 應南方하며 居膈上하며 部署視聽言動各事라 故曰表라 腎治于裏하고腎主封藏이라 脾爲之使하고運行水穀하야 溉灌府藏[30]이라 胃爲之市라容受百物하니 如貿易之市라

肝氣는 左側에서 生하고 肺氣는 右側에서 貯藏하고肺는 비록 五藏의 華蓋가 되나 그 쓰임은 우측에 있다. 心氣는 表를 담당하고心은 陽에 속하여 南方에 應하며 橫膈膜의 위에 있으며 보고 듣고 말하고 행동하는 일을 각각 분담시키는 역할을 하므로 表라고 한다. 腎氣는 裏에서 다스리고腎은 封藏을 주관한다. 脾氣는 사신이 되고水穀을 運行시켜 藏腑로 漑灌시킨다.

胃氣는 장터의 역할을 한다.모든 것을 收容하니 貿易을 하는 市場과 같다.

膈肓之上에 中有父母하고心下膈上爲肓이라 心爲陽하야 主血하고 肺爲陰하야 主氣니 父母之象이라 七節之傍에 中有小心하니旁者는 兩腎也라 中者는 命門也라 昂按컨대 心者는 性之郛요 腎者는 命之根이오 兩

橫膈膜과 肓의 위에 父母가 있고心의 아래 橫膈膜의 위가 肓이다. 心은 陽으로 피를 주관하고, 肺는 陰으로 氣를 주관하여 父母의 形象이다.

척추 7번째 마디의 양쪽에 小心이 있으니旁이라는 것은 양쪽의 腎藏을 말한다. 中은 命門을 말한다. 내가 생각해 보건대 心의 性의 外城이 되고, 腎은 生命의 根本이고, 兩腎의 사이에 하나의 眞陽이 있어서 生命의 根蒂가 되는 것으로 命門의 뜻을 취하

30 府藏이『全書本』에는 藏府로 되어 있다.

腎中間에 一點真陽하야 乃生身之根蒂하니 義取命門하야 蓋以此也라 中有相火하야 能代心君行事라 故曰小心이라 楊上善云 脊有二十一節하야 腎在第七節之旁이라하고 吳鶴皐亦主其說이라 蓋心君無爲하니 吾人一日動作云爲는 皆命門之相火也라 馬註云 心在五椎之下하고 心下有包絡하야 屬手厥陰하니 自五椎之下而推之하면 則心包當垂至第七節而止라 故曰七節之傍中有小心이라하니라 若依此解하면 傍字似無着落이라

여 그러한 것이다. 그 가운데 相火가 있어서 능히 心君을 대신해서 일을 하므로 小心이라고 한다. 楊上善은 脊柱 21마디에서 腎은 아래에서 7번째 마디의 곁에 있다고 하였고, 吳鶴皐도 역시 그렇게 주장하였다. 대개 心君은 일을 하지 않으므로 우리들이 매일매일 움직이는 것은 모두 命門相火의 作用이라고 한다. 馬蒔는 心은 5번째 마디의 아래에 있고 心下에는 包絡이 있어서 手厥陰에 속하므로 五椎의 아래로부터 살펴보면 心包가 七節에 이르러 그치게 되므로 七節의 곁에 小心이 있다고 하였다. 이러한 解釋에 의거하면 '傍'字가 없어도 되는 것으로 볼 수 있다.

7. 『靈樞 · 本神』

何謂德氣生精神魂魄心意志思智慮아 請問其故하노이다 曰 天之在我者는 德也오 地之在我者는 氣也니 德流氣薄而生者也라

무엇을 德 氣 生 精 神 魂 魄 心 意 志 思 智 慮라고 하는가? 청컨대 그렇게 말하는 이유를 듣고자 한다. 岐伯이 가로대 하늘기운이 내게 있는 것이 德이고, 땅기운이 내게 있는 것이 氣이니 德이 흐르고 氣가 모여서 生하게 된다.

故로一作初라 生之來를 謂之精이오易曰 男女媾精하야 萬物化生이라하니라

그러므로어떤 곳에서는 初로 되어 있다. 生의 根源을 精이라고 하고『周易』에 男女가 精을 합하여 萬物이 化生하게 된다고 하였다.

兩精[31] 相搏을 謂之神이오陰陽合撰 而神生焉이라

兩精이 서로 合하여 相搏하는 것을 神이라 하고陰陽의 精을 모아 합하여져서 神이 만들어진다.

隨神往來者를 謂之魂이오魂屬陽하고 肝藏魂하니 人之知覺屬魂이라

神을 따라서 往來하는 것을 魂이라 이르고魂은 陽에 속하고 肝은 魂을 저장하니 사람의 知覺은 魂에 속한다.

並精而出入者를 謂之魄이오魄屬陰하고 肺藏魄하니 人之[32] 運動屬魄이라

精과 아울러 出入하는 것을 魄이라고 이르고魄은 陰에 속하고 肺는 魄을 저장하니 사람의 運動은 魄에 속한다.

所以任物者를 謂之心이오素問曰 心者君主之官也오 神明出焉이라하니 以下數端은 皆心之用也라 非心其[33]孰能任之리오

이른바 事物에 임하는 것을 心이라고 하고『素問』에 心은 君主之官으로서 神明이 나온다고 하였는데 아래의 몇 가지는 心의 用을 말한다. 心이 아니면 무엇이 그 임무를 맡을 수 있겠는가?

心有所憶을 謂之意오 意之所存을 謂之志오專在于是則爲志라 因志而存變을 謂之思오圖謀以成此志則有思라 因思而遠慕를 謂之慮오 因慮而處物을 謂之智라

心에 記憶하는 바를 意라고 이르고, 意가 있는 것을 志라고 이르고오로지 한 곳에 뜻을 두고 있으니 즉 志가 된다. 志로 인하여 變化가 있는 것을 思라고 이르고圖謀하여 이러한 意志가 이루어지면 생각이 있게 된다. 思로 인하여 멀리 생각하는 것을 慮라고 이르고, 慮로 인하여 일에 對處하는 것을 智라고 이른다.

---

31 父精母血을 말함.
32『全書本』에는 '之'가 없다.
33『全書本』에는 '其'가 없다.

8. 『靈樞 · 決氣』

兩神相搏[34]하야陰陽夫婦라 合而成形할새 常先身生을 是謂精이라 上焦開發하야 宣五穀味[35]할새 熏膚充身澤毛하야 若霧露之漑를漑灌이라 是謂氣라 何謂津이오 腠理發泄하야 汗出溱溱을 是謂津이라 穀入氣滿할새 淖澤이 注于骨하야 骨屬[36]屈伸하며 洩澤[37]이니 補益腦髓하고 皮膚潤澤을 是謂液이라五癃津液別曰 三焦出氣하야 以溫肌肉하고 充皮膚하니 爲其津이라 其流而不行者는 爲液이라하니라

兩神이 서로 합하게 되어陰陽夫婦를 말한다. 합하여 몸이라는 형체를 만들 때 항상 몸에 앞서 만들어지는 것을 精이라고 이른다. 上焦가 開發하여 五穀味를 宣發할 때 피부에 연기처럼 번지고 몸에 가득 차며 털을 潤澤하게 하여 霧露가 퍼지는 것과 같은 것을물대주는 것을 말한다. 氣라고 이른다. 무엇을 津이라고 하는가? 腠理가 열려 땀이 溱溱하게 나는 것을 津이라고 한다. 음식을 먹어 氣滿할 때 濕潤한 津液인 淖澤이 骨에 注入되어 骨屬을 屈伸하게 되고 洩澤하게 하니 腦髓를 補益하고 皮膚를 潤澤하게 하는 것을 液이라고 한다.『靈樞 · 五癃津液別』에 三焦에서 出氣하여 肌肉을 따듯하게 하고 皮膚를 充實하게 하니 津이 된다고 하였다. 그중 흘러서 行하지 않는 것을 液이라고 하였다.

中焦受氣하야 取汁變

中焦에서 氣를 받아 汁을 취하여 變化

---

34 『全書本』에는 '搏'이 '摶'으로 된 版本도 있다고 하였다.
35 水穀의 영양물질을 말함.
36 뼈가 모이는 關節部位를 말함.
37 원활하게 움직일 수 있게 하는 것을 말함.

化而赤을 是謂血이라 壅遏營氣하야約束也라 令無所避를 是謂脈이라 精脫者는 耳聾[38]하고 腎衰일새라 氣脫者는 目不明하고淸陽不[39]升일새라 津脫者는 腠理開하야 汗大泄하고如油如珠者를謂之絶汗[40]이라 液脫者는 骨屬屈伸不利하며筋失所養일새라 色夭하며 腦髓消하며 脛痠하며 耳數鳴하고 血脫者는 色白하며 夭然不澤하고 脈脫者는 其脈空虛라 脈爲血府일새라

되어 赤色이 된 것을 血이라고 한다. 營氣를 막아서피가 다른 데로 흐르지 못하게 約束한다. 밖으로 나가지 못하게 하는 것을 脈이라고 한다. 精脫한 경우는 耳聾하고腎藏이 衰退하였기 때문이다. 氣脫한 경우는 눈이 밝지 못하고淸陽이 上升하지 못하기 때문이다. 津脫한 경우는 腠理가 열려서 땀이 많이 나고땀이 기름과 같거나 구슬과 같은 것을 絶汗이라고 한다. 液脫한 경우는 關節의 움직임이 편하지 못하며筋肉이 保養됨을 잃었기 때문이다. 色夭하며 腦髓가 없어지게 되며 정강이가 시리며 耳鳴이 자주 나타나고 血脫한 경우에는 顔色이 蒼白하며 潤澤함이 없어지고 脈脫한 경우에는 그 脈이 空虛하게 나타난다. 脈은 血을 보관하는 창고이기 때문이다.

9. 『靈樞 · 本藏』

人之血氣精神者는 所以奉生而周于性命者

사람의 血氣精神은 삶을 받들며 性命을 고르게 한다. 經脈은 血氣를 順行시키

38 귀가 어두워 잘 들리지 않는 것을 말함.
39 『全書本』에는 '不'이 '上'으로 되어 있다.
40 油汗으로 精氣가 크게 損傷되었을 때 나타남.

也라 經脈者는 所以行血氣而營陰陽하고 濡筋骨하고 利關節者也라 衛氣者는 所以溫分肉하고 充皮膚하고 肥腠理하고 司關闔者也라 志意者는 所以御精神하고 收魂魄하고 適寒溫하고 和喜怒者也라 是故로 血和則經脈流行하야 營復陰陽하며 筋骨勁强하며 關節淸利矣라 志意和則精神專直하고 魂魄不散하고 悔怒不起하고 五藏不受邪矣라聖賢養德養身之要語라

고 陰陽을 運營하고 筋骨을 적셔주고 關節을 이롭게 한다. 衛氣는 分肉을 따듯하게 하고 皮膚를 充實하게 하고 腠理를 튼튼하게 하여 關闔을 관장한다. 志意는 精神을 制御하고 魂魄을 거두고 寒溫에 적합하게 하고 喜怒를 조화롭게 한다. 그러므로 血和하면 經脈이 流行하여 陰陽을 반복하여 運營하며 筋骨이 勁强하며 關節이 淸利하게 된다. 志意가 和하면 精神인 專直하고 魂魄이 흩어지지 않고 悔怒가 생기지 않고 五藏이 邪氣를 받지 않게 된다.聖賢이 德을 修養하고 몸을 修養하였던 중요한 말씀이다.

寒溫和則六府化穀하고 風痺不作하고 經脈通利하고 肢節得安矣라 此는 人之常平也라 五藏者는 所以藏精神血氣魂魄者也오 六府者는 所以化水穀而行津液者也라

寒溫이 調和되면 六府가 穀食을 消和시키고 風痺가 나타나지 않고 經脈이 通利하고 肢節이 편안하게 된다. 이것은 사람의 平常의 常態이다. 五藏은 精神血氣魂魄을 貯藏하고, 六府는 水穀을 運化하여 津液을 順行하게 한다.

10.『靈樞·海論』

人有髓海 有血海 有氣海 有水穀之海하니 **凡此四者**는 **以應四海也**니이다 **胃者**는 **水穀之海**니 **其輸** 穴俞라	사람에 髓海 血海 氣海 水穀의 海가 있으니 무릇 이 네 가지는 四海에 相應한다. 胃는 水穀之海니 그 輸穴은經穴 兪穴로 혈자리를 말한다.
上在氣街하고本經穴이니 即氣衝이라 腹下夾臍하야 相去四寸하며 動脈應手라 素問曰 乃衝脈所起라하고 靈樞曰 衝脈起于腎下하야 出于氣街라하니라 **下至三里**라本經穴로 在膝下三寸 骭骨外의 大筋宛宛中[41]이라	위로는 氣街에 있고足陽明胃經의 穴이니 즉 氣衝穴이다. 배아래 배꼽을 끼고 서로의 거리가 四寸이며, 動脈이 뛰어서 손에 잡힌다.『素問』에 衝脈이 始作하는 곳이라고 하였고,『靈樞』에 衝脈에 腎下에서 始作되어 氣街로 나온다고 하였다. 아래로는 三里에 이른다.足陽明胃經의 穴이니 무릎아래 三寸되는 곳으로 骭骨의 外側 大筋에 宛宛한 곳이다.
衝脈者는 **爲十二經之海**[42]라血海[43]라	衝脈은 十二經의 海이다.血海이다.
其輸上在于大杼[44]하고 膀胱經穴이라 項後第一椎下	그 輸穴은 위로는 大杼에 있고大杼는 足太陽膀胱經穴이다. 목 뒤 第一椎아래의 양쪽으로 各 一

41『全書本』에서는 '大筋宛宛中'이 없다.
42『全書本』에서는 이 文章이 없다.
43『全書本』에서는 이 文章이 없다.
44『全書本』에서는 이 文章이 없다.

의 兩傍各一寸五分[45]이라

下出于巨虛之上下廉[46]이라 胃經穴이라 上巨虛一名上廉[47]이니 在三里下三寸이오 下巨虛在上廉下三寸이라

寸五分되는 곳에 있다.

아래로는 上巨虛와 下巨虛로 나간다. 모두 足陽明胃經의 穴로 上巨虛는 上廉이라고 하며 三里아래 三寸에 있고, 下巨虛는 上廉의 아래 三寸되는 곳에 있다.

膻中者는 爲氣之海니 五味篇에 穀始入于胃에 其精微者는 先出于胃之兩焦하야 以漑五藏호대 別出兩行하니 營衛之道라 其大氣之摶而不行者는 積于胸中하니 命曰氣海라하고 兩行營衛은 謂行中焦하야 生營하고 行下焦하야 生衛也라 大氣는 即宗氣也니라

膻中은 氣海가 되니 『靈樞·五味』篇에 穀食이 처음 胃에 들어갈 때 그 精微는 먼저 胃에서 나와 上焦와 中焦의 兩焦로 가서 五藏을 灌漑하여 별도로 두 가지로 運行하니 營衛의 길이다. 그 大氣가 뭉쳐서 運行하지 않는 것은 胸中에 쌓이니 氣海라고 하였고, '兩行營衛'는 中焦로 가서 營氣를 만들고, 下焦로 가서 衛氣를 만드는 것을 말한다. '大氣'는 즉 宗氣이다.

其輸上在于柱骨之上下하고 督脈天柱骨이니 項後發際 頸大筋外廉陷中이라

그 輸穴은 위로는 柱骨의 上下에 있고 督脈의 天柱骨이니 項後髮際의 頸大筋外廉의 陷沒된 곳이다.

前在于人迎이라 結喉旁動脈으로 屬胃經이라

앞으로는 人迎에 있다. 結喉의 곁 맥이 뛰는 곳으로 胃經에 속한다.

腦爲髓之海니 其輸上在于其蓋하고 督脈經頂後

腦는 髓海가 되니 그 輸穴은 위로는 蓋에 있고 督脈經으로 정수리 뒤쪽의 百會穴이다.

45 『全書本』에서는 이 文章이 없다.
46 『全書本』에서는 이 文章이 없다.
47 『全書本』에서는 '胃經穴 上巨虛一名上廉'이라는 文章이 없다.

百會穴이라 下在風府니이다一名舌本이라 督脈經으로 項後入髮一寸五分大筋中이라	아래로는 風府穴에 있다.一名 舌本이라고도 한다. 督脈經으로 項後에서 髮際의 一寸五分 들어가서 큰 筋肉에 있다.

11.『靈樞·脹論』

夫胸腹은 藏府之郭也라 膻中者는 心主之宮域也라 胃者는 太倉也라 咽喉小腸者는 傳送也라 胃之五竅[48]者는 閭里門戶也라胃有五竅라	무릇 胸腹은 藏府의 城郭이다. 膻中은 心主의 宮域이다. 胃는 커다란 창고이다. 咽喉와 小腸은 傳送시키는 역할을 한다. 胃의 五竅는 마을의 門戶이다.胃에는 五竅가 있다.
廉泉 玉英者하니 津液之道也라廉泉在頷下 結喉上이라 舌本은 陰維任脈之會라 玉英卽玉堂이니 在紫宮下一寸六分이라 俱任脈經이라	廉泉 玉英의 穴이 있으니 이들은 津液이 흘러가는 곳이다.廉泉穴은 뺨 아래 結喉의 위에 있다. 舌本은 陰維脈과 任脈이 만나는 곳이다. 玉英穴은 즉 玉堂이니 紫宮穴아래 一寸六分되는 곳에 있다. 廉泉穴과 玉英穴은 모두 任脈經에 있다.
五臟六腑者ㅣ 各有界畔이라	五臟六腑가 각각 境界를 가지고 있다.

48 胃를 포함한 咽門, 小腸, 大腸, 魄門으로『傷寒論』에서 '胃家'라고 하였다.

12. 『靈樞 · 五色』

明堂者는 鼻也요 闕者는 眉間也요 庭者는 顔也요顔은 額也라 蕃者는 頰側也요 蔽者는 耳門也라五閱五使篇에 脈出于氣口하야 色見于明堂하니 五色更出은 以應五時라 五官已辨하고 闕庭必張하면 乃立明堂하고 明堂廣大하고 蕃蔽見外하며 方壁高基하고 引垂居外하면 五色乃治오 平博廣大하면 壽中百歲라 五官不辨하고 闕庭不張하고 小其蓋明堂하고 蕃蔽不見하며 又埤其牆하고 牆下無基하고 垂角去外하니 如是者는 雖平常이라도 殆하니 況加疾乎ㄴ저하니라 面之地部爲基오 耳爲蔽爲牆이라

明堂은 코이고 闕은 眉間이고 庭은 얼굴이고顔은 이마를 말한다.

蕃은 빰의 옆 부분이고 蔽는 耳門이다. 『靈樞 · 五閱五使』에 脈이 氣口에서 나타나고 色이 코인 明堂에 나타나니 五色이 번갈아 나타난다는 것은 五時에 相應한다. 五官이 이미 辨別되고 眉間과 얼굴인 闕庭이 펴지면, 이에 明堂을 세우고 明堂이 廣大하고 빰의 옆부분과 귀의 앞인 蕃蔽가 바깥에 드러나며 얼굴의 살이 풍부하고 귓바퀴가 밖으로 드러나 있으면, 五色이 다스려져 넓고 커지면 壽命이 百歲까지 될 것이다. 五官이 명확하지 못하고 闕庭이 펴지지 않고 明堂이 작고 蕃蔽가 드러나지 않으며 얼굴의 骨格이 약하고 얼굴의 살이 없고 귓바퀴가 드러나 있으니 이와 같은 사람은 비록 平常일지라도 위험하니 하물며 疾病이 있을 때에는 어떻겠는가?라고 하였다. 얼굴의 살이 터(基)이고, 귀는 덮어씌우는 담장(蔽)이 되고 담장이 된다.

13. 『靈樞 · 刺節眞邪』

腰脊者는 身之大關節也오 肢頸者는 人之管

腰脊은 몸의 커다란 關節이고 肢頸은 사람이 움직이는 데 중요한 부분이 되

以趨翔也오 莖垂者는陰器라	고, 莖垂는莖垂는 陰器를 말한다.
身中之機며 陰精之候며 津液之道也라便溺所出이라	몸의 기틀이 되며 陰精을 살피며 津液의 길이 된다.小便이 나오는 곳이다.

14.『靈樞·邪客』

天圓地方하니 人頭圓足方하야 以應之하고 天有日月하니 人有兩目하고 地有九州하니 人有九竅하고 天有風雨하니 人有喜怒하고 天有雷電하니 人有音聲하고 天有四時하니 人有四肢하고 天有五音하니 人有五藏하고 天有六律하니 人有六府하고 天有冬夏하니 人有寒熱하고 天有十日하니 人有手十指하고 辰有十二하니 人有	하늘은 둥글고 땅은 모나니 사람의 머리는 둥글고 발은 모나서 이에 응하고, 하늘에 日月이 있으니 사람에 두 눈이 있고, 땅에 九州가 있으니 사람에 九竅가 있고, 하늘에 風雨가 있으니 사람에 喜怒가 있고, 하늘에 雷電이 있으니 사람에 音聲이 있고, 하늘에 四時가 있으니 사람에 四肢가 있고, 하늘에 五音이 있으니 사람에 五藏이 있고, 하늘에 六律이 있으니 사람에 六府가 있고, 하늘에 冬夏가 있으니 사람에 寒熱이 있고, 하늘에 十日이 있으니 사람에 손가락 열 개가 있고, 별이 十二宿가 있으니 사람에 발가락 열 개와 莖垂가 있어서莖垂는 陰莖과 睾丸이다.

足十指와 莖垂陰莖이라 以應之하고 女子不足二節하야無莖垂與睾丸이라 以抱人形이라 天有陰陽하니 人有夫妻하고 歲有三百六十五日하니 人有三百六十節하고 地有高山하니 人有肩膝하고 地有深谷하니 人有腋膕하고肩臂下隱處爲腋이오 膝下曲處爲膕이라

相應하고 女子는 二節이 부족하여여자에게는 陰莖과 睾丸의 두 가지가 없다. 사람을 품게 된다. 하늘에 陰陽이 있으니 사람에 夫妻가 있고, 일년에 三百六十五日이 있으니 사람에 三百六十마디의 關節이 있고, 땅에 高山이 있으니 사람에 어깨와 무릎이 있고, 땅에 깊은 계곡이 있으니 사람에 겨드랑이와 오금이 있고,肩臂아래 은밀한 곳이 腋이고, 膝下의 굽는 부분이 膕이다.

地有十二經水하니 人有十二經脈하고經水篇에 足太陽合清水하고 足少陽合渭水하고 足陽明合海水하고 足太陰合湖水하고 足少陰合汝水하고 足厥陰合澠水하고 手太陽合淮水하고 手少陽合漯水하고 手陽明合江水하고 手太陰合河水하고 手少陰合濟水하고 手心主合漳水라하니라

땅에 十二經水가 있으니 사람에 十二經脈이 있고,『靈樞·經水』篇에 足太陽이 清水에 合하고 足少陽이 渭水에 合하고 足陽明이 海水에 合하고 足太陰이 湖水에 合하고 足少陰이 汝水에 合하고 足厥陰이 澠水에 合하고 手太陽이 淮水에 合하고 手少陽이 漯水에 合하고 手陽明이 江水에 合하고 手太陰이 河水에 合하고 手少陰이 濟水에 合하고 手心主가 漳水에 合한다고 하였다.

地有泉脈하니 人有衛氣하고 地有草蓂하니 人有毫毛하고 天有晝夜하니 人有臥起하고 天有列星하니

땅에 泉脈이 있으니 사람에 衛氣가 있고, 땅에 땅위에서 자라는 여러 가지의 풀인 草蓂이 있으니 사람에 毫毛가 있고, 하늘에 晝夜가 있으니 사람에 잠자는 것과 깨어나 활동하는 것이 있고, 하

人有牙齒하고 地有小山하니 人有小節하고 地有山石하니 人有高骨하고 地有林木하니 人有募筋하고 地有聚邑하니 人有䐃肉하고 歲有十二月하니 人有十二節하고 地有四時不生草하니 人有無子라 此는 人與天地相應者也니이다

늘에 列星이 있으니 사람에 牙齒가 있고, 땅에 小山이 있으니 사람에 작은 關節이 있고, 땅에 山石이 있으니 사람에 높이 튀어나온 뼈가 있고, 땅에 林木이 있으니 사람에 힘살막인 募筋이 있고, 땅에 聚邑이 있으니 사람에 살집이 많은 䐃肉이 있고, 일 년에 十二月이 있으니 사람에 열두 개의 커다란 關節이 있고, 四時 동안 풀이 자라지 않는 땅이 있으니 사람에 자식을 낳지 못하는 경우가 있다. 이것은 사람과 天地가 서로 相應하는 모습이다.

15.『素問・鍼解』

人皮應天하고無所不包라 肉應地하고肉屬脾土라 脈應人하고內營外衛라 筋應時하고 聲應音하며 陰陽合氣應律하고 齒面目應星하고 出入氣應風하고 九竅三百六十五絡應野라

사람의 피부는 하늘에 相應하고하늘과 사람의 피부는 자연계와 사람을 포함하거나 쌓지 않는 것이 없다. 肌肉은 地에 相應하고肉은 脾土에 속한다. 脈은 사람에 相應하고脈은 인체의 내부를 運營하고 외부를 護衛한다. 筋은 時에 相應하고 聲은 音에 相應하며 陰陽合氣는 律에 相應하고 齒面目은 星에 相應하고 出入氣는 風에 相應하고 九竅와 三百六十五絡은 野에 相應한다.

16. 『素問 · 陰陽應象大論』

天氣는 通于肺하고鼻受無形之天氣하니 風寒暑濕燥熱也라 地氣는 通于嗌하고口受有形之地氣하니 臊焦香腥腐也라 風氣는 通于肝하고肝屬風木[49]이라 雷氣는 通于心하고 象火有聲이라 穀氣는 通于脾하고 虛能受納이라 雨氣는 通于腎이라腎爲水藏일새라

하늘의 氣運은 肺에 통하고코는 無形의 天氣를 받으니 風寒暑濕燥熱이다.
땅의 氣運은 목구멍에 통하고입으로는 有形의 地氣를 받으니 臊焦香腥腐이다.
風氣는 肝에 통하고肝木이 風에 속한다.

雷氣는 心에 통하고불이 탈 때 나는 소리를 形象한다. 穀氣는 脾에 통하고빈 것은 능히 물건을 받아들일 수 있기 때문이다. 雨氣는 腎에 통한다.腎은 水藏이기 때문이다.

六經이 爲川이오流通이라 腸胃爲海하고容受라 九竅爲水注之氣라淸明之氣ㅣ 上升頭面하고 陰濁之氣ㅣ 下歸二陰하니 象水流注라

六經이 川이 되고흐르는 것이다. 腸胃가 海가 되고바다는 모든 강물을 거두어들이는 것을 허용한다. 九竅는 물이 흐르는 氣運이 된다. 淸明한 氣運은 頭面部로 上升하고 陰濁한 氣運은 아래의 二陰으로 내려가니 물이 흐르는 것을 形象한다.

以天地로 爲之陰陽이라 陽之汗은 以天地之雨로 名之하고 陽之氣는 以天地之疾風으로

이상은 天地로써 陰陽을 말한다. 陽의 汗은 天地의 비로써 이름하고 陽의 氣運은 天地의 疾風으로 이름하고 暴氣는 우레를 形象하고 逆氣는 陽을 形象

49 『全書本』에는 '肝木屬風'으로 되어 있다.

名之하고 暴氣는 象雷하고 逆氣는 象陽이라

한다.

17. 『素問 · 五藏生成』

諸脈者는 皆屬于目하고脈爲血府라 故久視傷血이라 靈樞口問篇에 目者宗脈之所聚也라하니 按컨대 膀胱脈이 起目內眥하고 胃脈이 系目系하고 膽脈이 起目銳眥하고 小腸三焦脈이 至目銳眥하고 心脈이 系目系하고 肝脈이 連目系하니 是[50]也라

뭇 脈은 모두 눈에 속하게 되고脈은 血府이므로 事物을 오랫동안 보면 血을 傷한다. 『靈樞 · 口問』篇에 눈은 宗脈이 모이는 곳이라고 하였는데 생각해보면 膀胱의 經脈이 目內眥에서 시작되고, 胃經이 目系에 연결되고, 膽經이 目銳眦에서 시작되고, 小腸經과 三焦經이 目銳眦에 이르고, 心經이 目系에 연결되고, 肝經이 目系에 연결된다.

諸髓者는 皆屬于腦하고腦爲髓海라

뭇 髓는 모두 腦에 屬하고腦는 髓海이다.

諸經者는 皆屬于節하고節有三百六十五會 而筋絡其間이라 故久行傷筋이라

뭇 經脈은 모두 節에 屬하고節에는 三百六十五會가 있고 筋이 그 사이를 이어준다. 그러므로 오랫동안 걸으면 筋肉을 傷하게 된다.

諸血者는 皆屬于心하고心生血하니 爲血海라

뭇 血은 모두 心에 屬하고心生血하므로 血海가 된다.

諸氣者는 皆屬于肺하니 肺藏氣라 此는 四支八谿之朝夕[51]也

뭇 氣는 모두 肺에 屬하니肺는 氣를 貯藏한다. 이것은 四肢와 肩股肘膝關節인 八谿의 朝夕이다.吳崐註에 즉 潮汐의 意味라고 하였

50 『全書本』에는 '是'가 없다.

라吳註에 即潮汐之[52]義하고 每肢有二溪라

고, 좌우의 팔다리 각각에 두 개의 溪가 있다.

故로 人臥하면 血歸于肝하니肝藏血하니 動則運하고 靜則藏이라 **肝受血而能視하고**目爲肝竅라 **足受血而能步하고 掌受血而能握하고 指受血而能攝이라**血能養筋骨하고 利關節이라

그러므로 사람이 누워 잠을 자면 血이 肝에 歸屬하게 되니肝藏血하니 움직이면 피가 돌고, 가만히 있으면 저장이 된다. 肝이 血을 받아서 능히 볼 수 있고눈은 肝竅이다. 다리가 血을 받아서 능히 걷고, 손바닥이 血을 받아서 능히 주먹을 쥐고, 손가락이 血을 받아서 능히 손을 쥐게 된다.血은 筋骨을 補養하고 關節을 이롭게 한다.

臥出而風吹之하야 血凝于膚者爲痺요頑痺라 **凝于脈者爲泣**이오濇이라 **凝于足者爲厥**이니逆冷이라 **此三者는 血行而不得反其空**이라孔이니 經隧也라

잠자리에서 나와 風을 맞아 血이 皮膚에 凝滯된 것이 痺症이고頑痺가 된다. 脈에 凝滯된 것이 泣症이고껄끄러운 것이다. 足에 凝滯된 것이 厥症이니차게 된다. 이 세 가지는 血液이 順行하되 그 經脈에 돌아오지 못하게 된다.孔穴이니 經隧를 말한다.

故로 爲痺厥也라 人有大谷十二分과 小谿三百五十四名이라大經所會爲大谷이라 十二分은 十二經之部分也라 小絡所會爲小

그러므로 痺厥이 된다. 사람에 커다란 經脈이 모이는 大谷이 十二部分이 있고, 작은 絡脈이 모이는 小谿이 三百五十四 곳이 있다.커다란 經脈이 모이는 곳을 大谷이라고 한다. 十二分은 十二經이 주관하는 部分이

51 氣血의 往來가 潮水와 같은 것을 말함.
52 『全書本』에는 '汐之'가 없다.

溪니 穴有三百六十五라 除十二俞하면 止三百五十三名이니 四字誤也라 十二俞는 膀胱經之肺俞 心俞 脾俞 肝俞 腎俞 厥陰俞 膽俞 胃俞 三焦俞 大腸俞 小腸俞 膀胱俞也라

다. 小絡이 모이는 곳이 小溪니 三百六十五穴이 있다. 열두 개의 兪穴을 제외하면 三百五十三穴이므로 '四'字는 잘못되었다. 十二兪는 膀胱經의 肺俞 心俞 脾俞 肝兪 腎兪 厥陰兪 膽兪 胃兪 三焦兪 大腸兪 膀胱兪이다.

18.『靈樞 · 陰陽淸濁』

受穀者濁하고 **受氣者淸**할새 **淸者注陰**하고 **濁者注陽**이라 **濁而淸者**는 **上出于咽**하고 **淸而濁者**는 **則下行**이오 **淸濁相干**을 **命曰亂氣**라 **夫陰淸而陽濁**이니 **濁者有淸**하고 **淸者有濁**이라 本經俱言 陽淸陰濁이라하고 此言 陰淸陽濁者는 蓋以藏陰而府陽하고 藏淸而府濁也니라

穀食을 받는 것은 濁하고 氣運을 받는 것은 淸하며, 淸한 것은 陰으로 注入되고 濁한 것은 陽으로 注入된다. 濁하면서 淸한 것은 위로 咽喉로 나오고 淸하면서 濁한 것은 아래로 내려간다. 淸濁이 서로 섞여 있는 것을 命名하기를 亂氣라고 한다. 무릇 陰은 淸하고 陽은 濁하니, 濁한 것 중에 淸한 것이 있고 淸한 것 중에 濁한 것이 있다.『內經』에서 陽은 淸하고 陰은 濁하다고 하였고, 여기에서 '陰淸陽濁'이라 한 것은 대개 藏은 陰에 해당하고 府는 陽에 해당한다는 것과 藏의 氣運은 淸하고 府의 氣運은 濁하다는 것이다.

淸者는 **上注于肺**하고

淸한 것은 위의 肺에 注入되고 濁한 것

濁者는 下走于胃하며 胃之清氣는濁中有清이라 上出于口하고 肺之濁氣는清中有濁이라 下注于經하야 內積于海라 氣血諸海라

은 아래의 胃에 가게 되며, 胃의 清氣는 濁氣中에서 맑은 清氣를 말한다. 위의 입으로 나오게 되고 肺의 濁氣는 清氣中에서 濁氣를 말한다. 아래의 經脈에 注入되어 안으로 氣海와 血海에 쌓이게 된다. 氣血 등등 각각의 海를 말한다.

手太陽은小腸이라 獨受陽之濁하고 手太陰은肺라 獨受陰之清이라 其清者는 上走空竅하고耳目口鼻라 其濁者는 下行諸經할새 諸陰皆清하니 足太陰이脾라 獨受其濁이라

手太陽 즉 小腸은小腸이다. 홀로 陽分의 濁氣를 받고 手太陰 즉 肺는肺이다. 홀로 陰分의 清氣를 받는다. 그중 清氣는 위로 空竅에 이르게 되고耳目口鼻로 간다. 그중 濁氣는 아래로 여러 經脈으로 行할 때 陰經이 모두 清하니 足太陰이 脾이다. 홀로 그 濁氣를 받는다.

19.『靈樞·大惑論』

五藏六府之精氣ㅣ 皆上注于目 而爲之精하니 精之窠ㅣ音科라 爲眼이오 骨之精爲瞳子오腎이라 水輪[53]이라 筋

五藏六府의 精氣가 모두 위의 눈으로 注入되어 精氣가 되니 精氣의 집이音은 科이다. 眼이 되고 骨의 精이 瞳子가 되고腎이다. 水輪이다. 筋의 精이 黑眼이 되고肝이다. 風

53『全書本』에는 '水輪'이 없다.

之精爲黑眼이오肝이라 風輪[54]이라 血之精爲絡이오心이라 血輪[55]이라 其窠氣之精爲白眼이오肺라 氣輪[56]이라 肌肉之精爲約束이오脾라 肉輪[57]이라 裹擷筋骨血氣之精而與脈幷爲系하니 上屬于腦하고 後出于項中이라 故邪中于項하면 因逢其身之虛하야 其入甚하면 則隨眼系以入于腦하니 則腦轉하고 腦轉則引目系急하고 目系急則目眩以轉矣라 精散則視岐하니 視岐는 見兩物이라 目者는 五藏六府之精也며 營衛魂魄之所常營也며 神氣之所生也라 故神勞則魂魄散하고 志意亂이라 是故로

輪이다.

血의 精이 絡이 되고心이다. 血輪이다.

그 눈알을 감싸고 있는 部位인 窠氣의 精이 白眼이 되고肺이다. 氣輪이다.

肌肉의 精이 約束이 되고脾이다. 肉輪이다.

筋骨血氣의 精氣를 싸서 脈과 아울러 系統이 되니 위로 腦에 屬하고 뒤로 項으로 나온다. 그러므로 邪氣가 목덜미에 的中하면 신체의 虛弱함을 만나서 깊이 침범하게 되면 眼系를 따라서 腦에 들어가게 되니 腦轉하게 되고 腦轉하면 目系가 急하게 되고 目系가 急하면 目眩하면서 어지러워진다. 精散하면 보이는 것이 여러 갈래로 보이니 視岐는 하나의 사물이 둘로 보이는 것이다. 目은 五藏六府의 精氣이며 營衛魂魄이 항상 運營되는 곳이며 神氣가 生하는 곳이다. 그러므로 神勞하면 魂魄이 흩어지고 志意가 昏亂하게 된다. 그러므로 瞳子黑眼은 陰을 본받고 白眼赤脈은 陽을 본받는다. 그러므로 陰陽이 合

54 『全書本』에는 ‘風輪’이 없다.
55 『全書本』에는 ‘血輪’이 없다.
56 『全書本』에는 ‘氣輪’이 없다.
57 『全書本』에는 ‘肉輪’이 없다.

瞳子黑眼은 法于陰하고 白眼赤脈은 法于陽也라 故로 陰陽合傳[58]而精明也라 目者는 心使也오 心者는 神之舍也라 故로 精神亂而不轉하고 卒然見[59]非常處하니 精神魂魄이 散不相得이라 故曰惑也라

傳하여 精明하게 된다. 目은 心의 使臣이 되고 心은 神의 집이다. 그러므로 精神이 혼란하면서 轉하지 않고 갑자기 평소와 다른 곳이 보이게 되니 精神과 魂魄이 흩어져 調和되지 못함이다. 그러므로 가로대 惑이다.

20.『靈樞・邪氣藏府病形』

手[60]面與身形也ㅣ 天寒則裂地凌冰하야 或手足懈惰호되 然而其面不衣는 何也오 曰十二經脈 三百六十五絡이 其血氣ㅣ 皆上于面而走空孔同[61]이라 竅하고 其精陽氣ㅣ 上走于目而爲睛하고

얼굴과 몸이 날씨가 추워지면 땅이 갈라지고 얼음이 얼게 되고 혹은 손발이 자유스럽게 움직이지 못하게 되지만 얼굴은 감싸지 않는 것은 왜 그런가? 岐伯이 가로대 十二經脈과 三百六十五絡의 血氣가 모두 위로 얼굴로 올라가서孔과 같은 의미이다.
空竅로 가고 그 精陽氣가 위로 눈으로 가서 볼 수 있게 되고, 그 別氣가 귀로

58 『全書本』에는 '傳'보다 '摶'이 옳다고 하여 바꾸었다.
59 『全書本』에는 '見'이 '則'으로 된 곳도 있다고 하였다.
60 『靈樞・邪氣藏府病形』에는 '首'로 되어 있다.
61 『全書本』에는 '同孔'으로 되어 있다.

其別氣ㅣ 走于耳而爲聽하고 其宗氣ㅣ 上出于鼻而爲臭하고即氣也라 其濁氣ㅣ 出于胃하야 走唇舌而爲味하니 其氣之津液이 皆上燻于面 而皮又厚하고 其肉堅이라 故로 天熱甚寒이라도天은 當作大[62]라 不能勝之也[63]라難經曰 頭者는 諸陽之會라 諸陰脈이 皆至頸胸中而還이로대 獨諸陽脈이 皆上至頭耳라 故로 令面耐寒也라하니라

가서 들을 수 있게 되고, 그 宗氣가 위로 코로 가서 냄새를 맡게 되고,즉 氣를 말한다.

그 濁氣가 胃로 가서 唇舌로 가서 맛을 알게 되니, 그 氣의 津液이 모두 얼굴로 熏蒸되고 얼굴의 피부 또한 두텁고 살이 견고하다.

그러므로 날씨가 매우 뜨겁거나 매우 추워도'天'은 마땅히 '大'로 고쳐야 한다.

능히 이기지 못한다.『難經』에 머리는 모든 陽이 모이는 곳이다. 모든 陰脈이 頸胸에 이르러 돌아가지만 오직 모든 陽脈들이 위로 머리와 귀에 이른다. 그러므로 얼굴이 寒氣에 잘 견뎌내는 것이라고 하였다.

21.『素問·陰陽應象大論』

天不足西北 故로 西北方은 陰也니 而人右耳目이 不如左明也라 地不滿東南 故로 東南方

하늘은 西北이 부족하므로 西北方은 陰이니 사람의 우측 耳目이 좌측만큼 분명하지 못하다. 땅은 東南이 채워지지 못하므로 東南方은 陽이니 사람의 좌측

62 汪昂은 '大熱'로 고쳤지만 天烈甚寒으로 보아 날씨가 매우 추운 것으로 보는 見解도 있다.

63 寒熱의 外氣가 얼굴에 커다란 影響을 주지 못한다.

은 陽也니 而人左手足이 不如右強也라 東方은 陽也니 陽者는 其精이 幷于上하니 則上明而下虛 故로 使耳目聰明而手足不便也오 西方은 陰也니 陰者는 其精이 幷于下하니 則下盛而上虛 故로 其耳目不聰明而手足便[64]也라 故로 俱感于邪라도 其在上則右甚하고 在下則左甚하니 此는 天地陰陽所不能全也라

手足이 우측만큼 강하지 못하다. 東方은 陽이니 陽은 그 精이 아울러 올라가니 즉 위는 분명하고 아래가 허약하게 된다. 그러므로 耳目이 聰明하면서 手足은 不便하다. 西方은 陰이니 陰은 그 精이 아울러 내려가니 下盛하면서 上虛한다. 그러므로 그 耳目이 聰明하지 못하면서 手足은 편안하다. 그러므로 모두 邪氣에 感觸되더라도 위에 있어서는 우측이 심하고 아래에 있어서는 좌측이 심하게 되니 이것은 天地陰陽이 완전하지 못하기 때문이다.

22.『素問·金匱眞言論』

平旦至日中은 天之陽이니 陽中之陽也며 日中至黃昏은 天之陽이니 陽中之陰也오 合夜至鷄鳴은 天之陰이니 陰中之陰也며 鷄鳴至

平旦에서 日中에 이르기까지는 하늘의 陽이니 陽中의 陽이며, 日中에서 黃昏에 이르기까지는 하늘의 陽이니 陽中의 陰이고, 合夜에서 鷄鳴에 이르기까지는 하늘의 陰이니 陰中의 陰이며, 鷄鳴에서 平旦에 이르기까지는 하늘의 陰이니

64『全書本』에는 '便'이 '使'로 되어 있다.

平旦은 天之陰이니 陰中之陽也라 故로 人亦應之라 夫言人之陰陽하면 則外爲陽 內爲陰이오 言人身之陰陽하면 則背爲陽 腹爲陰이오 言人身之藏府中陰陽하면 則藏皆爲陰六府皆爲陽이라 故로 背爲陽이니 陽中之陽은 心也며 陽中之陰은 肺也오 腹爲陰이니 陰中之陰은 腎也며 陰中之陽은 肝也오 陰中之至陰은 脾也라 此는 皆陰陽表裏 內外雌雄이 相輸應也라 故로 以應天之陰陽也라

陰中의 陽이다. 그러므로 사람 또한 이에 相應한다. 무릇 사람의 陰陽을 말하면 바깥은 陽 안은 陰이 되고, 사람 몸의 陰陽을 말하면 背는 陽이고 腹은 陰이며, 사람 藏府의 陰陽을 말하면 藏은 陰이고 腑는 陽이다. 그러므로 背는 陽이니 陽中의 陽은 心이며 陽中의 陰은 肺이고 腹은 陰이니 陰中의 陰은 腎이며 陰中의 陽은 肝이고 陰中의 至陰은 脾이다. 이것은 모두 陰陽表裏와 內外雌雄이 서로 輸應한다. 그러므로 自然의 陰陽에 相應하게 된다.

23.『靈樞・師傳』

胃欲寒飮하고惡熱일새라 腸欲熱飮이라惡寒일새라 雜病篇에 齒痛不惡淸飮하면

胃는 찬 것을 먹으려 하고熱을 싫어하기 때문이다. 大小腸은 뜨거운 것을 먹으려 한다.寒을 싫어하기 때문이다.『靈樞・雜病』篇에 齒痛

取足陽明하고 惡清飮하면 取手陽明이라하니라

에 찬물을 싫어하지 않으면 足陽明胃經에서 取穴하고 찬물을 싫어하면 手陽明大腸經에서 取穴하라고 하였다.

經絡第二

1.『靈樞·經脈』

人始生에 先成精하고 精成而腦髓生이니 骨爲幹 脈爲營 筋爲剛 肉爲牆하야 皮膚堅而毛髮長이라 穀入于胃하야 脈道以通하고 血氣乃行이라 經脈者는 所以能決死生하고 處百病하고 調虛實하니 不可不通이라 肺手太陰之脈은 起于中焦하고中脘이라 下絡大腸하야肺與大腸爲表裏라 還循胃口하고胃之上脘이라 上膈하고人心下有膈膜하야 遮膈濁氣하야 不使上薰心肺라

사람이 처음 태어남에 먼저 精이 이루어지고 精이 이루어진 후 腦髓가 생기니 骨은 幹이 되고 脈은 營이 되고 筋은 剛이 되고 肉은 牆이 되어 皮膚가 堅固하여 毛髮이 자라게 된다. 穀食이 胃에 들어와 消和되어 脈道가 通하게 되고 血氣가 이에 運行하게 된다. 經脈이라는 것은 能히 死生을 決定하고 百病에 對處하고 虛實을 調節할 수 있게 하니 반드시 通하여야 한다. 肺手太陰之脈은 中焦에서 始作하고中焦는 中脘部分이다. 아래로 내려가 大腸에 絡하여肺와 大腸이 서로 表裏가 된다. 다시 돌아서 胃口를 거치고胃口는 胃의 上脘部分이다. 橫膈膜 위로 올라가고사람의 心下에는 膈膜이 있어 濁氣를 막아서 濁氣가 心肺로 올라가지 못하게 한다.

屬肺하야 從肺系하야即喉嚨이라 橫出腋下하고肩下脅上[1]曰腋이라 下循臑內하야肩肘之間爲臑니音柔라 行少陰心主하야心과 心包[2]라 之前하고下肘中하야臑盡處爲肘라循臂內하고 上骨下廉하야肘以下爲臂라 入寸口하고關前動脈爲寸口라 上魚하야 循魚際하고掌骨之前 大指之後의 肉隆起處를統謂之魚라 魚際는 其間穴名이라 出大指之端이라至少商穴而止라 經別篇又云 上出缺盆 循喉嚨이라하니라

其支者는 從腕後臂骨盡處爲腕이라 直出次指內廉하야 出其端이라從腕後列缺穴로 交手陽明經하야 以至商陽穴이라

肺에 속하게 되어 肺系를 따라서즉 喉嚨을 말한다. 횡으로 腋下로 나오고어깨의 아래 옆구리의 위를 腋이라고 말한다. 팔뚝의 안쪽을 따라 내려와어깨와 팔꿈치의 사이를 팔뚝이라고 한다. 音은 柔이다. 手少陰心經과 手厥陰心包經의心과 心包를 말한다. 앞으로 가고 肘中으로 내려와팔뚝이 끝나는 부분을 팔꿈치라고 한다. 팔의 안쪽을 따라 前腕의 骨下廉으로 올라와팔꿈치의 아랫부분을 팔이라고 한다. 脈搏이 뛰는 寸口로 들어가고關部의 앞에 있는 動脈이 寸口이다. 魚腹 위로 올라가 魚際穴을 따르고손허리뼈의 앞과 엄지손가락의 뒷부분에서 살이 隆起된 부분을 魚라고 한다. 魚際는 그 사이에 있는 穴名이다. 大指의 끝으로 나온다.少商穴에 이르러 그친다. 『靈樞·經別』에 위로 缺盆穴로 나가고 喉嚨을 돈다고 하였다.

그 支脈은 腕後로부터팔뼈가 끝나는 부분을 손목이라고 한다. 곧장 두 번째 손가락의 안쪽 모서리로 나와 그 끝으로 나온다.腕後의 列缺穴로부터 手陽明大腸經과 交叉하게 되어 商陽穴에 이르게 된다.

是動則病肺脹滿膨膨而喘欬하고 缺盆中痛

是動病은 肺가 脹滿하여 膨膨하여 喘欬하고 缺盆부위가 痛症이 있고缺盆은 어

1 『全書本』에는 '上'이 '下'로 되어 있다.
2 『全書本』에는 '心'이 없다.

하고肩下橫骨[3]陷中이니 陽明胃穴이라 **甚則交兩手而瞀**니音茂오 迷亂也라 **此爲臂厥**이라 **是主肺所生病者**는 **欬 上氣喘**本經病이라 **渴**金不生水일새라 **煩心**心脈上肺일새라 **胸滿**脈貫膈하야 布胸中일새라 **臑臂內前廉痛**脈循臑臂일새라 **厥**臂厥이라 **掌中熱**이라心包部分이니 脈行少陰心主之前일새라

깨아래 가로로 된 뼈의 중앙에 움푹 파인 곳이니 足陽明胃經의 穴이다. 심하면 양손을 교차하여 가슴에 대고 답답해 하니音은 茂이고 미혹하여 어지러운 것을 말한다. 이것이 臂厥이다. 그 所生病은 欬 上氣 喘하고手太陰肺經 本經의 病이다. 渴症이 있고金이 水를 生하지 못해서 갈증이 생긴다. 煩心이 있고心脈이 肺로 올라가기 때문이다. 胸滿하고脈이 橫膈膜을 뚫고 肺에 분포되기 때문에 胸滿의 症狀이 나타난다. 臑臂의 內前廉이 아프고手太陰肺經의 흐름이 臑臂를 흐르기 때문이다. 厥하고臂厥이 된다. 손바닥에 열나게 된다.掌은 心包의 부분으로 手太陰肺經이 手少陰心經과 手厥陰心包經의 앞을 흐르기 때문이다.

氣盛有餘하면 **則肩背痛**背爲手太陰部分이라 一作臂라 **風寒 汗出中風小便數而欠**[4]이오肺熱則便數而短하니 爲母病及子일새라 **氣虛則肩背痛**一作臂라 **寒**畏寒이라 **少氣不足以息**本經病이라 **溺色變**이라母邪及子일새라

氣가 盛하여 有餘하면 肩背痛이 있고등은 手太陰肺經의 일부분이다. 背를 臂로 고친 冊도 있다. 추워 떨고 땀이 나면서 風에 的中되고 小便을 자주 보아 모자라게 된다.肺熱하면 小便을 조금씩 자주 보게 되니 母病이 子에게 影響을 미쳤기 때문이다. 氣虛하면 肩背痛하고어떤 곳에서는 臂라고 하였다. 寒하고찬 것을 싫어하는 것이다. 少氣하여 숨쉬기가 불편하고本經의 病이다. 소변색이 변하게 된다.母邪가 子에까지 影響을 미쳤기 때문이다.

大腸手陽明之脈은 **起**

手陽明大腸經은 두 번째 손가락의 끝에

3 鎖骨을 말함.

4 小便量이 적어지는 것을 말함.

于大指次指之端하야 大指之第二指니 即食指也라

循指上廉하야 出合谷兩骨之間하고合谷은 一[5]名虎口니 本經穴이라 上入兩筋之中하고陽溪穴이라

循臂上廉하야 入肘外廉하고 上臑外前廉하고 上肩하야 出髃音魚라骨之前廉하고 肩髃骨이라 又穴名이니 在肩端兩骨間이라 上出于柱骨[6]之會上하고天柱骨[7]이니 膀胱經이오 至此會于大椎라 下入缺盆하야足陽明穴이니 肩下橫骨陷中이라 絡肺하고大腸與肺爲表裏라 下膈屬大腸이라 其支者는 從缺盆上頸하야 貫頰하고 入下齒中하고 還出挾口하야 交人中하야 左之右 右之左하고 上挾鼻孔이라至迎香穴而終

서 시작되어大指의 다음 二指니 즉 食指이다.

두 번째 손가락의 윗 모서리를 따라 合谷穴의 兩骨 사이로 나오고合谷은 虎口라고도 하며 足陽明胃經의 穴이다. 위로 兩筋의 가운데로 들어가고兩筋中은 즉 陽溪穴이다.

팔의 위 모서리를 따라 팔꿈치의 바깥으로 가고 팔뚝의 바깥 앞부분으로 올라가고 어깨로 올라가 髃骨의音은 魚이다. 髃骨의 앞으로 나오고肩髃骨로 穴名이니 어깨의 끝 양쪽 뼈 사이에 있다.

柱骨이 만나는 곳의 위로 나오고天柱骨인데 足太陽膀胱經의 穴로 여기부터 大椎穴에서 만난다. 아래로 내려가 缺盆穴에 들어가고手陽明大腸經의 經穴로 어깨아래에서 횡단하는 뼈인 鎖骨의 中央 陷沒된 곳에 있다. 肺에 絡하게 되고大腸과 肺는 表裏가 된다. 橫膈膜을 뚫고 아래로 내려가 大腸에 屬하게 된다. 그 支脈은 缺盆穴로부터 위로 목을 따라 올라가 뺨을 뚫고 아랫니로 들어가고 돌아 나와서 입을 끼고서 人中穴에서 서로 교차하여 왼쪽의 經脈은 오른쪽으로 오른쪽의 經脈은 왼쪽으로 가고 위로

5 『全書本』에는 '一'이 '俗'으로 되어 있다.
6 第七頸椎를 말함.
7 4번에서 6번까지의 頸椎를 말함.

이라 經別篇又云 循喉嚨이라하고 本篇後又云 其別者入耳合于宗脈이라하니라

올라가 콧구멍을 끼게 된다. 迎香穴에 이르러 手陽明大腸經의 흐름이 끝나게 된다. 『靈樞・經別』에 喉嚨을 따라 돈다고 하였고, 『靈樞・經脈』의 뒤에 또 그 別脈이 귀로 들어가 宗脈에 합하게 된다고 하였다.

是動則病齒痛하고脈入齒縫[8]일새라 **頸腫**[9]이라脈上頸일새라

是動病은 齒痛이 있고手陽明大腸經의 흐름이 齒縫에 들어가기 때문이다. **목이 붓게 된다.** 手陽明大腸經의 흐름이 목을 지나기 때문이다.

是主津液所生病者는大腸主津[10]일새라 **目黃**하고大腸內熱일새라 **口乾**하고無津일새라 **鼽**하고鼻流淸涕라 **衄**하고鼻血이라 **喉痹**하고金燥일새라 **肩前臑痛 大指次指痛不用**이라不能擧用이라 皆脈所過일새라

그 所生病은大腸이 津液을 주관하기 때문에 是主津所生病이라고 하였다. **눈이 노래지는 目黃이 있고**大腸의 內熱로 인하여 目黃이 된다. **입이 마르고**津液이 없기 때문이다. **콧물이 나고**코에서 맑은 콧물이 흐르는 것이다. **코피가 나고**코에서 피가 나는 것이다. **咽喉가 마비되는 느낌이 있는 것이다.** 金의 燥에 의한 것이다. **어깨의 앞과 팔뚝부위가 아프고 엄지와 검지가 아파서 쓸 수 없게 된다.** 능히 팔을 들어 움직이지 못한다. 이 부분들은 모두 手陽明大腸經이 흘러가는 部位이기 때문이다.

氣有餘則當脈所過者熱腫이오 **虛則寒慄不復**이라

氣有餘하면 脈이 지나는 부위가 열나면서 붓고 虛하면 脈이 지나는 부위에서 추워서 떠는 것이 그치지 않는다.

8 아래 잇몸과 이가 만나는 곳이다.
9 『全書本』에는 '頸'이 '頭'로 되어 있다.
10 『全書本』에는 '液'이 더 있다.

胃足陽明之脈은 起于鼻之交頞中하야山根이라 旁約하고一作納이라 太陽之脈하고睛明之分이라 下循鼻外하야 入上齒中하야上齒라 還出挾口環唇하고 下交承漿하고下唇陷中이니 足陽明脈之會라 却循頤後下廉하야腮下爲頷이오 頷下爲頤[11]라 出大迎하야頷[12]前本經穴이라 循頰車하고耳下曲頰端이라 上耳前하야 過客主人하야足少陽經穴이니 在耳前起骨이라循髮際하야 至額顱라髮際下爲額顱라

足陽明胃經은 콧마루의 윗부분인 山根에서 시작되어양쪽 눈 사이의 중간인 山根을 말한다. 둘을 합하게 한다.어떤 곳에서는 '納'으로 되어 있다. 足陽明胃經이 시작되는 곳이 山根으로 양옆에 있는 足太陽膀胱經의 左右 두 개의 經脈을 합하게 하고旁約太陽之脈은 睛明穴이 있는 부분을 말한다. 아래로 코의 바깥 부분을 따라 내려와서 上齒로 들어가고윗니를 말한다. 돌아 나와서 입을 끼고 입술을 한 바퀴 돌고 아래로 내려와 承漿穴에서 서로 교차하고입술아래의 함몰된 곳으로 足陽明胃經의 經脈이 서로 만나는 곳이다. 뒤로 턱의 뒤쪽 아래 모서리 쪽으로 가고뺨인 腮 아래가 윗턱인 頷이고 頷아래가 아래턱인 頤이다. 大迎穴부위로 나와頷前으로 足陽明胃經의 經穴이다. 頰車穴부위를 따라 가고귀 아래 뺨의 구부러진 부분의 끝이다. 위로 耳前으로 가고 客主人穴을 지나서足少陽膽經의 經穴로 귀 앞의 隆起된 뼈이다. 髮際를 따라 額顱穴에 이르게 된다.髮際의 아래가 額顱穴이다.

其支者는 從大迎前下人迎하야一名五會니 結喉

그 支脈은 大迎穴로부터 앞의 아래 부분인 人迎穴로 내려와五會라고도 하니 結喉

11 『全書本』에는 '腮'와 '頷'이 없고 '頷'이 '顉'으로 되어 있다.
12 『全書本』에는 '顉'이 '頷'으로 되어 있다.

旁一寸五分動脈으로 可以候五藏氣라 **循喉嚨**하고本篇又云 上絡頭項 下絡喉嗌이라하니라 **入缺盆**하고肩下橫骨陷中이라 **下膈**하야 **屬胃絡脾**라相爲表裏라 昂按컨대 此乃正經이니 何以反屬支脈이리오

兩傍의 一寸五分되는 곳의 動脈으로 五藏의 氣運을 살필 수 있다. 喉嚨부위를 따라가고『靈樞·經脈』에 또 위로 頭項에 絡하고 아래로 喉嚨에 絡한다고 하였다. 缺盆穴로 들어가고어깨아래에서 가로지르는 뼈인 鎖骨의 아래 함몰된 곳이다. 횡격막을 뚫고 내려와 胃에 屬하고 脾에 絡한다. 脾胃는 서로 表裏가 된다. 내가 생각해보건대 이것은 正經이니 어찌 반대로 支脈에 속하겠는가?

其直者는 **從缺盆下乳內廉**하야 **下挾臍**하고 **入氣街中**이라即氣衝이니 本經穴로 在歸來下一寸動脈이라 衛氣篇에 云 胸氣有街 腹氣有街 頭氣有街 脛氣有街하니 街는 猶路也라하니라

直者는 缺盆에서 젖꼭지의 안쪽을 따라 내려가 배꼽을 끼고 氣街穴에 들어간다.즉 氣衝穴이니 足陽明胃經의 經穴로 歸來穴아래 一寸되는 곳의 動脈이 뛰는 곳이다.『靈樞·衛氣』에 胸氣에 街가 있고 腹氣에 街가 있고 頭氣에 街가 있고 脛氣에 街가 있으니 街는 通路 道路와 같다고 하였다.

其支者는 **起于胃口**하야 **下循腹裏**하야 **下至氣街中而合**하고與前脈相合이라 **以下髀關**하야 **抵伏兎**하야股內爲髀오 髀前膝上六寸 起肉處爲伏兔라 伏兔後爲髀關이라 **下膝臏中**하고挾膝筋中爲臏이라 **下循脛外廉**하고 **下足**

그 支脈은 胃口에서 시작되어 아래로 腹部의 안쪽을 따라 내려와 氣街穴에 이르러 합하게 되고앞의 脈과 더불어 서로 합하게 된다. 다시 髀關穴로 내려가고 伏兎穴부분에 다다르게 되어股內를 넓적다리라고 하고, 넓적다리 앞 무릎위의 六寸되는 곳의 筋肉이 隆起된 곳이 伏兎穴이고, 伏兎穴의 뒤가 髀關穴이다. 아래로 종지뼈인 膝臏으로 가고무릎의 양쪽 근육을 끼고 있는 것이 종지뼈이다. 아래로 정강

跗하야足面이라 入中指內間이라 其支者는 下廉三寸而別하고 下入中指外間이라 其支者는 別跗上하야 入大指間出其端이라至厲兌穴而終하고 以交于手[13]太陰[14]이라 昂按컨대 此亦正經이니 何以又屬支脈이리오 經別篇又云 上通于心하야 循咽出口하고 上頞䪼 還系目系라하니라

이의 바깥쪽을 따라 내려가고 다시 足跗인 발등으로 내려가발등을 말한다. 가운데 발가락의 안쪽으로 들어간다. 그 支脈은 아래 모서리 三寸部分에서 나눠지고 아래로 가운데 발가락의 바깥모서리로 들어간다. 그 支脈은 발등 위에서 나뉘어져 엄지발가락 사이로 들어가고 그 끝부분으로 나온다.厲兌穴에 이르러 足陽明胃經의 흐름이 끝나고 手太陰肺經과 交叉한다. 王昂이 생각하기에 이것 또한 正經인데 어찌 또 支脈에 속하겠는가?『靈樞·經別』에 또 위로 心에 通하여 咽을 따라 입으로 나가고 위로 콧마루를 거쳐 目系를 돌게 된다고 하였다.

是動則病灑灑振寒하고瘧論曰 陽明虛則寒栗鼓頷이라하니라 善呻數欠顏黑하고土克水일새라 病至則惡人與火하고陽明脈解篇에 陽明氣血盛하야 熱甚則惡人與火라하니라 聞木聲則惕然而驚 心欲動하고陽明土가 惡木也일새라 獨閉戶塞牖而處하고素問脈解篇에 陰陽相

是動病은 물을 뒤집어쓴 듯 추워서 떨고『素問·瘧論』에 陽明이 虛하면 鼓頷이 추워 떨게 된다고 하였다. 자주 기지개를 켜며 하품을 하고 얼굴색이 黑色이 되고이상의 症狀들은 土克水하여서 생긴다. 病이 발작이 되면 사람과 불을 싫어하고『素問·陽明脈解』에 陽明은 氣血이 盛하여 熱이 甚하면 사람과 불을 싫어한다고 하였다. 木聲을 들으면 惕然하게 놀라게 되고 가슴이 두근 두근거리며陽明土가 木을 싫어하기 때문이다. 홀로 창문과 문을 닫고 있으려고 하고『素問·脈解篇』에 陰陽이 相薄하

13 內容上 '手'는 '足'으로 바꿔야 한다.

14 실제로는 足太陰脾經이 옳다.

薄也니 陽盡而陰盛 故欲獨閉戶牖而處也라하니라 甚則欲上高而歌 棄衣而走하고陽明脈解篇에 四肢者는 諸陽之本也라 陽盛則四肢實하고 實則能登高也오 熱盛于身 故棄衣而走也라하니라 賁響腹脹하니脈循腹裏하고 水火相激이라 故有聲及脹이라 是爲骭厥이라脛骨爲骭일새라

是主血所生病者는血分일새라 狂瘧溫淫 汗出하고陽明法多汗일새라 鼽衄하고胃熱上行일새라 口喎唇胗하고疹同이니 唇瘍也라 脈挾口環唇일새라 頸腫하고脈循頤出大迎일새라 喉痹하고脈循喉嚨일새라 大腹水腫하고胃衰하야土不制水일새라 膝臏腫痛하고脈下膝臏이라 循膺膺窗이라 乳乳中과 乳根은皆本經穴이라 氣街股伏兎骭外廉 足跗上이

니 陽이 다하고 陰이 盛하므로 홀로 창과 문을 닫고 있는 것이라고 하였다. 심하면 높은 곳에 올라가 노래 부르며 옷을 벗고 뛰어다니며『素問·陽明脈解篇』에 四肢는 뭇 陽의 本이니 陽盛하면 四肢가 實하고 實하면 능히 높은 곳에 올라가게 되고, 熱이 몸에서 盛하므로 옷을 벗고 달리게 된다고 하였다.

배에서 꾸르륵 소리가 나며 腹脹이 있으니脈이 腹部의 안쪽을 循環하고 水火가 서로 부딪치게 되므로 소리가 나면서 脹滿하게 된다. 이것을 骭厥이라고 한다.脛骨을 정강이뼈라고 하므로 骭厥이라고 한다.

足陽明胃經의 所生病은血分이기 때문에 是主血所生病이라고 하였다. 狂, 瘧, 溫病에 熱이 심한 溫淫, 汗出의 증상이 있고陽明病에는 多汗症이 나타나는 법이다. 콧물과 코피가 나고胃熱이 上行하기 때문에 鼽衄이 생긴다. 口眼喎斜하고 입술에 부스럼이 생기고胗은 疹과 같으니 입술이 허는 唇瘍이 된다. 足陽明胃經이 입을 끼고 돌기 때문에 口喎 唇胗한다. 목이 붓게 되고脈이 턱을 따라 가다가 大迎으로 나가기 때문이다. 목이 마비되는 느낌이 나고脈이 喉嚨을 따라가기 때문이다. 上腹部에 水腫이 생기고 胃가 衰弱하여 土가 水를 제압하지 못하기 때문이다. 膝臏이 부으면서 아프고經脈이 膝臏으로 내려가기 때문이다. 가슴부위를 따라膺窗穴이다.

皆痛하고 中指不用이라皆經脈所過일새라

乳와 乳中穴과 乳根穴은 모두 足陽明胃經의 經穴이다. 氣街, 股, 伏兎, 骭外廉, 足跗上이 모두 아프고 中指를 사용하지 못하게 된다. 모두 足陽明胃經의 經脈이 흘러가는 부위이기 때문이다.

氣盛則身以前皆熱하고陽明行身之前일새라 其有餘于胃하면 則消穀善饑火盛中消일새라 溺色黃하며胃熱下入膀胱일새라 氣不足身以前皆寒慄하고 胃中寒則脹滿이라寒脹이라

氣盛하면 몸의 앞부분이 모두 熱이 나고陽明이 몸의 앞부분을 行하기 때문이다. 그것이 胃에서 有餘하면 음식을 잘 소화시켜 자주 배가 고프며火盛하여 中消가 나타나기 때문이다. 소변색이 황색이 되며胃熱이 아래로 膀胱에 侵犯되었기 때문이다. 氣不足하면 몸의 앞부분이 모두 추워서 떨고 胃가 寒에 的中되면 脹滿하게 된다.이때의 脹症은 寒脹이다.

脾足太陰之脈은 起于大指之端하야足大指隱白穴이라 循指內側白肉際하야 過核骨後하고俗名孤拐骨이니 足跟後兩旁起骨也라 上內踝前廉하고脛兩旁內外曰踝라 上踹內하야踹音短이라 玉篇曰 足跟也라 一作腨하니 音善이라 又名腓니 足肚也라 循脛骨後하야 交出厥陰之前하고足厥陰脈이라 上膝

足太陰脾經은 엄지발가락의 끝에서 시작되어엄지발가락의 隱白穴이다.

엄지발가락의 赤白肉際를 따라 核骨을 지나 뒤로 가고俗名은 孤拐骨인데 발뒤꿈치 뒤쪽의 兩傍에 隆起된 뼈이다.

위로 內踝의 前廉을 따라가고정강이뼈 兩傍의 內外를 복사뼈라고 한다. 위로 장딴지 안쪽을 따라가서踹의 音은 短이다. 『玉篇』에 발꿈치라고 하였다. 어떤 곳에서는 '腨이라 하였고 音은 善이라'하였고, 또 다른 이름은 '腓'라고 하였는데 다리의 넓은 부위를 말한다. 脛骨의 뒤를 따라가서 교차하여 足厥陰肝經의 앞쪽으로 나오

股內前廉하야 入腹하야 屬脾 絡胃하고 相爲表裏라 上膈挾咽하야 連舌本하고 散舌下라 其支者는 復從胃하야 別上膈하야 注心中이라五藏皆入心中이라

고厥陰은 足厥陰肝經의 經脈을 말한다. 위로 膝股의 內前廉으로 올라가 腹로 들어가서 脾에 屬하며 胃에 絡하고그러므로 脾胃가 서로 表裏가 된다. 위로 橫膈膜을 뚫고 咽喉를 끼고 올라가 舌本에 연결되고 舌下에 골고루 분포한다. 그 支脈은 다시 胃로부터 별도로 橫膈膜을 뚫고 올라가 心中에 注入된다.五藏의 氣運이 모두 心中에 들어간다.

是動則病舌本强하고 連舌本일새라 食則嘔 胃脘痛하고絡胃일새하 腹脹 善噫하고即噯니 口問篇에 寒氣客于胃할새 厥逆從下上散하야 復出于胃라 故噫라하니라 得後與氣하면 大便出屁라 則快然如衰하고病衰라 身體皆重이라脾主肉일새라

足太陰脾經의 是動病은 혀가 뻣뻣하게 되고舌本에 연결되기 때문이다. 음식을 먹으면 바로 嘔吐하고 胃脘部分이 아프고胃에 絡하기 때문이다. 배가 팽팽해지며 트림을 잘하고즉 트림을 말한다. 『靈樞·口問』에 寒氣가 胃에 침입하여 厥逆이 아래로부터 위로 흩어져 다시 胃로 나오므로 트림을 하게 된다고 하였다. 대변과 방귀를 뀌게 되면대변을 보면서 방귀를 뀌게 된다. 곧 상쾌해지면서 가라앉고病이 衰弱해진다. 몸 전체가 무거워진다.脾가 肌肉을 주관하기 때문이다.

是主脾所生病者는 舌本痛 體不能動搖하고 即上文體重而甚者라 食不下하고脾主食일새라 煩心하고脈注心中일새라 心下急痛하고即胃脘痛이라 溏

所生病은 혀가 아프고 몸이 움직일 수 없으며 즉 위 문장의 肢體가 무거워지면서 그 症狀이 심해진다. 음식이 소화되지 않고脾가 食을 주관하기 때문이다. 가슴이 煩燥하고脈이 心中에 흐르기 때문이다. 心下가 갑자기 아프고즉 胃脘痛이다. 泄瀉하고大便이 묽어지는 것이다.

하고便溏이라 **瘕泄**하고瘕積泄瀉라 **水閉 黃疸**하고濕熱不得泄이라 黃은 脾色이라 **不能臥**하고胃不和하면則臥不安일새라 **强立**하면 **股膝內腫**하고脾主四肢하고 脈行股膝일새라 **厥**하고 **足大指不用**이라經脈所起라

덩어리가 있는 泄瀉를 하고덩어리가 쌓이면서 泄瀉하는 것이다. 소변이 나오지 않으며 黃疸이 있고濕熱로 인하여 泄瀉하지 못하는 것이다. 黃色은 脾藏의 색깔이다. 잠을 자지 못하고胃不和하면 잠을 자려고 누워도 편안하지 못하기 때문이다. 억지로 세우면 股膝의 안부분이 붓고脾는 四肢를 주관하고, 그 經脈은 股膝 부위로 흘러가기 때문이다. 厥症이 나타나며 足大指를 사용하지 못하게 된다.이것은 經脈의 흐름에 따라서 생긴다.

心手少陰之脈은 **起于心中**하야 **出屬心系**하고心系는 上與肺通이라 由肺葉而下하야 曲折向後하고 貫脊髓하고 通于腎이라 蓋五藏皆通于心 而心亦通五藏이라 **下膈 絡小腸**이라小腸與心爲表裏라

手少陰心經은 心中에서 시작되어 나와서 心系에 屬하게 되고心系는 위로 肺와 통하게 되어 있으므로 肺葉으로부터 내려오는 것으로 굽이굽이 꺾여 뒤로 향하여 脊髓를 뚫고 腎藏에 통한다. 대개 五藏이 모두 心에 통하기 때문에 心 또한 五藏에 통한다.

横膈膜을 뚫고 내려와 小腸에 絡한다. 그러므로 小腸과 心이 表裏가 된다.

其支者는 **從心系**하야 **上挾咽**하야 **繫目系**라經別篇에 又云 走喉嚨 出于面 合目內眥라하고 本篇又云 別脈系舌本이라하니라

그 支脈은 心系를 좇아 위로 咽喉를 끼고 올라가 目系에 연결된다.『靈樞 · 經別』에 또 喉嚨으로 가서 얼굴로 나와 目內眥에 합하게 된다고 하였고 또『靈樞 · 經脈』에 別脈은 舌本에 連繫된다고 하였다.

其直者는 復從心系却上肺하야 下出腋下하고極泉穴이라 下循臑內後廉하야 行太陰肺라心主心包라 之後하고 下肘內하야 循臂內後廉하고 抵掌後銳骨之端하야 入掌內後廉하고 循小指之內하야 出其端이라至少衝穴而終하고以交于手太陽이라 滑[15]伯仁曰 心爲君主니 尊于他藏이라故其交經授受 不假支別이라하니라

그 直行하는 脈은 다시 心系로부터 肺로 올라갔다가 아래로 腋下로 나오고腋下로 나오는 部位가 겨드랑이에 있는 極泉穴이다. 아래로 臑內後廉을 따라 내려와 太陰과太陰은 手太陰肺經을 말한다. 心主의心主는 手厥陰心包經을 말한다. 뒤쪽으로 가고 아래로 肘內로 내려가 臂 內後廉을 좇고 손바닥 뒤의 銳骨의 끝으로 가서 掌內後廉으로 들어가고 다섯 번째 손가락의 안쪽으로 가서 그 끝으로 나오게 된다.少衝穴에 이르러 그치게 되고 手太陽小腸經과 交叉하게 된다. 滑伯仁은 心은 君主之官이니 다른 藏府보다 尊貴하다. 그러므로 그 經脈의 交叉나 連結이 假借해서하는 것이 없다고 하였다.

是動則病嗌乾하고挾咽일새라 心痛 渴而欲飮하니心火일새라 是爲臂厥이라脈循臑臂일새라

是動病은 목구멍이 마르고經脈의 흐름이 咽喉部位를 끼고 지나가기 때문이다. 心痛하고 목이 말라 물을 마시니心火로 인한 것이다. 이것을 臂厥이라고 한다.經脈의 흐름이 臑臂를 흐르기 때문에 臂厥이라고 한다.

是主心所生病者는 目黃하고系目系하고 合目眥일새라 脇痛하고脈出脅下일새라 臑臂內後廉痛하고

所生病은 目黃하고目系에 연결되고, 目眥에 合하기 때문이다.

옆구리가 아프고經脈이 脇下로 흐르기 때문이다. 臑臂의 內後廉이 아프고經脈의 흐름이

15 『全書本』에는 '滑'이 없다.

脈循臑臂後廉일새라 厥掌中熱痛이라心主包絡所屬이니 病同이라

臑臂後廉을 흐르기 때문이다. 厥症이 있으며 손발바닥이 熱痛이 있게 된다.心主 包絡이 屬하는 곳이니 疾病도 같이 나타난다.

小腸手太陽之脈은 起于小指之端하야手小指少澤穴이니 接少陰心經이라 循手外側하고 上腕하야臂骨盡處爲腕이라 出踝中하고腕下兌骨爲踝라 直上循臂骨下廉하야 出肘內側兩筋之間하고 上循臑外後廉하야 出肩解하야脊兩旁爲膂오 膂上兩角爲肩解라 繞肩胛하고肩解下成片骨이라 交肩上하야上會大椎하니 乃左右相交于肩上이라 入缺盆絡心하고 循咽下膈抵胃하야 屬小腸이라小腸與心爲表裏라

手太陽小腸脈은 다섯 번째 손가락의 끝에서 시작되어手小指의 少澤穴로 手少陰心經과 接하여 있다.

다섯 번째 손가락의 外側을 좇아서 위로 손목에 이르게 되고팔뚝뼈가 끝나는 곳이 팔목이 된다. 손목의 바깥 복사뼈로 나오고팔목의 아래 뼈가 날카롭게 튀어나온 곳을 복사뼈라고 한다. 곧장 위로 臂骨의 下廉을 좇아 올라와 肘內側의 兩筋의 사이로 나오고 위로 臑外後廉으로 올라와 肩解穴部位로 나와서脊椎의 양쪽 곁을 등골이라고 하고, 등골 위의 양쪽 모서리를 肩解라고 한다. 肩胛部分을 얽어매고肩解穴아래의 조각뼈를 말한다. 肩上에서 交叉하여위로는 大椎穴에서 만나니 이에 左右가 서로 肩上에서 交叉한다. 缺盆穴에 들어가 心에 絡하고 咽喉를 좇아 아래로 橫膈膜을 뚫고 내려와 胃에 다다르게 되고 小腸에 屬하게 된다.그러므로 小腸과 心이 서로 表裏가 된다.

其支者는 從缺盆循頸上頰하야 至目銳眥하고目外角爲銳眥라 却入耳

그 支脈은 缺盆穴로부터 목을 따라 뺨으로 올라가서 目銳眥에 이르게 되고눈초리의 바깥쪽을 銳眥라고 한다. 뒤로 물러나

中이라至本經聽宮穴而終이라

耳中에 들어가게 된다.手太陽小腸經의 聽宮穴에 이르러 그친다.

其支者는 別頰上䪼하야目下爲䪼이라 抵鼻하고 至目內眥하고內角이라 斜絡于顴이라而交足太陽經이라

그 支脈은 頰에서 별도로 䪼에 올라가 눈 아래를 䪼이라 한다. 코에 다다르다가 目內眥에 이르게 되고눈초리의 안쪽을 말한다.
비스듬히 顴骨部位에 絡하게 된다.여기서 足太陽膀胱經과 交叉한다.

是動則病嗌痛 頷腫 不可以顧하고挾咽循頸일새라 肩似拔 臑似折이라出肩循臑일새라

是動病은 嗌痛 頷腫 고개를 돌려 뒤를 돌아보지 못하고經脈의 흐름이 咽喉를 끼고 목을 지나기 때문이다. 어깨가 빠질 것처럼 아프고 팔뚝이 끊어지는 듯 아프게 된다.
經脈의 흐름이 어깨로 나와 팔로 지나가기 때문이다.

是主液所生病者는小腸主液일새라 耳聾하고脈入聽宮일새라 目黃하고脈至目眥일새라 頰腫하고上頰일새라 頸頷 肩臑肘臂外後廉痛이라

所生病은小腸은 液을 주관하기 때문에 是主液所生病者라고 하였다. 귀가 멍멍하게 잘 들리지 않고經脈이 聽宮穴로 지나가기 때문이다. 目黃하고經脈이 눈초리를 지나가기 때문이다. 뺨이 붓고經脈이 뺨에서 위로 지나가기 때문이다. 頸頷하고 肩臑肘臂의 外後廉이 아프다.

膀胱足太陽之脈은 起于目內眥하야睛明穴이니爲手足太陽少陽陽明五脈之會라 上額交巓이라頂百會穴이라

足太陽膀胱脈은 目內眥엣 시작되어睛明穴로 手足太陽과 少陽과 陽明의 다섯 개의 脈이 모이는 곳이다.
위로 이마로 올라가 정수리에서 交叉한다.머리 꼭대기의 百會穴이다.

其支者는 **從巓至耳上角**이라 **其直者**는 **從巓入絡腦**하야 **還出別下項**하야腦後爲項이오 兩旁爲頸이오 前爲喉라 **循肩膊內**[16]하고肩後之下爲膊이라 **挾脊**하야行脊骨兩旁第一行[17]이니 相去各一寸五分이라 **抵腰中**하고尻上橫骨爲腰라 **入循膂**하야挾脊肉爲膂라 經別篇에 又云 循膂當心入散이라하니라 **絡腎屬膀胱**이라相爲表裏라

그 支脈은 정수리로부터 귀의 위 모서리에 이른다. 그 直行하는 脈은 정수리로부터 腦로 들어가 絡하여 돌아나와 별도로 목뒤를 따라 내려가고腦의 뒤를 목덜미라 하고, 양쪽 측면을 목이라 하고, 앞을 목이라고 한다. 肩髆의 안쪽을 따르고어깨 뒤의 아랫부분이 어깻죽지가 된다. 脊椎를 끼고脊骨의 兩側面을 흐르는데 안쪽을 흐르는 經脈 사이의 거리가 각각 一寸五分이다. 腰中에 다다르고꼬리뼈 위에서 가로지르는 뼈가 허리이다. 膂에 들어와脊椎筋肉을 끼고 있는 것이 등골이다. 『靈樞·經別』에 또 膂를 따라 올라가다 心의 부위에서 心에 들어가 흩어진다고 하였다. 腎에 絡하고 膀胱에 屬한다. 그러므로 腎과 膀胱이 서로 表裏가 된다.

其支者는 **從腰中下挾脊**하야 **貫臀**하고 **入膕中**이라脊中行上次中下髎等處하고 膝後曲處爲膕이라

그 支脈은 腰中으로부터 脊柱를 끼고 내려와 臀을 貫通하고 膕中에 들어간다.脊椎에서 上髎 次髎 中髎 下髎 등의 穴을 지나며, 무릎 뒤의 굽은 부위를 오금이라고 한다.

其支者는 **從膊內左右**하야 **別下貫胛**하야 **挾脊內**하고脊兩旁第二行[18]이니 相去各三寸이오 自天柱而

그 支脈은 髆內로부터 左右로 갈라져 별도로 肩胛骨을 뚫고 脊內를 끼고 내려가고脊骨의 兩側面을 흐르는 두 번째 經脈의 서로의 거리가 三寸이고, 經絡의 흐름은 天柱로부터 아

16 膊이 『內經』에서는 '髆'으로 되어 있다.
17 脊椎를 따라 양쪽 1.5寸 되는 부위로 第一行이라 한다.
18 脊椎를 따라 양쪽 3寸 되는 부위로 第二行이라 한다.

下로 從髆左右下貫胛膂하야 歷尻臀하야 至髀樞라 **過**[19] **髀樞**하야股外爲髀오 捷骨[20]下爲髀樞라 **循髀外從後廉**하고 **下合膕中**하야與前入膕者로 合이라 **以下貫踹內**하고 足肚이라 **出外踝之後**하야 **循京骨**하고本經穴이니 足外側赤白肉際라 **至小指外側**이라至陰穴이니 以交足少陰腎經이라

래로 어깻죽지의 左右로 내려가고 아래로 胛膂를 뚫고 지나가고 엉덩이를 거쳐 髀樞에 이르게 된다. **髀樞穴을 지나**다리의 바깥쪽이 넓적다리이다. 捷骨의 아래가 髀樞穴이다. **髀外를 좇아 뒷 모서리로 가고 아래로 내려가 오금에서 합하여**먼저 오금에 들어온 第一行의 經脈과 더불어 모이게 된다. **踹內를 뚫고 내려가고**腨은 종아리이다. **外踝의 뒤로 나와 京骨穴을 좇고**足太陽膀胱經의 穴로 足外側의 赤白肉際에 位置한다. **다섯 번째 발가락의 바깥쪽으로 이르게 된다.**至陰穴을 말하는 것으로, 여기서는 足少陰腎經과 交叉하게 된다.

是動則病衝頭痛하고 上額하야 交巓絡腦일새라 **目似脫 項如拔**하고脈起目眥下項일새라 **脊痛 腰似折**하고挾脊抵腰일새라 **髀不可以曲**하고脈過髀樞일새라 **膕如結 踹如裂**이니入膕貫腨일새라 **是爲踝厥**이라脈行外踝일새라

是動病은 衝頭痛하고經脈이 이마 위로 올라 머리 꼭대기에서 交叉하고 腦에 絡하기 때문이다. **눈이 빠질 것같이 아프고, 목이 빠지는 것처럼 아프며**經脈이 눈으로부터 始作되어 목뒤로 내려가기 때문이다. **脊痛이 있고, 허리가 부러지는 것처럼 아프고**經脈이 등을 끼고 허리에 이르기 때문이다. **股關節을 屈伸하지 못하고**經脈이 髀樞를 지나기 때문이다. **膕에 맺은 것이 있는 것 같고, 踹이 찢어지는 것 같으니**經脈이 오금과 종아리를 지나기 때문이다. **이것이 踝厥이라**經脈이 外踝를 지나기 때문에 踝厥이라고 한다.

19 『全書本』에는 '過'가 '至'로 되어 있다.
20 股關節을 말함.

是主筋所生病者는主筋義未詳이라 按컨대 太陽病多痓急하니 如上症이라 皆風傷筋也일새라 **痔**하고 脈入肛일새라 **瘧**하고太陽瘧이라 **狂 癲疾**하고癲狂篇에 亦有刺太陽經者라하니라 **頭顖項痛 目黃 淚出**하고皆脈所過일새라 **鼽衄**[21]하고淸涕曰鼽오 鼻血曰衄이라 太陽經氣不能循經이로대 上衝于腦하야 下爲鼽衄[22]이라 **項背腰尻膕踹脚皆痛**하고 **小指不用**이라足小指皆經脈所過일새라

所生病은筋을 주관한다는 의미는 잘 모르겠다. 생각해보건대 太陽病은 痓急의 症狀이 많이 나타나기에 이상과 같은 症狀들은 모두 風傷筋하기 때문에 是主筋이라고 하였다. 痔疾이 있고經脈이 肛門을 지나기 때문이다. 瘧症이 있고太陽의 病症은 瘧이다. 狂症과 癲疾이 있고『靈樞 · 癲狂病』에 또한 刺太陽經者라는 文章이 있다. 頭顖項痛하고 目黃하고 눈물이 나고經脈이 지나가는 곳에 나타나는 症狀들이다. 콧물과 코피가 나고맑은 콧물을 鼽라고 하고, 코피를 衄이라고 한다. 足太陽膀胱經의 經脈의 흐름이 코로 가지는 않지만 氣運이 腦로 上衝하여 이것이 아래로 鼽衄이 된다. 項, 背, 腰, 尻, 膕, 踹, 脚이 모두 아프고 다섯 번째 발가락을 사용하지 못한다.足小指 모두가 足太陽膀胱經의 經脈이 지나는 곳이기 때문이다.

腎足少陰之脈은 **起于小指之下**하야 **邪走足心**하고湧泉穴이라 **出于然谷之下**하야本經穴이니 足踝前大骨陷中이라 **循內踝之後**하야 **別入跟中**하고後跟이라 **以上腨內**

足少陰腎經은 다섯 번째 발가락의 아래에서 시작되어 비스듬히 足心으로 가고足少陰腎經의 涌泉穴이다. 然谷穴의 아래로 나와足少陰腎經의 經穴로 足踝前 큰 뼈의 함몰된 곳에 있다. 內踝의 뒤로 나와 별도로 발뒤꿈치에 들어가고발뒤꿈치이다. 위로 장딴지 안쪽으로 올라가다리의 종아

21 『全書本』에는 '鼽'가 '皻'로 되어 있다.
22 『全書本』에는 '鼽'가 모두 '皻衄'으로 되어 있다.

하야足肚라 **出膕內廉**하고膝後曲處라 **上股內後廉**하야 **貫脊**하야會于督脈長強穴이라 **屬腎 絡膀胱**이라相爲表裏라 經別篇에 又云 當十四椎하야 出屬帶脈이라하니라

리이다. 오금의 안쪽으로 나오고무릎 뒤의 굽은 곳이다. 위로 다리의 안쪽 뒷모서리를 타고 올라가 脊을 뚫고 올라가督脈의 長强穴과 만나는 곳이다. 腎에 屬하고 膀胱에 絡한다.그러므로 腎과 膀胱이 서로 表裏가 된다. 『靈樞·經別』에 또 十四椎에 이르러 나와서 帶脈에 屬하게 된다고 하였다.

其直者는 **從腎上貫肝膈**하고 **入肺中**하야 **循喉嚨**하고 **挾舌本**이라絡于橫骨하고 終于會厭이라

그 直行하는 脈은 腎으로부터 위로 肝과 橫膈膜을 뚫고 肺로 들어가 목구멍을 타고 올라가 舌本을 끼게 된다.목의 가로지르는 뼈에 絡하고 會厭에서 끝난다.

其支者는 **從肺出絡心**하야 **注胸中**이라胸之膻中이니 以交手厥陰心包經이라

그 支脈은 肺에서 나와서 心에 絡하여 胸中에 注入된다.가슴의 膻中穴로 여기에서 手厥陰心包經과 交叉한다.

是動則病饑不欲食하고虛火盛則饑하고 脾弱則不欲食일새라 **面如漆柴**하고腎色黑일새라 柴는 瘦也라 **欬唾則有血**하고脈入肺라 故咳唾中有血이니 爲腎損이라 **喝喝而喘**하고 腎氣上奔일새라 **坐而欲起**하고陰虛不寧일새라 **目䀮䀮**

是動病은 배가 고픈데도 飮食을 먹으려 하지 않고虛火가 성하면 배가 고파지고, 脾弱하면 飮食을 먹지 못하기 때문이다. 얼굴이 옻과 땔나무같이 검고腎色은 黑色이다. 柴는 수척하다는 것을 말한다. 기침하거나 침을 뱉을 때 피가 섞여 나오고經脈의 흐름이 肺로 가기 때문이다. 그러므로 기침과 침 속에 피가 섞여 나오니 腎藏이 損傷된 것이다. 숨을 쉴 때 그르렁거리는 소리가 나며 喘息이 있고腎氣가 위로 치솟기 때

如無所見하고瞳子屬腎하니 水虧故也일새라**心如懸若饑狀**[23]하고脈絡心일새라 **氣不足則善恐**하고恐爲腎志일새라 **心惕惕如人將捕之**니 **是爲骨厥**이라腎主骨일새라	문이다. 앉아 있다가도 답답하여 일어서려고 하고陰虛하여 편안하지 못하기 때문이다. 눈이 䀮䀮하게 아무것도 보이지 않고눈동자는 腎에 屬하는데 水氣가 虧損되었기 때문이다. 속에 무엇이 매달린 것처럼 배고픈 현상이 나타나고經脈이 心에 絡하였기 때문이다. 氣가 不足하면 잘 두려워하고恐은 腎의 志이기 때문이다. 마음은 두려워하여 사람이 장차 잡으러 오는 것 같은 느낌이 있으니 이것을 骨厥이라고 한다.腎主骨하기 때문에 骨厥이라고 한다.
是主腎所生病者는 **口熱 舌乾 咽腫**하고俱腎火일새라 **上氣**하고腎水溢于皮膚而腫이라 **嗌乾及痛**하고循喉嚨하고 挾舌本일새라 **煩心 心痛**하고 脈絡心일새라 **黃疸**하고腎水反乘脾土커나 或爲女勞疸이라 **腸澼**하고素問大奇論에 腎脈小沉搏 爲腸澼下血이라하니라 **脊股內後廉痛**하고經脈行足之後일새라 **痿**하고	所生病은 입에서 열이 나고 혀가 마르고 咽喉가 붓고腎火가 있기 때문이다. 上氣하고 腎水가 皮膚에 넘쳐서 붓게 된다. 목구멍이 마르면서 아프고經脈이 喉嚨을 따라 舌本을 끼고 흐르기 때문이다. 煩心과 心痛의 證狀이 있고經脈이 絡心하기 때문이다. 黃疸이 있고腎水가 도리어 脾土를 克하였거나, 혹은 女勞疸이다. 이질인 腸澼이 되고『素問·大奇論』에 腎脈이 小搏沈하면 腸澼 下血이 된다고 하였다. 脊股의 內後廉이 아프고經脈이 다리의 뒤로 흐르기 때문이다. 痿症이 있고骨痿이다.

23 心如懸若饑狀은 배가 고프면 속에 무언가 매달린 것 같은 느낌이 나는 것을 말한다.

骨痿라 厥하고 下不足則厥而上이라 嗜臥하고少陰病에 但欲寐일새라 足下熱而痛이라脈起足心湧泉일새라

厥症이 있고아래가 不足하면 厥逆되어 上升한다. 잠만 자려고 하고少陰病에 다만 잠만 자려고 하는 症狀이 나타나기 때문이다. 발아래가 熱이 나면서 아픈 것이다.足少陰腎經의 經脈이 足心인 涌泉穴에서 시작되기 때문이다.

心主手厥陰心包絡之脈은 起于胸中하야 出屬心包絡하고居心之下라 下膈하야 歷絡三焦라 三焦心包이 相表裏라 邪客篇에 曰 上入于胸中하야 內絡于心肺라하니라

手厥陰心包經은 胸中에서 시작되어 나와서 心包絡에 屬하게 되고心包絡은 心下에 위치한다.
橫膈膜을 뚫고 내려와 三焦에 두루 絡한다.三焦와 心包絡이 서로 表裏가 된다. 『靈樞·邪客』에 위로 올라 胸中에 들어가고 안으로 心肺에 絡한다고 하였다.

其支者는 循胸出脇하야 下腋三寸하고天池穴이니 自此至中衝 皆本經穴이라 上抵腋하고 下循臑內하야天泉穴이라 行太陰肺라 少陰心이라 之間하고二經中間이라 入肘中하야曲澤穴이니 肘內廉陷中이라 下臂하야 行兩筋之間하고大陵穴이니 掌後兩筋間의 橫紋陷中이라 入掌中하고勞宮穴이

그 支脈은 胸을 좇아 脇으로 나오는데 겨드랑이 아래 三寸 되는 부위로 나오고 天池穴을 말하는 것으로 中衝穴까지가 모두 手厥陰心包經의 經穴이다. 위로 腋에 이르게 되고 다시 아래로 臑內를 따라가서天泉穴을 말한다. 手太陰肺經과肺이다. 手少陰心經의心이다. 手太陰肺經과 手少陰心經의 사이로 흐르고手太陰肺經과 手少陰心經의 中間이다. 肘中으로 들어가曲澤穴로 팔꿈치 안쪽의 함몰된 곳에 위치한다. 臂로 내려와 兩筋의 사이로 行하고大陵穴을 말하는 것으로 손바닥 뒤 兩筋사이의 橫紋中에 위치한다. 손바닥으로

라 循中指하야 出其端이라中衝穴이라

들어가고勞宮穴을 말한다. 中指를 따라 그 끝으로 나온다.中衝穴을 말한다.

其支者는 別掌中하야 循小指次指하고 出其端이라小指之次指는 無名指也니 至此交手少陽三焦經이라 經別篇에 又云 循喉嚨 出耳後라하니라

그 支脈은 손바닥에서 별도로 나와서 네 번째 손가락을 따라서 그 끝으로 나간다.小指의 다음으로 無名指를 말하니 여기에 이르러 手少陽三焦經과 交叉한다.『靈樞·經別』에 또 喉嚨을 좇아 귀 뒤로 나온다고 하였다.

是動則病手心熱 臂肘攣急 腋腫하고 甚則胸脇支滿하고皆經脈所過일새라 心中憺憺 大動하고心主上承心君이라 故病略同이라 面赤하고赤爲心色일새라 目黃하고目爲心使일새라 喜笑不休라心有餘則笑不休일새라

是動病은 손바닥에 熱이 나고 臂肘가 攣急하고 겨드랑이가 붓고 심하면 胸脇支滿하고모두 經脈이 흘러가는 部位이기 때문이다. 가슴이 두근거리면서 크게 뛰고心主인 心包는 위로 心君을 계승하므로 나타나는 症狀 또한 유사하다. 얼굴이 붉어지고赤色은 心藏의 색깔이기 때문이다. 目黃하고눈은 心이 부리는 것이기 때문이다. 잘 웃는 것을 그치지 않는다.心이 有餘하면 웃는 것을 그치지 않기 때문이다.

是主脈所生病者는心主脈일새라 煩心 心痛 掌中熱이라本經病이라

所生病은心主脈하기 때문에 是主脈所生病者라고 하였다. 煩心하고 心痛하고 손바닥에 열이 난다.이상은 모두 本經의 病이다.

三焦手少陽之脈은 起于小指次指之端하고

手少陽三焦經은 네 번째 손가락의 끝에서 시작하고無名指를 말하니 關衝穴이다.

無名指니 關衝穴이라 上出兩指之間하야 循手表腕하고臂骨盡處爲腕이니 循本經陽池穴이라 出臂外兩骨之間하고天井穴이라

위로 네 번째 다섯 번째 손가락의 사이로 올라가 손등을 좇고손목의 뼈가 끝나는 부분이 팔목이니, 本經의 陽池穴을 지난다. 臂外의 兩骨의 사이로 나오고天井穴이다.

上貫肘하야臑盡處爲肘라 循臑外하고 上肩膊下對腋爲臑라 而交出足少陽之後하야膽經이라 入缺盆하야肩下橫骨陷中이라 布膻中하야上焦니 兩乳中間이라 散絡心包하고 下膈하야 循屬三焦라與心包相表裏라

위로 팔꿈치를 뚫고 올라가팔이 끝나는 부분이 팔꿈치이다. 臑外를 좇고 위로 肩胛部로 올라가어깨뼈아래 겨드랑이부분이 팔뚝이다. 足少陽膽經과 交叉하여 뒤로 가서足少陽膽經이다. 缺盆에 들어가 어깨아래 가로지르는 뼈의 아래 함몰된 곳이다. 膻中에 分布되고上焦로 양쪽 젖꼭지 사이이다. 흩어져 心包에 絡하고 橫膈膜을 뚫고 내려와 三焦에 두루 屬한다.그러므로 三焦와 心包가 서로 表裏가 된다.

其支者는 從膻中上出缺盆하야 上項하야 繫耳後하고 直上出耳上角하야 以屈下頰至䪼이라目下爲䪼이라

그 支脈은 膻中으로부터 위로 缺盆으로 나와 목뒤를 올라가 耳後에 연계되고 곧장 위로 耳上角으로 나와 굽어서 뺨으로 내려와 광대뼈에 이르게 된다. 눈아래를 䪼이라고 한다.

其支者는 從耳後入耳中하야 出走耳前하야 過客主人前하고足少陽穴이니 耳前上廉起骨이라 交頰하야 至目銳眥라

그 支脈은 귀 뒤로부터 귓속으로 들어와 귀 앞으로 나오고 客主人의 앞을 지나고客主人은 足少陽膽經의 穴로 귀 앞의 위쪽 모서리로 뼈가 突起되었다. 뺨에서 交叉하여 目銳眥에 이르게 된

而交足少陽膽經이라

다. 여기에서 足少陽膽經과 交叉한다.

是動則病耳聾渾渾焞焞하고脈入耳中일새라 嗌腫 喉痹라少陽相火일새라

是動病은 시끄러운 소리가 들리는 耳聾이 있고經脈이 귀로 들어가기 때문이다. 목구멍이 부으면서 인후가 마비된다.膽이 少陽相火이기 때문이다.

是主氣所生病者는氣는分三焦心包하니 皆主相火일새라 汗出하고 火蒸爲汗이라 目銳眥痛 頰痛 耳後肩臑肘臂外皆痛 小指次指不用이라皆經脈所過일새라

所生病은氣는 三焦 心包에서 나누어 활동을 하니 모두 相火를 주관하기 때문이다.
땀이 나고불로 쪄서 땀이 된다.
눈초리 바깥이 아프고, 뺨이 아프고, 耳後, 肩, 臑, 肘, 臂의 바깥이 모두 아프며 다섯 번째 손가락을 사용하지 못한다.이상은 모두 手少陽三焦經의 經脈이 지나가는 부위이기 때문이다.

膽足少陽之脈은 起于目銳眥[24]하야瞳子髎穴이니 去眥五分이라 上抵頭角하고 下耳後하야 循頸하야 行手少陽之前하야三焦라 至肩上하고 却交出手少陽之後하야 入缺盆이라 其支者는 從耳後入耳中하야過小腸聽宮穴이라 出走耳

足少陽膽經은 目銳眥에서 시작되어瞳子髎穴을 말하는 것으로 外眥에서 五分되는 곳에 위치한다. 위로 頭角에 올라가고 아래로 耳後로 내려와 頸을 따라 手少陽膽經의 앞으로 내려와手少陽三焦經을 말한다.
肩上에 이르고 다시 물러나 手少陽三焦經과 交叉하여 그 뒤로 가서 缺盆에 들어간다. 그 支脈은 耳後로부터 耳中에 들어가手太陽小腸經의 聽宮穴을 지난다.
耳前으로 나오고 目銳眥의 뒤로 이르게

24 바깥 눈초리이다.

前하고 至目銳眥後라瞳子髎之分이라

된다.瞳子髎穴의 부분을 말한다.

其支者는 別銳眥하야 下大迎하야胃經穴이니 在頷前一寸三分의 動脈陷中이라 合于手少陽하고三焦라 抵于顓下하야 加頰車하고 下頸하야 合缺盆하고與前入者相合이라 以下胸中하야 貫膈하고 絡肝屬膽하야相爲表裏라 循脇裏하고腋下爲脅이오 又名胠라 出氣街하야即氣衝이니 毛際兩旁動脈이라 繞毛際하야 曲骨之外爲毛際라 橫入髀厭中이라即髀樞라

그 支脈은 銳眥에서 별도로 나와 大迎穴로 내려와足陽明胃經의 穴로 턱 앞의 一寸三分되는 곳의 動脈이 뛰는 곳의 함몰된 곳이다. 手少陽三焦經에 합하게 되고三焦이다. 顓下에 다다르고 頰車로 가서 頸으로 내려와 缺盆穴에 合하게 되고앞서 缺盆穴에 들어간 本經과 더불어 합하여진다. 胸中으로 내려와 橫膈膜을 뚫고 내려와 肝에 絡하고 膽에 屬하여그러므로 肝藏과 膽이 서로 表裏가 된다. 脇裏를 쫓고겨드랑이의 아래가 옆구리인데 또 胠라고도 한다. 氣街穴로 나와즉 氣衝穴이니 恥毛사이 양쪽 끝의 動脈이 뛰는 곳이다. 毛際를 둘러싸고치골의 바깥부분이 毛際가 된다. 橫行하여 髀厭中으로 들어간다. 즉 髀樞穴이다.

其直者는 從缺盆下腋하야 循胸하야 過季脇하고脅[25]骨之下爲季脅이니 即肝經章門穴이라 下合髀厭中하야 以下循髀陽

그 直行하는 脈은 缺盆穴로부터 腋으로 내려와 胸을 쫓아 季脇을 지나고肋骨의 아래가 季肋이니 즉 足厥陰肝經의 章門穴이다. 내려와 髀厭中에 合하고 髀陽을 쫓아 내려와넓적다리의 바깥쪽을 따라 흐르니 足太陰脾

25 『全書本』에는 '脅'이 '肋'으로 되어 있다.

하야循髀外니 行太陽陽明之間이라 **出膝外廉**하고 **下外輔骨之前**하야 髀骨爲輔骨이라 **直下抵絶骨之端**하고外踝上爲絶骨이라 **下出外踝之前**하야 **循足跗上**하고足面이라 **入小指次指之間**이라足第四指竅陰穴而終이라 經別篇에 又云 上肝貫心하고 以上挾咽하고 出頤頷中하야 散于面하고 系目系라하니라

經과 足陽明胃經의 사이를 흐른다. 膝의 外廉으로 나오고 무릎 바깥쪽인 外輔骨의 앞으로 내려와髀骨이 즉 輔骨이다. 곧장 絶骨穴의 끝으로 이르고外踝의 위가 絶骨穴이다. 아래로 外踝의 앞으로 나오고 발등 위를 좇아발등을 말한다. 다섯 번째 발가락과 네 번째 발가락의 사이로 들어간다.足四指의 竅陰穴에 이르러 끝난다. 『靈樞·經別』에서 또 肝 위로 올라 心을 뚫고 위로 올라 咽喉를 끼고 턱 부분으로 나와 얼굴 전체에 흩어지고 目系에 連結된다고 하였다.

其支者는 **別跗上**하야 **入大指之間**하야 **循大指岐骨內**하야 **出其端**하야足大指本節後爲岐骨이라 **還貫爪甲**하야 **出三毛**라大指爪甲後爲三毛니 以交于足厥陰肝經이라

그 支脈은 발등에서 별도로 나와 大指의 사이로 들어가 大指의 岐骨內를 따라 그 끝으로 나와서足大指本節뒤의 뼈가 갈라진 곳이다. 돌아서 爪甲을 뚫어 三毛인 엄지발가락의 털 부위로 나온다.엄지발톱 뒤의 털이 난 곳으로 여기에서 足厥陰肝經과 交叉한다.

是動則病口苦하고膽味爲苦오 火亦作苦라 **善太息**하고木氣不舒일새라 **心脇痛 不能轉側**하고脈貫心하고 脅爲肝膽往來之道니

是動病은 입이 쓰고膽味는 苦味이며, 火의 赤色은 苦味를 生한다. 한숨을 잘 쉬고木氣가 펴져 나가지 못하기 때문이다. 心脇이 아프고 몸을 돌리지 못하고經脈이 心脇을 貫通하니 肝膽이 往來하는 길이 되니, 대개 太陽經은 몸의 뒤로 흐르

蓋太陽行身後하고 陽明行身前하고 少陽行身側也일새라

甚則面微有塵 體無膏澤하고木鬱不能敷榮이라 **足外反熱**이니出膝外廉 外輔骨 外踝일새라 **是爲陽厥**이라少陽氣逆일새라

是主骨所生病者는骨病未詳이라 按컨대 全元起云 少陽者는 肝之表니 肝主筋하고 筋會于骨이라하니 是少陽之經氣所榮이라 故云이라

頭痛하고脈上頭角이라 故偏頭痛은 屬少陽病이라 **頷痛**하고脈加頰車일새라 **目銳眥痛**하고脈起銳眥일새라 **缺盆中腫痛 腋下腫**하고經脈所過일새라 **馬刀俠癭**하고頸項脅腋所生瘡瘍이니 少陽部分은 堅而不潰일새라 **汗出**少陽相火라 **振寒 瘧**하고 少陽居半表半裏라 故瘧病寒熱은 必屬少陽이라 **胸脇肋髀膝外至脛 絶骨 外踝前及**

고, 陽明經은 몸의 앞으로 흐르고, 少陽經은 몸의 옆으로 흐르기 때문이다.

심하면 얼굴에 때가 낀 것처럼 더럽고 몸에도 膏澤이 없게 되고木氣가 鬱滯되어 敷榮하지 못하기 때문이다. 발등이 반대로 熱이 나니經脈의 흐름이 膝外廉 外輔骨 外踝 등을 지나기 때문이다. 이것을 陽厥이라고 한다.少陽의 氣가 逆亂하기 때문에 陽厥이라고 한다.

所生病은骨病에 대하여 이해하기 어렵다. 생각해 보건대 全元起는 少陽은 肝의 表가 되니 肝主筋하고 筋會于骨이라고 하였으니 이것은 少陽의 經氣가 운영하기 때문인 것이라고 하였다.

頭痛이 있고經脈의 흐름이 머리의 모서리로 흐르기 때문에 偏頭痛은 모두 少陽病에 속한다. 턱이 아프고經脈의 흐름이 頰車穴을 지나기 때문이다. 눈초리의 바깥쪽이 아프고經脈이 目銳眦에서 시작되기 때문이다. 缺盆이 부으면서 아프고 겨드랑이 아래가 부으며經脈의 흐름이 지나는 부위이기 때문이다. 馬刀俠癭이 있고頸項脇腋에서 생기는 瘡瘍으로 少陽部分은 堅固하여 潰爛되지 않기 때문이다. 땀이 나면서少陽相火이기 때문이다. 추워서 떨고, 瘧症이 있고少陽은 半表半裏에 위치한다. 그러므로 瘧病 寒熱은 반드시 少陽에 속한다. 胸, 脇, 肋, 髀, 무릎의 바깥쪽부터 정강이까지, 絶骨과 外踝의 앞부

諸節皆痛이라皆經脈所過라 按컨대 少陽行身側이라 故本篇多用外字라

肝足厥陰之脈은 **起于大指叢毛之際**하야大敦穴이라 **上循足跗上廉**하야 **去內踝一寸**하고中封穴이라 **上踝八寸**하야 **交出太陰**脾라 **之後**하고 **上膕內廉**하야 **循股陰**하고股內之陰包五里陰廉穴이라 **入毛中**하야 **過陰器**하고入陰毛中하야 左右環繞陰器라 **抵小腹**하야 **挾胃屬肝絡膽**하고 相爲表裏라 **上貫膈**하야 **布脇肋**하고 **循喉嚨之後**하야 **上入頏顙**하고咽顙이라 篇後에 又曰 脈絡于舌本이라하니라 **連目系**하고 **上出額**하야 **與督脈會于巔**이라頂上百會穴이라

其支者는 **從目系下頰裏**하야 **環唇內**라行任脈

분 및 모든 관절이 아프다. 모두 足少陽膽經이 지나는 부위이다. 생각해보건대 少陽은 몸의 측면을 循行하므로 여기에서 '外'라는 글자를 많이 사용하였다.

足厥陰肝經은 엄지발가락의 털이 난 부분에서 시작하여大敦穴을 말한다.
위로 발등을 따라 올라가 內踝에서 一寸정도의 거리를 두고中封穴을 말한다.
위로 內踝의 八寸되는 부위로 올라가 足太陰脾經과 交叉하여太陰은 脾를 말한다.
足太陰脾經과 交叉하여 그 뒤로 가고 위로 膕內廉으로 올라가 股陰을 따라 가고股內의 陰包 五里 陰廉穴을 말한다. 陰毛로 들어가 陰器를 通過하고經脈의 흐름이 陰毛에 들어가서 左右로 돌아 陰器를 얽어맨다. 아랫배에 이르러 胃를 끼고 肝에 屬하고 膽에 絡하고그러므로 肝藏과 膽이 서로 表裏가 된다. 위로 橫膈膜을 뚫고 올라가 脇肋에 分布하고 喉嚨의 뒤를 따라 위로 頏顙에 들어가고咽顙을 말한다. 本篇의 뒤에 또 脈이 舌本에 絡한다고 하였다. 目系에 연결되고 위로 額으로 나와 督脈과 더불어 정수리에서 만난다. 머리 꼭대기의 百會穴을 말한다.

그 支脈은 目系로부터 頰裏로 내려와 唇內를 돈다. 任脈의 外를 行하고 唇口를 돌아 交

之外하고 交環于唇口라

叉한다.

其支者는 復從肝하야 別貫膈하고 上注肺라行中焦中脘之分하야 以交于手太陰經이라

그 支脈은 다시 肝을 좇아 별도로 橫膈膜을 뚫고 위로 肺에 注入된다.中焦 中脘의 부분을 行하다가 手太陰肺經과 交叉한다.

是動則病腰痛하고肝腎爲子母之藏이라 腰痛爲母病及子라 不可以俛仰하고木曰曲直이니 筋病故然이라 丈夫㿗疝하고脈絡陰器일새라 婦人少腹腫하고脈抵小腹하니 婦人亦有疝이로대 但不名疝而名瘕라 甚則嗌乾하고脈循喉嚨일새라 面塵 脫色이라木病不能生榮일새라

是動病은 腰痛이 있고肝腎은 서로 母子之間의 藏府이다. 腰痛은 母病이 子에 미친 것이다. 허리를 굽혔다 폈다 하지 못하고木曰曲直이라고 하는데 筋病이기 때문에 이런 症狀이 나타난다. 남자는 㿗疝症이 있고經脈이 陰器에 絡하기 때문이다. 婦人은 아랫배가 붓고經脈의 흐름이 아랫배까지 연결되므로 婦人에게도 아랫배가 아픈 疝症이 나타나되 그 名稱을 疝이라 하지 않고 瘕라고 한다. 甚하면 목구멍이 마르고經脈의 흐름이 咽喉를 循行하기 때문이다. 얼굴이 티끌이 끼고 안색이 창백하게 脫色된다.足厥陰肝經의 疾病은 生榮하지 못하기 때문이다.

是本缺主字라 肝所生病者는 胸滿하고脈上貫膈일새라 嘔逆하고木火衝胃일새라 飧泄하고木盛克土일새라 狐疝하고脈環陰器일새라 遺溺[26]하고肝虛일새

足厥陰肝經의여기서는 '主'字가 빠져 있다. 所生病은 가슴이 그득 차고足厥陰肝經이 橫膈膜을 貫通하기 때문이다. 嘔逆이 나타나고木火가 胃에 上衝하기 때문이다. 飧泄症이 있고木盛하여 剋土하였기 때문이다. 狐疝症이 있고經脈의 흐름이 陰器를 돌기 때문이다. 遺溺가 있고

라 **閉癃**이라肝火일새라	肝虛하기 때문이다. **소변이 막혀 나오지 않게 된다.**肝火 때문에 생기게 된다.

2. 『素問 · 骨空論』

任脈者는任衝督은 皆奇經八脈之一이라 **起于中極之下**하야臍下四寸이니 穴名中極이라 任脈在中極下하니 始于二陰之交하니 會陰之穴이라 任由會陰而行腹하고 督由會陰而行背니라	**任脈은** 任脈 衝脈 督脈은 모두 奇經八脈의 하나이다. **中極의 아래에서 시작하여**배꼽아래 四寸 되는 部位로 穴名은 中極이다. 任脈은 中極의 아래 二陰이 교차하는 곳에서 始作하니 會陰穴이다. 會陰穴로부터 任脈은 腹部로 行하고, 督脈은 등으로 行한다.
以上毛際하야 **循腹裏**하고中極穴이라	**위로 毛際로 올라가 腹裏를 따라가고**中極穴이다.
上關元하야穴名이니 臍下三寸[27]이라	**關元穴로 올라가**배꼽아래 三寸 되는 곳의 穴名이다.
至咽喉하며 **上頤**循承漿而絡于齒齦이라	**咽喉에 이르게 되며 턱 위로 올라가**承漿穴을 따라가서 齒齦에 絡한다.
循面入目이라入目下而絡于承泣이라	**얼굴을 돌아 눈에 들어간다.**눈 아래에 가서 承泣穴에 絡한다.

衝脈者는 **起于氣街**하야足陽明經穴이니 在毛際兩旁이라	**衝脈은 氣街穴에서 시작하여**足陽明胃經의 經穴로 毛際兩傍에 있다.
幷少陰之經하야	**足少陰腎經과 아울러**足少陰腎經이다. 『靈

26 遺尿症이다.

27 『全書本』에서는 '臍下三寸穴名'으로 되어 있다.

腎經이라 靈樞動輸篇에 衝脈與腎之大絡이 起于腎下하야 出于氣街라하고 難經甲乙經에 並作陽明經이라하니라

樞・動輸』에 衝脈과 腎의 大絡이 腎下에서 始作되어 氣街穴로 나간다고 하였다. 『難經』과 『甲乙經』에서는 모두 陽明經이라고 하였다.

俠齊上行하야 **至胸中而散**이라 任脈當臍中而上하고 衝脈夾臍旁而上이라 靈樞五音五味篇에 衝脈任脈皆起于胞中하고 上循背裏하니 爲經絡之海라 其浮而外者는 循腹右上行하야 會于咽喉하고 別而絡唇口라 血氣盛則充膚熱肉하고 血獨盛하면 則淡滲皮膚하야 生毫毛라하니라

배꼽을 끼고 위로 올라가 胸中에 이르러 흩어진다. 任脈은 배꼽에서 上行하고 衝脈은 배꼽옆으로 上行한다. 『靈樞・五音五味』篇에 衝脈과 任脈이 모두 胞中에서 始作하고 위로 등의 안쪽을 따라 올라가니 經絡의 海가 된다. 浮하여 바깥으로 가는 脈은 배의 右側으로 上行하여 咽喉에서 만나고 별도로 唇口에 絡하게 된다. 血氣가 盛하면 皮膚가 充滿하고 肌肉이 熱이 나고, 血이 홀로 盛하면 皮膚에 묽게 스며들어 毫毛를 낳는다고 하였다.

任脈이 **爲病**하면 **男子**는 **內結七疝**하고 **女子**는 **帶下瘕聚**요 七疝은 寒水筋血氣狐癩也라 又靈素 有心疝肺疝肝疝脾疝腎疝及厥疝衝疝潰疝癩疝狐疝이라 是則五藏皆有疝이오 不獨腎陰也라 帶下瘕聚는 即婦人之疝이라

任脈이 病이 들면 男子는 안으로 七疝이 되고 女子는 帶下 瘕聚가 되고, 七疝은 寒疝 水疝 筋疝 血疝 氣疝 狐疝 癩疝이다. 또 『靈樞』와 『素問』에 心疝 肺疝 肝疝 脾疝 腎疝 및 厥疝 衝疝 潰疝 癩疝 狐疝이 있다. 이것은 즉 五藏經脈에 疝症이 있으나 오직 腎藏經脈에만 나타나지 않는다. 帶下와 瘕聚는 즉 婦人에 있어서의 疝症이다.

衝脈이 **爲病**하면 **逆氣裏急**하고 衝任行腹裏라 故病在內라 氣有餘故逆하

衝脈이 病이 되면 逆氣와 裏急의 症狀이 있고 衝脈은 腹部의 안쪽을 行하므로 病이 모두 內部에 있게 된다. 氣가 有餘하면 逆上하고, 血이 不

고 血不足故急이라 **督脈**이 **爲病**하면 **脊强反折**이라督脈行背라 故病在脊이라 衝任督之脈은 一源而三歧[28]니 皆起于胞中이라 故經亦有謂衝脈爲督脈者라 古圖經有以任脈循背者謂之督하고 自少腹直上者謂之任하며 亦謂之督也라 今人率以行身背者爲督 行身前者爲任하고 從中分者爲衝也니라	足하면 急하게 된다. 督脈이 病이 들면 脊柱가 뻣뻣하게 굳고 뒤집어 꺾이는 脊强反折이 된다.督脈은 등을 行하므로 疾病이 脊柱에 나타나게 된다. 衝脈 任脈 督脈은 모두 根源은 같되 세 가지로 나누어진 것으로 모두 胞中에서 시작된다. 그러므로 『經』에 또한 衝脈을 督脈이라고 한 부분도 있다. 옛 『圖經』에 任脈이 등을 지나는 것을 督脈이라고 하고, 아랫배로부터 上行하는 것을 任脈이라 하며 또한 督脈이라고 하기도 하였다. 지금 사람들은 대개 등을 行하는 것을 督脈이라고 하고, 몸의 앞부분을 지나는 것을 任脈이라고 하고, 몸의 중심이 되는 부분에서 나누어지는 것을 衝脈이라고 한다.
督脈者는總督一身之陽이라	督脈은몸의 陽을 모두 監督한다.
起于少腹하고 **以下骨中央**하니 **女子**는 **入繫廷孔**이니陰廷之孔이니 即竅漏[29]也라	아랫배에서 시작되고 恥骨의 중앙으로 내려가니 女子는 廷孔에 들어가 연결되니陰廷의 구멍이니 즉 竅漏를 말한다.
其孔은 **溺孔之端也**라 **其絡**이 **循陰器**하야絡女子之陰器라	그 구멍은 소변이 나오는 溺孔의 끝이다. 그 絡이 陰器를 따라서女子의 陰器에 絡하는 것이다.
合篡間[30]하야二陰之間이라 **繞篡後**하고肛門之後라	篡間에서 合하여前陰과 後陰의 二陰의 사이를 말한다. 篡後를 돌고肛門의 뒤를 말한다.
別繞臀 至少陰腎經이라	별도로 엉덩이를 얽고 足少陰腎經과足

28 『全書本』에는 '歧'가 없다.

29 竅漏: 『身經通考 · 身經問答』에서 "下極之前, 男爲陰廷, 女爲竅漏."라고 하였다.

30 會陰部이다.

與巨陽하야太陽膀胱이라 中絡者로 合少陰하야 上股內後廉하야 貫脊屬腎하고督脈之繞臀者ㅣ與太陽少陰相合而行이라

少陰腎經이다. 巨陽(足太陽膀胱經)에 이르러足太陽膀胱經이다. 中絡으로 더불어 足少陰腎經에 合하여 위로 股內後廉을 따라 올라 脊柱를 뚫고 腎에 屬하게 되고督脈에서 엉덩이를 얽어매는 經脈이 太陽經 少陽經과 더불어 서로 합하여 行한다.

與太陽으로 起于目內眥하야 上額交巓上하야 入絡腦하고 還出하야 別下項하야 循肩髆內하야 俠脊抵腰中하야 入循膂絡腎하니此는督脈並太陽而行者라 其男子는 循莖男子陰器라 下至簒이니 與女子로 等이라 其少腹直上者는 貫齊中央하고 上貫心入喉하야 上頤環脣하야 上繫兩目之下中央이라此는 督脈並任脈而行者라 王註云 由此觀之하면 三脈異名而同體也라하니라

足太陽膀胱經으로 더불어 目內眥에서 시작되어 額으로 올라가 정수리에서 交叉하여 腦로 들어가 絡하고 돌아 나와 별도로 項으로 내려와 肩髆內를 따라 脊柱를 끼고 腰中에 이르러 膂에 들어와 腎에 絡하니이것은 督脈이 太陽經과 아울러 行한다. 男子는 陰莖으로부터男子의 陰器이다. 아래로 항문까지이니 女子와 더불어 같다. 그 아랫배에서 곧바로 위로 올라가는 脈은 배꼽 가운데를 뚫고 올라가 心을 貫通하여 咽喉에 들어가 다시 위로 턱으로 가고 입술을 돌아 위로 눈의 아래 가운데에 連繫된다.이것은 督脈이 任脈과 아울러 行한다. 王冰註에 이로 말미암아 보면 三脈은 이름은 다르지만 한 가지인 것이라고 하였다.

此生病이 從少腹上衝心而痛하야其氣衝上일새라 不得前後하면大小便이라 爲衝疝이요此는 督

이것이 만드는 病症은 아랫배로부터 心까지 上衝하면서 아프고그 氣運이 衝上하기 때문이다. 大小便을 보지 못하면大小便을 보지 못하는 것이다. 衝疝이 되고이는 督脈이 病이

脈爲病이니 同于衝脈者라
其女子는 **不孕**衝爲血海오 任主胞胎니 二經病이라 故不孕이라 **癃痔**하며 **遺溺嗌乾**이라此는 督脈爲病이라 同于衝任者는 以其脈上[31]循喉嚨 下循陰器 合簒間繞簒後라 故然也라 所謂任者는 女子得之以任養也오 衝者는 其氣上衝也오 督者는 督領經脈之海也니라

되는 것으로 衝脈이 病이 되는 것과 同一하다.
女子는 姙娠하지 못하고衝脈은 血海이고 任脈은 胞胎를 주관하니 이 두 經絡에 病이 있으면 아이를 배지 못하게 된다. **소변을 보지 못하는 癃과 痔가 생기며 遺溺 嗌乾하게 된다.**이것은 督脈이 病이 되는 것이다. 衝脈 任脈의 증상과 같은 것은 脈이 喉嚨을 돌아 아래로 내려가 陰器를 좇고 肛門에 합하여 肛門 뒤를 얽어 돌기 때문이다. 이른바 任이라는 것은 女子가 맡고 기르는 것이고, 衝이라는 것은 氣가 上衝하는 것이고, 督이라는 것은 經脈의 바다를 監督하고 統率하는 것이다.

3. 『靈樞 · 脈度』

蹻脈者는奇經八脈이니 有陽蹻陰蹻라 **少陰之別**로 陰蹻爲足少陰腎之別脈이라
起于然骨之後하고足內踝大骨之下니 照海穴이라
上內踝之上하야 **直上循陰股**하야 **入陰**하고 **上循胸裏**하야 **入缺盆**하고 **上出人迎之前**하

蹻脈은奇經八脈이니 陽蹻脈과 陰蹻脈을 포함하고 있다. **足少陰腎經에서 別途로 行하는 것으로**陰蹻脈은 足少陰腎經의 別脈이다.
然骨의 뒤에서 시작하고足內踝의 커다란 뼈인 복숭아 뼈의 아래이니 照海穴을 말한다.
內踝의 위로 올라가 곧장 陰股를 따라 陰器에 들어가고, 위로 올라 胸裏를 좇아 缺盆에 들어가고 위로 人迎의 앞으로 나와足陽明胃經의 經穴로 목옆에서 咽喉를 끼고

31 『全書本』에는 '其脈上'이 '期'로 되어 있다.

야胃經穴이니 頸旁挾喉動脈이라 入頄하야顴也라 屬目內眥하고睛明穴이라 合于太陽陽蹻而上行이라陽蹺脈은 始于膀胱經之申脈穴하니 足外踝下陷中이라

뛰는 動脈에 위치한다. 광대뼈로 들어와顴骨을 말한다. 目內眥에 屬하고睛明穴이다. 太陽陽蹻와 合하여 위로 올라간다.陽蹻脈은 足太陽膀胱經의 申脈穴로부터 始作하는데 申脈穴은 足外踝아래의 陷沒된 곳에 위치한다.

氣幷相還하면二氣相並周旋이라 則爲濡潤澤이라目하고 氣不榮 則目不合이라

氣가 아울러 서로 돌아오면두 氣運이 서로 아울러 두루 돌게 된다. 즉潤澤함을 말한다. 눈을 적시고 氣가 운영되지 못하면 눈을 감고 잠을 자지 못한다.

4. 『靈樞 · 經脈』

脾之大絡을 名曰大包니 出淵腋腋下穴이니 屬膽經이라 下三寸하야 布胸脇이라 實則身盡痛하고 虛則百節盡皆縱이라本篇又曰手太陰之別曰列缺과 手少陰之別曰通里와 手心主之別曰內關과 手太陽之別曰支正과 手陽明之別曰

脾의 大絡을 大包라고 이름하니 淵腋의겨드랑이 아래에 있는 穴로 足少陽膽經에 속한다. 아래 三寸에서 나와 胸脇에 分布한다. 實하면 몸 전체가 아프고 虛하면 모든 관절이 축 늘어진다.『靈樞 · 經脈』에 또 手太陰之別 列缺과 手少陰之別 通里와 手心主之別 內關과 手太陽之別 支正과 手陽明之別 偏歷과 手少陽之別 外關과 足太陽之別 飛揚과 足少陽之別 光明과 足陽明之別 大鍾과 足厥陰之別 蠡溝와 任脈之別 尾翳

偏歷과 手少陽之別曰外關과 足太陽之別曰飛揚과 足少陽之別曰光明과 足陽明之別曰大鍾과 足厥陰之別曰蠡溝와 任脈之別曰尾翳와 督脈之別曰長强과 合脾之大包하면 名十五絡이라하니라

와 督脈之別 長强과 脾의 大包를 합하면 十五絡이 된다고 하였다.

5.『素問·平人氣象論』

胃之大絡을 **名曰虛里**니 **貫膈絡肺**하야 **出于左乳下**하니 **其動**이 **應衣**[32]는 **脈宗氣也**라宗은 尊也며 主也라 土爲物母오 爲十二經脈之宗일새라

胃의 大絡을 虛里라고 이름하니 橫膈膜을 뚫고 肺에 絡하여 左乳下로 나오니 그 맥박의 뛰는 것이 옷에 나타나는 것은 脈의 宗氣이다.宗은 尊重하는 것이며 主人인 것이다. 土는 萬物의 어머니이며 十二經脈의 으뜸이 되기 때문이다.

盛喘數絶者는 **則病在中**이오 **結而橫有積矣**오 **絶不至**는 **曰死**요 **乳之下**에 **其動**이 **應衣**하면 **宗氣泄也**라動甚則[33]

脈이 너무 喘하다가 자주 끊기는 경우는 病이 中에 있고, 脈이 맺히다가 橫하면 積이 있고, 脈이 끊겨서 이르지 않으면 죽게 되고, 乳下에 脈搏의 박동이 옷에도 나타나면 宗氣가 泄脫한 것이다.움

32 옷으로도 움직임이 나타나는 것을 말함.
33『全書本』에는 '則'이 없다.

氣泄이라

직임이 심한 것은 氣泄한 것이다.

6.『素問·陰陽離合論』

聖人이 南面而立에 前曰廣明이오 後曰太衝이니王註曰 南方火位니 陽氣盛大이라 故曰大明이라 在人則心藏在南이라 故謂前이오 太衝即衝脈이니 在下在北이라 故曰後라 少陰腎脈이 與之合而盛大也라 太衝之地를 名曰少陰이오 少陰之上을 名曰太陽이라腎[34]藏爲陰이니 脈行足小指之下오 膀胱府爲陽이니 脈行足小指外側하야 相爲表裏라

聖人이 南面을 하고 있을때 앞을 廣明이라고 하고 뒤를 太衝이라고 하니,王冰註에 南方은 火位니 陽氣가 盛大하므로 大明이라고 한다. 사람에 있어서인즉 心藏이 남쪽에 위치한다. 그러므로 前이라고 한다. 太衝은 즉 衝脈이니 아래에 있으면서 북쪽에 있다. 그러므로 後라고 한다. 少陰腎脈과 더불어 合하여 盛大하게 된다고 하였다.
太衝이 있는 部位를 少陰이라고 하고 少陰의 위를 太陽이라고 한다.腎藏은 陰脈으로 脈行은 足小指아래에서 시작하고, 膀胱府는 陽脈으로 足小指의 바깥쪽을 行하여 서로 表裏가 된다.

太陽은 根起于至陰하야穴在足小指外側이라 結于命門하니靈樞曰 目也니 即睛明穴이라 名曰陰中之陽이라 中身而上을

太陽은 根本이 至陰에서 시작되어經穴은 足小指外側에 있다. 命門에서 結하게 되니『靈樞』에 命門이 눈이라고 하였으니 즉 睛明穴을 말한다. 陰中之陽이라고 한다. 몸의 중간 이상을 廣明이라고 하고 廣明의 아래를 太

34『全書本』에는 '腎'이 '督'으로 되어 있으나 '腎'이 옳다.

名曰廣明이오 廣明之下를 名曰太陰이오腰以上爲天이오 腰以下爲地라 廣明은 心藏下니 即太陰脾藏也라 太陰之前을 名曰陽明이오陽明胃脈이 行太陰脾脈之前하야 相爲表裏라 陽明은 根起于厲兌하니穴在足大趾次趾之端[35]이라 名曰陰中之陽이오 厥陰之表를 名曰少陽이오膽脈行肝脈之分外하고 肝脈行膽脈之位內하야 相爲表裏라 少陽은 根起于竅陰하니穴在足小趾次趾之端[36]이라 名曰陰中之少陽이라 是故로 三陽之離合也는吳註에 行表行裏를 謂之離오 陰陽配偶를 謂之合이라하니라 太陽爲開요 陽明爲闔이오 少陽爲樞라太陽在表하야 敷布陽氣하고 陽明在表之裏하야 收納陽氣하고 少陽在表裏之間하야

陰이라고 하고허리로부터 上部가 天이 되고, 허리로부터 아래가 地가 된다. 廣明은 心藏의 아래에 있으니 즉 太陰의 脾藏이다.

太陰의 앞을 陽明이라고 한다.足陽明胃經은 足太陰脾經의 앞에서 흐르는 것으로 서로 表裏가 된다. 陽明은 根本이 厲兌에서 始作하니 厲兌穴은 네 번째 발가락의 끝에 있다. 陰中之陽이라고 하고 厥陰의 表를 少陽이라고 한다.足少陽膽經은 足厥陰肝經의 分野의 바깥쪽에서 흐르고, 足厥陰肝經은 足少陽膽經의 범위 안에 있어서 서로 表裏가 된다.

少陽은 根本이 竅陰에서 始作하니竅陰穴은 네 번째 발가락의 끝에 있다. 陰中之少陽이라고 한다. 그러므로 三陽의 離合은吳崑의 註에 表를 行하고 裏를 行하는 것을 離라고 하였고, 陰陽이 서로 배합되는 것을 合이라고 한다고 하였다. 太陽이 開이고 陽明이 闔이고 少陽이 樞가 된다.太陽은 바깥에 있어서 陽氣를 펼쳐 분포시키고, 陽明은 表의 안쪽에 위치하여 陽氣를 收納하고, 少陽은 表裏의 사이에 위치하여 陽氣를 轉輸시킨다. 『靈樞』에도 이 세 구절은 같다.

35 『全書本』에는 '趾'가 '指'로 되어 있다.
36 『全書本』에는 '趾'가 '指'로 되어 있다.

轉輸陽氣라 靈樞三句同이라

三經者는 **不得相失也**니 **搏而勿浮**를 **命曰一陽**이라吳註에 搏手冲和하야 無復三陽之別이라하니라

이 三經은 서로의 役割을 잃지 않아야 하니 陰陽의 氣運이 서로 부딪쳐 떠나지 않는 것을 一陽이라고 한다.吳崑의 註에 脈이 손을 잡아서 衝和하여 다시 三陽을 구별하지 않는다고 하였다.

外者는 **爲陽**이오 **內者**는 **爲陰**이라陽脈行表하고 陰脈行裏니라

外는 陽이 되고 內는 陰이 된다.陽脈은 表를 行하고, 陰脈은 裏를 行한다.

然則中爲陰이오陰主內일새라 **其衝**이 **在下**하니 **名曰太陰**이오脾脈在衝脈之上이라 **太陰**은 **根起于隱白**하니穴在足大趾端[37]이라 **名曰陰中之陰**[38]이오 **太陰之後**를 **名曰少陰**이라腎脈行脾之後라

그런즉 腹中은 陰이 된다.陰은 內部를 주관하기 때문이다. 衝脈이 아래에 있으니 太陰이라고 말한다.脾脈이 衝脈의 위에 위치한다. 足太陰脾經은 根本이 隱白에서 始作되니隱白穴은 엄지발가락의 끝에 있다. 陰中之陰이라고 하고 太陰의 뒤를 少陰이라고 한다.腎脈은 脾脈의 뒤에 行한다.

少陰은 **根起于涌泉**하니穴在足心이라 **名曰陰中之少陰**이오 **少陰之**

少陰은 根本이 涌泉에서 시작되니涌泉穴은 발바닥의 가운데에 있다. 陰中之少陰이라고 하고 少陰의 앞을 厥陰이라고 한다.厥陰

37 『全書本』에는 '趾'가 '指'로 되어 있다.
38 『全書本』에는 '陰中之陰'이 '陰中之陽'으로 되었으나 『道藏本』이 옳다.

前을 **名曰厥陰**이라厥陰肝脈이니 上踝八寸하야 交出太陰脾經之後하고 始行少陰腎經之前하니 前此則否라

은 肝脈으로 內踝의 위 八寸되는 곳에서 足太陰脾經과 交叉하여 뒤로 가고, 비로소 足少陰腎經의 앞으로 行한다. 交叉된 후 經脈흐름의 앞뒤가 바뀌지 않으면 안 된다.

厥陰은 **根起于大敦**하니穴在足大趾三毛中[39]이라 **陰之絶陰**이라厥陰主十月하야 爲陽之盡이라

厥陰은 根本이 大敦에서 始作하니大敦穴은 엄지발가락의 털이 난 곳에 있다.
陰의 絶陰이다.厥陰은 十月을 주관하여 陽氣가 모두 소진되는 때이다.

是故로 **三陰之離合也**에 **太陰爲開**요 **厥陰爲闔**이오 **少陰爲樞**라太陰爲至陰으로 敷布陰氣하고 厥陰陰之盡으로 受納陰氣라 腎氣不充하면 則開闔失常이라 故爲樞라

그러므로 三陰의 離合에 太陰이 開가 되고 厥陰이 闔이 되고 少陰이 樞가 된다.太陰은 至陰으로 陰氣를 펴서 분포시키고, 厥陰은 陰氣가 다하는 것으로 陰氣를 受納한다. 腎氣가 충족하지 못하면 開闔의 機能이 손상되기 때문에 少陰이 樞가 된다.

三經者는 **不得相失也**니 **搏而勿沈**을 **名曰一陰**이라陰陽은 數之可千하면 推之可萬이라 然이나 其要則本之一陰一陽이라 張子所謂 一故神이오 兩故化也라하니라

이 三經은 서로의 役割을 잃지 않아야 하니 陰陽의 氣運이 서로 부딪쳐 가라앉지 않는 것을 一陰이라고 한다.陰陽은 千까지 세면 萬까지 유추할 수 있다. 그러나 그 要點인즉 一陰一陽에 根本하는 것이다. 그러므로 張氏는 하나이므로 神이요 둘 이므로 化이라고 하였다.

39 『全書本』에는 '趾'가 '指'로 되어 있다.

7.『素問・至眞要大論』

陽明은 兩陽合明也라 三月辰은 主左足陽明하고 四月巳는 主右足陽明하니 爲兩陽合明이라

陽明은 兩陽이 합하여 밝은 것이다. 三月 辰은 左足陽明을 주관하고 四月 巳는 右足陽明을 주관하니, 兩陽合明이다.

厥陰은 兩陰交盡也라 九月戌은 主右足厥陰하고 十月亥는 主左足厥陰하니 爲兩陰交盡이라

厥陰은 兩陰이 사귀어 다하는 것이다. 九月 戌은 右足厥陰을 주관하고 十月 亥는 左足厥陰明을 주관하니, 兩陰交盡이다.

8.『素問・陰陽類論』

三陽이 爲交[40]하고三陽은 太陽也니 總督諸陽이라 二陽이 爲衛하고二陽은 陽明也니 禦邪扶生이라 一陽이 爲紀요一陽은 少陽也니 綱紀形氣라 三陰이 爲母하고三陰은 太陰也니 育養資生이라 二陰이 爲

三陽이 지아비가 되고三陽은 太陽이니 모든 陽을 總督한다.

二陽이 衛가 되고二陽은 陽明이니 邪氣를 막고 生을 돕는다. 一陽이 紀가 된다.一陽은 少陽이니 形氣의 模範이 된다.

三陰이 母가 되고三陰은 太陰이니 萬物을 기르고 滋養하게 한다.

二陰이 雌가 되고二陰은 少陰으로 牝藏이다.

40 '交'는『素問・陰陽類論』의 原文에는 '父'로 되어 있다.

雌하고二陰은 少陰也니 爲牝藏이라 **一陰**이 **爲獨使**라一陰은 厥陰也니 善謀慮爲使라

一陰이 獨使가 된다.一陰은 厥陰이니 꾀(謀慮)를 잘 내어 관리가 된다.

9.『靈樞·營衛』

營氣之道는 **內穀爲寶**라氣之清者爲營이니 成于水穀[41]하야 所化精微之氣라

營氣의 도리는 穀食을 들이는 것이 보배가 된다.氣가 清한 것이 營氣이니 水에서 이루어지는 것으로 變化된 바의 精微로운 氣를 合하는 것이다.

穀入于胃하야 **乃傳之肺**하고脾爲傳精于肺이라 **流溢于中**하고 **布散于外**하니肺爲傳相이니 爲布散于中外라 **精傳者**는 **行于經隧**하야精之專者化爲營이니 循行正經之隧道라 **常營無已**하고 **終而復始**하니 **是謂天地之紀**라 **故**로 **氣從太陰出**하고營氣之行은 每日從手太陰肺始라 **注手陽明**하며 大

穀食이 胃에 들어와 肺로 傳達하고脾는 精微로운 氣運을 肺로 보낸다. 안으로는 그 氣運을 流溢하게 하고, 밖으로는 그 氣運을 외부에 布散시키니肺는 相傳之官으로 氣運을 內外에 分布시킨다. 精氣가 傳達되는 것은 經隧를 行하여순수하게 精微로운 物質이 變化되어서 營이 되니 正經의 循環路를 循行한다. 항상 운영되어 쉬지 않고 마쳤다가도 다시 시작하니 이것을 天地之紀라고 한다. 그러므로 氣가 太陰으로부터 나오고營氣의 循行은 每日 手太陰肺經으로부터 始作한다. 手陽明大腸經으로 注入되

41『全書本』에는 '穀'이 '合'으로 되어 있다.

腸經이라 **上行注足陽明**하고胃經이라 **下行至跗上**하야足面이라 **注大指間 與太陰合**하며足大趾隱白穴이니 合足太陰이라 **上行抵髀**[42]라股髀內廉이라

며手陽明大腸經을 말한다. 위로 足陽明胃經에 注入되고,足陽明胃經을 말한다. 아래로 발등의 위로 내려와발등을 말한다. 엄지발가락 사이로 注入되고 足太陰脾經과 더불어 合하게 되며,足大指의 隱白穴로 足太陰脾經과 合한다. 위로 올라가 脾藏에 이르게 된다.넓적다리의 안쪽에서 위로 간다.

從脾注心中하고 **循手少陰**心이라 **出腋下臂注小指**하야手小指니 心經少澤穴이라 **合手太陽**하며至小指外側하야 合小腸經이라 **上行乘腋 出頔內**하야目下라 **注目內眥**하야睛明穴이니 足太陽膀胱經이라 **上巓下項 合足太陽**하고膀胱經이라 **循脊下尻**하야脊骨盡處라 **下行注小指之端**하야 足小趾니 膀胱經至陰穴라 **循足心**하야斜趨足心하니 腎經湧泉穴이라 **注足少陰**하며 **上行注腎 從腎注心**하야手厥陰心包經이라

脾藏으로부터 心中에 注入되고 手少陰心經을 따라手少陰心經이다. 腋으로 나와 臂로 가서 다섯 번째 손가락에 注入되어手小指를 말하니 手少陰心經의 少澤穴이다. 手太陽小腸經과 合하며小指外側에 이르러 手太陽小腸經과 合한다. 위로 腋으로 올라가 頔內로 나와서눈 아래를 말한다. 目內眥로 注入되어睛明穴이니 足太陽膀胱經이다.

정수리로 올라가서 목뒤로 내려와 足太陽膀胱經에 合하고,足太陽膀胱經이다. 脊柱를 따라 내려와 꼬리뼈에 이르고脊骨이 끝나는 부분인 꽁무니를 말한다. 아래로 내려와 다섯 번째 발가락의 끝으로 주입되어足五指를 말하니 足太陽膀胱經의 至陰穴이다. 足心을 따라비스듬하게 발바닥의 가운데로 가니, 足少陰腎經의 涌泉穴이다. 足少陰腎經으로 注入되며 위로 腎으로 가고 腎으로부터 心에 들

42 原文의 '髀'는 '脾'로 보아 해석하는 것이 문맥상 옳다.

外散于胸中하고 循心主脈하야即心包絡이라 出腋 下臂 出兩筋之間하야心包經大陵穴이라 入掌中하야勞宮穴이라 出中指之端하야中衝穴이니 心包經盡處라 還注小指次指之端하야手第四指關衝穴이니 屬手少陽三焦經이라 合手少陽하고三焦라 上行注膻中하야兩乳中間이라 散于三焦하고 從三焦注膽 出脇 注足少陽하야膽經이라 下行至跗上하며足面이라 復從跗 注大指間하야足厥陰肝經大敦穴이라 合足厥陰하고 上行至肝하며至此而終이라 從肝上注肺하야復行肺經이라 上循喉嚨 入頏顙之竅하야咽顙이라 究于畜門이라未詳이라 新校正에 云 疑即賁門이라하니라

어가手厥陰心包經을 말한다. 바깥으로 胸中에 흩어지고 心主脈을 따라即 心包絡을 말한다. 腋으로 나오고 臂로 내려와 兩筋의 사이로 나와兩筋의 사이는 手厥陰心包經의 大陵穴을 말한다. 손바닥으로 들어가手厥陰心包經의 勞宮穴을 말한다. 가운데 손가락의 끝으로 나와中衝穴로 手厥陰心包經이 끝나는 곳이다. 다시 네 번째 손가락의 끝으로 注入되어네 번째 손가락의 關衝穴로 手少陽三焦經에 속한다. 手少陽三焦經에 合하고,手少陽三焦經이다. 위로 膻中으로 注入되어양쪽 젖꼭지의 중간에 위치한다. 三焦에 흩어지고 三焦를 따라 膽에 注入되고 脇으로 나와 足少陽膽經으로 注入되어足少陽膽經을 말한다. 아래로 발등으로 이르게 되며발등을 말한다. 다시 발등으로부터 엄지발가락 사이로 注入되어足厥陰肝經의 大敦穴을 말한다. 足厥陰肝經에 合하고, 위로 올라가 肝에 이르며營氣의 循行이 여기에 이르러 한 바퀴 돈다. 다시 肝으로부터 위로 肺에 注入되어다시 手太陰肺經으로 흘러간다. 위로 喉嚨을 따라 頏顙의 구멍으로 들어가목구멍과 이마를 말한다. 畜門에서 끝난다.畜門에 대해서는 잘 모르겠다. 『新校正』에 賁門이 아닐까 하고 의심하였다.

其支別者ㅣ 上額 循

支別은 이마로 올라가 정수리를 좇아가

巓하고 下項中 循脊入骶하니 音邸라 脊骨盡處라 是督脈也라 絡陰器하고 上過毛中하야 入臍中하고 上循腹裏하야 入缺盆하고 馬註에 此任脈也라하니라 下注肺中하야 復出太陰이라 終而復始라

고 아래로 項中으로 내려오고 脊柱를 따라 꼬리뼈에 들어가니 音은 저이다. 脊骨이 끝나는 부위에 있다. 이것이 督脈이다. 陰器에 絡하고 위로 陰毛를 지나 위로 배꼽에 들어가고 위로 배의 안을 좇아 缺盆에 들어가고 馬蒔註에 이것이 任脈이라고 하였다. 아래로 肺에 注入되어 다시 手太陰肺經으로 나온다. 營氣의 흐름이 한 바퀴 돌고 다시 始作한다.

此는 營氣之所行也며 逆順之常也라 順行逆行은 皆合常數니라

이것은 營氣가 運行하는 길이며 逆順의 法度이다. 順行과 逆行 모두가 正常的인 理致에 合致한다.

10.『靈樞·營衛生會』

人受氣于穀하니 穀入于胃하면 以傳與肺하니 五藏六府ㅣ 皆以受氣일새 胃升精于肺하고 肺散精于藏府라 其淸者爲營이오 濁者爲衛니 素問曰 營者는 水穀之精氣오 衛者는 水穀之悍氣라하니라

사람이 穀食으로부터 氣運을 받으니 穀食이 胃腸에 들어가면 그 氣運이 肺로 傳達하게 되니, 五藏六府가 모두 氣運을 받을 때 胃는 精微로운 物質을 肺로 보내고, 肺는 여러 藏府에 精氣를 分散시킨다. 맑은 것은 營氣가 되고 탁한 것은 衛氣가 되니『素問』에 營氣는 水穀의 精氣이고 衛氣는 水穀의 悍氣이라고 하였다.

營在脈中하고陰性精專하니 隨宗氣 以行于經隧之中이라 **衛在脈外**하야陽性慓悍滑利하야 不入于脈 而自行于皮膚分肉之間이라 衛氣篇에 曰 其浮氣之不循經者는 爲衛氣오 其精氣之行于經者는 爲營氣라하니라 **營周不休**하야 **五十而復大會**하니 **陰陽相貫**이 **如環無端**이라 **衛氣行于陰二十五度**하고 **行于陽二十五度**하야 **分爲晝夜**라 **故**로 **氣至陽而起**하고 **至陰而止**라 **故曰 日中而陽隴**如隴高起라 **爲重陽**이오 **夜半而陰隴爲重陰**이라 **故**로 **太陰主內 太陽主外**하야 **各行二十五度**하야 **分爲晝夜**라 **夜半爲陰隴**이오 **夜半後而爲陰衰**오 **平旦**에 **陰盡而陽受氣矣**라 **日中而陽隴**이오 **日西而陽衰**오 **日入**에 **陽盡而陰受**

營氣는 脈中에 있고陰의 性質은 精微하고 순수한 것으로 宗氣를 따라서 經脈의 안을 흐른다. 衛氣는 脈外에 있어陽의 性質은 慓悍滑疾하여 經脈의 안쪽에 들어가지 못하고 皮膚・分肉의 사이를 行한다.『靈樞・衛氣』에 그 浮氣가 經脈을 돌지 못하는 것이 衛氣이고, 精氣가 經脈을 도는 것이 營氣이라고 하였다. 두루 運營되어 쉬지 않아 50회를 돌아 다시 크게 한번 만나니 陰陽이 서로 이어지는 것이 고리가 끝이 없는 것과 같다. 衛氣는 陰分을 25회 돌고 陽分을 25회 돌아 晝夜로 나누어진다. 그러므로 氣가 陽에 이르러 시작되고 陰에 이르러 그치게 된다. 그러므로 日中에는 陽氣가 亢盛하여언덕과 같이 높이 솟은 것이다. 重陽이 되고 夜半에는 陰氣가 亢盛하여 重陰이 된다. 그러므로 太陰은 內를 주관하고 太陽은 外를 주관하여 각각 25회씩 돌아 晝夜로 나누어진다. 夜半은 陰氣가 亢盛한 때이고 夜半 後에는 陰氣가 衰退해지고 平旦에는 陰氣가 다하여 陽氣가 氣運을 받기 시작하게 된다. 日中은 陽氣가 亢盛한 때이고 日西는 陽氣가 衰退해지고 日入에는 陽氣가 다하여 陰氣가 氣運을 받기 시작

氣矣라 夜半而大會하야 萬民皆臥하니 命曰合陰이오 平旦에 陰盡而陽受氣라 如是無已하야 與天地同紀니라

하게 된다. 夜半이 되어 氣運이 한번 크게 만나 모든 사람들이 모두 자게 되니 이것을 合陰이라고 하고 平旦에 陰氣가 다하여 陽氣가 기운을 받게 된다. 이와 같은 것이 그침이 없어 天地로 더불어 같이 운행한다.

11.『靈樞・衛氣行』

陽主晝 陰主夜라 故로 衛氣之行은 一日一夜에 五十周在하니 晝日行于陽二十五周하고 夜行于陰二十五周[43]라 是故平旦陰盡하면 陽氣出于目하니晴明穴이니 太陽經이라 目張則氣上行于頭하고 循項下足太陽하고膀胱經始라 循背下至小指之端이라足小趾至陰穴[44]이라

陽은 낮을 주관하며 陰은 夜를 주관한다. 그러므로 衛氣의 運行은 하루 밤낮에 50회 도니 낮에는 陽分을 25회 돌고 밤에는 陰分을 25회 돈다. 그러므로 平旦에 陰氣가 다하면 陽氣가 눈으로 나오니足太陽膀胱經의 睛明穴이다.

눈을 뜨게 되면 氣運이 위로 머리로 運行하고 項部를 따라 足太陽膀胱經으로 내려가고이로부터 足太陽膀胱經이 始作된다.
등을 따라 아래로 다섯 번째 발가락의 끝으로 이르게 된다.足小指의 至陰穴이다.

43『靈樞・衛氣行』에는 '夜行于陰二十五周'의 뒤에 '周于五藏'이라는 文句가 더 있다.

44『全書本』에는 '趾'가 '指'로 되어 있다.

其散者는 在頭而散者라 別于目銳眥하야 下手太陽하고小腸經이라 下至手小指之間外側이라本經少澤穴이라

그 흩어진 氣運은 머리에서 흩어진다. 目銳眥에서 別途로 나와 手太陽小腸經을 따라 내려가고手太陽小腸經을 말한다. 아래로 다섯 번째 손가락 사이의 外側에 이르게 된다.手太陽小腸經의 少澤穴을 말한다.

其散者는 別于目銳眥하야 下足少陽하고膽經之瞳子髎라 注小指次指之間하고足第四趾之竅陰穴[45]이라 以上循手少陽之分하고三焦經이라 側下至小指之間이라 小指次指之端이니 即無名指之關衝穴이라

그 흩어진 氣運은 目銳眥에서 별도로 나와 足少陽膽經으로 내려가고足少陽膽經의 瞳子髎穴이다. 다섯 번째와 네 번째 발가락의 사이로 注入되고네 번째 발가락의 竅陰穴이다. 위로 手少陽三焦經의 部分을 따라 올라가고手少陽三焦經을 말한다. 측면으로 다섯 번째 손가락의 사이에 이르게 된다.네 번째 손가락의 끝이니 즉 無名指의 關衝穴이다.

別者는 以上至耳前하야 合于頷脈하야 注足陽明하고胃經이라
以下行하야 至跗上하고 入五指 當作次趾[46]라 之間이라本經厲兌穴이라

별도로 흩어진 氣運은 위로 귀 앞에 이르러 頷脈과 합하게 되어 足陽明胃經에 注入되고足陽明胃經을 말한다.
아래로 내려와 발등에 이르고 다섯 번째 발가락마땅히 四指를 의미하는 '次趾'로 고쳐야 한다. 사이로 들어간다.足陽明胃經의 厲兌穴이다.

其散者는 從耳下下手

그 흩어진 氣運은 귀 아래로부터 手陽

45 『全書本』에는 '趾'가 '指'로 되어 있다.
46 『全書本』에는 '趾'가 없다.

陽明하고大腸經之迎香穴이니 在鼻旁이라 入大指 當作次指[47]라 之間하고 本經商陽穴이라 入掌中이라 其至于足也은 入足心하야少陰腎經湧泉穴이니 交于陰이라 出內踝하고 下行陰分하고 復合于目이라夜行陰分하고 至明日하야 復會于足太陽睛明穴이라

明大腸經으로 내려가고手陽明大腸經의 迎香穴로 코 옆에 位置한다. 엄지손가락마땅히 두 번째 손가락으로 고쳐야 한다.의 사이로 들어가고手陽明大腸經의 商陽穴이다. 손바닥으로 들어간다. 그 기운이 다리에 이른 것은 足心에 들어가足少陰腎經의 涌泉穴로 陰經과 交叉한다. 內踝로 나오고 아래로 陰分을 따라가고 다시 눈에서 합하게 된다.밤에는 陰分을 行하다가 다음날에 이르러 다시 足太陽膀胱經의 睛明穴과 만난다.

故爲一周라一日一夜에 水下百刻 而五十度畢이라

그러므로 한 바퀴를 돈다.하루 밤낮에 물시계로 百刻이 되고 營氣·衛氣의 氣가 50번 돌아서 하루를 다한다.

陽盡于陰 陰受氣矣라 其始入于陰은 常從足少陰注于腎하고氣行于陰則寐라 故少陰病但欲寐라 腎注于心하고手少陰이라 心注于肺하고手太陰이라 肺注于肝하고足厥陰이라 肝注于脾하고 足太陰이라 脾復注于腎爲周라 陰分有五藏 而缺手厥陰心包

陽氣가 陰分에서 다하고 陰分에서 氣運을 받게 된다. 衛氣가 陰分에서 시작되는 것은 항상 足少陰腎經에서 腎藏으로 注入되고氣가 陰分을 行하면 잠을 자게 된다. 그러므로 少陰病에 但欲寐한 증상이 있다. 腎에서 心藏으로 注入되고手少陰心經의 氣運을 말한다. 心에서 肺藏으로 注入되고手太陰肺經의 氣運을 말한다. 肺에서 肝藏으로 注入되고足厥陰肝經의 氣運을 말한다. 肝에서 脾藏으로 注入되고足太陰脾經의 氣運을 말한다. 脾

47 『全書本』에는 '當作次趾'가 '當作次者'로 되어 있다.

經이라 按컨대 邪客篇에 言少陰脈曰 諸邪之在心者는 皆在于心包絡이라하니라 其餘脈出入屈折 行之疾徐은 皆如手少陰心主之脈行也라

에서 다시 腎藏으로 注入되어 한 바퀴를 두루 돌게 된다. 陰分에는 五藏이 있으나 다만 手厥陰心包經이 빠져 있다. 생각건대 『靈樞·邪客』에 少陰脈에서 모든 邪氣가 心에 있다는 것은 모두 心包絡에 있는 것이라고 하였다. 나머지 脈의 出入屈折과 흐름의 徐疾이 모두 手少陰心主의 脈行과 같다.

人氣行于陰藏一周라 **亦如陽行之二十五周而復合于目**이라 又自睛明穴起라

사람의 기운이 陰藏을 한 번 돈다. 또한 陽分을 25회 도는 것과 같아서 다시 눈에서 합하게 된다. 또 다시 睛明穴로부터 始作한다.

12. 『靈樞·營衛生會』

營出于中焦하고 中脘穴이 爲中焦라 胃中穀氣이 傳化精微爲血일새라 **衛出于下焦**라 臍下一寸陰交穴이 爲下焦니 其陽氣上升爲衛氣라

營氣는 中焦에서 나오고 中脘穴이 中焦가 되니 胃中의 穀氣가 精微로운 物質로 傳化하여 피가 되기 때문이다. 衛氣는 下焦에서 나온다. 배꼽 아래 一寸 되는 陰交穴이 下焦가 되는 것으로 그 陽氣가 上升하여 衛氣가 된다.

願聞三焦之所出하노이다 **曰 上焦出于胃上口**하야 上焦即膻中이니 宗氣積焉이라 胃口上脘當其分이라 **並咽**하고 上喉嚨하니 司

三焦에서 내는 것을 듣고자 합니다. 岐伯이 가로대 上焦는 胃上口에서 나와 上焦는 즉 膻中이니 여기에서 宗氣가 쌓이는 것이다. 胃口의 上脘이 그 부분에 해당한다. 咽喉와 아우르고 喉嚨으로 올라가니 呼吸을 주

呼吸이라 **以上貫膈而布胸中**하고即膻中之分이라 **走腋**하야 **循太陰之分而行**하며手太陰肺經이라 **還至陽明**하야行手陽明大腸이라 **上至舌**하고 **下足陽明**하야胃經이 又行脾하고 行心 行小腸膀胱腎心包三焦膽肝하고 復行于手太陰肺라 **常與營俱行于陽二十五度**하고 **行于陰亦二十五度**하야 **一周也**라 **故**로 **五十度而復大會于手太陰矣**라此는 言 上焦宗氣가 與營氣同行于經隧之中이라	관한다. 위로 횡격막을 뚫고 올라가 胸中에 分布되고즉 膻中의 부분이다. 腋으로 가서 手太陰肺經의 分野를 다니며手太陰肺經이다. 다시 手陽明大腸經으로 이르게 되어手陽明大腸經으로 行한다. 위로 혀에 이르고 아래로 足陽明胃經에 이르러足陽明胃經이 또 脾經 心經 小腸經 膀胱經 腎經 心包經 三焦經 膽經 肝經을 行하고 다시 手太陰肺經을 흐른다. 항상 營氣와 더불어 陽分을 25회 돌고 陰分 또한 25회 돌아 크게 한 번 돈다. 그러므로 50회 돌아서 手太陰肺經에서 다시 크게 만난다.이것은 三焦宗氣와 營氣가 함께 經脈의 안을 흐른다는 것을 말한다.
中焦는 **亦並胃中**하고胃之中脘이라 **出上焦之後**라之下라	中焦는 또한 胃中에서 함께하고胃의 中脘을 말한다. 上焦의 뒤에 나온다.아래로 흐른다.
此所受氣者는 **泌糟粕**泌別糟粕下行이라 **蒸津液**하야蒸騰津液上行이라 **化其精微**하야 **上注于肺脈 乃化而爲血**하니 **以**	여기에서 氣運을 받는 것은 糟粕을 거르고糟粕을 거르고 구분하여 아래로 보낸다. 津液을 쪄서津液을 쪄서 올려 보낸다. 그 精微로운 것을 變化시켜 위로 肺脈에 注入시켜 이에 變化되어 血이 되니 몸을 奉養하

奉生身이 莫貴于此라 故로 獨得行于經隧니 命曰營氣라所謂 營出中焦也라

니 이것보다 귀한 것이 없다. 그러므로 홀로 經隧 속을 運行하니 이를 營氣라고 한다.이른바 營은 中焦에서 나온다는 것이다.

曰 夫血之與氣를 異名同類라하니 何謂也오 曰 營衛者는 精氣也오水穀之精氣라 血者는 神氣也라精能生神이라 神無所麗하니 必依精血이라

黃帝가 묻되 무릇 血과 氣를 異名同類라고 하니 무엇을 말하는 것인가? 岐伯이 가로대 營衛라는 것은 精氣이고水穀의 精氣를 말한다. 血은 神氣이다.精氣가 능히 神을 生한다. 神은 居處하는 곳이 없으니 반드시 精血에 依支한다.

故로 血之與氣는 異名同類焉이라 故로 奪血者無汗하고 奪汗者無血이라 故로 人生은 有兩死 而無兩生이니라汗者心之液이니 即血也라 凡脫血者는 無再發其汗하고 發汗者는 無再去其血이라 若兩傷之하면 則有兩死 而無兩生矣니라

그러므로 血과 氣는 이름은 다르지만 본질은 같다. 그러므로 奪血한 경우에는 땀을 내지 말고, 奪汗한 경우에는 出血시키지 말아야 한다. 그러므로 人生은 奪血과 奪汗의 두 가지 경우가 있어 죽을 수는 있으나, 奪血과 奪汗의 두 가지가 경우가 있어서 살 수는 없게 된다.땀이라는 것은 心液이니 즉 血液이다. 무릇 脫血이 되면 다시 發汗시키지 말아야 한다. 發汗시킨 경우에는 다시 피를 내면 안된다. 만약 두 가지가 있어 죽게 되는 경우가 있고, 두 가지가 있어 살게 되는 경우는 없는 것이다.

下焦者는 別廻腸하고大腸이라 注于膀胱 而滲入焉이라 故로 水穀

下焦는 廻腸에서 分別되고大腸을 말한다. 膀胱에 흘러 滲入된다. 그러므로 水穀은 항상 胃中에 같이 있다가 糟粕이 되

者는 常幷居于胃中이라가 成糟粕而俱下于大腸하야 而成下焦하고三停分之할새 此居下焉이라 滲而俱下 濟泌別汁하야 循下焦而滲入膀胱焉이라其濁氣下行하면 則爲二便이니 其淸氣升于上中二焦者는 則爲衛氣 而流行于六陰六陽也라

어 함께 大腸으로 내려가 下焦를 이루고三等分하였을 때 이 下焦가 아래에 있다.

滲透되어 함께 내려가 찌꺼기와 汁液을 구별하여 下焦를 따라 膀胱에 滲入시킨다.그 濁氣가 아래로 흐르면 大小便이 되는데, 그 중의 淸氣가 올라가 上焦中焦가 되는 것인즉 衛氣가 되어서 六陰六陽을 흐른다.

上焦如霧如霧之氤氳이라 中焦如漚如漚之上浮라 下焦如瀆이라하니如瀆之蓄泄[48]이라 按컨대 本節은 僅言 下焦如瀆 而未及衛出于下焦라 此之謂也인저 昂按컨대 此는 岐黃所說三焦在上中下三空處는 古人所謂有名無形者是也라 馬玄臺乃云 此不得爲三焦 而割右腎以爲三焦之府라 竊謂五藏六府가 各有定位하고 腎居五藏之一하야 本有兩枚히니 焉得

上焦는 안개와 같고안개가 자욱하게 낀 모양이다. 中焦는 거품과 같고거품이 물위로 떠 있는 모양이다. 下焦는 도랑과 같다 하니도랑이 깊은 모양이다. 생각건대 여기에서 '下焦如瀆'이라고 말하였지만 '衛出于下焦'에 대해서는 말하지 못하였다. 이것을 말하는 것입니다.내가 생각건대 이것은 岐伯과 黃帝가 말한 三焦가 上中下의 세 空間에 있다는 것은 옛사람들이 말한 '有名無形'이 옳은 것 같다. 馬蒔는 이것은 三焦를 右腎을 三焦의 府라고 나누면 안 된다. 五藏六府에 各各 정하여진 위치가 있고, 腎藏이 五藏의 하나로 있는 것으로 本來 두 개가 있으니 어찌 오른쪽의 것을 나누어 별도로 하나의 府로 하겠는가? '三焦'의 三이라는 글자의 의미도 어떻

48 『全書本』에는 '泄'이 '密'로 되어 있다.

割其右者하야 另爲一府乎리오 于三焦三字之義도 何以稱焉이리오

게 헤아리겠는가라고 하였다.

13. 『靈樞·逆順肥瘦』

脈行之逆順은 **奈何**오 有自上而下者하고 有自下而上者니라 **岐伯曰 手之三陰**은 **從藏走手**하고爲順이라 手太陰肺는 從中府而走手大指之少商하고 少陰心은 從極泉而走手小指之少衝하고 厥陰心包는 從天池而走手中指之中衝이라 **手之三陽**은 **從手走頭**하며爲順이라 手陽明大腸은 從手四指商陽而走頭之迎香하고 太陽小腸은 從手小指少澤而走頭之聽宮하고 少陽三焦는 從手四指關衝而走頭之絲竹空이라 **足之三陽**은 **從頭走足**하고爲順이라 足太陽膀胱은 從頭睛明而走足小趾之至

脈行의 逆順은 어떤가? 위에서 아래로 흐르는 것이 있고, 아래에서 위로 흐르는 것이 있다.

岐伯이 가로대 手三陰經은 藏府로부터 손으로 흐르고順이 된다. 手太陰肺經은 中府穴로부터 엄지손가락의 少商穴로 가고, 手少陰心經은 極泉穴로부터 새끼손가락의 少衝穴로 가고, 手厥陰心包經은 天池穴로부터 가운데 손가락의 中衝穴로 간다.

手三陽經은 손으로부터 머리로 가며順이 된다. 手陽明大腸經은 두 번째 손가락의 商陽穴로부터 머리의 迎香穴로 가고, 手太陽小腸經은 새끼손가락의 少澤穴로부터 머리의 聽宮穴로 가고, 手少陽三焦經은 네 번째 손가락의 關衝穴로부터 머리의 絲竹空穴로 간다.

足三陽經은 머리로부터 다리로 가고順이 된다. 足太陽膀胱經은 머리의 睛明穴로부터 새끼발가락의 至陰穴로 가고, 足陽明胃經은 머리의 頭維

陰하고 陽明胃는 從頭頭維而走足次趾之厲兌하고 少陽膽은 從頭瞳子髎而走足四趾之竅陰[49]이라 **足之三陰**은 **從足走腹**이라爲順이라 足太陰脾은 從足大趾隱白而走腹之大包하고 少陰腎은 從足心湧泉而走腹之俞府하고 厥陰肝은 從足大趾大敦而走腹之期門이라 若如此轉行者는 則爲逆行也[50]라

穴로부터 네 번째 발가락의 竅陰穴로 가고, 足少陽膽經은 머리의 瞳子髎穴로부터 네 번째 발가락의 竅陰穴로 간다.

足三陰經은 발로부터 腹部로 흐른다.順이 된다. 足太陰脾經은 엄지발가락의 隱白穴로부터 배의 大包穴로 가고, 足少陰腎經은 발바닥의 涌泉穴로부터 배의 俞府穴로 가고, 足厥陰肝經은 엄지발가락의 大敦穴로부터 배의 期門穴로 긴다. 민약 이와 반대로 행하는 것인즉 逆行이 된다.

少陰之脈獨下行은 **何也**오足之三陰은 從足走腹이로대 獨少陰腎脈下行하야 與肝脾直行者別이라 **曰 夫衝脈者**는 **五藏六府之海也**니 **五藏六府**ㅣ **皆稟焉**이라衝爲血海라 故藏府皆稟氣니라

少陰脈이 홀로 아래로 흐른다고 하는 것은 무엇을 말하는 것인가?足三陰은 다리로부터 手腹으로 행하는데 오직 足少陰腎經은 아래로 내려가서 肝脾와 더불어 直行하는 것은 별도로 行한다. **岐伯이 가로대 衝脈은 五藏六府의 海이니 五藏六府가 모두 氣運을 稟賦받다.**衝脈은 血海이다. 그러므로 藏府가 모두 氣運을 받는다.

其上者는 **出于頏顙**하야咽顙이라 **滲諸陽**하고 **灌諸精**이라自下而[51]上故

위로는 頏顙으로 나아咽喉와 이마를 말한다. **뭇 陽分에 滲入되고 精氣를 灌漑한다.** 아래로부터 위로 上衝하기 때문에 衝이라 한다.

49 『全書本』에는 '趾'가 모두 '指'로 되어 있다.
50 『全書本』에는 '趾'가 모두 '指'로 되어 있다.

曰衝이라

其下者는 復有下行者라 **注少陰之大絡**하야腎之大絡이니 名太衝穴이라 腎脈下行者는 正以衝脈入腎之絡이니 與之並行也라 **出于氣街**하야衝脈起于腎下하야出于陽明氣衝穴하니 即氣衝이라 **循陰股內廉**하야**入膕中**하고膝後曲處라**伏行骭**一作骭이라 **骨內**하야 **下至內踝之後屬而別**이라 **其下者**는 **並于少陰之經**하야 **滲三陰**이라肝脾腎이라

아래로는다시 아래로 흘러가는 것이 있다. **足少陰腎經의 大絡에 들어가**足少陰腎經의 大絡이니 大鐘穴이다. 足少陰腎經이 아래에서 行하는 것은 바로 衝脈이니 腎의 絡에 들어가서 足少陰腎經과 더불어 行한다. **氣街로 나와**衝脈이 腎아래에서 시작되어 足陽明胃經의 氣衝穴로 나온다. 氣衝穴은 즉 氣街穴이다. **넓적다리의 안쪽을 따라 膕中에 들어가고**무릎 뒤의 굽은 부분을 膕이라고 한다. **정강이뼈로 숨어 行하고**어떤 곳에서는 정강이뼈로 되어 있다. **정강이뼈의 안쪽으로 숨어 行하여 아래로 內踝의 뒤에 屬하였다가 구별된다. 그 아래로 가는 것은 足少陰腎經과 함께 아울러 三陰經에 滲入된다.**肝脾腎의 三陰經을 말한다.

其前者는 **伏行出跗屬**하야 **下循跗 入大指間**하야循足面下湧泉하야 入足大趾[52]라 **滲諸絡而溫肌肉**이라衝脈上灌下滲이라 如是 所以爲藏府之海 而腎脈因之下行也니라

앞으로 흐르는 것은 숨어 行하여 발뒷굼치로 나와 엄지발가락 사이로 들어가발등으로부터 발바닥의 중앙인 涌泉穴로 가서 엄지발가락에 들어간다. **모든 絡에 滲入되어 肌肉을 따듯하게 한다.**衝脈은 위로는 물 대주는 것같이 흘러가고 아래로는 스며들어 간다. 이와 같으니 藏府之海가 되고, 腎脈이 이로 인하여 아래로 흘러가게 된다.

---

51 『全書本』에는 '而'가 '衝'으로 되어 있다.
52 『全書本』에는 '趾'가 '指'로 되어 있다.

14. 『靈樞 · 邪客』

手少陰之脈 獨無腧는 何也오無治病之俞穴이라 曰 少陰은 心脈也오 心者는 五藏六府之大主也며 精神之所舍也니 其藏堅固하야 邪弗能容也라心爲君主니 不易受邪라

手少陰心經에 홀로 腧穴이 없는 것은 왜 그런가?疾病을 治療하는 腧穴이 없다는 말이다. 岐伯이 가로대 少陰은 心脈이다. 心은 五藏六府의 임금이며 精神이 깃드는 곳이니 그 藏府가 堅固하여 邪氣가 侵犯하지 못한다.心은 君主之官으로 邪氣를 받지 않는다.

容之則心傷하고 心傷則神去하고 神去則死矣라邪中于心하면 則立死라

邪氣가 侵犯하게 되면 心傷하고 心傷하면 神氣가 달아나고 神氣가 달아나면 곧 죽게 된다.邪氣가 心藏에 侵犯하면 곧 죽게 된다.

故諸邪之在于心者는 皆在于心之包絡하니 包絡者는 心主之脈也라 故獨無腧焉이라包絡同于心主之脈이라 故即以心主名之라

그러므로 邪氣가 心에 있다는 것은 모두 心包絡에 있으니 心包絡은 心主의 脈이 된다. 그러므로 홀로 腧穴이 없는 것이다.包絡이 心主의 脈과 같다. 그러므로 心主로써 命名한다.

少陰獨無腧者는 不病乎아 曰 其外經病而藏不病心藏이라 故로

手少陰心經에 홀로 腧穴이 없다는 것은 病이 들지 않는다는 것인가? 岐伯이 가로대 그 외부의 經脈은 병이 들어도

獨取其經于掌後銳骨之端이라 治其經[53]者는 獨取掌後銳骨이니 本經之神門穴而已라

내부의 藏府는 병이 들지 않는다는 것이다. 心藏을 말한다. 그러므로 홀로 손바닥 뒤의 銳骨의 끝에서 取穴한다. 그 絡脈을 治療하는 것은 손바닥 뒤의 銳骨에 取穴하니 手少陰心經의 神門穴일 따름이다.

其餘脈의 **出入屈折**과 **其行之徐疾**은 **皆與手少陰心主之脈行也**라 故로 治手少陰者는 即治心包絡經이라 按컨대 九鍼篇云 陽中之太陽 心也오 其原出于大陵하니 大陵系心包經穴로 以心包代心君行事라 故不曰本經之神門 而曰心包之大陵하니 在掌後兩筋間橫紋陷中이라

그 나머지의 出入屈折과 運行의 빠르고 늦음은 모두 手少陰心主之脈의 운행과 같다. 그러므로 手少陰心經을 治療하려면 곧 手厥陰心包經을 治療하여야 한다. 생각건대『靈樞·九鍼』에서 陽中의 太陽은 心이다. 原은 大陵에서 나온다고 하니 大陵穴은 心包經의 穴로서 心包가 임금을 대신해서 일을 한다. 그러므로 手少陰心經의 神門穴을 말하지 않고 手厥陰心包經의 大陵穴을 말하였으니 손바닥 뒤 兩筋 사이의 橫紋의 함몰된 곳에 있다.

15.『素問·四時刺逆從論』

春氣는 **在經脈**하고 木氣疏通일새라 **夏氣**는 **在孫絡**하고 火氣充滿일새라 **長夏氣**는 **在肌肉**하고 土主

春氣는 經脈에 있고 木氣는 疏通되는 것이기 때문이다. 夏氣는 孫絡에 있고 火氣가 充滿하기 때문이다. 長夏氣는 肌肉에 있고 土가 肌肉을 주관하기 때문이다.

53『全書本』에는 '經'이 '絡'으로 되어 있다.

肌肉일새라 秋氣는 在皮膚하고肺主皮膚하니 其氣輕清이라 冬氣는 在骨髓中이라腎主骨髓하니 其氣沉深이라

秋氣는 皮膚에 있고肺는 皮膚를 주관하니 그 氣運은 輕淸하다. 冬氣는 骨髓中에 있다.腎은 骨髓를 주관하니 그 氣運은 深沈한다.

16.『素問・血氣形志』

夫人之常數는 太陽은 常多血少氣하고 少陽은 常少血多氣하고 陽明은 常多氣多血하고 少陰은 常少血多氣하고 厥陰은 常多血少氣하고 太陰은 常多氣少血하니張註에 人之藏府가 雌雄相合하야 自有常數하니 陽有餘則陰不足하고 陰有餘則陽不足이라 故太陽多血少氣하면 則少陰少血多氣하고 少陽少血多氣하면 則厥陰多血少氣라 惟陽明氣血皆多니 蓋水穀之海오 血氣之所從生也라 按컨대 靈樞五音五味篇

무릇 사람에 있어 太陽은 항상 多血少氣하고, 少陽은 항상 少血多氣하고, 陽明은 항상 多氣多血하고, 少陰은 항상 少血多氣하고, 厥陰은 항상 多血少氣하고, 太陰은 항상 多氣少血하니張志聰註에 사람의 藏府는 雌雄이 相合하므로 스스로 正常的인 法度가 있으므로 陽有餘하면 陰不足하고 陰有餘하면 陽不足하게 된다. 그러므로 太陽이 多血少氣하면 少陰은 少血多氣하고, 少陽이 少血多氣하면 厥陰은 多血少氣하지만 오직 陽明은 氣血이 모두 많으니 무릇 水穀之海가 되고 血氣가 生成되는 곳이다. 생각건대 『靈樞・五音五味』에 厥陰은 항상 多氣少血하고 太陰은 항상 多血少氣한다고 하였으니 여기에서의 설명과 다른데『素問・血氣形志』의 內容이 옳다고 보아야 한다.

에 厥陰常多氣少血하고 太陰常多血少氣라하니 與此不同하니 當以素問爲正이라 **足太陽이 與少陰으로 爲表裏**하고膀胱腎이라 **少陽이 與厥陰으로 爲表裏**하고膽肝이라 **陽明與太陰으로 爲表裏**하고胃脾라 **手太陽이 與少陰으로 爲表裏**하고小腸心이라 **少陽이 與心主로 爲表裏**하고三焦心包라 **陽明이 與太陰으로 爲表裏**라 大腸肺라 凡府皆屬陽主表하고 藏皆屬陰主裏라 一陰一陽과 一府一藏이 相爲配合이라

足太陽이 少陰으로 더불어 表裏가 되고膀胱과 腎을 말한다.
少陽이 厥陰으로 더불어 表裏가 되고肝과 膽을 말한다.
陽明과 太陰으로 表裏가 되고胃와 脾를 말한다.
手太陽이 少陰으로 더불어 表裏가 되고小腸과 心을 말한다.
少陽이 心主로 더불어 表裏가 되고三焦와 心包를 말한다. 陽明이 太陰으로 더불어 表裏가 된다.大腸과 肺를 말한다. 무릇 六腑는 陽에 속하여 表를 주관하고, 五藏은 陰에 속하여 裏를 주관한다. 一陰一陽과 一腑一藏이 서로 配合된다.

17.『靈樞 · 九鍼十二原』

五藏五腧니腧는 穴也라 五者는 井滎俞經合也라 **五五二十五腧**요 **六府六腧**니六府多原腧라 **六六**

五藏에 각각 五腧가 있으니腧는 經穴을 말한다. 五라는 것은 井滎兪經合을 말한다. 五五二十五腧가 되고 六腑府에 각각 六腧가 있으니六腑에는 原穴이라는 穴자리가 더 있다. 六六

三十六腧라 經脈十二요 絡脈十五니五藏六府에 加心包爲十二經하고 經有十二絡穴하고 再加督之長強과 任之尾翳와 脾之大包하야爲十五絡이라 凡二十七氣以上下에 所出爲井이오如水始出하니 爲井穴이오 肺少商 心少衝 肝大敦 脾隱白 腎湧泉 心包中衝으로爲木이오 大腸商陽 小腸少澤膽竅陰 胃厲兌 膀胱至陰 三焦關衝으로 爲金이라 所溜爲滎이오流如小水하니 爲滎穴이오 肺魚際 心少府 肝行間 脾大都 腎然穀 心包勞宮으로 爲火오 大腸二間 小腸前谷 膽俠溪 胃內庭 膀胱通穀 三焦液門으로 爲水라 所注爲輸요一作腧라 從此而注爲輸穴이라 肺太淵 心神門 肝太衝 脾太白 腎太溪心包大陵으로 爲土오 大腸三間 小腸後溪 膽臨泣 胃陷谷膀胱束骨 三焦中渚로 爲水라此下六府多原穴하니 大腸合

三十六腧가 된다. 經脈은 열두 개이고, 絡脈은 열다섯 개이니五藏六腑에 心包를 더하여 十二經이 되고, 經에는 十二絡穴이 있고, 여기에 督脈의 長强穴과 任脈의 尾翳穴과 脾之大絡인 大包穴을 더하면 十五絡脈이 된다.

무릇 二十七氣가 上下로 運行함에 있어서 出하는 것이 井이고샘물이 시작되어 나오는 것이니 井穴이 되는 것으로 肺의 少商穴 心의 少衝穴, 肝의 大敦穴, 脾의 隱白穴, 腎의 涌泉穴, 心包의 中衝穴이 五行上의 木이 되고, 大腸의 商陽穴, 小腸의 少澤穴, 膽의 竅陰穴, 胃의 厲兌穴, 膀胱의 至陰穴, 三焦의 關衝穴이 五行上의 金이 된다.

溜하는 것이 滎이고물의 흐름이 작은 개울을 이루는 것을 滎穴이라고 한다. 肺의 魚際穴 心의 少府穴, 肝의 行間穴, 脾의 大都穴, 腎의 然穀穴, 心包의 勞宮穴이 五行上의 火가 되고, 大腸의 二間穴 小腸의 前谷穴, 膽의 俠谿穴, 胃의 內庭穴, 膀胱의 通穀穴, 三焦의 腋門穴이 五行上의 水가 된다.

注하는 것이 輸이고어떤 곳에는 腧라고 되어 있다. 이로부터 물의 흐름이 커져서 輸穴이 된다. 肺의 太淵穴, 心의 神門穴, 肝의 太衝穴, 脾의 太白穴, 腎의 太谿穴, 心包의 大陵穴이 五行上의 土가 되고, 大腸의 三間穴, 小腸의 後谿穴, 膽의 臨泣穴, 胃의 陷谷穴, 膀胱의 束骨穴, 三焦의 中渚穴이 五行上의 水가 된다. 이 아래 六腑에는 原穴이 하나 더 있으니 大腸의 合谷

谷 小腸腕骨 膽丘墟 胃衝陽 膀胱京骨 三焦陽池라 **所行爲經**이오 又從而行爲經穴이라 肺經渠 心靈道 肝中封 脾商邱 腎複溜 心包間使니 爲金이오 大腸陽溪 小腸陽谷 膽陽輔 胃解溪 膀胱昆侖 三焦支溝니 爲火라 **所入爲合**이니 從此會合하니 爲合穴이라 肺尺澤 心少海 肝曲泉 脾陰陵泉 腎陰穀 心包曲澤으로 爲水오 大腸曲泉 小腸少海 膽陽陵泉 胃三裏 膀胱委中 三焦天井으로 爲土라 **二十七氣所行**이 **皆在一腧也**니이다 **節之交**는 **三百六十五會**라 **所言節者**는 **神氣之所遊行出入也**요 **非皮肉筋骨也**니라 欲行鍼者는 當守其神이오 欲守神者는 當知其節이라 此言刺法이라 然이나 經穴所過를 凡醫皆當知之라 故次于此라

穴, 小腸의 腕骨穴, 膽의 丘墟穴, 胃의 衝陽穴, 膀胱의 京骨穴, 三焦의 陽池穴이다. 行하는 것이 經이고 물의 흐름이 더욱 커지는 것을 經穴이라고 한다. 肺의 經渠穴, 心의 靈道穴, 肝의 中封穴, 脾의 商丘穴, 腎의 復溜穴, 心包의 間使穴이 五行上의 金이 되고, 大腸의 陽谿穴, 小腸의 陽谷穴, 膽의 陽輔穴, 胃의 解谿穴, 膀胱의 昆崙穴, 三焦의 支溝穴이 五行上의 火가 된다. 入하는 것이 合이니 여기에 이르러 크게 모이게 되니 合穴이 된다. 肺의 尺澤穴, 心의 少海穴, 肝의 曲泉穴, 脾의 陰陵泉穴, 腎의 陰穀穴, 心包의 曲澤穴이 五行上의 水가 되고, 大腸의 曲池穴, 小腸의 小海穴, 膽의 陽陵泉穴, 胃의 三裏穴, 膀胱의 委中穴, 三焦의 天井穴이 五行上의 土가 된다.

二十七氣가 行하는 바가 모두 腧에 있다. 節이 만나는 곳은 三百六十五 곳에서 만난다. 節이라는 것은 神氣가 遊行出入하는 것이지 皮肉筋骨을 말하는 것이 아니다. 鍼을 놓고자 하는 경우에는 마땅히 神氣를 살펴야 하니, 神氣를 지키고자 하는 경우에는 마땅히 經穴을 살펴야 한다. 여기에서는 刺法을 말하였으나 經穴이 지나는 곳을 醫師는 마땅히 다 알아야 한다. 그러므로 이곳의 뒤에서 기록하였다.

18.『素問・離合眞邪論』

天有宿度하고 地有經水하고地有十二經水라 人有經脈이라十二經脈이라

天에 宿度가 있고 地에 經水가 있듯이 땅에는 十二經水가 있다. 사람에는 經脈이 있다.十二經脈을 말한다.

天地溫和하면 則經水安靜하고 天寒地凍하면 則經水凝泣하고澀이라 天暑地熱하면 則經水沸溢하고 卒風暴起하면 則經水波涌而隴起라 夫邪之入于脈也에 寒則血凝泣하고 暑則氣淖澤하야 虛邪因而入客이 亦如經水之得風也라 經之動脈이 其至也에 亦時隴起하니 其行于脈中엔 循循然이라가 其至寸口中手也에 時大時小하니 大則邪至하고 小則平하야 其行無常處하야 在陰與陽을 不可爲度라

天地가 溫和하면 經水가 安靜되고, 날씨가 추워 땅이 얼면 經水가 凝泣하게 되고,澁과 같다.
날씨가 더워 땅이 뜨거워지면 經水가 沸溢하고, 卒風이 暴起하면 經水가 波涌하면서 隴起하게 된다. 무릇 邪氣가 脈에 침범할 때에 추우면 血이 凝泣하고 더우면 氣가 淖澤하게 되어, 虛邪가 이로 인하여 침범하게 되는 것이 또한 經水가 바람을 맞는 것과 같은 것이다. 經의 動脈이 이르게 되었을 때에 또한 때때로 隴起하니 그 脈을 行할 때에 循循하게 지나다가 寸口에 이르러서 時大時小하니 脈大하면 邪氣가 온 것이고 脈小하면 平和롭게 되어 그 行함이 일정한 방향성이 없어 陰과 陽을 헤아리지 못한다.

A Translated Annotation of "SoMoonYoungChu RyuChanYakJu"

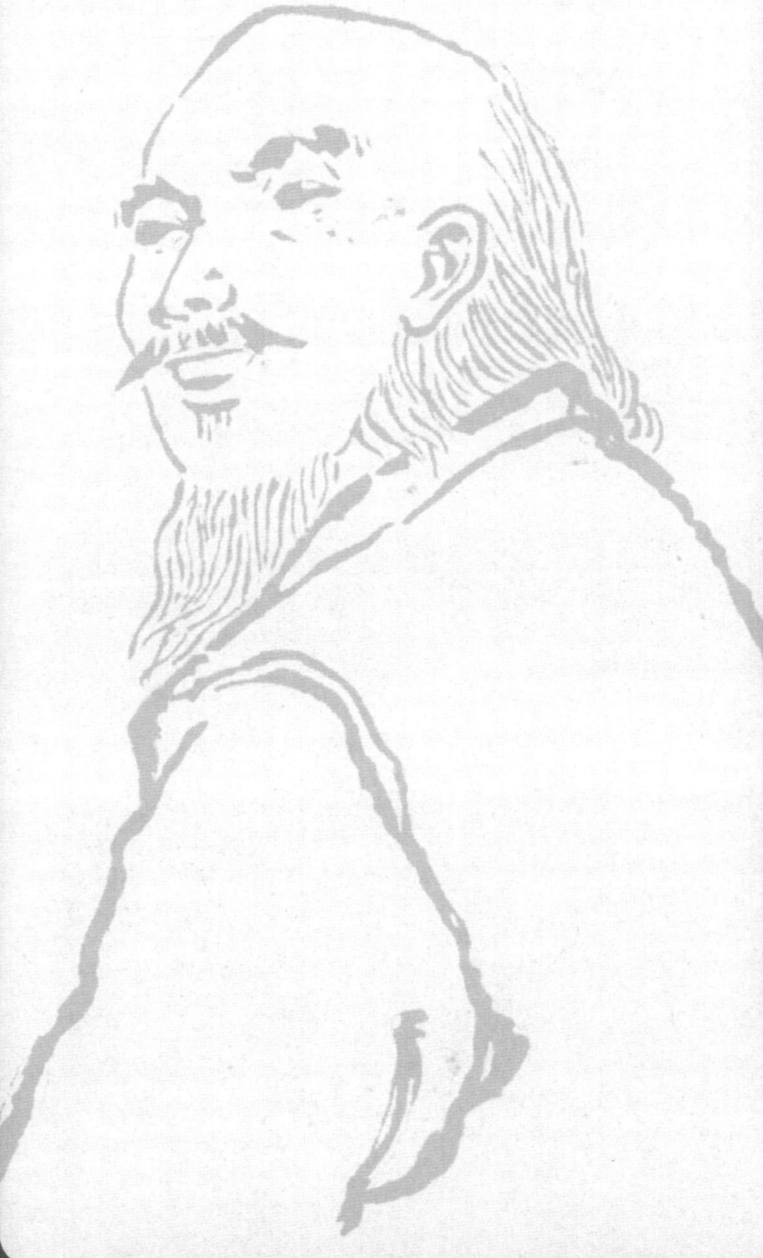

素問靈樞類纂約註

卷中

病機第三

1.『素問·六節藏象論』

五氣更立에 五行之氣라 **有所勝**하니 **盛虛之變**이 **此其常**[1]**也**라 **春勝長夏**하고 季夏十八日爲長夏니 木克土일새라 **長夏勝冬**하고 土克水일새라 **冬勝夏**하고 水克火일새라 **夏勝秋**하고 火克金일새라 **秋勝春**이 金克木일새라 **所謂得五行時之勝**이니 五行은 皆以生時로 爲勝이라 **各以氣命其藏**이라 如春氣屬肝之類[2]라 **求其至也**에 **皆歸始春**[3]하나니 至는 氣

五氣가 번갈아 섬에 五行의 기운을 말한다. 각각 이기는 바가 있으니 盛虛의 변화가 생기는 것은 그 항상 됨이다. 봄은 長夏를 勝하고 여름의 十八日이 長夏로 木克土하기 때문이다. 長夏는 冬을 勝하고 土克水하기 때문이다. 冬은 夏를 勝하고 水克土하기 때문이다. 夏는 秋를 勝하고 火克金하기 때문이다. 秋는 春을 勝하는 것이 金克木하기 때문이다. 이른바 五行이 그때의 勝함을 얻은 것이니 五行은 모두 生하는 때가 勝함이 된다. 각각 氣로써 藏에 명령한다. 예를 들면 春氣가 肝에 속하는 경우와 같다. 그 기운이 온 것을 구함에 모두 始春으로 돌아가야 하니 至는 氣가 이르는 것을 말한

1 항상 된다는 것은 법칙이라는 말과 유사하다.
2『全書本』에는 '春氣'뒤에 '與'가 있다.

至也라 吳註에 春爲四時之長이오 其氣不合于時하면 則五藏更相克勝하야 邪僻[4]多矣라 玉機眞藏論에 春脈者는 肝也며 東方木也니 萬物之所以始生也라하니라 **未至而至를 此謂太過니 則薄所不勝 而乘所勝也니 命曰氣淫**이오氣有餘하면 則侮所不勝 而乘其所勝이라 如木氣有餘하면 則反侮金 而乘脾土之類가 是也라 **至而不至를 此謂不及**이니 **則所勝**이 **妄行而所生**이 **受病**하고 **所不勝薄之也**니 **命曰氣迫**이라氣不足하면 則己所勝者가 無所畏而妄行하고 生己者가 遇妄行之克而受病하고 己所不勝者가 乘之而賊薄我하니 如木不足不能制土하고 土無所畏而妄行하니 生我之水가 被土淩而生病하고 己所不勝之金이 乘之而薄我也라

다. 吳崐註에 봄은 四時의 어른으로서 그 氣運이 時令에 合致하지 않으면 五藏이 서로 相克하여 邪僻된 것을 이기는 것이 많다고 하였다. 『素問·玉機眞藏論』에 春脈은 肝이며 東方木이니 萬物이 始生하는 脈이라고 하였다.

기운이 도달하지 않아야 하는 경우에 미리 도달한 것을 太過라고 하니, 勝하지 못하는 것을 핍박하고 勝하는 것에 올라타는 것이니 氣淫이라고 한다.氣가 有餘하면 자신이 이기지 못하는 것을 업신여기고, 자신이 이기는 바를 올라타게 된다. 가령 木氣가 有餘하면 도리어 金을 업신여기고 脾土를 乘하는 경우가 이에 해당한다. 기운이 도달하여야 하는데 아직 오지 않은 경우를 不及이라고 하니, 勝하는 것이 妄行하여 生하게 되는 것이 病들고 勝하지 못하는 것이 핍박당하게 되니 氣迫이라고 한다.氣가 不足하면 내가 이기는 것이 두려워함이 없이 妄靈되이 행동하고, 나를 낳는 것이 妄行의 克함을 받아서 疾病을 받게 된다. 그리고 내가 이기지 못하는 것이 올라타고, 나를 손상되게 한다. 예를 들면 木氣가 不足하면 木克土하지 못하여 土가 두려워함이 없이 妄行하고, 나를 낳아주는 水가 土의 깔봄을 받아서 疾病이 생기고 자신인 木이 이기지 못하는 金이 침범하여 나를 逼迫하게 된다.

---

3 大寒日이다.

4 邪邪스럽고 偏僻한 것을 말한다.

2. 『素問 · 藏氣法時論』

夫邪氣之客于身也에 以勝相加하야邪氣感人에 皆以勝相淩[5]하니 如木病由金勝과 土病由木勝之類라 至其所生而愈하고 己所生者니 如肝病愈于夏와 心病愈于長夏之類라 至其所不勝而甚하고克己者니 如肝病甚于秋와 心病甚于冬之類라 至于所生而持하고生己者니 如肝病持于冬과 心病持于春之類라 自得其位而起하나니逢己之旺이니 如肝病起于春과 心病起于夏之類라 必先定五藏之脈이라야如弦鉤耎毛石之類라 乃可言 間甚之時와 死生之期也라皆以生克爲斷이라

무릇 邪氣가 몸에 侵犯할 때에 勝하는 것으로 전파되어邪氣가 人體에 侵犯할 때 모두 이기는 氣運으로 서로 凌蔑하여 侵犯하게 되니, 예를 들면 木病은 金勝으로 말미암고, 土病은 木勝으로 말미암는 경우와 같은 것이다. 자신을 낳아주는 母의 때가 되면 病이 낫게 되고자신을 낳는 것을 말하니, 肝病은 여름에 낫고 心病은 長夏에 낫는 경우이다. 자신이 이기지 못하는 때가 되면 病이 심하게 되고자신을 이기는 것을 말하니, 肝病은 가을에 심해지고 心病은 겨울에 심해지는 경우이다. 자신이 낳아주는 때가 되면 維持하게 되고나를 生하는 것을 말하니, 肝病이 겨울에 維持되고 心病이 봄에 維持되는 경우이다. 스스로 그때를 만나서 낫게 되니자신의 왕성한 때를 만나는 것을 말하니, 肝病은 봄에 治療되고 心病은 여름에 治療되는 경우이다. 반드시 먼저 五藏의 脈을 定한 뒤라야 弦脈 鉤脈 軟脈 毛脈 石脈의 五藏의 脈象이다. 가히 심해지고 낫는 때와 죽고 사는 때를 알 수 있게 된다.間甚生死의 예후는 모두 生克으로써 判斷할 수 있다.

5 『全書本』에는 '皆以' 뒤에 '氣'가 있다.

3.『素問 · 陰陽應象大論』

陰陽者는 天地之道也오 萬物之綱紀요 變化之父母요 生殺之本始요 神明之府也라 治病에 必求于本이라必先明于陰陽하니 凡人之藏府氣血과 氣之風寒暑濕과 病之表裏上下와 脈之遲數浮沉과 藥之溫平寒熱이 皆不外陰陽二義라

陰陽이라는 것은 天地의 道이고 萬物의 綱紀이고 變化의 父母이고 生殺의 本始이고 神明의 창고가 된다. 그러므로 治病에 있어서 반드시 그 根本을 잘 살펴 구하여야 한다.반드시 먼저 陰陽에 밝아야 하니, 무릇 사람의 藏腑氣血과 氣의 風寒暑濕과 病의 表裏上下와 脈의 遲數浮沈과 藥의 溫平寒熱 모두가 陰陽에서 벗어나는 것이 없다.

故로 積陽爲天이요 積陰爲地니 陰靜陽躁하며 陽生陰長하며 陽殺陰藏이요天元紀大論曰 天以陽生陰長하고 地以陽殺陰藏이라하니라 新校正云 乾은 陽也라 位戌亥 九月十月이니 萬物之所收殺也니 孰謂無陽殺之理哉리오하니라 陽化氣하고 陰成形이라 寒極生熱하고 熱極生寒하며陰陽之理가 極則變生하니 即大易老變而少不變之義

그러므로 陽氣가 쌓이면 하늘이 되고 陰氣가 쌓이면 땅이 되니, 陰은 고요하고 陽은 躁動하며 陽은 生하고 陰은 長하며 陽은 殺하고 陰은 貯藏하는 것이고『素問 · 天元紀大論』에 하늘은 陽으로 陰長을 生하게 하고 땅은 陽으로 陰藏을 죽인다고 하였고『新校正』에 乾은 陽으로 位置는 戌亥이고 九月十月에 萬物을 收斂 肅殺하는 기운이라고 하였으니 누가 陽이 죽인다는 意味가 없다고 하겠는가?라고 하였다. 陽은 氣로 변화하고 陰은 形體를 이룬다. 寒이 極하면 熱이 되고 熱이 極하면 寒이 되며陰陽의 理致가 極하면 變生한다. 즉『周易』에 老는 變하지만 少는 變하지 않는다는 意味와 같다.

라 **寒氣生濁**하고 **熱氣生淸**이라 **淸氣在下**하면 **則生飧泄**하고 **濁氣在上**하면 **則生䐜脹**하나니 **此**는 **陰陽反作**에 **病之逆從也**라陰陽相反하고 淸濁易位하면 則爲逆이오 順則爲從矣라

寒氣는 濁을 낳고 熱氣는 淸을 낳는다. 淸氣가 아래에 있으면 飧泄이 생기게 되고 濁氣가 상부에 있으면 䐜脹이 생기게 되니, 이는 陰陽이 바뀌게 되어 나타나는 病의 逆從이다.陰陽이 서로 반대로 되고 淸濁이 位置가 바뀌게 되면 逆이 되고, 順하면 곧 從이 된다.

故로 **淸陽**은 **爲天**이오 **濁陰**은 **爲地**라 **地氣上爲雲**하고 **天氣下爲雨**하니 **雨出地氣**요 **雲出天氣**라天地相交에 雲行雨施 而後能化生萬物이라 以人言之하면 飮食入胃하야 遊溢精氣하고 上輸于脾하며 脾氣散精하야 上歸于肺하니 是地氣上爲雲也라 肺行下降之令하야 通調水道하고 下輸膀胱하야 水精四布하니 是天氣下爲雨也라 六微旨大論云 升已而降하니 降者謂天이오 是雲出天氣也라 降已而升하니 升者謂地오 是雨出地氣也라 此皆上下相輸應也라 故互言之

그러므로 淸陽은 하늘이 되고 濁陰은 땅이 된다. 地氣가 올라가 구름이 되고 天氣가 내려가 비가 되니, 비는 地氣로부터 생기고 구름은 天氣로부터 생긴다.天地의 氣運이 서로 交流하여, 눈과 비가 내린 후에 萬物이 生化한다. 사람으로 말하면 飮食이 胃에 들어와 精氣를 充足하게 하여 脾로 輸送하고 脾氣가 精氣를 돌려주고 위로 肺에 귀납되니, 이것이 地氣가 상승하여 구름이 되는 것과 같다. 肺에서 下降하라는 命令을 내리면 水道를 소통시키고 아래로 膀胱에 전송하여 水精이 전신에 分布되니 이것이 天氣가 하강하여 비가 되는 것이다. 『素問·六微旨大論』에 上昇이 다하면 下降한다는 것이니 降은 땅을 말하고, 여기서의 비는 地氣로 부터 나오며; 하강이 다하면 上昇한다는 것이니 升은 하늘을 말하고, 여기서의 구름이 天氣로부터 나오니, 이것은 上下가 모두 相應하는 것이므로 바꾸어 말하였다.

라하니라

故로 清陽은 出上竅하고耳目口鼻라 濁陰은 出下竅하며前後二陰이라 清陽은 發腠理하고陽主外일새라 濁陰은 走五藏하며陰主內일새라 清陽은 實四肢하고四肢爲諸陽之本일새라 濁陰은 歸六府라傳化五穀[6]일새라

故로 清陽은 耳目口鼻의 上竅로 나가고耳目口鼻를 말한다. 濁陰은 前陰과 後陰의 下竅로 나오며前陰과 後陰의 二陰을 말한다. 清陽은 腠理로 나오고陽은 外部를 주관하기 때문이다. 濁陰은 五藏에 走하며陰은 內部를 주관하기 때문이다. 清陽은 四肢를 충실하게 하고四肢는 모든 陽氣의 根本이기 때문이다.

濁陰은 六府에 돌아가게 된다.五穀을 傳化하기 때문이다.

水爲陰이오 火爲陽이니人身之水火라 陽爲氣요 陰爲味라 味歸形 形歸氣 氣歸精 精歸化하니王註에 形食味 故味歸形이오 氣生形 故形歸氣오 精食氣 故氣歸精오 化生精 故精歸化라하니라 精食氣하고 形食味라氣和精生하고 味和形長이라

水는 陰이고 火는 陽이니사람에 있어 水火를 말한다. 陽은 氣이고 陰은 味가 된다. 味는 形에 귀속되고 形은 氣에 귀속되며 氣는 精에 귀속되고 精은 化하게 되니, 王氷의 註에 形體는 음식물을 滋養分으로 삼기 때문에 味는 形體에 歸屬되고, 氣는 形體를 만들기 때문에 形은 氣에 歸屬되고, 精은 氣를 滋養分으로 삼기 때문에 氣는 精에 歸屬되고, 化하여 精을 만들므로 精은 化에 歸屬된다고 하였다. 精은 氣를 바탕으로 하고 形은 味를 바탕으로 만들어진다. 氣和하면 精이 만들어지고, 味和하면 形이 자란다.

化生精하고 氣生形하

化하여 精을 만들고 氣는 形을 만들며

6 음식물을 먹어서 소화 흡수를 거쳐 배설되는 과정을 말함.

며神能生精하고 氣能生形이라 **味傷形**하고 **氣傷精**하며味太過하면 則偏勝 故傷形이라 氣有餘하면 便是火 故傷精이라 **精化爲氣**요 **氣傷于味**라食傷則氣怠라

神은 능히 精을 만들고, 氣는 능히 形을 만든다. 味는 形을 손상시키고 氣는 精을 손상시키며味가 太過하면 偏勝하므로 形體를 손상시킨다. 氣가 有餘하면 이것이 火로 변하게 되므로 精을 손상시킨다. 精이 化하면 氣가 되고, 氣는 味로 인하여 손상하게 된다.飮食에 損傷되면 氣가 쇠약해진다.

陰味[7]는 **出下竅**하고 便溺라 **陽氣**[8]는 **出上竅**하니精神이라 **味厚者爲陰**이오 **薄爲陰之陽**이며 **氣厚者爲陽**이오 **薄爲陽之陰**이라 **味厚則泄**하고純陰下降이라 故能瀉火라 **薄則通**하며薄但通利오不至大泄이라 **氣薄則發泄**하고能發汗升散이라 **厚則發熱**이라氣厚純陽이니能補陽이라

陰味는 下竅로 나가게 되고大小便을 말한다. 陽氣는 上竅로 나가게 되니精神을 말한다. 味厚한 것은 陰이고 味薄한 것은 陰中의 陽이며, 氣厚한 것은 陽이고 氣薄한 것은 陽中의 陰이다. 味厚하면 泄하게 되고純陰은 下降한다. 그러므로 능히 瀉火시킨다. 味薄하면 通하게 되며薄하면 다만 通利시키지 大泄시키지는 않는다.

氣薄하면 發泄하게 되고능히 發汗 升散시킨다. 氣厚하면 發熱하게 된다.氣가 厚하면 純陽으로 능히 補陽시킨다.

壯火之氣는 **衰**하고 **少火之氣**는 **壯**하며壯已必衰하고 少已則壯이라 **壯火食氣**하고 **氣食少火**하

壯火의 氣運은 쇠약하게 되고, 少火의 氣運은 건장하게 되며健壯함이 다하면 반드시 衰退해지고, 衰退함이 끝나면 健壯하게 된다. 壯火는 氣를 消耗시키고 氣는 少火를 근원

7 陰에 해당하는 五穀味를 말함.
8 陽에 해당하는 精神과 같은 氣를 말함.

니 **壯火散氣**하고 **少火生氣**라火는 即氣也라 火壯則能耗散元氣 故曰壯火食氣오 少火則能生長元氣[9] 故曰氣食少火라 蓋人身賴此火以有生하고 亦因此火而致病이로대 但可使之和平 而不可使之亢盛이라 以亢則必致害耳라 馬註乃以此段解作藥味하야 反訾王註爲不明하고 引東垣用藥法象以實之 而曰用氣味太厚之藥은 壯火之品이니 則吾人之氣는 不能當之 而反衰矣라 是桂附永無可用之期也하니 有是理乎아 叛經背道하면 貽誤後學하니 不可不辨也라하니라

으로 하니, 壯火는 元氣를 소모시키고 少火는 氣를 만든다. 火는 즉 氣이다. 火가 健壯하면 능히 元氣를 耗損시키므로 '壯火食氣'라고 하였고, 少火는 능히 元氣를 生長하게 하므로 '氣食少火'라고 하였다. 대개 사람은 이 火에 의지하여 살아가며, 또한 이 火로 말미암아 疾病에 걸리게 된다. 다만 火를 和平하게 하여야 하지, 亢盛하게 하면 안 된다. 만약 亢盛하게 되면 危害를 입게 되어 안 된다. 馬蒔의 註에 이 段落을 藥味로 解釋하면서 王冰註에서 明確하지 못하다고 비판하였고, 李東垣의 『用藥法象』으로 이를 實證하면서 氣味가 너무 진한 藥物은 火를 건장하게 만드는 것이니, 즉 사람의 氣運에는 마땅하지 않고 오히려 衰退하게 한다. 그러므로 肉桂와 附子를 영원히 사용하지 않도록 주의하여야 하니 이러한 이치가 있는 것인가? 經典의 의미에 背叛하고 도리에 어긋나게 하면 後學에 잘못을 끼치게 되니 반드시 辨別하여야 한다고 하였다.

氣味辛甘은 **發散**하니 **爲陽**이오 **酸苦**는 **涌泄**하니 **爲陰**이라此處加氣味二字別之하니 則上文專言氣而不言味를 可知矣니 安得以壯火屬之藥味乎아 辛散甘緩

氣味가 辛甘한 것은 發散하니 陽이고 酸苦한 것은 涌泄하니 陰이 된다. 여기에서 '氣味'라는 두 글자를 넣어서 구별하였으니 즉 위 文章에서는 오직 氣만을 언급하였고 味를 언급하지 않았음을 가히 알 수 있으니, 어찌 壯火로써 藥味에 속하게 하겠는가? 매운 것은 흩어주고 단 것은 완화시키

9 『全書本』에는 '故曰壯火食氣 少火則能生長元氣'가 없다.

故發散爲陽이오 酸收苦泄 故湧泄爲陰이라

기 때문에 發散하는 것은 陽이고, 신 것은 수렴하고 쓴 것은 泄下시키므로 涌泄시키는 것이 陰이 된다.

陰勝則陽病하고 **陽勝則陰病**하며 **陽勝則熱**하고 **陰勝則寒**하며 **重寒則熱**하고 **重熱則寒**이라物極則反이라

陰勝하면 陽病이 되고 陽勝하면 陰病이 되며 陽勝하면 熱이 나고 陰勝하면 寒하게 되며 重寒하면 熱이 나고 重熱하면 차게 된다.萬物이 極에 이르면 반대의 현상이 된다.

寒傷形하고寒由形感이라 **熱傷氣**하니熱則氣泄하니 亦猶壯火食氣之義라 **氣傷**하면 **痛**하고 **形傷**하면 **腫**이라 **故**로 **先痛而後腫者**는 **氣傷形也**오 **先腫而後痛者**는 **形傷氣也**라

寒은 形體를 損傷시키고寒으로 말미암아 形體가 感應하는 것이다. 熱은 氣를 損傷시키니熱하면 氣泄하게 되니 역시 壯火食氣의 意味이다. 氣傷하면 아프게 되하고 形傷하면 붓게 된다. 그러므로 먼저 痛症이 있고 나중에 腫脹이 되는 경우는 氣가 형체를 손상시킨 것이고, 먼저 腫脹이 있고 나중에 痛症이 있는 경우는 형체가 氣를 손상시킨 것이다.

風勝則動하고眩運搐搦[10]이라 **熱勝則腫**하고 癰瘍痤疿[11]라 **燥勝則乾**하고津液枯涸하야 皮膚皴揭라 **寒勝則浮**하고寒變爲熱하야

風勝하면 動하게 되고眩運과 搐搦이다.
熱勝하면 腫脹이 되고癰瘍과 痤疿이다.
燥勝하면 마르게 되고津液이 枯渴되어 皮膚가 갈라지게 된다. 寒勝하면 浮하게 되고寒이 熱로 변하여 神氣가 이에 뜨는 것이다.

10 눈앞이 캄캄해지면서 어지러운 것과, 근육이 갑자기 수축되는 경련과 유사한 증상.
11 종기와 뾰루지.

神氣乃浮라 **濕勝則濡瀉**라土不能防水 而水反侮土라

濕勝하면 濡瀉하게 된다.土가 능히 水를 막지 못하여 水가 도리어 土를 업신여기게 된다.

天有四時五行하야 **以生長收藏**하며 **以生寒暑燥濕風**하고外感五邪니 水寒 火暑 金燥 土濕 木風이라 **人有五藏化五氣**하야 **以生喜怒悲憂恐**이라內傷五邪니 心喜 肝怒 肺悲 脾憂 腎恐이라

하늘에 四時五行이 있어 生長收藏하게 되며 寒暑燥濕風이 생기게 되고外部로부터 五邪에 感觸되는 것이니, 五邪는 水寒 火暑 金燥 土濕 木風이다.

사람에 五藏이 있어 이것이 五氣로 變化하여 喜怒悲憂恐의 감정이 생기게 된다.안으로 五邪에 損傷당하게 되니, 五邪는 心喜 肝怒 肺悲 脾憂 腎恐이다.

故로 **喜怒**는 **傷氣**하고 **寒暑**는 **傷形**하야 **暴怒傷陰**하고 **暴喜傷陽**하며 **厥氣上行**하야 **滿脈去形**하니逆氣上行하야 能滿溢于經絡 而令神氣離形이라 **喜怒**[12]**不節**하며內傷이라 **寒暑**[13]**過度**하면外感이라 **生乃不固**라 **故**로 **重陰必陽**이오 **重陽必陰**이라陰症反似陽하고 陽症反似陰이라

그러므로 喜怒는 氣를 손상시키고, 寒暑는 形을 손상시키고, 暴怒는 陰을 손상시키고, 暴喜는 陽을 손상시키게 되며 厥氣가 上行하여 滿脈이 形體를 떠나게 되니逆氣가 上行하여 經絡에 가득 차게 되면 神氣로 하여금 形體를 떠나게 한다.

喜怒를 調節하지 못하며內傷이다.

寒暑가 過度하면外感이다.

삶이 이에 堅固하지 못하게 된다. 그러므로 陰이 겹치면 반드시 陽이 될 것이고, 陽이 겹치면 반드시 陰이 될 것이다.陰證이 도리어 陽證과 유사하게 되고, 陽證이 도

12 感情의 變化를 말함.
13 외부 氣候의 變化를 말함.

리어 陰證과 유사하게 된다.

故로 曰冬傷于寒하면 春必溫病하고寒毒最爲殺厲라 伏藏肉[14]裏하야 至春變爲溫病하고 至夏變爲熱病이라 春傷于風하면 夏生飧泄하고風木克土라 夏傷于暑하면 秋必痎瘧하고暑熱伏藏하고 復感秋風하면 必爲寒熱之瘧이라 秋傷于濕하면 冬生欬嗽하나니라王註에 秋濕既多하고 冬水復旺하면 寒濕相搏故嗽라 喻嘉言은 改作秋傷于燥가 多事라

그러므로 겨울에 寒邪에 損傷되면 봄에 반드시 溫病이 되고寒毒은 殺厲한데 肌肉의 안에 숨어 있다가, 봄이 되어 變化하여 溫病이 되고 여름이 되어 변화하여 熱病으로 된다. 봄에 風邪에 損傷되면 여름에 飧泄이 發生하고風木이 土를 克한 것이다. 여름에 暑邪에 損傷되면 가을에 반드시 痎瘧이 되고暑熱이 잠복하여 내부에 숨어 있다가 다시 秋風에 感觸되면 반드시 寒熱의 瘧이 된다. 가을에 濕邪에 損傷되면 겨울에 欬嗽가 생기게 된다.王冰註에 秋濕이 이미 많고 冬水가 다시 旺盛해지면 寒濕이 相搏하므로 기침하게 된다. 喩嘉言은 "秋傷于燥"라고 고친 부분이 많다.

故로 曰 天地者는 萬物之上下也오 陰陽者는 血氣之男女也오 左右者는 陰陽之道路也오 水火者는 陰陽之徵兆也오 陰陽者는 萬物之能始也라資始成能이라

그러므로 天地는 萬物의 上下이고 陰陽은 血氣의 男女이고 左右는 陰陽의 道路이고 水火는 陰陽의 徵兆이고 陰陽은 萬物의 能始가 된다.시작의 근본이 되며 능함이 이룸이 된다.

14 『全書本』에는 '肉'이 '內'로 되어 있다.

故로 曰 陰在內하니 陽之守也오爲陽營守라 陽在外하니 陰之使也라爲陰捍衛라

그러므로 陰은 안에 있으니 陽이 지키는 것이고,陽으로 運營하고 지키는 것이다. 陽은 외부에 있으니 陰의 使臣이 된다.陰으로 막고 보호하는 것이 된다.

陽勝則身熱하고 腠理閉하며 喘麤하고腠理不開而氣並于鼻라 故喘粗라 爲之俛仰하며不安之貌라 汗不出하고陽勝而腠理閉故無汗이라 面熱[15]하며 齒乾하고陽明熱盛일새라 以煩冤하며 腹滿死하니熱脹으로 內外合邪 故死라 能冬不能夏오夏爲火令하니 冬尚可耐라 陰勝則身寒汗出하며陰勝多汗은陽虛不能衛外일새라 身常清하며冷이라 數慄而寒하니 寒則厥하고 四肢逆冷이라 厥則腹滿死하나니寒脹이라 能夏不能冬이라冬爲水令이라

陽勝하면 身熱이 생기고 腠理가 막히며 喘麤하고腠理가 열리지 않고 氣가 코에 합하게 된다. 그러므로 거칠게 헐떡거린다. 답답하여 몸을 굽혔다 폈다 하며不安한 모습이다.

땀이 나지 않고陽이 勝하였으므로 腠理가 막히게 되어 땀이 나지 않는다. 面熱하며 齒乾하고陽明의 熱이 盛하기 때문이다.

煩冤하며 腹滿하여 죽게 되니,熱脹으로 內外가 邪氣와 합하였기 때문에 죽는다.

겨울에는 견딜 수 있으나 여름에는 견디지 못하고,여름은 火令이므로 겨울에는 오히려 견딜 수 있다. 陰勝하면 身寒 汗出하며陰勝하면 多汗한 것은 陽虛하여 外部를 護衛하지 못하기 때문이다. 몸이 항상 차며몸이 찬 것이다. 數慄하면서 寒하니 寒하면 厥이 생기고四肢厥冷이다. 厥하면 腹滿하여 죽게 되니,寒脹이다. 여름에는 견디나 겨울에는 견디지 못하게 된다.겨울은 水令이다.

15 面熱은 『素問·陰陽應象大論』에 '而熱'로 되어 있다.

4.『素問·太陰陽明論』

陰陽異位하야 更虛更實하며 更逆更從하며 或從內하며 或從外하니 所從이 不同故로 病異名也니이다 陽者는 天氣也니 主外하고 陰者는 地氣也니 主內라 陰陽異位일새라

陰陽이 그 위치를 달리하여 번갈아 虛하거나 實하게 되며 번갈아 逆하거나 從하게 되며 혹은 內로 가며 혹은 外로 가니, 따르는 바가 한결같지 않으므로 病의 이름도 다르다. 陽은 天氣이니 밖을 주관하고 陰은 地氣이니 안을 주관한다.陰陽이 각각 맡은 位置가 다르기 때문이다.

故로 陽道는 實하고 陰道는 虛라更實更虛라 吳鶴皐는 加陰道實 陽道虛句라

그러므로 陽道는 實하고 陰道는 虛하다.虛하였다가 實하기를 번갈아 한다. 吳鶴皐는 "陽道實 陰道虛"라는 文句를 追加하였다.

故로 犯賊風虛邪者는 陽受之요 食飮不節하며 起居不時者는 陰受之니外感陽受하고 內傷陰受니 所謂從內從外라 陽受之則入六府하고 陰受之則入五藏이라府屬陽하고 藏屬陰[16]이라

그러므로 賊風虛邪가 침범한 경우는 陽이 邪氣를 받은 것이고, 食飮不節하며 起居가 일정하지 않은 경우는 陰이 邪氣를 받은 것이니外感은 陽이 邪氣를 받는 것이고, 內傷은 陰이 邪氣를 받는 것이니, 이른바 안으로부터 시작되는 것과 밖으로부터 시작되는 것을 말한다. 陽이 邪氣를 받으면 六腑로 들어가게 되고 陰이 邪氣를 받으면 五藏으로

16 성질이 같은 것끼리 서로 모이기 때문에, 성질이 같은 곳으로 邪氣가 침범하게 된다.

들어가게 된다.六腑는 陽에 속하고, 五藏은 陰에 속한다.

入六府則身熱 不時臥[17]하며 上爲喘呼하고 入五藏則䐜滿閉塞하며 下爲飱泄하며 久爲腸澼이라便血下痢라

邪氣가 六腑에 들어가게 되면 身熱 不時臥하며 위로는 喘呼하게 되며, 邪氣가 五藏에 들어가게 되면 뱃속이 가득 차서 붓고 막히게 되며 아래로는 飱泄하며 오래되면 大便에 피가 섞여 나오는 腸澼이 된다.대변에서 피가 보이며 곱이 낀 泄瀉를 하다.

故로 喉[18]主天氣하고 咽[19]主地氣라肺系屬喉하야 司呼吸하야 受氣于鼻라 胃系屬咽하야 納水穀하야 受氣于口라

그러므로 喉는 天氣를 주관하고 咽은 地氣를 주관한다.肺系는 喉에 속하는 것으로 呼吸을 관장하여 코로 大氣를 받아들인다. 胃系는 咽에 속하는 것으로 水穀을 收納하여 입으로 地氣를 받아들인다.

故로 陽受風氣하고風爲陽邪라 陰受濕氣라濕爲陰邪라

그러므로 陽은 風氣를 받고風은 陽邪이다. 陰은 濕氣를 받는다.濕은 陰邪이다.

故로 陰氣는 從足上行至頭하야 而下行循臂至指端하고 陽氣는 從

그러므로 陰氣는 발로부터 위로 머리에 이르고 다시 내려가 팔을 따라 손끝에 이르고, 陽氣는 손으로부터 위로 머리

17 때가 되어 자려고 해도 잠을 자지 못하는 것을 말함.
18 공기가 소통되는 喉頭를 말함.
19 음식이 통과하는 咽頭를 말함.

手上行至頭하야 而下行至足이라靈樞曰 手三陰從藏走手하고 手三陽從手走頭하고 足三陽從頭走足하고 足三陰從足走腹하니 所謂更逆[20]更從也라

에 이르고 다시 내려가 다리에 이른다. 『靈樞』에 手三陰은 從藏走手하고 手三陽은 從手走頭하고 足三陽은 從頭走足하고 足三陰은 從足走腹이라고 하였으니 이른바 拒逆하기도 하고 다르기도 하는 것을 말한다.

故로 曰 陽病者는 上行極而下하고 陰病者는 下行極而上이라 故로 傷于風者는 上先受之하고風爲天氣니 極則下行이라 傷于濕者는 下先受之니이다濕爲地氣니 極則上行이라

그러므로 가로대 陽病인 경우에는 上行함이 다하면 下行하고, 陰病인 경우는 下行함이 다하면 上行하게 된다. 그러므로 風邪에 傷한 경우에는 윗부분 먼저 邪氣를 받고風은 天氣이니 極하면 내려가게 된다. 濕邪에 傷한 경우에는 아랫부분 먼저 邪氣를 받는다.濕은 地氣이니 極하면 올라가게 된다.

5.『素問·調經論』

陽虛則外寒[21]이라 陽受氣于上焦하야 以溫皮膚分肉之間하나니 令寒氣在外하면 則上

陽虛하면 外寒하게 된다. 陽이 上焦에서 氣運을 받아 皮膚分肉의 사이를 따듯하게 하는 것인데, 寒氣로 하여금 외부에 있게 하면 上焦의 氣가 소통되지

20『全書本』에는 更逆이 逆從으로 되어 있다.
21 體表 부위가 찬 것을 말함.

焦不通하고 上焦不通하면 則寒氣獨留于外라 故로 寒慄이라陽虛之人은 無以衛外라 雖不感邪라도 亦必畏寒이라

못하게 되고 上焦가 소통되지 못하면 寒氣가 홀로 外部에 머물게 된다. 그러므로 추워서 떨게 된다.陽虛한 사람은 外部를 護衛하지 못하게 된다. 비록 邪氣에 感受되지 않았더라도 또한 반드시 찬 것을 싫어하게 된다.

陰虛生內熱[22]이라 有所勞倦하면 形氣衰少하고 穀氣不盛하면形勞氣虛食少는 此內傷之症이라

陰虛하면 內熱이 발생하게 된다. 勞倦하게 되면 形氣가 衰少하게 되고 穀氣가 가득 차지 못하면形勞 氣虛 食少는 內傷의 症候이다.

上焦不行하야 下脘不通하니 胃氣熱하고虛而生熱이라 熱氣熏胸中이라 故로 內熱이라陰虛之人은 水不能制火하니 則內熱自生이라

上焦의 氣運이 行하지 못하여 下脘이 소통하지 못하게 되니 胃氣가 熱하게 되고虛하여 熱이 난다. 熱氣가 胸中을 熏蒸하게 된다. 그러므로 內熱하게 된다.陰虛한 사람은 水가 火를 制壓하지 못하니 內熱이 스스로 생기게 된다.

陽盛生外熱이라 上焦不通利하면 則皮膚緻密하고 腠理閉塞하고 玄府汗孔也 不通하야 衛氣不得泄越이라 故로 外熱이라此는 即[23]今人外感傷寒之症이라

陽盛하면 外熱이 발생하게 된다. 上焦가 通利하지 못하면 皮膚가 緻密하게 되고 腠理가 막히고 玄府가玄府는 땀구멍을 말한다. 막혀서 衛氣가 泄越하지 못하게 된다. 그러므로 外熱하게 된다.이것은 사람의 外感傷寒의 症狀이다.

22 몸의 속이 더운 것을 말함.
23 『全書本』에는 '即'이 없다.

陰盛生內寒이라 厥氣上逆하야 寒氣積于胸中而不瀉하니 不瀉則溫氣去하고 寒獨留 則血凝泣하니 凝則脈不通하야 其脈盛大以濇이라 故로 中寒이라昂按컨대 陰盛中寒 血澀之人은 何以反得盛大之脈이리오

陰盛하면 內寒이 발생하게 된다. 厥氣가 上逆하여 寒氣가 胸中에 쌓여서 不瀉하게 되니 不瀉하게 되면 溫氣가 물러나게 되고 寒氣가 홀로 남게 되어 血이 凝泣하게 되니 凝泣하면 脈不通하게 되어 脈이 盛大하면서 濇하게 된다. 그러므로 中寒하게 된다.澀에 대하여 내가 생각건대 陰盛하여 몸 인이 寒하고 血澁한 사람은 어찌 도리어 盛大한 脈象이 나타나는가?

6.『素問・生氣通天論』

陽氣者는 若天與日하니 失其所면 則折壽而不彰이라 故로 天運當以日光明이라人之有陽은 猶天有日이라

陽氣라는 것은 하늘에 태양이 있는 것과 같으니 제 위치에 있지 못하면 수명이 줄어 오래 살지 못한다. 그러므로 天運은 마땅히 태양으로 인하여 밝게 된다.사람에 陽氣가 있는 것은 하늘에 太陽이 있는 것과 같은 것이다.

是故로 陽因而上하야 衛外者也라 因于寒하면 欲如運樞[24]하며如樞運動하니 則寒氣散이라 起

그러므로 陽으로 인하여 위로 올라가 외부를 護衛한다. 寒으로 인하게 되면 運樞와 같게 되며,지도리가 움직여 문이 열고 닫히는 것과 같으니 즉 寒氣가 흩어진다. 起居에

24 여닫이 문을 여닫을 때 중심이 되는 지도리가 열고 닫히는 과정을 반복하는 것을 말함.

居如驚하야 神氣乃浮오經曰 寒勝則浮라하니라 蓋寒變爲熱하니 令人起居驚擾而神氣浮越이라 因于暑하면 汗暑多挾濕挾虛라 故多汗이라 煩則喘喝하고 靜則多言하며暑先入心하야 而熱熏肺라 故煩喘多言이라 體若燔炭하야 汗出而散이오暑症無甚熱하니 不宜汗이라 若熱如燔炭하면 必汗以散之라 因于濕하면 首如裹하고頭目昏重이 如物裹之라 濕熱不攘하야 大筋은 緛音軟이라 短[25]하고 小筋은 弛長하니 緛短爲拘[26]요 弛長爲痿[27]오筋受熱則縮而短 故拘急이라 受濕則弛而長 故痿躄이라 因于氣하면 爲腫이요 氣傷形而爲腫이라 四維[28]相代하면 陽氣乃

놀라는 것과 같아 神氣가 이에 흩어져 浮越하게 되고,『內經』에 寒이 이기면 浮하게 된다고 하였다. 대개 寒이 변하여 熱이 되니, 사람의 起居에 놀라서 흐트러짐이 있으면 神氣가 浮越하게 된다. 暑로 인하게 되면 땀이 나고더위는 濕氣를 동반하는 경우와 虛를 동반하는 경우가 많이 있다. 그러므로 땀이 많이 난다. 답답하면 喘喝하고, 고요하면 말이 많아지며더위가 먼저 心으로 들어가서 熱氣가 肺를 熏蒸한다. 그러므로 煩 喘 多言하게 된다. 몸은 燔炭과 같게 되어 땀을 내어 邪氣를 흩어지게 한다.暑症은 심한 熱이 없으니 發汗시키는 것은 마땅하지 않다. 만약 熱이 燔炭과 같이 나면 반드시 땀을 내어 發散시킨다. 濕으로 인하면 머리를 싸맨 것처럼 무겁게 되고頭目이 어지럽고 무거운 것이 머리를 싼 것과 같다. 濕熱이 제거되지 않아 大筋은 짧아져 緛音은 軟이다. 短하게 되고 小筋은 늘어나 弛長하게 되니, 緛短한 것은 拘가 되고 弛長한 것은 痿가 된다.筋肉이 熱을 받으면 수축하여 짧아지게 되므로 拘急하게 되고, 筋肉이 濕을 받으면 이완되어 늘어나게 되므로 痿躄하게 된다. 氣로 인하면 붓게 되고氣가 形을 손상

25 짧아지는 것을 말함.
26 근육이 당기거나 경직되는 것을 말함.
27 근육이 힘이 없어 늘어지는 것을 말함.
28 사계절에 寒暑濕氣에 감촉되어 筋骨血肉이 손상되는 것을 말함.

竭이라王註에 筋骨血肉이 更代而壞라하니라 馬註에 四維는 四肢也라 按컨대 至眞要大論에 彼春之暖이 爲夏之暑하고 彼秋之忿이 爲冬之怒라하니라 謹按컨대 四維斥候 皆歸라하니 則四維乃四時也라 二句總結上文四段하니 言感此邪者는 更曆寒暑之代謝하면 則陽氣盡壞矣오 非單指因氣而言也니라

시켜 붓게 된다. 四維가 서로 번갈게 되면 陽氣가 이에 枯渴된다. 王冰註에 筋骨血肉이 번갈아 손상된다고 하였고, 馬蒔註에 四維는 四肢라고 하였다. 생각건대 『素問 · 至眞要大論』에 저 봄의 따뜻함이 여름의 더위가 되고 저 가을의 忿함이 겨울의 怒가 된다고 하였다. 삼가 생각건대 『素問·至眞要大論』에 四維를 잘 살피면(斥候) 계절의 변화를 알 수 있게 된다고 하였으니 즉 四維는 四時이다. 이 두 구절은 위의 네 구절을 總結하였으니, 이 邪氣에 感觸되는 것은 寒暑의 代謝를 번갈아 받는 것인즉 陽氣가 모두 損壞될 것이오, 단순히 氣로 인한다고 말하는 것은 아니다.

陽氣者는 煩勞則張하며 精絶氣張于外하면 精絶于中이라 **辟積于夏하면**如衣襞積이라 **使人煎厥하야**煎煩厥逆이라 **目盲不可以視하고 耳閉不可以聽하야**精絶所致라 **潰潰乎若壞都하며 汩汩乎不可止니라**

陽氣라는 것은 煩勞하면 張하며 精絶하게 된다. 氣가 外部에서 旺盛하면 內部에서 精氣가 끊기는 것이다. **여름에 쌓이게 되면** 옷에 주름이 쌓이는 것과 같다. **煎厥이 생기게 하여** 煎은 답답한 것이고, 厥은 거꾸로 거스르는 것이다. **눈이 캄캄하여 보이지 않고 귀가 막혀 들리지 않게 되어** 精氣가 끊겨서 나타나는 現象이다. **潰潰하게 도시가 파괴되는 것과 같으며 汩汩하여 그치지 않는 것과 같다.**

陽氣者는 大怒則形氣絶常行之經氣阻絶하면 不周于形體라 **而血菀于上하야 使人薄厥하고**鬱同이

陽氣라는 것은 大怒하면 形氣가 끊기게 되고 平常時에 行하는 經氣가 막히거나 끊기면 形體에 두루 순환하지 못하게 된다. **血이 上部에 울체되어 薄厥이 생기게 하고,** 菀은 鬱과 같다.

라 有升無降而厥逆이라 有傷于筋하면 縱其若不容이라縱緩不能爲容止라

올라가는 것은 있지만 내려가는 것이 없어서 厥逆이 된다. 筋이 傷하게 되면 늘어져서 움직이지 못하는 것처럼 된다.縱緩하여 능히 기거와 동작을 하지 못하게 된다.

汗出偏沮하면 使人偏枯하고沮는 止也라 偏은 不遍也라 陽氣不能周于一身하니 無汗之處에 必有半身不遂之患이라 汗出見濕하면 乃生痤疿하고痤는 癤也오 疿는 風癮也라 高膏同이라 梁[29]之變이 足能也라 生大丁[30]하니 受如持虛하고王註에 如持虛器하야 以受邪毒이라하고 吳註에 初起之時에 不覺其重이라하니라 勞汗當風하야 寒薄爲皶요粉刺[31]라 鬱乃痤라久則爲痤라

땀이 나는데 한쪽만 치우치게 나타나면 偏枯가 되고沮는 그치는 것이다. 偏은 고루 미치지 못하는 것이다. 陽氣가 몸 전체를 두루 돌지 못하니 땀이 나지 않는 곳은 반드시 半身不隧의 疾患이 생긴다. 땀이 나면서 濕이 있으면 痤疿가 생기고뾰루지인 痤는 부스럼인 癤이고, 땀띠인 疿는 風癮이다. 高高는 膏와 같다. 高粱으로 인하여 생기는 病變은 족히足은 能으로 '족히, 능히' 라고 해석한다. 커다란 大丁을 만드니 빈 것을 잡는 듯이 하고王冰註에 빈 그릇을 가지고 있는 것과 같아서 邪毒을 받는 것이라고 하였고, 吳崐註에 처음 시작되었을 때는 그 危重함을 깨닫지 못한다고 하였다. 勞動을 하여 땀이 난 상태에서 風邪에 감촉되어 寒氣가 逼迫하면 뾰드락지 또는 여드름인 皶가 되고,粉刺이다. 울체되면 뾰루지인 痤가 생기게 된다.오래되면 뾰루지가 된다.

陽氣者는 精則養神하

陽氣는 精密하면 養神하고 柔하면 養

29 기름진 고기와 곡식을 말함.
30 '丁'은 '疔'으로 疔瘡을 말함.
31 부스럼, 여드름을 말함.

고 柔則養筋하고 開闔不得하면 寒氣從之하야 乃生大僂하고身形拘急俯僂라 吳註에 此陽氣受傷하야 不能養筋也라하니라

筋하고 開闔하지 못하면 寒氣가 따라 들어가게 되어 大僂가 생기게 되고몸의 形體가 拘急하고 구부러져 있다. 吳崐註에 이것은 陽氣가 損傷되어 筋肉을 保養하지 못하기 때문이라고 하였다.

陷脈爲瘻하야漏也라 音閭오 亦音漏라 寒氣陷入血中하야 而生瘍漏라 留連肉腠라 兪氣化薄하야 傳爲善畏하며 及爲驚駭라寒氣留連于肉腠之間이라 由俞穴傳化 而薄于藏府하면 則爲恐畏驚駭하니 此陽氣被傷하야 不能養神也일새라

陷脈하게 되면 瘻가 되어漏와 같다. 音은 閭이고, 또 다른 音은 漏이다. 寒氣가 血中에 陷入되어 瘍漏가 된다. 흘러 肉腠에 연결된다. 兪氣가 化薄하여 傳하게 되면 잘 두려워하며 아울러 잘 놀라게 된다.寒氣가 腠理와 筋肉의 사이에 머물러 있는 것이다. 兪穴로 말미암아 傳化되어 藏腑에 침범하면 두려워하고 놀라게 되니 이는 陽氣가 損傷되어 능히 養神하지 못하기 때문이다.

營氣不從[32]하야順이라 逆于肉理하야 乃生癰腫하고營血逆于肉之條理하면 熱聚爲癰이라 魄汗이未盡하야 形弱而氣爍하고 穴兪以閉하야 發爲風瘧이라汗未止 而爲風暑之氣所爍하야 閉于穴俞하면 則發爲風瘧이라 故下文接

營氣가 이를 따르지 못하게 되어從은 順과 같다. 肉理에 逆하게 되어 癰腫이 생기게 되고營血이 筋肉에서 지나야 하는 길에 拒逆하면 熱이 모여서 종기가 된다. 魄汗이 그치지 않아 形體는 약하게 되며 기운이 消爍하게 되고, 穴兪가 막히게 되어 風瘧이 생기게 된다.땀이 그치지 않아 風暑의 氣運에 타는 바가 되어 穴兪가 막히게 되면 風瘧이 생기게 된다. 그러므로 아래 文章에서 이어서 風을 말하였다.

32 『全書本』에는 '從'이 '從順'으로 되어 있다.

言風이라

故로 風者는 百病之始也라 清靜則肉腠閉拒하야 雖有大風苛毒이라도 莫之能害하니 此는 因時之序也라

그러므로 風은 百病의 시작이 된다. 清靜하면 肉腠가 닫혀 막히게 되어, 비록 大風과 苛毒이 있을지라도 능히 해를 끼치지 못하게 되니 이는 四時의 순서로 인한 것이다.

故로 陽氣者는 一日而主外하니衛氣晝行于陽二十五度라 平旦에 人氣生하고 日中에 而陽氣隆하고 日西而陽氣已虛하야 氣門이 乃閉라 氣門은 謂玄府니 即汗孔이라

그러므로 陽氣는 一日에 外部를 주관하니衛氣는 낮에 陽分을 二十五바퀴 돌게 된다. 平旦에 人氣가 生하고 日中에 陽氣가 융성하고 日西에 陽氣가 이미 虛하게 되어 氣門이 이에 막히게 된다.氣門은 즉 땀구멍인 玄府를 말한다.

是故로 暮而收拒하야陽氣藏하니 宜收斂이라 無擾筋骨하며 無見霧露니 反此三時하면旦中暮라 形乃困薄이라

그러므로 해질 무렵이 되어 거두어들여陰氣가 거두어들이니 마땅히 收斂된다. 筋骨을 어지럽게 하거나 霧露를 보지 말아야 하니 이 三時를 거스르게 되면아침 점심 저녁의 三時를 말한다. 몸이 困薄하게 된다.

風客淫氣하면風之客邪이淫亂于氣라 精乃亡하니邪傷肝也라風氣通于肝하니 風能生熱이라 故傷精이라

風邪가 侵犯하여 氣가 넘치게 되면風의 客邪니 氣分이 淫亂한 것이다. 精이 사라지게 되니 邪氣가 肝을 손상시킨 것이다.風氣가 肝에 通하니 風이 熱을 만들게 되므로 精을 損傷시킨다.

因而飽食하면 筋脈橫解하고 腸澼爲痔하고風木克制脾土하야 而爲腸風血痔之症이라 因而大飮則氣逆하고飮多則肺布葉擧라故氣逆이라 因而强力하면用力過度 或入房太甚이라 腎氣乃傷하야 高骨乃壞라腰間命門穴上에 有骨高起라

이로 인하여 飽食하게 되면 筋脈이 늘어나게 되고 腸澼과 痔疾이 되고,風木이 脾土를 克制하여 腸風 血痔의 症狀이 생긴다. 이로 인하여 물을 많이 마시게 되면 氣逆하게 되고,물을 많이 마시면 肺의 布葉이 들리게 되므로 氣逆한다. 이로 인하여 억지로 房事를 하거나 힘을 쓰게 되면用力過度하거나 入房太甚한 것이다. 腎氣가 이에 損傷되어 高骨이 破壞된다.高骨은 허리의 命門穴 위에 뼈가 높이 솟아오른 곳이다.

凡陰陽之要는 陽密乃固하고 兩者不和하면 若春無秋하며 若冬無夏니 因而和之하면 是謂聖度라 故로 陽强不能密하면 陰氣乃絶하고無陽則陰無以生이라 陰平陽秘하면 精神乃治하고 陰陽離決하면 精氣乃絶이라

무릇 陰陽의 要點은 陽이 치밀하면 陰氣가 堅固하게 되고, 陰陽의 두 가지가 화합하지 못하면 봄은 있지만 가을이 없는 것과 같으며 겨울은 있으나 여름이 없는 것과 같으니, 이 陰陽이 서로 화합하게 되는 것을 聖人의 法度라고 말한다. 그러므로 陽이 강하면서 치밀하지 못하면 陰氣가 끊어지게 되고陽이 없으면 陰이 生할 수 없다. 陰氣는 盛平하게 되고 陽氣가 치밀하게 되면 精神이 이에 다스려지고, 陰陽이 서로 떠나게 되면 精氣가 이에 끊어지게 된다.

7. 『素問·宣明五氣』, 『靈樞·九鍼論』

五氣所病은 心爲噫요 噯同이라 脈解篇云 上走心爲噫者는 陰盛而上走于陽明하니 陽明絡屬心也라 肺爲咳요肺屬金이니 邪中之則有聲이라 肝爲語요肝屬木하고 木欲舒라 故爲語라 脾爲呑이오坤土翕受니 爲呑이라 腎爲欠 爲嚔요 陰陽相引이라 故呵欠이라 人之陽氣和利하야 滿[33]于心 出于鼻而爲嚔라 蓋腎絡上通于肺也라 胃爲氣逆이니 爲噦爲恐이오噦는 氣牾也니 俗作呃忒이라 寒盛氣逆 故噦이라 腎志爲恐하고 土下克水 故恐이라 大腸小腸은 爲泄이오 二經虛則泄利라 下焦溢爲水[34]요不能蓄泄[35]하니 溢而爲水라 膀胱不利爲癃[36]이며 不約

五氣에서 생겨나는 疾病은 心은 噫이고 한숨 쉬는 것이다. 『素問·脈解』에 心으로 올라가 噫가 되는 것은 陰盛하여 위로 陽明에 가게 되니 陽明絡이 心에 屬한다고 하였다. 肺는 咳이고肺는 金에 속하므로 邪氣가 侵犯하면 소리가 나게 된다. 肝은 語이고肝은 木에 속하고 木은 펴지려는 屬性이 있으므로 語가 된다. 脾는 呑이고坤土가 합하여 거두어들이므로 呑이 된다.

腎은 欠이며 嚔이고陰陽이 서로 끌게 되므로 呵欠하게 된다. 사람의 陽氣가 和利한 것이 心에 갖추어졌다가 코로 나오게 되면 嚔가 된다. 대개 腎絡이 위로 肺에 연결되어 있기 때문이다.

胃는 氣逆이 되니 噦이며 恐이고噦은 氣가 거슬러 올라가는 것이니 일반사람들은 呃忒이라고 한다. 寒盛하여 氣逆하므로 噦이 된다. 腎志는 恐이고 土가 아래로 水를 克하므로 恐이 된다.

大腸小腸은 泄이고大腸과 小腸의 二經이 虛하면 泄利가 된다. 下焦가 넘치면 水가 되고쌓아 두지 못하니 넘치게 되어 水腫이 된다.

膀胱不利하여 癃이 되며 膀胱不約하여 遺溺가 되고熱實하면 小便不通하는 癃閉가 되고

33 『全書本』에는 '滿'이 '備'로 되어 있다.
34 붓게 되는 것을 말함.
35 『全書本』에는 '泄'이 '蓄'로 되어 있다.

爲遺溺요熱實則癃閉요 虛寒則遺溺라 **膽爲怒**니剛決善怒라 **是謂五病**이라

虛寒하면 遺溺가 된다.

膽은 怒가 되니剛決하여 화를 잘 낸다.

이를 五病이라고 이름한다.

五精所幷은 **精氣幷于心則喜**하고 **幷于肺則悲**하고 **幷于肝則憂**하고 **幷于脾則畏**하고 **幷于腎則恐**하나니 **是謂五幷**이니 **虛而相幷者也**라

五精이 倂合되는 것은 精氣가 心에 倂合되면 기뻐하고, 肺에 倂合되면 슬퍼하고, 肝에 倂合되면 근심하고, 脾에 倂合되면 두려워하고, 腎에 倂合되면 두려워 공포에 떨게 되니 이를 五幷이라고 이름하니 虛하여 서로 倂合하게 된다.

五病所發은 **陰病發于骨**하고骨屬少陰이라 **陽病發于血**하고陽動陰靜하고陽乘陰而發于血이라 **陰病發于肉**하고肉屬太陰이라 **陽病發于冬**하고陽不能敵陰이라 **陰病發于夏**하니陰不能勝陽이라 **是謂五發**이라

五病이 발생하는 것은 陰病은 骨에서 생기고骨은 少陰에 속한다. 陽病은 血에서 생기고陽動陰靜하고 陽은 陰을 타고 血에 發現하기 때문이다. 陰病은 肉에서 생기고肉은 太陰에 속한다.

陽病은 겨울에 생기고陽이 陰에 對適하지 못하기 때문이다. 陰病은 여름에 생기니陰이 능히 陽을 이기지 못하기 때문이다. 이를 五發이라고 이른다.

五邪所亂은 **邪入于陽則狂**하고火盛狂癲이라 **邪**

五邪가 혼란스럽게 만드는 것은 邪氣가 陽分에 들어가게 되면 狂하게 되고火가

36 小便不通을 말함.

入于陰則痹하니痹者는 閉也라 搏陽則爲巓疾하고頭爲六陽之會니 邪搏陽分하 則爲巓頂之疾이라 搏陰則爲瘖하고三陰脈連舌循喉이라 邪搏之則不能言이라 搏은 靈樞俱作轉이라 陽入之陰則靜하고陽邪傳入陰分하면 則靜이라 陰出之陽則怒하니陰邪傳出陽分하면 則怒라 是謂五亂이라

盛하면 狂顚하게 된다. 邪入가 陰分에 들어가면 痹가 되니痹라는 것은 막히는 것이다. 陽分에 모이게 되면 巓疾이 생기고머리는 六陽이 모이는 곳이므로 邪氣가 陽分에 侵犯하면 巓頂에 疾患이 생긴다. 陰分에 모이게 되면 말을 하지 못하는 瘖이 되고三陰脈은 혀에 연결되고 咽喉부위를 循行한다. 邪氣가 여기에 침범하면 말을 하지 못하게 된다. 搏은 『靈樞』에 모두 轉으로 되어 있다. 陽이 陰分으로 들어가면 고요하게 되고陽邪가 陰分으로 들어가면 고요하게 된다. 陰이 陽分으로 나가게 되면 怒하게 되니陰邪가 陽分으로 나가면 화를 내게 된다. 이를 五亂이라고 이름한다.

五勞所傷은 久視傷血하고 久臥傷氣하고 久坐傷肉하고 久立傷骨하고 久行傷筋하나니 是謂五勞所傷이라宣明五氣篇 靈樞九鍼論幷同

五勞가 상하게 하는 것은 오랫동안 보고 있으면 血을 損傷시키고, 오랫동안 누워 있으면 氣를 損傷시키고, 오랫동안 앉아 있으면 肉을 損傷시키고, 오랫동안 서 있으면 骨을 손상시키고, 오랫동안 다니면 筋을 손상시키니, 이를 五勞가 상하게 하는 것이라고 말한다.『素問·宣明五氣篇』이다. 『靈樞·九鍼論』과 아울러 같다.

8.『素問·金匱眞言論』

春에 善病鼽衄하고春氣在頭라 鼻水曰鼽오 鼻血曰衄이라 仲夏에 善病胸脇하고 長夏에 善病洞泄寒中하고 秋에 善病風瘧하고 冬에 善病痺厥이라

봄에 鼽衄이 잘 생기고봄에 생기는 疾病은 머리에 있다. 콧물을 鼽라고 하고 코피를 衄이라고 한다. 仲夏에 胸脇에 병이 잘생기고 長夏에 洞泄寒中의 병이 잘생기고 가을에 風瘧이 잘 생기고 겨울에 痺厥이 잘 생긴다.

9.『素問·調經論』

神有餘則笑不休하고心藏神이라 心在聲爲笑하고 在志爲喜라 神不足 則悲라 氣有餘則喘欬上氣하고肺藏氣라 不足則息利少氣라靈樞本神篇에 作鼻息不利少氣라

神氣가 有餘하면 웃음이 그치지 않고心은 神을 저장한다. 心은 五聲에 있어서는 笑이고 五志에 있어서는 喜이다. 神氣가 不足하면 슬퍼하게 된다. 氣가 有餘하면 喘欬 上氣하고肺는 氣를 貯藏한다. 氣가 不足하면 숨은 쉬는데 少氣하게 된다.『靈樞·本神』에는 코로 숨 쉬는 것이 편안하지 못하고 少氣한다고 하였다.

血有餘則怒하고肝藏血하고 在志爲怒라 不足則恐이라 形有餘則腹脹하며脾藏形이라 涇溲[37]不

血이 有餘하면 화를 내게 되고肝은 穴을 貯藏하고 五志에 있어서는 怒이다. 血이 不足하면 두려워 공포하게 된다. 形이 有餘하면 腹脹이 되며脾는 形을 貯藏한다. 涇溲不

利하고土克水일새라 **不足則四肢不用**이라脾主四肢라 虛則四肢不隨人用이라

志有餘 則腹脹飧泄하고腎藏志니 爲胃之關이라 故或脹或瀉라 **不足則厥**이라厥論에 陽氣衰于下하면 則爲寒厥하고 陰氣衰于下하면 則爲熱厥이라하니라

帝曰 余已聞虛實之形이나 **不知其何以生**이니이다 **曰 氣血以幷**하면 **陰陽相傾**하야血爲陰이오 氣爲陽이라 **氣亂于衛**하고 **血逆于經**하니 **血氣離居**하야 **一實一虛**요並則分離니 陰陽不交라 **血幷于陰**하고 **氣幷于陽**하면 **故爲驚狂**이오 **血幷于陽**하고 **氣幷于陰**하면 **乃爲炅中**이오熱中이라 **血幷于上**

利하게 되고土克水하기 때문이다. 形이 不足하면 四肢不用하게 된다.脾는 四肢를 주관하므로 虛하면 四肢를 사람이 사용하고자 하는 대로 움직이지 못한다.

志가 有餘하면 腹脹 飧泄하게 되고腎은 志를 貯藏하며 胃의 關門이 된다. 그러므로 脹滿하거나 泄瀉를 하게 된다. 志가 不足하면 厥하게 된다.『素問 · 厥論』에 陽氣가 아래에서 衰退하게 되면 胃寒厥하고 陰氣가 아래에서 衰退하게 되면 胃熱厥하게 된다고 하였다.

내가 이미 虛實의 形證에 대하여 들었으나 왜 그렇게 되는지에 대하여 알지 못하겠습니다. 대답하기를 氣血이 併合하게 되면 陰陽이 서로 기울어血은 陰이고 氣는 陽이다. 氣는 衛分에서 混亂하게 되고 血은 經脈에서 逆行하게 되니 血氣가 서로 떨어져 하나는 實하고 하나는 虛하게 되고아우르게 되면 分離하게 되니 陰陽이 서로 交流하지 못함이다. 血이 陰에 併合되고 氣가 陽에 併合되면 驚狂이 되고, 血이 陽에 併合되고 氣가 陰에 併合되면 炅中이 되고,熱中이다.

血이 上部에 併合하고 氣가 下部에 併

37 小便이다.

하고 氣幷于下하면 心煩惋善怒하고馬註에 惋은 當作悗하고 讀爲悶이라

合하게 되면 心煩惋 善怒하게 되고馬蒔註에 惋은 마땅히 悗으로 고쳐야 하고 悶으로 읽어야 한다고 하였다.

血幷于下하고 氣幷于上하면 亂而喜忘이라按컨대 靈樞大惑論에 上氣不足下氣有餘하면 腸胃實而心肺虛니 虛則營衛留于下하고 久之不以時上이라 故善忘이라하니라

血이 下部에 倂合하고 氣가 上部에 倂合하게 되면 混亂하여 잘 잊게 된다.생각건대 『靈樞 · 大惑論』에 上氣不足하고 下氣有餘하게 되면 腸胃가 實하면서 心肺가 虛하게 되니 虛하면 營衛가 下部에 머무르게 되고 그것이 오래되면 수시로 上昇하게 된다. 그러므로 健忘症과 같이 잘 잊게 된다고 하였다.

血氣者는 喜溫而惡寒하니 寒則泣不能流하고 溫則消而去之라 是故로 氣之所幷에 爲血虛요有陽無陰이라 血之所幷에 爲氣虛라有陰無陽일새라

血氣라는 것은 따듯한 것을 좋아하고 찬 것을 싫어하니 寒하면 凝結되어 흐르지 못하고 따듯하면 풀어져서 소통하게 된다. 그러므로 氣가 倂合되는 곳에 血虛가 되고,陽은 있으나 陰이 없기 때문이다. 血이 倂合되는 곳에 氣虛하게 된다.陰은 있으나 陽이 없기 때문이다.

有者爲實이오 無者爲虛이라 故로 氣幷則無血하고 血幷則無氣하니 今血與氣相失이라 故로 爲虛焉이오 絡之與孫絡이 俱輸于經하야 血與氣幷 則爲實

무엇이 있는 것은 實이고 아무것도 없는 것은 虛이다. 그러므로 氣幷하게 되면 無血하고 血幷하게 되면 無氣하니 지금 血과 氣가 서로 잃게 되므로 虛하게 된다. 絡脈과 孫絡이 함께 經脈에 輸布되어 血과 氣가 倂合하게 되면 實하게 되고 血과 氣가 倂合하여 위로 올

焉이오 血之與氣幷走于上 則爲大厥하니下不足이라 故並走于上而厥逆이라 厥則暴死하나니 氣復反則生하고 不反則死라

라가게 되면 大厥하게 되니아래가 不足한 것이다. 그러므로 함께 아울러 위로 올라가서 厥逆이 된다.
厥하면 暴死하게 되니 氣가 원래대로 회복되면 살게 되고 회복하지 못하면 죽게 된다.

夫邪之生也에 或生于陰하고 或生于陽하니 其生于陽者는 得之風雨寒暑하고外感陽受라 其生于陰者는 得之飮食居處와 陰陽喜怒라內傷陰受라

무릇 邪氣가 발생함에 있어 혹은 陰分에서 혹은 陽分에서 발생하게 되니, 陽分에서 발생하게 되는 것은 風雨寒暑로부터 생겨나는 것이고外感으로 陽分이 受邪한 것이다. 陰分에서 발생하는 것은 飮食居處와 陰陽喜怒로부터 생겨나는 것이다. 內傷으로 陰分이 受邪한 것이다.

風雨之傷人也에 先客于皮膚하야 傳入于孫脈이니 孫脈이 滿則傳入于絡脈하고 絡脈이 滿則輸于大經脈하야皮部論曰 百病之始生也에 必先于皮毛하니 邪中之則腠理開하고 開則入客于絡脈하고 絡脈滿則注于經脈하고 經脈滿則入[38]舍于藏府也라하니라 血氣與邪가 幷客于

風雨가 사람을 損傷시킴에 있어 먼저 皮膚에 침범하여 孫脈에 이르게 되니 孫脈에 邪氣가 가득 차게 되면 絡脈으로 傳入되고 絡脈에 邪氣가 가득 차게 되면 大經脈에 傳入되어『素問·皮部論』에 百病이 생기기 始作함에 반드시 먼저 皮毛에서 생기니 邪 氣가 侵犯하면 腠理가 열리고 腠理가 열리면 안으로 들어가 絡脈에 侵犯하게 되니 絡脈이 滿하게 되면 經脈에 注入되고 經脈이 滿하게 되면 안으로 들어가 藏腑에 病이 된다고 하였다.
血氣와 邪가 倂合하여 分肉과 腠理의

分腠之間하면 其脈이 堅大라 故로 曰實이니 實者는 外堅充滿하야 不可按之니 按之則痛이라

사이에 침범하게 되면 그 脈이 堅大하게 된다. 그러므로 實이라고 하니 實은 외부가 견고하고 充滿하여 눌러지지 않으니 누르면 아프게 된다.

寒濕之中人也에 皮膚不收하고全元起曰 不仁也라 甲乙太素無不字라 肌肉堅緊하고 榮血泣하고 衛氣去라 故로 曰虛니 虛者는 聶辟聶皺襞積이라 氣不足하니 按之則氣足以溫之라 故로 快然而不痛이라

寒濕이 사람에 침범하게 되면 皮膚에 감각이 없어지게 되고全元起는 不仁이라고 하였다. 『甲乙經』과 『太素』에는 '不'字가 없다. 肌肉이 堅緊하고 榮血이 凝結되고 衛氣가 사라지게 된다. 그러므로 虛라고 하니 虛라는 것은 주름이 많이 쌓이고주름진 것이 많이 쌓인 것이다. 氣가 不足한 것이니 누르면 氣가 充足되어 따듯하게 된다. 그러므로 기분 좋게 느껴져 아프지 않게 된다.

10. 『靈樞 · 百病始生』

風雨寒熱이外感之邪라 不得虛邪[39]면 不能獨傷人이라 卒然逢疾風

風雨寒熱이外感의 邪氣를 말한다. 虛나 邪와 만나지 못하면 홀로 사람을 손상시키지 못한다. 갑자기 疾風과 暴

38 『全書本』에는 '入'이 없다.
39 몸이 허약한 상태와 邪氣가 있는 상태를 말함.

暴雨 而不病者는 蓋無虛라 故로 邪不能獨傷人이라 此必因虛邪之風과天有八方虛實之風하니 實風主長養萬物이오 虛風傷人하니 主殺主害라 與其身形의人有身形虛實之別이라 兩虛[40]相得이라야 乃客其形이어니와 兩實相逢하면 衆人肉堅이라 其中于虛邪也는 因于天時와 與其身形하고 參以虛實하야 大病乃成하고 氣有定舍하야 因處爲名하니因邪所舍之處니 屬某經則名爲某病이라 上下中外를 分爲三員이라馬註에 人身自縱言之하면 則以上中下爲三部오 自橫言之하면 則以在表在裏在半表半裏爲三部라 故病有中上中下中表中裏之異라

雨를 맞더라도 病들지 않는 경우는 虛하지 않기 때문이다. 그러므로 邪氣가 홀로 사람을 손상시키지 못한다. 이것은 반드시 虛邪의 風과하늘에는 八方虛實의 風이 있으니 實風은 萬物을 長養시키고, 虛風은 사람을 損傷시키니 殺과 害함을 주관한다. 사람에 있어 形體의사람에는 身形虛實의 구별이 있다. 두 가지 虛함이 겹쳐져야 몸에 침범하게 된다. 만약 두 가지가 모두 實한 것이 만나게 되면 일반 사람들의 肌肉을 더욱 견고하게 한다. 만일 虛邪에 的中하게 되는 경우는 天時와 身形의 虛實常態를 참작하여 大病이 발생할 수 있고, 氣에는 정하여 머무르는 장소가 있어 질병이 발생하는 장소에 따라 病名을 짓게 되니邪氣가 머무는 곳으로 인하여 어느 經絡에 屬한다고 하면 즉 어떤 病이라고 命名할 수 있다. 上下中外를 나누어 三員이라고 한다.馬蒔註에 사람의 몸을 從으로 말하면 上中下 三部이고, 橫으로 말하면 表·裏·半表半裏의 三部의 차이가 있다. 그러므로 病에는 中上 中下 中表 中裏의 差異가 있다고 하였다.

是故로 虛邪之中人也

그러므로 虛邪가 사람에 침범함에 있어

40 虛邪의 風과 인체의 허약이라는 두 가지를 말함.

ㅣ 始于皮膚하니在表라 皮膚緩則腠理開하고 開則邪從毛髮入하고 入則抵深하고 深則毛髮立하고豎라 毛髮立則淅然이라寒貌라

皮膚로부터 시작되니表에 있는 것이다. 皮膚가 緩하면 腠理가 열리고, 腠理가 열리면 邪氣가 毛髮로부터 들어가게 되고, 邪氣가 들어가게 되면 깊은 곳에까지 이르게 되고, 깊은 곳에 이르게 되면 毛髮이 서게 되고毛髮이 쭈뼛 서는 것을 말한다. 毛髮이 서게 되면 淅然히 찬 느낌이 있게 된다. 찬 모습을 말한다.

故로 皮膚痛이라 留而不去하면 則傳舍于絡脈하나니 在絡之時에 痛于肌肉하고 其痛之時息하나니 大經乃代라絡邪傳經이라

그러므로 皮膚가 아프게 된다. 邪氣가 머물러 除去되지 않으면 絡脈에 전달하게 되니, 絡脈에 邪氣가 머물러 있을 때에 肌肉이 아프게 되고, 痛症이 때때로 사라지게 되니, 大經에 邪氣가 들어가게 된다.絡脈에 있던 邪氣가 經脈으로 傳變된다.

留而不去하면 傳舍于經하고 在經之時에 灑淅喜驚이라外則惡寒하고內則善驚이라

邪氣가 머물러 除去되지 않으면 經脈에 전달되고, 邪氣가 經脈에 머물러 있을 때에 추위에 떨고 잘 놀라게 된다.經絡의 外部에 있으면 惡寒하고, 內部에 있으면 잘 놀란다.

留而不去하면 傳舍于輸하나니六經之俞穴이라 在輸之時에 六經不通四肢하면邪氣間[41]隔이라

邪氣가 머물러 除去되지 않으면 六經의 輸穴에 전달하게 되니六經의 兪穴을 말한다. 邪氣가 輸穴에 있을 때에 六經이 四肢에 소통되지 못하면邪氣 때문에 六經의 흐름이

41 『全書本』에는 '間'이 '阻'로 되어 있다.

則肢節痛 腰脊乃强이라 留而不去하면 傳舍于伏衝之脈하나니歲露篇에 論瘧曰 入脊內하야 注于伏衝之脈이라하고 素問又作伏膂之脈이라하고 王註에 謂膂筋之間은 腎脈之伏行者也라하고 巢元方作伏衝이라하고 謂衝脈之上行者也라하니라

막힌다. 肢節痛하고 腰脊이 뻣뻣해진다. 邪氣가 머물러 제거되지 않으면 숨겨진 衝脈에 전달되게 되니『靈樞・歲露』에서 瘧證을 論하면서 脊內로 들어가 伏衝의 脈에 注入된다고 하였고, 『素問』에도 "伏脊之脈이라"고 하였고, 王冰註에 膂筋의 사이에서 腎脈의 伏行하는 것이라고 하였다. 巢元方은 '伏衝'이라고 하였으니 衝脈의 上行하는 것이라고 하였다.

體重身痛[42]이라 留而不去하면 傳舍于腸胃하나니經邪入府라 賁奔이라 響腹脹[43]하고 多寒則腸鳴飧泄 食不化하고 多熱則溏出糜[44]라便溏如糜라

體重 身痛하게 된다. 邪氣가 머물러 제거되지 않으면 腸胃에 전달되게 되니經絡에 있던 邪氣가 腑에 들어간 것이다. 賁과 같다. 奔響腹脹하고, 寒氣가 많으면 腸鳴 飧泄 食不化하게 되고, 熱氣가 있으면 溏出糜하게 된다.大便이 진흙처럼 묽은 것이 죽과 같다.

留而不去하면 傳舍于腸胃之外의 募原[45]之間하야皮裏膜外라 留著于脈하니 稽留而不去하면 息而成積이라 邪氣淫

邪氣가 머물러 제거되지 않으면 腸胃 밖의 募原의 사이에 전달되어피부의 안쪽 腸間膜의 바깥쪽을 말한다. 經脈에 머무르게 되어, 稽留되어 제거되지 않으면 積이 된다. 이와 같이 邪氣가 淫泆하게 되는

42 『靈樞・百病始生』에는 '體重身痛'의 앞에 '在伏衝之時'라는 文句가 있다.

43 배에서 큰 소리가 나면서 배가 팽팽하게 붓는 것을 말함.

44 진흙이나 죽처럼 되고 묽은 대변을 보는 것을 말함.

45 腸胃의 바깥쪽에 있는 腸間膜이나 脂膜 등을 말함.

泆을 不可勝論이라

경우를 모두 다 말하기 어려운 것이다.

起居不節 用力過度하면 則絡脈傷하니 陽絡傷하면三陽之絡이라 則血外溢하고 血外溢則衄血하며鼻血은 衄이라 女六切이라 陰絡傷하면三陰之絡이라 則血內溢하고 血內溢則後血하며便血이라 腸胃之絡傷하면 則血溢于腸外하고 腸外有寒이라 汁沫與血相搏하면 則幷合凝取不得散 而積成矣라

起居에 節度가 없고 너무 過度하게 用力하면 絡脈이 傷하게 되니, 陽絡이 傷하게 되면三陽의 絡脈을 말한다. 血이 外溢하게 되고, 血이 外溢하여 밖으로 넘치게 되면 코피가 나게 되며,코피를 말하고 衄은 女와 六의 反切音이다. 陰絡이 傷하게 되면三陰의 絡脈을 말한다. 血이 內溢하게 되고, 血이 內溢하여 안으로 넘치게 되면 大便에서 出血하게 되며,便血을 말한다. 腸胃의 絡이 損傷되면 血이 腸外로 넘치게 되고 腸外에 寒氣가 있게 된다. 汁沫과 血이 서로 相搏하게 되면 서로 엉키어 뭉치게 되어 흩어지지 않아 積이 된다.

11.『素問·玉機眞藏論』

風者는 百病之長也니 今風寒이 客于人에 使人毫毛畢直하며 皮膚閉而爲熱이라 當是之時하얀 可汗而發也오 或痺不仁하며 腫痛하

風이라는 것은 百病의 우두머리이니, 지금 風寒이 사람에 侵犯함에 毫毛가 반드시 곧게 서게 되며 皮膚의 腠理가 막혀서 熱이 나게 된다. 이러한 때에는 땀을 내어 邪氣를 發散시켜야 하고, 或저려서 감각이 없으며 腫痛하게 되면

면風寒傷形則腫하고 傷氣則痛이라 當是之時하야 可湯熨과 及火灸하며 刺而去之오湯藥과 蒸熨와 火灸과 鍼刺四法이라 弗治하면 病入舍于肺하나니 名曰肺痺오陽入之陰하면 則痹라 發咳上氣하고 弗治하면 肺卽傳而行之肝하나니金克木일새라 病名曰肝痺오 一名曰厥이오王註에 肝脈通膽하니 善怒氣逆이라 故厥이라하니라 脇痛出食하니肝氣逆이라 故食入反出이라 當是之時하야 可按按摩導引이라 若刺耳오 弗治하면 肝傳之脾하니木克土일새라 病名曰脾風이오木盛生風이라 發癉하며王註에 黃癉이라하니라 腹中熱 煩心出黃하니便出色黃이라 當此之時하야 可按 可藥 可浴이요 弗治하면 脾傳之腎하니土克水일새라 病名曰

風寒이 形體를 損傷시키면 붓게 되고, 氣를 損傷시키면 痛症이 있게 된다. 이러한 경우에는 湯熨과 火灸로 治療하여야 하니 刺하여 風邪를 제거하여야 하고,湯藥과 蒸熨과 火灸와 鍼刺의 네 가지 방법을 말한다. 治療가 되지 않으면 病이 肺에 들어가게 되니 肺痺라고 하고,陽氣가 陰으로 들어가면 저리는 症狀이 생긴다. 기침과 上氣가 있게 되고, 治療가 되지 않으면 肺에서 肝으로 傳經하게 되니金克木하기 때문이다.

病名을 肝痺라고 하고 혹 厥이라고도 하고,王冰註에 肝脈은 膽에 통하니 잘 놀라고 氣逆하므로 厥症이 된다고 하였다.

脇痛이 있고 飮食을 吐出하게 되니肝氣가 逆하는 것이다. 그러므로 飮食을 먹어도 곧바로 吐한다. 이러한 경우에는 按摩 導引으로按摩와 導引을 말한다. 귀를 刺戟하여야 하고, 만약 치료가 되지 않으면 肝에서 脾로 傳經하게 되니木克土하기 때문이다. 病名이 脾風이 되고,木이 盛하여 風을 만드는 것을 말한다. 癉이 생기며王冰註에 黃癉이라고 하였다.

腹熱하고 煩心 出黃하게 되니黃色의 大便을 보게 된다. 이러한 경우에는 按摩導引과 藥物과 沐浴法으로 治療하여야 한다. 治療가 되지 않으면 脾에서 腎으로 傳經하게 되니土克水하기 때문이다. 病名을 疝

疝瘕니 少腹寃熱而痛하며 出白하니便出色白 淫濁之類라 一名曰蠱라如蟲侵蝕이라

瘕라고 하니 아랫배에 심한 열이 있으며 아프고 흰 淫濁한 물질이 나오게 되니 大便에서 白色의 淫濁한 물질이 나오는 것이다. 蠱라고 한다.벌레가 侵襲한 것과 같다.

當此之時하얀 可按可藥이오 弗治하면 腎傳之心하야水克火일새라 病筋脈相引而急하니 病名曰黃[46]이라音異라 靈樞曰 心脈急甚爲瘛瘲이라하니라 腎水不生하야 心虛血燥하면 不能榮筋也라

이러한 경우에는 按摩導引과 藥物을 사용하고, 治療되지 않으면 腎에서 心으로 傳經되어水克火하기 때문이다. 筋脈이 서로 이끌어 당기게 되니 病名을 瘛(경풍)라 한다. 音은 異이다.『靈樞』에 心脈이 急甚하면 瘛瘲이 된다고 하였다. 腎水가 生하지 못하여 心虛血燥하면 筋肉을 榮衛하지 못하게 된다.

當此之時하얀 可灸可藥이오 弗治하면 滿十日에 法當死하며 腎이 因傳之心하고 心卽復反傳而行之肺하면再傳하니 火又克金이라 發寒熱하야 法當三歲死하니此는 亦言其大較耳라 吳鶴皐改三歲作三曦로대 欠理라 此는 病之次也라 然이

이러한 경우에 뜸을 뜨거나 藥物을 사용할 수 있고, 治療가 되지 않으면 만 十日이 되어 마땅히 죽게 되며 腎에서 心으로 傳經되고 心에서 다시 反復하여 傳經되어 肺로 가게 되면다시 傳하는 것이며, 또 火克金하는 것이다. 寒熱이 생겨 마땅히 삼년이 되어 죽게 되니,이것은 또한 그것을 크게 比較한 것이다. 吳鶴皐는 '三歲'를 '三曦'로 고쳤으나 理致에 맞지는 않는 것 같다.

이것이 疾病의 傳經順序이다. 그러나

46 『素問·玉機眞藏論』에는 '黃'이 '瘛'로 되었다.

나 其卒發者는 不必治其傳이오卒暴之病은 不必依傳次治라 或其傳化有不以次라 不以次入者에 憂恐悲喜怒가 令不得以其次라五志之火는 觸發無常이라

갑자기 發病하는 것은 그 傳經順序를 따르는 것만은 아니고,갑작스런 疾病은 傳變되는 순서에 따라서 治療할 必要는 없다. 或 그 傳化되는 것이 傳經順序를 따르지 않기도 한다. 傳經順序에 따르지 않고 邪氣가 들어감에 憂恐悲喜怒의 五志로 인한 損傷은 그 傳經順序를 따르지 않는 것이다.五志의 火가 觸發하는 것이 떳떳하지 못한 것이다.

故로 令人有大病矣라 風寒爲外感이오 五志爲內傷이라 故病加重이라

그러므로 사람에게 커다란 疾病이 생기게 된다.風寒은 外感이고, 五志는 內傷이 된다. 그러므로 病이 加重된다.

因而喜大하야 虛則腎氣乘矣오喜爲心志오 腎因虛而乘之라 怒則肝氣乘矣오肝乘脾라 悲則肺氣乘矣오肺乘肝이라 恐則脾氣乘矣오脾乘腎이라 憂則心氣乘矣니心乘肺라 此其道也라內傷不次之道라

이로 인하여 喜가 커서 虛하면 腎氣가 乘하게 되고喜는 心志이고 體虛함을 틈타서 腎氣가 乘한다. 怒하면 肝氣가 乘하게 되고 肝이 乘脾한다. 悲하면 肺氣가 乘하게 되고 肺가 乘肝한다. 恐하면 脾氣가 乘하게 되고 脾가 乘腎한다.

憂하면 心氣가 乘하게 되니心이 乘肺한다. 이것이 五志로 인한 疾病의 傳經順序이다.內傷에서 순서대로 傳變하지 않는 理致이다.

12.『靈樞·邪氣藏府病形』

邪之中人也에 無有常하니 中于陰則溜流라于府하고 中于陽則溜于經이니이다 中于面則下陽明하고手足陽明經이라 中于項 則下太陽하고手足太陽經이라 中于頰 則下少陽하고手足少陽經이라 其中于膺背兩脇도 亦中其經이라三陽經分이라	邪氣가 사람에 侵犯함에 일정한 法則이 있지 않으니, 陰分에 侵犯하면溜는 流와 같다. 六腑에 머무르게 되고. 陽分에 侵犯하면 經脈에 머무르게 된다. 面部에 侵犯하면 陽明으로 내려가 머무르게 되고手足의 陽明經을 말한다. 項部에 침범하면 太陽으로 내려가 머무르게 되고,手足의 太陽經을 말한다. 頰部에 침범하면 少陽으로 내려가 머무르게 되고,手足의 少陽經을 말한다. 膺背와 兩脇에 침범하는 경우에도 또한 그 經脈에 머무르게 된다.三陽經의 分野를 말한다.
中于陰者는 常從臂胻始이라手經은 手臂오 足經은 足胻이라	陰分에 침범하는 경우는 항상 팔과 종아리로부터 시작된다.手經은 手臂에서 始作되고, 足脛은 足胻에서 시작된다.
此故傷其藏乎아 曰身之中于風也에 不必動藏이라 故로 邪入于陰經이라도 則藏氣實하면 邪氣入而不能客이라 故還之于府라故로	이러하므로 그 藏腑를 손상시키는 것인가? 대답하여 가로대 몸에 風邪가 침범하게 됨에 있어 반드시 藏腑를 動하게 하는 것만은 아니다. 그러므로 邪氣가 陰經에 傳入되더라도 藏氣가 實하면 邪氣가 침범하였지만 疾病을 일으키지

中陰溜府라

는 못하게 된다. 그러므로 돌아서 六腑로 가게 된다. 그러므로 陰部에 邪氣가 侵犯하였어도 邪氣가 六腑로 흘러가게 된다.

愁憂恐懼則傷心이오 **形寒寒飮則傷肺**니 **以其兩寒**[47]**相感**하야 **中外皆傷** **故**로 **氣逆而上行**이라 形寒傷外하고 飮寒傷內라 素問咳論云 其寒飮食入胃則肺寒하고 肺寒則外內合邪라하니 與此文義正同이라 今人[48]惟知形寒爲外傷寒 而不知飮冷爲內傷寒하야 訛[49]爲陰症하니 非也라 凡飮冷者는 雖無房事라도 而亦每患傷寒也[50]라 若房事飮冷 而患傷寒하고 亦有在三陽經者는 當從陽症論治니 不得便指爲陰症也라 世醫不明하야 妄以熱劑投之하니 殺人多矣로다 特揭出以告人이라 氣逆上

愁憂恐懼하면 傷心하게 되고, 形寒寒飮하면 傷肺하게 되니 이러한 두 가지 寒氣에 感觸되어 內外部 모두 傷하게 되므로 氣逆하여 上行하게 된다. 몸이 차면 外部를 傷하게 되고, 차가운 음식을 먹으면 內部를 損傷시키게 된다. 『素問·海論』에 차가운 飮食을 먹으면 肺寒하게 되고 肺寒하면 外內의 邪氣가 合하게 된다고 하였으니 이 文章과 意味가 같다. 지금 오직 形寒이 外部의 傷寒이라고만 알고 飮冷이 內部의 傷寒인 줄은 알지 못하니, 陰證을 論하고 있는 것은 잘못된 일이다. 무릇 陰冷이라는 것은 마땅히 陽證을 따라서 論治하여야 하니 문득 陰證이라고 생각하면 안 된다. 만약 房事와 飮冷하여 傷寒에 걸리는 경우도 또한 三陽經의 例에 있으니 마땅히 陽證을 따라서 論治하여야 하지 陰證으로 생각하면 안 된다. 世醫들이 이를 明確하게 알지 못하여 妄靈되이 熱藥을 投與하여 殺人하는 경우가 많이 있었으니 특별히 기록하여 後世 사람들에게 警告하는 바이다. 氣가 거슬러 위로 올라

47 몸이 찬데 차가운 음식을 먹어 몸의 내부와 외부가 모두 차게 되는 것을 말함.

48 『全書本』에는 '人'이 없다.

49 『全書本』에는 '訛'가 '論'으로 되어 있다.

50 『全書本』에는 '雖無房事 而亦每患傷寒也'가 '當從陽證論治 不得便指陰證也'로 되어 있다.

行 故有發熱頭痛諸症이라

가기 때문에 發熱 頭痛 등의 症狀이 있게 된다.

有所墮墜하야 **惡血留內**나 **若有所大怒**하야 **氣上而不下**하야 **積于脇下 則傷肝**이오肝藏血이라 脅爲肝經部分이라 故血多積于兩脅이라 **有所擊仆**하고 **若醉入房**하야 **汗出當風 則傷脾**오 **有所用力擧重**하고 **若入房過度**하고 **汗出浴水 則傷腎**이라

墮墜하게 되어 惡血이 몸 안에 생기게 되었을 때에 크게 화를 내어 氣가 上昇하여 下行하지 못하여 脇下에 쌓이게 되면 傷肝하게 되고,肝은 藏血한다. 옆구리는 肝經이 지나는 部位이다. 그러므로 피가 양쪽 옆구리에 많이 모이게 된다. 擊仆하고 술에 취하여 房事를 하여 땀이 났을 때 風邪의 侵犯을 받으면 傷脾하게 되고, 크게 힘을 써서 무거운 것을 들고 혹은 房事를 過度하게 하고 땀을 내고 찬 물에 沐浴을 하면 傷腎하게 된다.

願聞六府之病하노이다 **曰 面熱者**는 **足陽明病**이오胃脈上面일새라 **魚絡血者**는 **手陽明病**이오按컨대 經脈篇에 手大指後肉隆起處名魚[51]라하니 魚際는 其間穴名이니 屬太陰肺經하고 太陽經無魚絡之名하니 絡[52]血亦未詳是何病이라 **兩跗之上 脈堅陷者**는足

그러면 六腑의 病에 대하여 듣고자 합니다. 대답하여 가로대 面熱한 경우는 足陽明의 病이고足陽明胃經의 經脈이 위로 얼굴에까지 가기 때문이다. 魚絡에 血絡이 나타나는 경우는 手陽明의 病이고『靈樞 · 經脈』을 생각해 보건대 엄지손가락 뒤의 근육이 隆起된 부분을 魚라고 하니, 魚際는 그 사이의 穴名이니 手太陰肺經에 속하고, 手太陽小腸經에 漁絡의 名稱이 없으므로 '絡血'字가 어떤 經絡의 病인가를 解釋하기는 쉽지 않다. 양쪽 발등의 위에 脈이 堅陷한

51 『全書本』에는 '魚'가 없다.
52 『全書本』에는 '絡'이 없다.

面之脈에 或陷或竪라 足陽明病이니 此胃脈也라 大腸病者는 腸中切痛而鳴濯濯하고腸中水火相激이라 四時氣篇曰 腹中嘗[53]鳴하고 氣上衝胸喘하면 邪在大腸이라하니라 冬日에 重感于寒하면 卽泄 當臍而痛大腸部位가 當臍라 不能久立하고 與胃同候라胃脈入膝臏下足跗라 故不能久立이라 大腸胃同屬陽明燥金이라

곳은발등의 經脈이 혹은 陷沒되거나 혹은 堅固하다. 足陽明의 病이니 이를 胃脈이라고 한다. 大腸病은 腸이 끊어질 듯 아프며 물 흐르는 소리가 나는 腸鳴이 있고,腸中에서 水火가 서로 싸우는 소리이다. 『靈樞・四時氣』에 항상 腹鳴이 있고 氣가 가슴으로 上衝하고 喘하면 邪氣가 大腸에 있다고 하였다. 겨울에 거듭 寒氣에 感觸되면 泄瀉하고 배꼽부위가 아프고大腸의 部位는 배꼽의 位置와 같다. 오랫동안 서 있지 못하고 胃病과 더불어 같은 症候가 나타난다.胃脈이 膝臏으로 들어가서 발등으로 내려가기 때문에 오랫동안 서 있지 못한다. 大腸과 胃는 陽明燥金에 속한다.

胃病者는 腹䐜脹胃脘當心而痛 上肢支라 兩脇脅爲肝部오 土反侮木이라 膈咽不通하야 食飮不下라四時氣篇曰 膈塞不通하면 邪在胃脘하니 在上脘則刺抑而去之오 在下脘則散而去之라하니라

胃病인 경우는 배에 䐜脹이 생기고 胃脘과 心下가 아프고 上肢위로 당긴다는 意味이다. 위로 兩脇까지 당기고옆구리는 肝의 部位이고 土가 侮木한다. 橫膈膜과 咽喉가 막혀 疏通되지 않아 食飮을 먹지 못하게 된다.『靈樞・四時氣』에 膈塞되어 不通하면 邪氣가 胃脘에 있으니 上脘에 있으면 抑制하는 鍼을 놓아 내리고 下脘에 있으면 分散시켜 없애야 한다고 하였다.

小腸病者는 小腹痛

小腸病인 경우는 小腹痛하고 腰脊에서

53 『全書本』에는 '嘗'이 '常'으로 되어 있다.

腰脊控睾而痛하고四時氣篇曰 小腸連睾하고 系屬于脊하야 貫肝肺하고 絡心系하니 氣盛則厥逆하야 上衝腸胃熏肝하고 散于肓 結于臍이라하니라 睾音皐며 腎丸也라

고환부위까지 당기고 아프며『靈樞·四時氣』에 小腸이 睾丸에 連結되고 脊椎에 連結되어 肝肺를 뚫고 心系에 絡하게 되니 氣盛하면 厥逆하게 되어 위로 腸胃에 相衝하고 燻肝하여 肓에 흩어지고 배꼽에 맺히게 된다고 하였다. 睾는 音이 皐이며 睾丸을 말한다.

當耳前熱커나 若寒甚하고脈이 上頰 入耳中이라 故或熱或寒이라 **若獨肩上熱甚이라**脈繞肩胛하야 交肩上일새라

귀 앞의 部位가 熱이 나거나 혹은 寒이 甚하고經脈이 뺨으로 올라가 耳中으로 흐른다. 그러므로 熱이 나기도 하며 혹은 寒하기도 한다. **혹은 홀로 肩上에 熱甚하게 된다.**經脈의 흐름이 肩胛을 둘러싸고 肩上에서 交叉하기 때문이다.

三焦病者는 腹氣滿하고 小腹尤堅하고脈交膻中하야 絡心包하고 下膈하야 屬三焦일새라 **不得小便하야 窘하니**三焦爲決瀆之官으로 水道出焉이라 本輸篇曰 三焦並太陽之正하야 入絡膀胱하야 約下焦하니 實則閉癃이오 虛則遺溺라하니라

三焦病의 경우는 腹氣가 그득하고 小腹은 더욱 단단하고經脈의 흐름이 膻中에서 交叉하고 心包에 絡하며 橫膈膜을 뚫고 아래로 내려가서 三焦에 屬하기 때문이다. **小便을 보지 못하여 窘急하게 되니**三焦는 決瀆之官으로 水道가 出한다. 『靈樞·本輸』에 手少陽三焦經이 足太陽膀胱經의 正經과 아울러 들어가 膀胱에 絡하여 下焦를 約束하게 되니 實하면 閉癃이 생기고 虛하면 遺溺가 생긴다고 하였다.

溢則水 留卽爲脹이라外爲水腫이오 內作鼓脹이라

넘쳐흐르면 붓게 되는 水腫이 되고, 머물러 정체되면 배가 팽팽하게 불러지는 鼓脹이 된다.外部로는 水腫이 되고 內部로는 鼓脹이 된다.

膀胱病者는 小腹偏腫

膀胱病의 경우는 小腹이 한쪽으로 붓고

而痛하고 以手按之하면 則欲小便而不得하고膀胱主小便일새라 肩上熱이라脈循肩髆일새라

아프며 손으로 누르면 小便을 보고자 하나 小便을 보지 못하고膀胱은 小便을 주관하기 때문이다. 肩上에 熱이 있게 된다.經脈의 흐름이 肩髆을 지나기 때문이다.

膽病者는 善太息木氣不舒일새라 口苦 嘔宿汁四時氣篇曰 膽液泄則口苦하고 胃氣逆則嘔苦라하니라 心下澹澹 恐人將捕之膽虛일새라 嗌中吤吤然少陽相火일새라 數唾라膽病善嘔 數唾亦喜嘔之類하니 膽中有邪故也일새라

膽病인 경우는 한숨을 잘 쉬고木氣가 舒暢하지 못하기 때문이다. 입이 쓰고 宿汁인 膽汁을 吐하고『靈樞 · 四時氣』에 膽液이 排泄되면 口苦하고 胃氣가 逆上하면 嘔苦한다고 하였다. 心下에서 澹澹하게 두근거리며 사람이 잡으러 올까 겁내고膽虛하기 때문에 나타나는 症狀이다. 목에 무엇이 낀 느낌이 나고少陽相火이기 때문이다. 침을 자주 뱉게 된다.膽病은 善嘔 數嘔 喜嘔 등의 症狀이 있으니 이는 膽에 邪氣가 있기 때문이다.

13.『靈樞 · 脈度』

肺氣通于鼻하니 肺和則鼻能知臭香矣오 心氣通于舌하니舌爲心苗일새라 心和則舌能知五味矣오 肝氣通于目하니 肝和則目能辨五色

肺氣가 코에 通하니 肺和하면 코에서 능히 臭香를 맡을 수 있고, 心氣가 혀에 通하니혀는 心의 싹이기 때문이다.

心和하면 혀에서 능히 五味를 구별할 수 있고, 肝氣가 눈에 通하니 肝和하면 능히 五色을 辨別할 수 있고, 脾氣가

矣오 脾氣通于口하니 脾和則口能知五穀矣오口舌雖[54]分이로대 共爲一竅라 腎氣通于耳하니 腎和則耳能知五音矣라 五藏不和 則七竅不通하고一藏이 各司一竅라 六府不和 則留爲癰이라 故로 邪在府 則陽脈不和하고 陽脈不和 則氣留之하고府陽藏陰이오 氣陽血陰하니 留滯也라 氣留之 則陽氣盛矣오 陽氣太盛 則陰脈不利하고 陰脈不利 則血留之라 血留之 則陰氣盛矣오 陰氣太盛하면 則陽氣不能榮也라 故曰 關이오馬註에 關은 六陽不得入內라하니라 陽氣太盛하면 則陰氣弗能榮也라 故曰 格이오馬註에 格은 六陰不得出外라하니라 陰陽俱盛하면

입에 通하니 脾和하면 五穀의 맛을 알 수 있고입과 혀를 비록 구분하였지만 모두 한 구멍에 位置한다.

腎氣는 귀에 通하니 腎和하면 五音을 알 수 있다. 五藏이 不和하면 七竅가 소통되지 못하고한 藏腑가 각각 一竅를 주관한다.

六腑가 不和하면 邪氣가 머물러 癰이 된다. 그러므로 邪氣가 六腑에 있으면 陽脈이 不和하고 陽脈이 不和하면 邪氣가 머물게 되고腑는 陽이고 藏은 陰이며, 氣는 陽이고 血은 陰이니 머무르게 된다.

氣가 머물게 되면 陽氣가 盛하게 되고 陽氣가 太盛하면 陰脈이 不利하게 되고, 陰脈이 不利하면 血이 머물게 된다. 血이 머물러 정체하게 되면 陰氣가 盛하게 되고, 陰氣가 너무 盛하면 陽氣가 運營되지 못하게 된다. 그러므로 關이 되고馬蒔註에 關은 六陽이 內部로 들어오지 못하는 것이라고 하였다.

陽氣가 太盛하면 陰氣가 運營하지 못하게 된다. 그러므로 格이 되고馬蒔註에 格은 六陰이 外部로 나가지 못하는 것이라고 하였다.

陰陽이 모두 盛하면 서로 運營되지 못

54 『全書本』에는 '雖'가 '難'으로 되어 있다.

不得相榮이라 **故曰 關格**이라 **關格者**는 **不得盡期而死也**라 馬註曰 難經三十七難에 誤以六陰脈盛爲格하고 六陽脈盛爲關이라 하니 致後世不曰脈體 而指爲膈症하니 誤之誤也라 昂按컨대 關格二字는 字面雖殊 而意義則一하니 難經雖顚倒로대 疑無傷也라 如素問脈要精微論에 陰陽不相應을 病名曰關格하니 是明以關格屬之病矣라 又仲景平脈篇에 下微本大者하면 則爲關格不通 不得尿라하고 又曰 趺陽脈伏而濇하니 伏則吐逆하야 水穀不化하고 濇則食不得[55]入하니 名曰關格이라하니 是仲景亦以關格爲病症 而二字之義가 內經與仲景均未嘗細分也라 又難經第三難曰에 關之前者는 陽之動也니 遂上魚爲溢[56]이오 爲外關內格하니 此陰乘之脈也오 關以後者는 陰之動也

하게 된다. 그러므로 關格이 된다. 關格인 경우에는 제 수명을 살지 못하고 죽게 된다. 馬蒔註에서는 『難經·三十七難』에서 六陰脈이 盛한 것이 格이고 六陽脈이 盛한 것을 關이라고 잘못 말하여 脈體를 論하지 않고 膈症을 指摘하였다고 하니 잘못 중의 잘못이라고 하였다. 내가 생각건대 關格은 글자가 비록 다르나 그 意味는 하나이다. 『難經』에서 비록 바꾸어 말하였으나 아마도 커다란 피해는 없을 것이다. 『素問·脈要精微論』에서 陰陽이 서로 相應하지 못하는 것을 病名으로 關格이라고 하였으니 이것은 關格으로 속하는 疾病을 밝혔다. 또 張仲景도 『平脈』에서 아래가 微弱하지만 본래 大한 境遇는 關格不通이 되어 小便을 보지 못한다고 하였고, 또 趺陽脈이 伏하면서 濇하니 伏하면 吐逆하고 水穀이 소화되지 못하고 濇하면 飮食을 먹지 못하니 關格이라고 하였으니, 이것은 仲景도 關格을 病症으로 보았다는 것이다. 이 두 글자의 의미는 『內經』과 仲景이 모두 細分하지는 않았고, 또 『難經·第三難』에 關의 앞은 陽이 動하는 것이니 魚際 위로 올라가면 溢이 되어 外關內格이 되니 이는 陰乘의 脈이다. 關 以後는 陰이 動하는 것이니 尺部로 가는 것이 覆이 되니 內關外格이 되니 이는 陽乘의 脈이라고 하였으니 이것 또한 溢覆으로 脈을 말하였고 關格으로 疾病을 말하였다. 이제 馬氏가 『難經』을 辱하고 다시 仲景 東垣 丹溪가

55 『全書本』에는 '得'이 '則'으로 되어 있다.
56 『全書本』에는 '溢'이 '濫'으로 되어 있다.

니 遂入尺爲覆하야 爲內關外格하니 此陽乘之脈也니 是亦以溢覆言脈 而以關格言病也라하니라 今馬氏既訾難經하고 復以仲景東垣丹溪爲非是하니 而指關格爲脈體오 不亦並[57]背內經乎라하고 又曰 關爲陽不得入하고 格爲陰不得出하니 是兩脈共爲一病矣라하니라 于義亦難分也라

옳지 않고 關格은 脈體를 말한다고 하니, 이것이 『內經』을 배척하는 것이 아니겠는가? 또 關은 陽이 들어오지 못하는 것이고, 格은 陰이 나가지 못하는 것이라고 하니 이 두 맥이 모두 하나의 疾病이 되니, 意味에 있어서 또한 分離하기가 어려운 것이다.

14.『素問・刺志論』

氣實形實하고 **氣虛形虛**하면 **此其常也**니 **反此者**는 **病**이라 **脈實血實**하고 **脈虛血虛**하면 **此其常也**니 **反此者**는 **病**이라 **如何而反**이오 **氣虛身熱**이 **此謂反也**오此上에 缺氣盛身寒此謂反也句[58]라 **穀入多而氣少**

氣實形實하고 氣虛形虛하면 정상적인 상태이니 이와 반대되는 것이 病이 된다. 脈實血實하고 脈虛血虛하면 정상적인 상태이니 이와 반대되는 것이 病이 된다. 그러면 어떠한 것이 반대되는 것인가? 氣虛身熱한 경우를 반대되는 것이라고 한다.이 문장(此謂反也)의 앞에 "氣盛身寒 此謂反也라"는 句節이 빠졌다. 穀食을 많이 먹어도 氣少한 것을 반대

57 『全書本』에는 '並'이 '倂'으로 되어 있다.
58 『甲乙經』에는 "氣盛身寒, 氣虛身熱, 此謂反也"로 되었다.

를 **此謂反也**오 **穀不入而氣多**를 **此謂反也**오 **脈盛血少**를 **此謂反也**오 **脈少血多**를 **此謂反也**니 **氣盛身寒**은 **得之傷寒**이오身寒字는 當指初感之寒言이오 非謂身體寒冷也라 熱論曰 人之傷于寒也則爲病熱이라하니라 **氣虛身熱**은 **得之傷暑**요暑熱傷氣라 **穀入多而氣少者**는 **得之有所脫血**이오 **濕居下也**라脫血則陰虛陽盛이라 故胃燥善消라 濕居下則中氣不運이라 故氣少라

되는 것이라고 하고, 穀食을 먹지 않았는데도 氣多한 것을 반대되는 것이라고 하고, 脈盛血少한 것을 반대되는 것이라고 하고, 脈少血多한 것을 반대되는 것이라고 하니 氣盛身寒은 寒邪에 손상되어 생긴 것이고'身寒'字는 마땅히 처음에 感觸된 寒을 말하는 것이지 身體寒冷을 말하는 것이 아니다. 『素問·熱論』에 사람이 寒에 損傷되면 熱病이 된다고 하였다. 氣虛身熱은 暑邪에 손상되어 생긴 것이요,暑熱이 氣를 損傷시킨 것이다. 穀食을 많이 먹어도 氣少하게 된 것은 脫血된 바가 있어서 생기는 것이오, 濕이 아래에 거처하기 때문이다.脫血이 되면 陰虛陽盛하게 된다. 그러므로 胃가 燥하게 되어 消化가 잘된다. 濕이 아래에 있으면 中氣가 運行하지 못하게 된다. 그러므로 氣少하게 된다.

穀入少而氣多者는 **邪在胃及與肺也**오邪在胃則食少하고 邪在肺則氣多니 謂喘壅也라 **脈小血多者**는 **飮中熱也**오吳註에 有痰飮者는 脈來弦小오 中有熱者는 出血必多라하니라 按컨대 靈素皆無痰字하고 惟此處有飮字라 金匱痰飮은 本作

穀食을 적게 먹어도 氣多하게 된 경우는 邪氣가 胃와 肺에 있고,邪氣가 胃에 있으면 食少하게 되고, 肺에 있으면 氣多하게 되니 喘壅이라고 한다. 脈小血多한 경우는 飮에 熱이 있고,吳崐註에 痰飮이 있으면 맥이 弦小하고 中熱한 경우에 出血이 많이 나타난다고 하였다. 생각건대 『靈樞』와 『素問』에 痰이라는 글자가 없고 오직 여기에서는 飮이라는 글자만 있다. 『金匱要略』에 痰飮은 本來 淡으로 되어 있다.

淡[59]이라 脈大血少者는 脈有風氣하야 水漿不入이라有風이라 故脈大라 水漿不入하면 則血無藉以生이라

脈大血少한 경우는 脈에 風氣가 있어 水漿이 들어가지 못하게 된다.風이 있으므로 脈大하고 水漿이 들어오지 못하므로 血이 살아갈 바탕이 없게 된다.

夫實者는 氣入也오 虛者는 氣出也니邪入故實이오 正出故虛라 氣實者는 熱也오 氣虛者는 寒也라邪盛故熱이오 正虛故寒이라

무릇 實이라는 것은 邪氣가 들어오는 것이고, 虛라는 것은 正氣가 나가는 것이다.邪氣가 들어오므로 實하게 되고, 正氣가 나가게 되므로 虛하게 된다. 氣實하면 열이 나고 氣虛하면 몸이 차지게 된다.邪氣가 盛하므로 熱이 나고, 正氣가 虛하므로 몸이 차게 된다.

15.『素問·藏氣法時論』

肝病者는 兩脇下痛引少腹하며肝脈이 布脅肋하야 抵小腹일새라 令人善怒하고實則善怒라 虛則目䀮䀮無所見하며 耳無所聞하며血虛일새라 善恐하야 如人將捕之오魂不安이라 又肝虛하면 膽

肝病은 양 옆구리아래가 아픈 것이 아랫배까지 이어지고肝脈이 胸脇에 分布하고 아랫배에 이르기 때문이다. 잘 화내게 하고,肝實하면 화를 잘 낸다. 肝虛하면 눈이 䀮䀮하여 보이지 않으며 귀에 들리는 바가 없으며血虛하기 때문이다.
잘 두려워하여 사람이 잡으러 오는 것과 같이 느끼게 되고魂이 不安한 것이다. 또

59『全書本』에는 마지막의 '金匱痰飮 本作淡'이 없다.

亦虛라 **氣逆則頭痛**하며厥陰與督脈이 會于巔이라 **耳聾不聰**하며肝與膽이 相表裏라 膽脈이 入耳中일새라 **頰腫**이라脈下頰裏일새라

肝虛하면 膽 또한 虛하게 된다. 肝氣逆하면 頭痛하게 되며厥陰經과 督脈이 머리 꼭대기에서 만나기 때문이다. 耳聾이 있어 귀가 聰明하지 못하게 되며肝과 膽이 서로 表裏가 되고 膽脈이 귀로 들어가기 때문이다. 빰이 붓게 된다.足厥陰肝經의 흐름이 빰 안으로 가기 때문이다.

心病者는 **胸中痛**하며 **脇肢滿**하며 **脇下痛**하며少陰心別脈과 厥陰心主脈이 皆循胸出脅일새라 **膺**胸也라 **背肩甲間**이 **痛**하며 **兩臂內痛**하고心脈循臂內하고 小腸脈循臂하야 繞肩胛交肩上일새라 **虛則胸腹**이 **大**하고 **脇下與腰**가 **相引而痛**이라手心主脈이 起胸中하야 下膈絡三焦하고 支者는 循胸出脅이라 少陰心脈은 下膈絡小腸 故皆引痛이라

心病인 경우는 胸中痛하며 脇肢滿하며 脇下痛하며手少陰心經의 別脈과 手厥陰心包經의 經脈이 모두 胸部를 따라서 옆구리로 흐르기 때문이다. 가슴과가슴을 말한다.
등과 肩胛의 사이가 아프며 양 팔뚝의 안쪽이 아프고心經이 팔뚝의 안쪽을 따라 흐르고 小腸經이 臂를 흐르고 肩胛을 얽어매고 어깨위에서 교차하기 때문이다. 心虛하면 胸腹이 커지고 脇下와 腰가 서로 당기며 아프게 된다. 手厥陰心包經이 胸中에서 시작되어 橫膈膜을 뚫고 내려와 三焦에 絡한다. 支脈은 가슴을 돌다가 옆구리로 흘러간다. 手少陰心經은 小腸에 絡한다. 그러므로 모두 당기면서 아프게 된다.

脾病者는 **身重 善肌肉痿**하고脾主肌肉하니 肉痿라 故身重이라 肌는 一作饑라 **足不收行**하며 **善瘛**하야 **脚下痛**하고脾主

脾病인 경우는 身重하고 肌肉이 잘 마르게 되고脾는 肌肉을 주관하는데 肉痿하므로 身重하게 된다. '肌'는 어떤 곳에서는 '飢'로 되어 있다.
다리를 잘 움직이지 못하며 잘 瘛瘲이 되어 다리아래가 아프게 되고脾는 四肢를

四肢하고 脈起于足일새라

虛則腹滿腸鳴하며靈樞云 中氣不足하면 腹爲之善滿하고 腸爲之苦鳴이라하니라

飧泄食不化라

肺病者는 **喘欬逆氣**하며 **肩背痛**하며 **汗出**하며肺主皮毛하며 氣逆于上하면 則痛連肩背 而汗出이라

尻陰股膝 髀腨音善이오足肚이라 **胻足**이 **皆痛**하고肺爲腎母니 母病則子亦受邪라 氣逆于下 故下部皆痛이라 **虛則少氣**하야 **不能報息**하며氣不相續이라 **耳聾嗌乾**이라肺絡會耳中하고 腎脈入肺中하야 循喉嚨하고 肺虛則腎氣不能上潤 故耳聾嗌乾이라

腎病者는 **腹大脛腫**하며腎脈이 循足上腨하야 貫肝膈일새라 **喘欬**하고脈入肺中일새라 **身重**하며骨痿故重이라 **寢汗出憎風**하고

주관하고 그 經脈인 足太陰脾經은 다리에서 시작되기 때문이다. 脾虛하면 腹滿 腸鳴하게 되며『靈樞』에 中氣가 不足하면 배가 가득 차게 되고 腸鳴이 생기게 된다고 하였다.

飧泄하고 飮食을 消化시키지 못하게 된다.

肺病인 경우는 喘欬 逆氣하며 肩背痛하며 汗出하며肺는 皮毛를 수관하며 氣가 逆上하면 痛症이 肩背에까지 연결되면서 땀이 나게 된다.

尻와 陰股와 膝과 넓적다리와 장딴지와音은 善으로 장딴지를 말한다. 정강이와 발이 모두 痛症이 생기고肺는 腎의 母이므로 母가 病들면 子 또한 邪氣를 받으니 氣가 아래에서 逆上하였으므로 아래가 모두 아프게 된다. 肺虛하면 少氣하게 되어 이어서 숨을 쉬지 못하게 되며呼氣와 吸氣의 기운이 서로 연결되지 못하는 것이다. 耳聾과 嗌乾이 생기게 된다.肺絡은 귀에서 만나고 腎脈이 肺로 들어가 喉嚨을 따라서 흘러간다. 肺虛하면 腎氣가 上部를 潤澤하게 하지 못하게 된다. 그러므로 耳聾과 嗌乾이 있게 된다.

腎病인 경우는 腹部가 커지고 정강이 부위가 붓게 되며足少陰腎經이 다리를 따라 위로 橫膈膜으로 올라가 肝膈을 뚫고 지나가기 때문이다. 咳嗽와 喘息이 있고 脈이 肺로 흐르기 때문이다. 몸이 무거우며骨痿하므로 무겁게 느껴진

腎屬陰하고 陰虛 故寢而盜汗出이오 腠理不固 故憎風이라 **虛則胸中痛**하며 脈注胸中일새라 **大腹小腹痛**하며 **淸厥**하고足冷氣逆일새라 **意不樂**이라 腎中眞陽不舒일새라

다. 잠잘 때 땀이 나고 바람을 싫어하고 腎은 陰에 속하고 陰虛하므로 잠잘 때 盜汗이 나고 腠理가 堅固하지 못하므로 風을 싫어한다. 腎虛하면 胸中痛이 생기며脈이 胸中을 흐르기 때문이다. 上腹部와 下腹部가 아프며 몸이 차게 되고足冷하여 氣逆하기 때문이다. 마음이 기쁘지 않게 된다.腎中의 眞陽이 펴지지 못하였기 때문이다.

16. 『素問 · 五藏生成論』

是以로 **頭痛癲疾**과 **下虛上實**은下의 正氣虛오 上의 邪氣實이라 **過在足少陰巨陽**하니 **甚則入腎**하고腎與膀胱相表裏오 膀胱脈交巓上하니 腎虛不能行巨陽之氣하고 其氣逆而上行이라 故頭痛巓疾이라 甚則乘腎虛 而經邪入藏矣라 **狗[60]蒙[61]招尤[62]**라 狗蒙은 目狗物而蒙昧也라 尤는 過也라

이로써 頭痛 癲疾과 몸의 아래는 正氣가 虛하지만 몸의 위쪽은 邪氣가 實한 症狀은아래의 正氣가 虛하고, 위의 邪氣가 實한 것이다. 足少陰과 巨陽에 原因이 있으니 심하면 腎에 들어가게 되고腎과 膀胱은 서로 表裏가 되고 膀胱經은 머리꼭대기에서 교차하니 腎虛하면 巨陽의 氣運을 능히 運行시키지 못하고 그 氣運이 逆하여 上行하게 된다. 그러므로 頭痛癲疾하게 되고 심하면 腎虛한 상태를 틈타서 經脈에 있던 邪氣가 藏腑로 들어가게 된다. 눈이 잘 보이지 않고 어지럽다. 徇蒙은 눈에 物體가 가려 잘 보이지 않

60 『全書本』에는 '狗'이 모두 '徇'으로 되어 있다.
61 눈앞이 캄캄하여 잘 보이지 않는 것을 말함.
62 머리가 흔들리는 것을 말함.

王註에 狥는 疾也라하고 吳註에 改狥爲跔하니 未確이라

아 夢寐한 것이고, 尤는 지나친 것이다. 王冰註에 循은 疾이라고 하였다. 吳崐註에 '循'을 고쳐서 '跔'라고 하였는데 明確하지는 않다.

目冥耳聾과 **下實上虛**는 **過在足少陽厥陰**하니膽與肝相表裏오 膽脈起目銳眥하야 入耳中하고 目爲肝竅오 肝脈連目系라 今肝膽在下而火實하고 耳目在上而血虛라 故冥聾이라 **甚則入肝**하고經邪入藏이라 **腹滿䐜脹**이라 **支膈胠脇**하야脅上爲胠이라 支格[63]于膈胠脅이라 **下厥上冒**는下逆冷하고 上昏冒라 **過在足太陰陽明**이라脾與胃相表裏라 脾脈入腹上膈하고 胃脈下膈하야 循腹裏일새라

目冥 耳聾과 下實 上虛한 경우는 足少陽과 厥陰에 원인이 있으니肝과 膽은 서로 表裏가 된다. 膽脈이 目銳眦에서 시작되어 귓속으로 들어가고, 눈이 肝竅가 되며 肝脈이 目系에 연결된다. 지금 肝膽이 아래에 있고 火實하며 耳目이 위에 있으며 血虛하므로, 눈앞이 캄캄해지고 귀가 멍하여 소리가 들리지 않게 된다. **甚하면 肝에 들어가고** 經脈의 邪氣가 藏腑로 들어간 것이다. **腹滿하여 더부룩하게 부어(䐜脹)오른다. 횡격막과 겨드랑과 옆구리가 당겨서**옆구리의 윗부분이 겨드랑이인 胠이다. 支脈이 膈胠脇에 이르게 된다. **下部는 厥逆하고 上部는 昏冒한 것은**아래에서 逆冷하고 위에서는 昏冒한 것이다. **足太陰과 陽明에 원인이 있다.**脾와 胃가 서로 表裏가 되고 脾脈이 腹部로 들어와 橫膈膜으로 올라가고, 胃脈은 橫膈膜을 뚫고 내려와 腹部의 內部를 흘러가기 때문이다.

欬嗽上氣하야 **厥**氣逆이라 **在胸中**은 **過在手陽明太陰**이라大腸與肺相表裏라 肺脈絡大腸하야 上膈이

欬嗽하고 上氣하게 되어 厥逆이氣逆하는 것이다. **胸中에 있는 것은 手陽明 太陰에 원인이 있다.**大腸과 肺가 서로 表裏가 되며, 肺脈이 大腸에 絡하여 橫膈膜으로 올라가고 大腸脈이 肺

63 『全書本』에는 '格'이 '絡'으로 되어 있다.

라 大腸脈絡肺하고 下膈이라 又肺主咳主氣일새라

에 絡하였다가 橫膈膜으로 내려가기 때문이며, 또 肺는 咳嗽와 氣를 주관하기 때문이다.

心煩頭痛하야 **病在膈中**은 **過在手巨陽少陰**[64]이라小腸與心相表裏라 小腸脈絡心下膈하고 其支者는 循頸上頰이라 心脈下膈하야 絡小腸일새라

心煩 頭痛하여 病이 膈中에 있는 것은 手巨陽 少陰에 원인이 있다.小腸과 心이 서로 表裏가 되고, 小腸脈은 心에 絡하였다가 橫膈膜으로 내려가며 그 支脈은 목을 돌아 뺨으로 올라가고, 心脈은 橫膈膜에서 아래로 내려가 小腸에 絡한다.

17.『素問·陰陽別論』

二陽之病이 **發心脾**하면 **有不得隱曲**하며 **女子不月**하니二陽은 足陽明胃手陽明大腸也라 隱曲은 隱蔽委曲之事也라 心生血하고 脾統血하며 胃爲水穀之海오 大腸爲傳送之官으로 血之所以資生者也라 二經病하면 則心脾之精血衰少라 故男爲房事不利하고 女爲月事不下也라 厥論曰 前陰者는 宗筋之

二陽인 手足陽明經의 病이 心脾에서 생기면 男子는 射精을 하지 못하고 女子는 月經이 생기지 않으니二陽은 足陽明胃經과 手陽明大腸經이다. 隱曲은 隱蔽되고 委曲한 일을 말한다. 心은 生血하고 脾는 統血한다. 胃는 水穀之海이며 大腸은 傳送之官이니 血이 資生하는 바가 된다. 二經에 病이 들면 즉 心脾의 精血이 쇠약하게 되므로, 男子는 房事가 순조롭지 못하게 되고 女子는 月事가 생기지 않게 된다.『素問·厥論』에 前陰은 宗筋이 모인 곳이며 太陰陽明이 合하는 곳이라고 하였고,『素問·痿論』에 陰陽의 總宗筋이 모이는 곳으로

64 手太陽小腸經과 手少陰心經을 말함.

所聚오 太陰陽明之所合也라 하고 痿論曰 陰陽總宗筋之會 而陽明爲之長이라 故胃病則 陽事衰也라하니라

陽明이 長이 되므로 胃病이 있으면 陽事가 衰退하게 된다고 하였다.

其傳爲風消와 **其傳爲息賁者**는 **死不治**라 脾病不已하고 風木乘虛克之라 故肌肉日消라 心病不已하고 火邪乘肺라 故氣息奔迫이라

그것이 傳變되어 風消가 되는 것과 傳變되어 息賁이 되는 경우는 죽게 된다. 痺病이 낫지 않고 風木이 虛함을 틈타서 克하므로 肌肉이 나날이 消耗된다. 心病이 낫지 않고 火邪가 肺를 乘하게 되므로 숨 쉬는 것이 奔迫하게 된다.

三陽爲病하면 **發寒熱**하며 **下爲癰腫 及爲痿厥腨痟**이니 三陽은 手太陽小腸足太陽膀胱也라 腨은 音善이니 足肚也라 痟은 音淵이니 酸痛也라 膀胱水化하고 小腸火化라 故發寒熱이라 寒熱鬱結하면 則爲腫爲癰하고 熱勝則痿하고 寒勝則厥하고 或不痿厥하면 則爲酸痛이라

三陽인 手足太陽經이 病이 되면 寒熱이 생기며 下部에 癰腫과 痿厥 腨痟이 생기게 되니 三陽은 手太陽小腸經 足太陽膀胱經이다. 腨은 音이 善으로 종아리를 말한다. 痟은 音이 淵으로 酸痛을 말한다. 膀胱에서 水로 變化되고, 小腸에서 火로 變化되므로 寒熱을 發하게 된다. 寒熱이 鬱結되면 즉 붓고 아프게 된다. 熱이 이기면 痿가 되고 寒이 이기면 厥하게 된다. 혹은 痿厥하지 않으면 酸痛하게 된다.

其傳爲索澤하며 小腸膀胱主津液하니 津枯而色澤消索이라 **其傳爲頹疝**이라 邪傳入肝 而見症于小腸膀胱하면 則爲癩疝이라

傳變되어 皮膚의 潤澤함이 사라지게 되며 小腸과 膀胱의 津液을 말하는 것으로 津液이 마르게 되면 色澤이 마르게 된다. 傳變되어 頹疝이 된다. 邪氣가 肝에 傳入되어 症狀이 小腸과 膀胱에 나타나게 되면 癩疝이 된다.

一陽發病하면 **少氣**하

一陽인 手足三陽經이 發病하면 少氣하

며 **善欬**하며 **善泄**하니一陽은 手少陽三焦 足少陽膽也라 二經皆有相火하고 壯火食氣라 故少氣라 火邪乘肺 故咳하고 大腸燥金受克 故泄也라 **其傳爲心掣**[65]하며 **其傳爲隔**이라火邪乘心 故掣라 三焦火盛하야 食入還出 故隔이라	며 기침을 자주하며 泄瀉를 자주하니 一陽은 手少陽三焦經과 足少陽膽經을 말한다. 이 經脈에 모두 相火가 있고 壯火가 氣를 소모하게 하므로 少氣하게 된다. 火邪가 肺에 올라타므로 咳하게 되고, 大腸燥金이 火의 克함을 받게 되므로 泄瀉하게 된다. 傳變되어 心掣하게 되며 傳變되어 隔이 된다.火邪가 心을 乘하므로 掣하여 心藏이 땅기고 오그라드는 느낌이 있는 것이다. 三焦의 火가 盛하여 飮食을 먹어도 바로 吐하므로 隔이 된다.
二陽一陰이 **發病**하면 **主驚駭**하며 **背痛**하며 **善噫**하며 **善欠**하니 **名曰風厥**이라二陽은 大腸胃也오 一陰은 心包肝也라 風火相薄 故驚駭라 按컨대 四經皆與背無涉이로대 而云背痛하니 未詳이로다 心爲噫하니 陽明絡屬心 故善噫라 陰陽相引 故欠이라 風木乾胃土 故厥이라	二陽一陰이 發病하면 驚駭하며 등이 아프며 트림을 자주 하며 하품을 자주하게 되니 이를 風厥이라고 한다.二陽은 大腸과 胃이며 一陰은 心包와 肝이다. 風火가 相搏하기 때문에 놀라는 것이다. 생각건대 이 네 가지 經脈은 모두 등과는 無關하다. 그런데 등이 아프다고 언급한 것은 알지 못하겠다. 心은 噫이고 陽明絡은 心에 屬하기 때문에 트림을 자주하게 된다. 陰陽이 서로 당기게 되므로 하품을 하게 되고, 肝木이 胃에 侵犯하였으므로 厥이 된다.
二陰一陽이 **發病**하면 **善脹**하며 **心滿**하며 **善**	二陰一陽이 發病하면 잘 脹滿하게 되며 心滿하며 善氣하게 되고二陰은 心과 腎

65 가슴이 뛰어 편하지 못하고 당기고 오그라드는 느낌이 있는데, 심하면 아프고 기운이 없고 급하게 기침이 나고 설사를 하는 등의 중상을 말함.

氣하고 二陰은 心腎也오 一陽은 三焦膽也라 心腎俱病하면 則水火不交하고 膽三焦俱病하면 則上下不通 故脹滿善氣라 善氣는 氣逆也라 **三陽三陰이 發病하면 爲偏枯痿易하야 四肢不擧라** 三陽은 小腸膀胱이오 三陰은 脾肺也라 小腸行手主液하고 膀胱行足主筋하고 脾主四肢하고 肺行諸氣라 四經並病 故然이라

이고 一陽은 三焦와 膽이다. 心腎이 모두 病이 들면 水火가 交流하게 되는 것이고, 膽과 三焦가 病이 들면 上下가 서로 疏通되지 못한다. 그러므로 脹滿 善氣한다. 善氣는 氣逆이다.

三陽三陰이 發病하면 偏枯痿易하야 四肢를 움직이지 못하게 된다. 三陽은 小腸과 膀胱이고 三陰은 脾와 肺이다. 小腸의 經絡이 손으로 흘러가며 液을 주관한다. 膀胱은 다리로 흘러가며 筋을 주관한다. 脾는 四肢를 주관하고 肺는 氣를 循行시킨다. 小腸膀胱脾肺 四經의 病이 합하기 때문에 이러한 증상이 나타난다.

二陽結을 謂之消요 胃大腸熱結하면 則消穀善饑하니 所謂癉成爲消中也라 **三陽結을 謂之隔**이오 小腸主液하고 膀胱主津하니 二經熱結 故隔塞不便이라 一作膈症하니 飮食不下라 **三陰結을 謂之水**요 肺不能行下降之令하야 使水精四布하고 脾失其運行之職 而無以制防하야 遂令陰氣停凝而爲水라 **一陰一陽結을 謂之喉痺**요 肝膽心包三焦가 皆有相

二陽結을 消라고 말하고 胃와 大腸에 熱結하면 消穀善飢하니 이른바 癉病으로 消中이 된다.

三陽結을 隔이라고 말하고 小腸이 液을 주관하고 膀胱이 津을 주관하니 二經에 熱結하게 되었으므로 막혀서 대소변을 보지 못하게 된다. 혹은 膈症이라고 말하기도 하며 飮食이 消化되지 못하여 내려가지 못한다. **三陰結을 水라고 말하고** 肺가 능히 下降하는 性能을 발휘하여 水精으로 하여금 全身에 分布하지 못하게 하고, 脾가 運行하는 機能을 잃게 되어 制御하고 防備함이 없게 되어 드디어 陰氣로 하여금 停凝되어 붓게 된다.

一陰一陽이 맺히게 된 것을 喉痺라고 하고 肝 膽 心包 三焦가 모두 相火가 있으며 經脈의

火하고 脈循喉挾咽이라 故喉痹라 **陰搏陽別**하면 **謂之有子**요以下陰陽은 指尺寸言하니 尺脈搏手가 異于寸口하면 陰中別有陽也라 **陰陽虛**하면 **腸辟**하야 **死**하고尺寸俱虛하며 下痢不止故死라 **陽加于陰**하면 **謂之汗**이오陽氣搏陰하면 蒸而爲汗이라 **陰虛陽搏**을 **謂之崩**이라陰虛而陽火搏之하면 能逼血妄行이라

흐름은 後頭를 따라 咽頭를 끼고 지난다. 그러므로 喉痹의 症狀이 생기게 된다. 陰脈이 搏하고 陽脈이 別한 脈象이 나타나게 되면 姙娠한 것이고여기부터의 陰陽은 尺寸을 말하니 尺脈이 손가락을 쳐서 느껴지는 것이 寸口와 다르면 陰中에 별도의 陽이 있는 것이다. 陰陽脈이 虛하면 腸辟하게 되어 죽게 되고尺寸이 모두 虛하게 되면 下痢가 그치지 않으므로 죽게 된다. 陽脈이 陰分에서 나타나게 되면 땀이 나게 되고, 陽氣가 陰氣를 공격하면 陰氣가 쪄져서 땀이 나게 된다. 陰脈이 虛하고 陽脈이 搏하면 대량 出血하는 崩이 된다.陰虛한데 陽火가 攻擊하면 血을 압박하여 제멋대로 움직이게 한다.

18.『靈樞·師傳』

胃中熱則消穀하야 **令人縣心善飢**하고 **臍以上皮熱**이오 **腸中熱則出黃如糜**하야 **臍以下皮寒**이라 **胃中寒**하면 **則腹脹**이오 **腸中寒**하면 **則腸鳴飧泄**이라 **胃中寒 腸中熱**하면 **則脹**

胃中에 熱이 있으면 消穀하여 縣心善飢하게 하고 배꼽의 윗부분이 熱이 나고, 腸中에 熱이 있으면 황색으로 죽 모양의 대변을 보아 배꼽아래가 차게 된다. 胃中에 寒이 있으면 腹脹하게 되고, 腸中에 寒이 있으면 腸鳴飧泄하게 된다. 胃中이 寒하고 腸中이 熱하면 腹脹이 있으면서 泄瀉하게 되고, 胃中이 熱

而且泄이오 胃中熱 腸中寒하면 則疾飢하고胃熱일새라 小腹痛脹이라 腸寒일새라

하고 腸中이 寒하면 빨리 배고파지게 되고, 胃熱하기 때문이다.
아랫배가 아프고 膨脹하게 된다. 腸寒하기 때문이다.

19. 『素問 · 脈解』

太陽所謂 腫腰脽痛者는脽는 臀也라 寅은 太陽也니太陽爲三陽이오 寅月亦爲三陽이라 正月에 陽氣出在上하나 而陰氣盛하야 陽未得自次也라 故로 腫腰脽痛也라 病偏虛爲跛者는足不能履라 正月에 陽氣凍解하고 地氣而出也라 冬寒이 頗有不足者 故로 偏虛爲跛也라 所謂强上頭項强急이라 引背者는 陽氣大上而爭이라 故로 强上也오 所謂耳鳴者는 陽氣萬物이 盛上而躍이라太陽耳

太陽에 병들었을 때 이른바 허리가 붓고 볼기가 아픈 것은, 脽는 볼기를 말한다. 寅은 太陽이니 太陽은 三陽이고 寅月 또한 三陽이 된다. 正月에 陽氣가 나와 上部에 있으나 陰氣가 盛하여 陽이 순서대로 커지지 못하고 있다. 그러므로 허리가 붓고 볼기가 아프게 된다. 病이 偏虛하여 발을 디디지 못하는 경우는 다리로 땅을 밟지 못하는 것을 말한다. 正月에 陽氣가 解凍되고 地氣가 나오게 된다. 겨울의 寒氣가 자못 不足한 경우가 있으므로 偏虛하여 발을 디디지 못하게 된다. 이른바 上部가 뻣뻣하여 頭項强急을 말한다. 등까지 당기는 경우는 陽氣가 크게 올라 다투므로 上部가 뻣뻣해지는 것이고, 이른바 耳鳴이라는 것은 陽氣萬物이 旺盛하여 상승하여 뛰는 것이다. 太陽의 耳鳴은 外感에

鳴은 屬外感이오 非腎虛라

所謂甚則狂巓疾者는 或狂或頭痛이라 **陽盡在上**하고 **而陰氣從下**하야 **下虛上實**일새라正月에 三陰三陽平等하고 今盡出在上하면 則下虛上實이라 故有巓狂腦痛之病이라

所謂浮爲聾者는 **皆在氣也**오膀胱脈이 至耳上角하고 氣逆故聾이라 **所謂入中爲瘖者**는太陽與少陰爲表裏니 表邪傳裏하면 則喑不能言이라 **陽盛已衰也**일새라如下文奪于內事 故陽虛不能言이라

內奪而厥하면**則爲瘖俳**하니俳는 當作痱니 手足廢也라 內奪은 房勞也라 下虛故厥逆 而四肢不收라 腎脈挾舌本 故瘖이라 **此**는 **腎虛也**라

少陰不至者는 **厥也**라

속하는 것이지 腎虛로 인한 것이 아니다.

이른바 甚하면 狂巓疾이 생긴다는 것은 或은 狂하고 或은 頭痛이 있다. 陽氣가 소진되어 邪氣가 上部에 있고 陰氣가 따라 내려가 下虛上實하기 때문이다.正月에 三陰三陽이 平等하고 이제 陽氣가 모두 나와 邪氣가 上部에 있으면 下虛上實이 되므로 癲狂 腦痛의 症狀이 생기게 된다.

이른바 陽氣가 떠서 聾이 된다는 것은 모두 氣에 의한 것이다.足太陽膀胱經의 經脈이 耳上角에 이르고 또 氣逆하므로 귀머거리가 된다. 이른바 속으로 들어가 瘖이 되는 경우는太陽과 少陰이 서로 表裏가 되니 表邪가 안으로 전입되면 벙어리가 되어 목소리가 나지 않게 된다. 陽氣가 盛하였다가 衰退하게 되었기 때문이다.아래 文章의 內事로 인하여 虛脫하게 되었으므로 陽虛하여 말을 하지 못하게 된다고 한 것과 같다.

房事 過度하여 陽氣가 厥逆하게 되면 瘖俳가 되니俳는 마땅히 痱로 고쳐야 하니 手足을 사용하지 못하는 것이다. 內奪은 房勞를 말한다. 下虛하므로 厥逆하여 四肢不收하게 된다. 足少陰腎經의 흐름이 舌本을 끼고 지나기 때문에 벙어리가 된다. 이것은 腎虛하므로 나타나는 증상이다.

少陰이 이르지 않는다는 것은 厥이다.

腎虛 故少陰之脈不至하고 少陰不能行巨陽之氣 故厥이라

腎虛하므로 少陰의 脈이 오지 않고, 少陰이 능히 巨陽의 氣運을 循行시키지 못하므로 厥症이 있게 된다.

少陽所謂 心脇痛者는 少陽脈이 循胸脅일새라 言少陽盛也니 盛者는 心之所表[66]也라心屬君火하야 無爲用이로대 少陽相火而表著라

少陽에 병들었을 때 이른바 心脇痛은 少陽脈이 胸脇을 돌기 때문이다. 少陽이 盛한 것이니 盛이라는 것은 心氣가 드러나는 곳이다.心은 君火에 속하여 하는 일이 없으나 少陽相火를 사용하여 드러내는 것이다.

九月에 陽氣盡而陰氣盛 故로 心脇痛也라火暮于戌하고 陰盛이라 故痛이라

九月에 陽氣가 消盡되어 陰氣가 盛하게 되므로 心脇痛이 된다.火는 戌時에 시들게 되고 陰盛하기 때문에 아프게 된다.

所謂不可反側者는 陰氣藏物也니 物藏則不動也라

이른바 몸을 돌리지 못한다는 것은 陰氣가 事物을 貯藏하기 때문이니, 事物을 貯藏한다는 것은 움직이지 못하는 것이다.

陽明所謂 灑灑振寒者는 陽明者는 午也니 五月은 盛陽之陰也라五陽一陰이라

陽明에 병들었을 때 이른바 灑灑振寒이라는 것은 陽明은 午이니 五月은 陽氣가 旺盛한 가운데 있는 陰氣이다.陽이 다섯이고 陰이 하나이다.

陽盛而陰氣加之라 故

陽氣가 盛한데 陰氣가 더하여졌으므로

66 『全書本』에는 '表'가 '衰'로 되어 있다.

로 灑灑振寒也라 所謂 脛腫而股不收者는 陽者는 衰于五月하고 而 一陰氣上하야 與陽始爭故也라 胃脈下髀關하야 抵伏兎하고 入膝臏하야 循脛下足跗일새라

灑灑振寒하게 된다. 이른바 脛腫하면서 다리를 굽히지 못한다는 것은 陽이라는 것은 五月에 衰退하고 一陰의 氣가 오르기 시작하여 陽氣와 더불어 다투기 때문이다. 足陽明胃經의 흐름이 髀關으로 내려가 伏兎穴에 다다르고 膝臏에 들어가 정강이를 따라 발등에 이르기 때문이다.

所謂上喘而爲水者는 陰氣下而復上이니 上則邪客于藏府間이라 故로 爲水也라 藏은 一云肺니 謂邪在肺하야 不能通調水道라 邪는 一云脾니 謂脾不能爲胃行其津液이라 邪府는 胃府也라 肺傷 故上喘少氣라

이른바 上部에서 喘하고 水病이 된다는 것은 陰氣가 내려갔다 다시 상승하는 것이니 陰氣가 올라가면 邪氣가 藏腑間에 침범하게 된다. 그러므로 水病이 된다. 藏을 어느 곳에서는 肺라고 하였으니 邪氣가 肺에 있으면 通調水道가 되지 않는 것이다. 邪를 어느 곳에서는 脾라고 하였으니 脾가 능히 胃의 津液을 通行시키지 못한다고 하였다. 邪腑는 胃腑를 말한다. 肺傷하기 때문에 上部에서 喘하고 少氣하는 것이다.

所謂胸痛少氣者는 水氣在藏府也라 水者는 陰氣也니 陰氣在中이라 故로 胸痛少氣也라 此下에 仍有甚則厥 惡人與火 一段이라 與陽明脈解篇同하니 見後라

이른바 胸痛少氣라는 것은 水氣가 藏腑에 있기 때문에 나타나는 것이다. 水라는 것은 陰氣이니 陰氣가 내부에 있으므로 胸痛 少氣하게 된다. 이 아래 "甚則厥하야 惡人與火라"는 句節이 있다. 『素問・陽明脈解』와 같으니 뒤에 나온다.

太陰所謂 脹者는 太

太陰에 병들었을 때 이른바 脹은 太陰

陰은 子也니 十一月에 萬物이 氣皆藏于中이라 故로 曰病脹이오 所謂上走心爲噫者는 陰盛而上走于陽明하니 陽明絡屬心이라噫는 俗作噯라 太陰之氣가 從陽明上出于心하면 則爲噫이라 靈樞說噫는 見後口問篇이라

은 子이니 十一月에 萬物이 氣運이 모두 내부에 있으므로 病脹이 되고 이른바 위로 心에 들어가 噫가 된다는 것은 陰盛하여 위로 陽明에 들어가니 陽明絡이 屬心하기 때문이다.噫는 일반적으로 '噯'로 하였다. 太陰의 氣運이 陽明을 따라서 위로 心에 이르게 되면 트림이 나게 된다. 『靈樞』에 噫를 說明한 것은 뒤의 『靈樞·口問』에 나온다.

所謂食則嘔者는 物盛滿而上溢이라 十二月에 陰氣下衰하고 而陽氣且出이라 故로 曰得後與氣 則快然如衰也라後는 大便이라 氣는 噯氣라 衰는 病衰也라 噫爲氣上散이오 後爲氣下通이라

이른바 음식을 먹으면 바로 嘔吐하는 경우는 事物이 盛滿하여 위로 넘치게 된다. 十二月에 陰氣가 아래로부터 衰退하게 되고 陽氣가 또 나오기 시작하므로 大便과 방귀를 끼면 시원하게 사라지게 된다.後는 大便을 말한다. 氣는 噯氣를 말한다. 衰는 病이 衰하는 것이다. 噫는 氣가 上逆하는 것이고 後는 氣가 아래로 통하는 것이다.

少陰所謂腰痛者는 少陰者는 腎也니腰爲腎府라 十月에 萬物陽氣皆傷故也라 所謂嘔欬上氣喘者는 陰氣在下하고 陽氣在上하니 諸陽氣浮하야 無所依從이

少陰에 병들었을 때 이른바 腰痛이 생기는 것은 少陰者는 腎也니허리는 腎의 府가 된다. 十月에 萬物의 陽氣가 모두 손상되기 때문이다. 이른바 嘔 欬 上氣 喘이라는 것은 陰氣가 下部에 있고 陽氣가 上部에 있으니 모든 陽氣가 浮上하여 의지하여 따를 바가 없게 된다.足少陰

라腎脈貫膈入肺하니 十月陽氣潛藏 而反上浮라 故有嘔咳氣喘之症이라

腎經의 흐름이 橫膈膜을 뚫고 肺로 들어가니 十月에 陽氣가 潛藏되어야 하는데 도리어 위로 뜨게 되므로 嘔咳 氣喘 등의 症狀이 나타나게 된다.

所謂色色[67]不能久立久坐하고 起則目䀮䀮하야 無所見者는 萬物陰陽이 不定하야 未有主也라 所謂少氣善怒者는 陽氣不治니 陽氣不治 則陽氣不得出하고 肝氣當治而未得이라 故로 善怒하니 名曰煎厥이라冬陽不治하면 腎水不能生肝木하야 木氣不舒라 故煎煩厥逆而善怒라

이른바 色色하게 오랫동안 서 있거나 앉아 있지 못하고 일어서면 눈이 䀮䀮하여 보이지 않는 경우는 萬物의 陰陽이 固定되지 못하여 主持하지 못하는 것이다. 이른바 少氣 善怒는 陽氣가 다스려지지 못한 것이니 陽氣가 다스려지지 못하면 陽氣가 나가지 못하게 되고 肝氣가 마땅히 다스려지지만 그렇지 못하게 된다. 그러므로 잘 화를 내게 되니 煎厥이라고 한다.겨울에 陽氣가 다스려지지 못하면 腎水가 肝木을 生하지 못하게 되어 木氣가 舒暢하지 못하게 된다. 그러므로 煎煩 厥逆하면서 善怒하게 된다.

所謂恐如人將捕之者는 陰氣少하고 陽氣入하니 陰陽相薄이라 故로 恐也라恐爲腎志라 陰虛而陽薄之일새라

이른바 다른 사람이 장차 잡으려 오는 것처럼 두려워한다는 것은 陰氣가 적고 陽氣가 들어가게 되니 陰陽이 서로 다투게 된다. 그러므로 두려워하게 된다. 恐은 腎志이다. 陰虛한데 陽薄하기 때문이다.

所謂惡聞食臭 氣也라

이른바 飮食의 냄새 맡기를 싫어하는

67 『太素』에는 邑邑으로 근심하는 模樣이라고 하였다.

者는 胃無氣라腎命相火不足以生胃土라 故胃氣敗라

것은氣를 말한다. 胃無가 없기 때문이다. 腎과 命門의 相火가 胃土를 生하는 데 不足하므로 胃氣가 敗損하게 된다.

所謂面黑如地色者는 秋氣內奪 故로 變于色也오秋金不能生腎水일새라 所謂欬則有血者는 陽脈傷也니 陽氣未盛于上 而脈滿이라 滿則欬 故로 血見于鼻也라陽未盛而脈滿은 是虛陽上攻이라 腎脈入肺中 故咳오 鼻爲肺竅 故出血이라

이른바 땅의 색처럼 얼굴이 검은 경우는 秋氣가 內奪하므로 色에 變化가 생기고秋金이 腎水를 生하지 못하기 때문이다. 이른바 기침을 할 때 피가 함께 나타난다는 것은 陽脈이 損傷되었으니 陽氣가 上部에서 盛하지 못하고 脈이 가득 차게 된다. 滿하게 되면 기침을 하게 되므로 코에서 피가 나게 된다.陽이 盛하지 않고 脈滿한 것은 陽이 盛하여 위로 공격하는 것이다. 腎脈이 肺로 들어가기 때문에 기침을 하고, 코는 肺竅이기 때문에 出血이 있게 된다.

厥陰所謂 癩疝과 婦人少腹腫者는厥陰脈絡陰器하야 抵小腹일새라 厥陰者는 辰也라 三月은 陽中之陰이니 邪在中故也라陰邪伏于陽中일새라

厥陰에 병들었을 때 이른바 癩疝과 婦人의 아랫배가 붓는 것은厥陰脈이 陰器에 絡하여 아랫배에 이르기 때문이다. 厥陰은 辰이다. 三月은 陽가운데 陰이니 邪氣가 안에 있기 때문이다.陰邪가 陽中에 숨어 있기 때문이다.

所謂甚則嗌乾하며 熱中者는 陰陽이 相薄而熱이라 故로 嗌乾也라三月은 五陽與一陰相薄이라 厥陰脈이 循喉嚨일새라

이른바 甚하면 嗌乾하며 熱中하게 되는 것은 陰陽이 相薄하여 熱이 나게 되므로 嗌乾하게 된다.三月에는 五陽과 一陰이 相搏한다. 厥陰脈이 喉嚨을 흐르기 때문이다.

20. 『素問 · 陽明脈解』

足陽明之脈病이 惡人與火하며 鍾鼓不爲動이로대 聞木音而驚은 何也오 陽明者는 胃脈也오 胃者는 土也라 故로 聞木音而驚者는 土惡木也라 陽明은 主內하고 其脈血氣盛하니陽明多氣多血일새라 邪客之則熱하고 熱甚則惡火라 陽明이 厥則喘胃熱傷肺일새라 而悗하고熱鬱而不能安이라 悗則惡人이라 或喘而死와 或喘而生者는 何也오 厥逆이 連藏則死하고 連經則生이라經邪淺而藏邪深이라

足陽明脈의 病이 사람과 불을 싫어하며 鍾鼓소리에 어떠한 반응이 없지만 木音을 듣고 놀라는 것은 왜 그런가? 陽明이라는 것은 胃脈이고 胃는 土이다. 그러므로 木音을 듣고 놀란다는 것은 土가 惡木하는 것이다. 陽明은 內部를 주관하고 그 脈은 血氣가 盛하니陽明은 多氣多血하기 때문이다.

邪氣가 侵犯하게 되면 熱이 나고 熱甚하면 火를 싫어하게 된다. 陽明이 厥하면 喘하면서胃熱하여 肺를 損傷시켰기 때문이다. 답답(悗)하고熱이 鬱滯되어 便安하지 못한 것을 말한다. 답답(悗)하면 사람을 싫어하게 된다. 或 喘하여 죽게 되는 것과 或 喘하여도 살게 되는 것은 왜 그런가? 厥逆이 藏에 연결되면 죽게 되고 經에 연결되면 살게 된다.經脈에 있는 邪氣는 얕게 있고, 藏腑에 있는 邪氣는 깊게 있는 것이다.

病甚하면 則棄衣而走하며 登高而歌하고 或至不食數日하며 踰垣上屋하나니 所上之處

病甚하면 옷을 벗고 뛰게 되며 높은 곳에 올라가 노래를 부르고 或 飮食을 여러 날 동안 먹지 않으며 담을 넘고 옥상에 올라가게 되니 올라가는 곳이 모두

皆非其素所能也어늘 病反能者는 何也오 四肢者는 諸陽之本也니 陽盛則四肢實하고 實則能登高也라 熱盛于身 故로 棄衣欲走也라 陽盛則使人妄言罵詈하고 不避親疎而不欲食也라	본래는 불가능한 곳이지만 疾病이 생겼을 때 능히 그렇게 하는 경우는 왜 그런가? 四肢는 모든 陽氣의 根本이 되니 陽盛하면 四肢가 實하고 四肢가 實하면 능히 높은 곳에 올라가게 된다. 熱이 몸에 盛하므로 옷을 벗고 뛰게 된다. 陽盛하면 妄言 罵詈하게 되고 親疎를 가리지 않고 제멋대로 행동을 하며 飮食을 먹지 않으려고 하게 된다.

21.『素問・太陰陽明論』

脾病而四肢不用은 何也오痿躄은 不爲人用이라 四肢皆稟氣于胃나胃爲水穀之海일새라 而不得至經하고 必因于脾라야 乃得稟也니脾傳水穀精氣하고 四肢乃得稟受라 張註에 暢于四肢는 坤之德也라하니라 今脾病하야 不能爲胃行其津液하니 四肢不得稟水穀氣하야 氣日以衰하야 脈道不	脾病이 있으며 四肢를 사용하지 못하는 경우는 왜 그런가?痿躄은 사람이 四肢를 使用하지 못하는 것을 말한다. 四肢는 모두 胃氣에서 氣運을 받으나胃는 水穀之海이기 때문이다. 胃氣가 經에 이르지 못하고 반드시 脾氣로 인하여 稟賦받으니脾는 水穀의 精氣를 傳達하여 주는 것이고, 四肢가 精氣를 받아서 움직이게 된다. 張志聰註에 四肢에 通暢하는 것은 坤의 德이라고 하였다. 이제 脾病이 생겨 胃가 津液을 運行하지 못하게 되니 四肢에서 水穀氣를 稟賦받지 못하여 氣運이 나날이 衰退하게 되어 脈道의 흐름이 순조롭지

利하고 筋骨肌肉이 皆無氣以生이라 故로 不用焉이라	못하고 筋骨肌肉이 氣運이 없어서 생겨나지 못하게 되므로 사용하지 못하게 된다.
脾不主時는 何也오 脾者는 土也니 治中央하고 常以四時로 長四藏할새 各十八日하야 寄治하고 不得獨主于時也라四季之月은 土旺各十八日이라	脾가 四時를 주관하지 못한다는 것은 무엇인가? 脾는 土이니 中央을 다스리고 항상 四時로 四藏을 長養할때 각 十八日씩 맡아 다스리고 홀로 春夏秋冬의 時節을 주관하지 않는다.四季의 달은 土가 각각 十八日씩 旺盛한 것이다.
脾藏者는 常著彰著라 胃土之精也니 土者는 生萬物而法天地라 故로 上下至頭足하고 不得主時也라土貫五行하야 無所不治라	脾藏은 항상밝혀 드러낸다는 것이다. 胃土의 精을 드러내고 있으니, 土라는 것은 萬物을 生하게 하며 天地를 본받는다. 그러므로 天地의 上下에서 사람의 頭足에 이르는 것이므로 春夏秋冬의 四時를 주관하지 않는 것이다.土가 五行을 貫通하여 다스리지 않는 것이 없다.
脾與胃 以膜相連耳어늘 而能爲之行其津液은 何也오 足太陰者는 三陰也라肝爲一陰이오 腎爲二陰이오 脾爲三陰이라	脾와 胃는 膜으로 서로 연결되어 있지만 津液을 運行하는 것은 왜 그런가? 足太陰은 三陰이다.肝이 一陰이고 腎이 二陰이고 脾가 三陰이다.
其脈이 貫胃屬脾絡嗌	그 脈이 胃를 뚫고 脾에 屬하고 목구멍

이라 故로 太陰爲之行氣于三陰하고脾爲胃也라 三陰은 太少厥也라 陽明者는 表也니爲脾之表일새라 五藏六府之海也라 亦爲之行氣于三陽하야胃爲脾也라 三陽은 太陽少陽陽明也라 藏府는 各因其經하야 而受氣于陽明이라胃經이라 故로 爲胃行其津液하니 四肢不得稟水穀氣하면 日以益衰하야 陰道不利하야 筋骨肌肉이肝主筋하고 腎主骨하고 肺主肌하고 脾主肉이라 無氣以生이라 故로 不用焉이라

에 絡한다. 그러므로 太陰이 三陰에 氣를 運行하고脾는 胃이다. 三陰은 太陰 少陰 厥陰이다. 陽明은 表이니脾의 表가 되기 때문이다.

五藏六府의 海가 된다. 또한 三陽에 氣를 運行하여胃는 脾이다. 三陽은 太陽 陽明 少陽이다.

藏腑는 각각 그 經脈으로 因하여 陽明으로부터 氣運을 받는다.胃經을 말한다.

그러므로 胃를 위하여 津液을 運行하니 四肢에서 水穀의 氣運을 稟賦받지 못하게 되면 나날이 衰弱하게 되어 陰道가 원활하지 못하게 되어 筋骨肌肉이肝은 筋을 主하고 腎은 骨을 主하고 肺는 肌를 主하고 脾는 肉을 主한다.

氣運이 없어 生하지 못하게 된다. 그러므로 사용하지 못하게 된다.

22. 『素問・水熱穴論』

腎이 何以主水오 腎者는 至陰也니 至陰者는 盛水也라 肺者는 太陰也오 少陰者는 冬脈也

腎이 어떻게 水를 주관하는가? 腎은 至陰이니 至陰이라는 것은 盛水이고 肺는 太陰이고 少陰은 冬脈이다. 그러므로 根本은 腎에 있고 末은 肺에 있으니 모

라 故로 其本在腎하고 其末은 在肺하니 皆積水也라肺腎爲子母之藏이오 肺生水하고 腎主水라 故二藏皆能積水라 腎脈入肺中하고 腎氣上逆하면 則水客肺中而爲病이라 故云腎本肺標라하니라

두 水氣가 쌓인다.肺腎은 子母關係에 있는 藏腑이고 肺는 水를 生하고 腎은 水를 主한다. 그러므로 二藏이 모두 능히 水를 쌓아 둘 수 있다. 腎脈이 肺로 들어가고 腎氣가 上逆하면 水가 肺에 侵犯하여 病이 된다. 그러므로 腎은 本이 되는 것이고 肺는 標가 된다.

腎이 何以能聚水而生病고 腎者는 胃之關也라前陰利水하고 後陰利穀이라

腎이 어떻게 聚水하여 病이 생기게 되는가? 腎은 胃의 官文이 된다.前陰은 몸의 水分을 排出시키고, 後陰은 먹은 飮食物을 疏通시키는 곳이다.

關門이 不利 故로 聚水而從其類也니膀胱爲腎之府오 不能化氣하면 則關閉而水積이라 腎屬陰 而體爲坎이라 故水從而聚之也라

關門이 不利하므로, 水가 모여 그 같은 무리를 쫓게 되어 생기니膀胱은 腎의 창고가 되고 化氣가 되지 않으면 關門이 막혀서 水氣가 쌓이게 된다. 腎은 陰에 屬하면서 그 體는 坎에 해당된다. 그러므로 물이 좇아서 모이게 된다.

上下溢于皮膚라 故로 爲胕腫이라

위아래 모두 皮膚로 넘치게 된다. 그러므로 胕腫이 된다.

腎者는 牝藏也니 地氣上者는 屬于腎而生水液也라 故로 曰至陰이니 勇而勞甚하면 則腎

腎은 牝藏이니 地氣가 上昇하는 것은 腎에 屬하여 水液을 만든다. 그러므로 至陰이라고 하니 勇敢하고 勞動을 심하게 하면 腎汗이 나오고, 腎汗이 나와

汗이 出하고 腎汗이 出하야 逢于風하면 內不得入于藏府하고 外不得越于皮膚하야 客于玄府하고 行于皮裏하야 傳爲胕腫하니 名曰風水라吳註에 水因風得이라 故名風水라 所以治水에 必兼風藥이라 若但腹中堅脹而身不腫하면 病名蠱脹이니 與此不同이라

風邪를 맞게 되면 안으로 藏腑에 들어가지 못하게 되고, 밖으로 皮膚로 넘쳐나지 못하게 되어 玄府에 침범하고, 皮裏에 行하여 傳하여 胕腫이 되니 이를 風水라고 한다吳崐註에 浮腫이 風으로 因하여 생긴다. 그러므로 風水라고 命名하였다. 그러므로 治水에 반드시 風藥을 兼하여야 한다. 혹 다만 뱃속이 堅固하게 脹滿되었으되 몸은 붓지 않은 것을 蠱脹이라고 하는데 이것과는 다른 것이다.

所謂玄府者는 汗空也라 故로 水病이 下爲胕腫大腹하고 上爲喘呼하니 不得臥者는 標本이 俱病이라腎本肺標일새라

이른바 玄府라는 것은 땀구멍이다. 그러므로 水病이 아래로는 부어서 배가 커지게 되고 위로는 喘呼하니 눕지 못하게 되는 것은 標本이 모두 病이 되었다.腎이 本이고 肺가 標가 되기 때문이다.

故로 肺爲喘呼하고 腎爲水腫이요 肺爲逆不得臥라水氣上逆일새라

그러므로 肺는 喘呼하고 腎는 水腫이 된다. 肺가 逆하면 눕지 못하게 된다.水氣가 上逆하였기 때문이다.

23. 『素問 · 氣厥論』

腎移寒于脾하면腎傷于寒 而傳之脾는 薄其勝己니 舊作肝하니 誤라 **癰腫少氣**하고寒變爲熱 而癰腫하며 脾不能運而少氣라 **脾移寒于肝**하면薄其勝己라 **癰腫筋攣**하고肝主血하고 寒則凝而爲癰[68]腫이라 肝主筋하고 寒則攣縮이라 **肝移寒于心**하면傳于所生이라 **狂隔中**하고神爲寒薄하니 水火相扇 故狂이라 寒結于中 故隔塞不通이라 **心移寒于肺**하면乘其所勝이라 **肺消**니 **肺消者**는 **飮一溲二**하니 **死不治**오此爲上消니 心火鑠金하야 肺不能主氣하야 有降無升이라 故飮一溲二라 未至[69]此甚하면 猶有可治者라 昂按컨대 癰腫狂隔 肺消之症은 多屬火熱 而經文

腎에서 寒氣가 脾로 가게 되면腎이 寒에 傷하여 脾에 傳達되는 것은 自身을 이기는 것을 攻擊하는 것인데, 처음에는 肝으로 되어 있었으니 잘못되었다. **癰腫 少氣하고**寒氣가 變하여 熱이 되므로 癰腫이 되며, 脾氣가 運行되지 않아서 少氣하게 된다. **脾에서 寒氣가 肝에 가게 되면**自身을 이기는 것을 攻擊하는 것이다. **癰腫 筋攣이 되고**肝은 血을 주관하고 寒하면 凝滯되므로 붓게 된다. 肝은 筋을 주관하고 寒하면 攣縮하게 된다. **肝에서 寒氣가 心에 가게 되면**自身이 生하는 것으로 傳達한다. **狂 隔中하고**神이 寒邪에 侵犯당하니 木火가 서로 熾盛하게 하므로 狂하게 되며, 寒邪가 내부에 結滯되었기 때문에 막혀서 疏通되지 않는다. **心에서 寒氣가 肺에 가게 되면**自身이 이기는 바를 乘한다. **肺消하게 되니, 肺消라는 것은 마시는 것보다 배출하는 것이 두 배인 것이니 죽게 되어 治療되지 않는다.** 이것은 上消이니 心火가 金을 녹여서 肺金이 氣를 주관하지 못하게 되어 氣運이 下降하기는 하나 上昇하지는 못하게 된다. 그러므로 마시는 것이 하나이면 小便으로 내보내는 것이 둘이 된다. 이와 같이 심한 데까

---

68 『全書本』에는 '癰'이 '之'로 되어 있다.
69 『全書本』에는 '移' 뒤에 '死'가 있다.

俱云移寒하니 若作熱解하면 則下文又有移熱一段하니 諸註隨症訓釋이라 或言熱或言寒은 語雖不一이로대 義實難移라 竊謂移寒寒字는 當作受病之始言이라 如隔塞多屬熱結하고 若云膈症間[70]有寒隔癰腫間有寒瘍하니 然屬熱者多하니 與狂巓肺消는 均當作寒久變熱解라야 于義始通하니 若下文移腎湧水하면 則始終均屬陰寒也라 **肺移寒于腎**하면傳于所生이라 **爲涌水**니 **涌水者**는 **按腹不堅**하고 **水氣客于大腸**하야 **疾行則鳴濯濯**으로 **如囊裹漿**하니 **水之病也**라肺生水하고 大腸爲肺之府라 腎至陰이오 爲水藏이오 腎本肺標라 故聚水爲病이라

脾移熱于肝하면薄其勝己라 **則爲驚衄**이오肝藏

지는 이르지 않게 되면 오히려 치료가 될 수 있다. 내가 생각건대 癰腫 狂 隔 肺消의 症狀은 대부분 火熱에 屬하는 것인데 經文에 '移寒'이라고 하였으니, 만약에 熱이라고 解釋하면 즉 아래 文章에 '移熱'이라는 段落이 또 있으므로, 여러 註釋에서 症狀에 따라서 訓釋을 하였다. 그러므로 惑은 熱이라고 하고, 惑은 寒이라고 하는 것은 말은 비록 하나가 아니지만 뜻은 실제로 다르지 않다. 생각건대 '移寒'의 '寒'字는 마땅히 疾病을 받는 처음이라고 생각하여야 한다. 隔寒을 熱結되었다고 말하고 혹은 隔症은 寒隔이 없다고 하고 癰腫에 혹 寒瘍이 있다고 하나, 熱에 屬하는 것이 많고 狂巓 肺消 모두 寒이 오래되어 熱로 변한 것이라고 解釋하여야 비로소 意味가 통하게 된다. 아래 文章의 腎으로 옮겨 涌水라고 하면 즉 모두 陰寒에 속하게 된다. **肺에서 寒氣가 腎으로 가게 되면**自身이 生하는 것으로 傳達된다. **涌水가 되니, 涌水라는 것은 배를 눌렀을 때 단단하지 않고 水氣가 大腸에 侵犯하여 빠르게 運行하면 濯濯하게 腸鳴이 생겨 裹漿을 쌓은 것과 같으니 水病이다.**肺는 水를 生하고 大腸은 肺의 腑가 되고 腎은 至陰으로 水藏이고 腎은 本이고 肺는 標가 된다. 그러므로 水分이 모이면 病이 된다.

脾에서 熱氣가 肝으로 가게 되면自身을 克하는 藏腑를 공격하는 것이다. **驚衄하고**肝은 藏

70 『全書本』에는 '間'이 '無'로 되어 있다.

血而主驚하고 肝脈與督脈會于巓하니 血隨火溢하야 上腦而出于鼻하면 則衄이라 **肝移熱于心**하면傳于所生이라 **則死**하고心爲君主니 不易受邪라 況肝氣燥烈하면 木火相燔이라 故死라 **心移熱于肺**하면乘其所勝이라 **傳爲膈消**하고此與은 上文移寒意同이로대 但膈消爲中消하고 且未至飮一溲二之甚耳라 或曰膈症消中을 爲二病이라하니라**肺移熱于腎**하면傳于所生이라 **傳爲柔痓**하고氣骨皆熱하면 則髓不生이라 故骨强而爲痓하고 筋痿而爲弛也라 **腎移熱于脾**하면薄其勝己라 **傳爲虛 腸澼**하니 **死**라 水反制土니 脾腎俱虛하야 下痢不禁이라 故死라

血하면서 놀라는 것을 주관한다. 肝脈이 督脈과 함께 머리꼭대기에서 모이게 된다. 血이 火를 따라 넘치게 되어 腦로 올라가게 되면 코로 피가 나게 되니 衄이 된다. **肝에서 熱氣가 心으로 가게 되면**自身이 生하는 것으로 傳達된다. **죽게 되고**心은 君主之官으로 쉽게 邪氣를 받지 않는다. 더구나 肝氣가 燥烈하면 木火가 서로 태우게 된다. 그러므로 죽게 된다. **心에서 熱氣가 肺로 가게 되면**自身이 이기는 바를 乘하는 것이다. **傳하여 膈消가 되고**이 文章과 위의 '移寒'의 意味가 같다. 다만 膈消는 中消가 되며, 또 飮一溲二의 심한 경우에 이르지 않을 따름이다. 或이 말하되 膈症과 消中은 다른 病이라고 하였다. **肺에서 熱氣가 腎에 가게 되면** 自身이 生하는 것으로 傳達된다. **傳하여 柔痓가 되고**氣骨이 모두 熱하면 髓가 生하지 못하게 된다. 그러므로 뼈가 강해지면서 痓하게 되고 筋肉이 萎縮되어 弛緩된다. **腎에서 熱氣가 脾로 가게 되면**自身을 克하는 藏腑를 공격한다.
傳하여 虛하고 腸澼이 있으니 죽게 된다.水가 도리어 土를 制壓한 것이니 脾腎이 모두 虛하여 下痢가 그치지 않는다. 그러므로 죽게 된다.

胞移熱于膀胱하면以下六府相移라 **則癃溺血**하고膀胱者는 胞之室이니 熱則癃閉라 正理論曰 熱在下焦하

胞에서 熱氣가 膀胱으로 가게 되면아래로 계속 六腑로 移動된다. **癃 溺血이 생기고**膀胱은 胞의 居住處가 되니 熱이 있으면 小便不通한 閉癃이 된다. 『正理論』에 熱이 下焦에 있으면 溺血이 된

면 則溺血이라하니라 膀胱移熱于小腸하면 膈腸不便하며 上爲口糜하고膀胱上口連于小腸하고 小腸脈循咽下膈이라 熱結膈腸故下不得便하고 逆上而爲口瘡이라

다고 하였다. 膀胱에서 熱氣가 小腸으로 가게 되면 腸이 막혀 대변을 보지 못하며 위로는 口糜하고,膀胱의 上口는 小腸에 連結되어 있고 小腸脈은 咽喉를 따라 橫膈膜아래로 내려간다. 熱이 橫膈膜과 腸에 結滯되면 아래로 便을 보지 못하고 위로 逆上하여 口瘡이 된다.

小腸移熱于大腸하면 爲虙伏이라 瘕爲沈하고津血結而爲瘕라 沉은 深意라 一云疝字之誤라하니라

小腸에서 熱氣가 大腸으로 가게 되면 虙瘕가 되고伏과 같다. 虙瘕가 되고 沈이 되고,津血이 結滯되어 瘕가 된다. 沈은 깊다는 意味이다. 어떤 곳에서는 疝字의 誤謬라고 하였다.

大腸移熱于胃하면 善食而瘦하니 又謂之食㑊이요雖食亦痩니 中消之類라 胃移熱于膽을 亦曰食㑊이요 膽移熱于腦하면 則辛頞山根爲頞이니 鼻頞辛辣이라 鼻淵하니 鼻淵者는 濁涕下不止也니解精微論에 腦滲爲涕라하니라 傳爲衄하고 鼻血이라 衊[71]하고汗血이라 瞑目이라目昏이라

大腸에서 熱氣가 胃로 가게 되면 음식을 많이 먹지만 마르게 되니 또 食㑊이라고 말하고,비록 飮食을 먹더라도 마르게 되니 消中의 무리이다. 胃에서 熱氣가 膽으로 가게 되는 것을 또한 食㑊이라고 하고 膽에서 熱氣가 腦로 가게 되면 辛頞하고山根을 頞이라고 하니 콧마루가 辛辣한 것을 말한다. 鼻淵하게 되니 鼻淵이라는 것은 누런 콧물이 그치지 않으니『素問 · 解精微論』에 腦에서 滲出되는 것이 涕라고 하였다. 傳하여 코피가 나게 되고코피를 말한다. 衊이 되고땀에 섞여 나는 피를 말한다. 눈이 침침해진다.目昏을 말한다.

故로 得之氣厥也니이

그러므로 氣厥로 인하여 생기게 된다.

71 땀에서 나는 피를 말함.

다皆爲氣逆而然이라

모두 氣逆하여서 그렇게 된다.

24.『靈樞·厥病』

眞頭痛은 頭痛甚하고 腦盡痛하고 手足寒至節하니 死不治라 頭半寒痛하면 先取手少陽陽明이라此言刺法이라 偏頭痛은 屬少陽病하니 以脈行頭側也일새라

眞頭痛은 頭痛이 매우 甚하고 腦 부위까지 모두 아프고 손발부터 肘膝關節까지 차지게 되니 治療가 되지 않아 죽게 된다. 머리의 반이 寒痛이 있으면 먼저 手少陽陽明에서 取穴하여야 한다.여기서는 刺法을 말하였다. 偏頭痛은 少陽病에 속하는 것인데 少陽經의 脈이 머리의 側面을 흐르기 때문이다.

厥心痛에 與背相控하고 善黃하고瘈瘲이라 如從後觸其心하고 傴僂[72]者는 腎心痛也라 腹脹胸滿하고 心尤痛甚하면 胃心痛也라 痛如以錐鍼刺其心하고 心痛甚者는 脾心痛也라 色蒼蒼如死狀하고 終日不得太息하면 肝

厥心痛에 등까지 당기고 黃色이 되면黃은 瘈瘲으로 보아야 한다. 뒤로부터 心에 닿는 것 같고 傴僂가 생기는 경우는 腎心痛이 된다. 腹脹 胸滿하고 心이 더욱 아프면 胃心痛이다. 송곳이나 침 같은 것으로 心을 찌르는 것 같은 痛症이 있고, 心痛이 심한 경우는 脾心痛이다. 顔色이 蒼蒼하게 창백하여 죽은 사람과 비슷하고 하루 종일 큰 숨을 쉬지 못하면 肝心痛이다. 눕거나 혹은 쉬고 있을 때

72 늙거나 병들어 혹은 선천적 척추 기형으로 등이 굽어져서 펴지 못하는 병증.

心痛也라 臥若徒居에 心痛間하고 動作에 痛益甚하고 色不變하면 肺心痛也라

에 心痛이 間間이 나타나고 움직일 때에 痛症이 더욱 심하고 顔色이 변하지 않으면 肺心痛이다.

眞心痛은 手足淸冷也라 一作青이라 至節하고 心痛甚하니 旦發夕死하고 夕發旦死라心君不易受邪일새라

眞心痛은 手足이 찬 것이손발이 찬 것을 말한다. 어떤 곳에서는 青이라고 하였다. 肘膝關節에까지 이르고 心痛이 甚하니 아침에 發作하면 저녁에 죽게 되고 저녁에 發作하면 아침에 죽게 된다.心君은 쉽게 邪氣의 侵犯을 받지 않기 때문이다.

25.『素問·平人氣象論』

頸脈動이結喉旁人迎脈이라 喘疾欬를 曰水요水溢于肺라 故頸脈上鼓而喘咳라 目裏가眼胞屬脾일새라 微腫하야 如臥蠶起之狀을 曰水요評熱病論에 水者陰也오 目下亦陰也라 腹者는 至陰之所居라 故水在腹者는 目下必腫也라하니라 溺黃赤하며 安臥者는嗜臥라

목에 있는 頸脈이 뛰는데結喉 兩旁의 人迎脈을 말한다. 搏動이 빠르며 欬한 경우는 水라고 하고水氣가 肺에 넘치는 것이다. 그러므로 頸脈이 위로 치받으며 喘咳한다. 눈두덩이가眼胞를 말하는 것으로 脾에 屬한다. 약간 부어 누에가 깨어난 것 같은 상태를 水라고 하고『素問·評熱病論』에 水는 陰이오 目下도 또한 陰이니 腹은 至陰이 居處하는 곳이므로 水가 腹部에 있다는 것은 반드시 눈 아래가 붓게 된다고 하였다. 小便이 黃赤色이 되며 눕기를 좋아하는 경우는

黃疸이오 已食如饑者는 胃疸이오穀疸이라 面腫曰風이오面爲諸陽之會오 風屬陽하니 上先受之라 故腫이라 不專于水[73]也라 足脛腫曰水요 目黃者를 曰黃疸이라濕熱上蒸일새라

눕기를 좋아하는 것이다. 黃疸이 되고, 밥을 먹었는데도 바로 배가 고픈 것과 같은 경우는 胃疸이고穀疸을 말한다. 얼굴이 부으면 風이고얼굴은 모든 陽氣가 모이는 곳이고, 風은 陽에 속하므로 윗부분이 먼저 邪氣를 받는다. 그러므로 붓는 것이 물로 傳達되지 못한다. 足脛이 붓는 것을 水라고 하고 目黃이 되는 경우를 黃疸이라고 한다.濕熱이 위로 熏蒸하기 때문이다.

26.『素問·逆調論』

人身이 非常溫也며 非常熱也에 爲之熱而煩滿者는 何也오 陰氣少而陽氣勝也라 人身이 非衣寒也며 中非有寒氣也로대 寒從中生者는 何오 是人多痺氣也니氣不流通이라 陽氣少하고 陰氣多 故로 身寒如從水中出이라 人有四肢熱에 逢風寒하면

사람이 항상 따듯한 것이 아니며 항상 뜨거운 것도 아님에, 熱이 나면서 煩滿한 경우는 왜 그런가? 陰氣가 적으며 陽氣가 勝한 것이다. 사람이 옷을 차게 입지 않으며 寒氣에 的中된 것도 아닌데 寒氣가 內部로부터 나타나는 경우는 왜 그런가? 이것은 사람이 痺氣가 많이 있는 것이니氣가 잘 흐르지 못하는 것이다. 陽氣가 적고 陰氣가 많으므로 물속에서 나온 것처럼 몸이 차다. 사람이 四肢에 熱이 있을 때 風寒을 맞으면 불에 뜸을

73『全書本』에는 '水'가 '上'으로 되어 있다.

如灸如火者는 何也오 是人者는 陰氣虛하고 陽氣盛하니 四肢者는 陽也라 兩陽이 相得而陰氣虛少하니 少水不能滅盛火하야 而陽獨治라 獨治者는 不能生長也오 獨勝而止耳라孤陽不長하니 反[74]能爲病이라

뜨는 것과 같은 경우는 왜 그런가? 이러한 사람들은 陰氣가 虛하고 陽氣가 盛하니 四肢는 陽이고 두 가지 陽이 相得하여 陰氣가 虛少하게 되니 적은 물로 커다란 불을 끄지 못하여 陽이 홀로 盛한 것이다. 獨治라는 것은 生長하지 못하는 것이고, 홀로 이겨 그치는 것이다.孤陽이 사라지 못하니 도리어 病이 된다.

逢風而如灸如火者는 是人當肉爍[75]也라風火相扇하야 能消爍肌肉이라

風을 만나 불에 뜸을 뜨는 것과 같은 경우는 사람이 마땅히 肉爍한 것이다.風火가 서로 熾盛하게 하여 능히 肌肉을 消爍시킨다.

人有身寒하야 湯火不能熱하며 厚衣不能溫이나 然이나 不凍慄은 是爲何病이오 是人者는 素腎氣勝하야 以水爲事하야欲盛房勞라 太陽膀胱이라 氣衰하고 腎脂枯不長하야 一水不

사람이 몸이 차서 뜨거운 물로도 더워지지 못하며 두꺼운 옷으로도 따듯해지지 못하나, 추워서 떨지 못하는 것은 어떤 病인가? 이러한 사람은 본래 腎氣가 勝하여 水로 일삼아房勞를 많이 하고자 하는 것이다. 足太陽膀胱經의足太陽膀胱經을 말한다. 足太陽膀胱經氣가 衰하고 腎脂가 말라 자라지 않아 一水가 兩火를 이기지

74 『全書本』에는 '反'이 '殆'로 되어 있다.
75 陽熱이 지나치게 성하여 津液을 오랫동안 졸임으로써 살이 빠지는 병증을 말함.

能勝兩火라 腎者는 水也 而生于骨하니 腎不生則髓不能滿이라 故로 寒甚至骨也오 所以不能凍慄者는 肝一陽也며 心二陽也오肝木生火하고 心爲君火라 腎은 孤藏也니 一水不能勝二火 故로 不能凍慄하니 病名曰骨痹니凍慄爲外寒이라 此爲骨痹라 是人當攣節也라髓枯則筋縮이라 故攣節이라

못한다. 腎은 水이고 骨을 生하게 하니 腎이 生하지 못하면 髓가 充滿해지지 못하게 된다. 그러므로 차가운 것이 骨에까지 이르게 되고 凍慄하지 못하는 것은 肝은 一陽이며 心은 二陽이고肝木이 火를 生하고 心은 君火이다.
腎은 孤藏이니 一水가 二火를 이기지 못하므로 凍慄하지 못하니 骨痹라고 하니凍慄은 外部가 찬 것을 말한다. 이것이 骨痹이다.

이는 사람이 마땅히 攣節한 것이다.骨髓가 마르면 筋肉이 萎縮된다. 그러므로 關節에 痙攣이 생긴다.

人之肉苛者는痲木不仁이라 雖近衣絮라도 猶尙苛也는 榮氣虛하고 衛氣實也니實爲偏勝하고 過猶不及이라 榮氣虛則不仁하고不知痛癢이라 衛氣虛則不用이오手足이 不隨人用이라 榮衛俱虛則不仁 且不用하고 肉如故也니 人身與志不相有하니 曰死라

사람이 肉苛한 경우는痲木不仁을 말한다.
비록 솜옷을 입더라도 오히려 더욱 가혹한 것은 榮氣가 虛하고 衛氣가 實하니實이라는 것은 偏勝이고 지나친 것이 미치지 못하는 것과 같다. 榮氣가 虛하면 감각이 없고痛症이나 가려움증 등을 느끼는 感覺이 없는 것이다.
衛氣가 虛하면 手足을 사용하지 못하고手足을 사람이 하고자 하는 대로 使用하지 못하는 것이다. 榮衛가 모두 虛하면 感覺이 없고 또한 四肢不用하고 살은 예전과 같으니 몸과 意志가 서로 연결되지 못하니 죽게 된다.

人有逆氣하야 不得臥而息有音者는 是陽明之逆也라 足三陽者는 下行이어늘足三陽은 從頭走足이라 今逆而上行이라 故로 息有音也오 陽明者는 胃脈也니 胃者는 六府之海라 其氣亦下行하니 陽明이 逆하야 不得從其道라 故로 不得臥也니 下經에 曰 胃不和 則臥不安이 此之謂也라 夫起居如故로되 而息有音者는 此肺之絡脈이 逆也니 肺主氣하고 司呼吸이라 絡脈이 不得隨經上下라 故로 留經而不行하니 絡逆不能行于別經이라 絡脈之病人也微故로 起居如故而息有音也오 夫不得臥하며 臥則喘者는 是水氣之客也라 夫客者는 循津液而流也오 腎者는 水藏이니 主津液하며 主臥與喘

사람에 逆氣가 있어 눕지 못하고 숨 쉬는데 소리가 나는 경우는 陽明의 逆이다. 足三陽은 下行하거늘足三陽經은 머리로부터 다리로 흐른다.

지금 逆行하여 위로 올라가게 된다. 그러므로 숨 쉬는데 소리가 나는 것이고 陽明은 胃脈이니 胃는 六腑之海가 된다. 그 氣運이 또한 下行하니 陽明이 逆上하여 자신의 길을 가지 못하게 된다. 그러므로 눕지 못하게 되니 下經에 胃不和하면 잠을 자도 不安하다는 것이 이를 말한다. 무릇 起居는 예전과 같지만 숨 쉬는데 소리가 나는 경우는 肺의 絡脈이 逆한 것이니肺는 氣를 주관하고 呼吸도 주관한다.

絡脈이 經脈을 따라 위 아래로 다니지 못한다. 그러므로 經脈에 머물러 움직이지 못하니絡脈이 逆하여 別經에 행하지 못한다. 絡脈의 病이 微弱하므로 起居가 예전과 같으면서 숨 쉬는데 소리가 나는 것이고 무릇 잠을 자지 못하며 잠을 자려고 누우면 숨이 차는 것은 水氣가 侵犯한 것이다. 무릇 客이라는 것은 津液을 좇아서 흘러간 것이고, 腎은 水藏이니 津液을 주관하며 잠자는 것과 숨찬 것을 주관한다.肺는 主氣하고 腎은 納氣하며 腎脈

也라肺主氣 腎納氣하며 腎脈入肺中이라 故로 主喘이라 夜臥則氣行于陰이니 然이나 必自少陰始라 故主臥라	이 肺中으로 들어가는 것이다. 그러므로 喘症을 주관한다. 밤에 누우면 氣가 陰分을 行하는 것이다. 그러나 반드시 少陰으로부터 시작하므로 잠자는 것을 주관한다.

27. 『靈樞・邪客』

人目不瞑하야 不臥出者는 何氣使然잇가 曰 五穀入于胃也에 其糟粕津液宗氣로 分爲三隧라糟粕入大小腸爲一隧라	사람의 눈이 감기지 않아 잠을 자지 못하는 경우는 어떠한 氣運이 그렇게 만드는가? 對答하기를 五穀이 胃腸에 들어갔을 때 糟粕과 津液과 宗氣의 세 가지로 나뉘게 된다.糟粕이 大小腸으로 들어가 하나의 길이 된다.
故宗氣積于胸中이라 膻中氣海라	그러므로 宗氣가 胸中에 쌓이게 된다. 膻中氣海를 말한다.
出于喉嚨하야 以貫心脈 而行呼吸焉이라 營氣者는 泌其津液하고 注之于脈하야 化以爲血하고 以榮四末하고 內注五藏六府하야 以應刻數焉이오宗氣合榮氣行脈中하야 爲一隧니 應漏水	喉嚨으로 나와 心脈을 뚫고 呼吸하게 된다. 營氣는 津液을 거르고 脈에 注入되어 변화되어 血이 되고 四末을 運營하고 안으로 五藏六府에 주입되어 刻數에 相應하게 된다.宗氣가 榮氣와 합하여 脈中을 行하여 一隧가 되니 물시계로 百刻에 상응한다.

百刻이라 衛氣者는 出其悍氣之慓疾 而先行于四末하고 分肉皮膚之間 而不休者也라 衛行脈外니 爲一隧라

衛氣는 그 중에서 사나운 氣運 중 慓疾하게 나오므로 먼저 四末과 分肉 皮膚의 사이를 運行하게 되어 쉬지 않는다. 衛氣는 脈外를 行하니 一隧가 된다.

晝日行于陽하고 夜行于陰하니 常從足少陰之分其行陰也니 必自足少陰始라 間이라 行于五藏六府하니 今厥氣가邪逆이라 客于五藏六府하면 則衛氣獨衛其外하야 行于陽하고 不得入于陰이라 行于陽하면 則陽氣盛하고 陽氣盛하면 則陽蹺陷하야陽蹺之脈 不得入于陰하고 陰虛 故目不瞑이라大惑論에 作陽氣滿則陽蹺盛하니 盛字是라 又曰 衛氣留于陰하고 不得行于陽하면 則陰氣盛하고 陰氣盛則陰蹺滿하니 陽氣虛故目閉也라하니라

낮에는 陽分을 다니고 밤에는 陰分을 다니니 항상 足少陰의 분야로부터 시작되어,陰을 行하는 것은 반드시 足少陰으로부터 始作한다. 항상 足少陰의 분야로부터 시작되어 五藏六腑를 다니게 되니 이제 厥氣가邪氣가 逆亂한 것이다. 五藏六腑에 侵犯하게 되면 衛氣가 홀로 바깥을 지키게 되어 陽分을 다니지만 陰分에 들어가지 못하게 된다. 陽分을 다니게 되면 陽氣가 盛하고 陽氣가 盛하면 陽蹻脈이 陷沒되어陽蹻脈을 말한다.

陰分에 들어가지 못하고 陰虛하므로 눈을 감고 잠을 자지 못하게 된다.大惑論에 陽氣滿을 陽蹺盛이라고 하였으니 盛字가 맞는 것 같다. 또 衛氣가 陰分에 머무르고 陽分에 가지 못하게 되면 陰氣가 盛하고 陰氣가 盛하면 陰蹺脈이 가득 차게 되니 陽氣가 虛하므로 目閉하게 된다고 하였다.

治之奈何오 飮以半夏

어떻게 治療하는가? 半夏湯 一劑를 復

湯一劑하니 **陰陽已通**하면 **其臥立至**라以千里長流水揚萬遍하야 取五升하고 以秫米一升과 半夏五合으로 煮爲升半하야 飮一小杯하니 稍益이오 以知爲度하고 覆杯則臥오 汗出則已矣라 按컨대 半夏能和胃而通陰陽하니 今人率以爲燥而不敢用하니 誤矣라

用하게 하여야 하니 陰陽이 이미 소통이 되면 바로 잠을 자게 됩니다. 千里동안 오래 흐른 물을 수없이 많이 저어서 甘藍水를 만들어 五升을 取하고, 秫米 一升과 半夏 五合으로 다려서 升半이 되면 一小杯를 마시게 하니 조금씩 늘려 나가 效果가 나타날 정도로 사용하여야 하고, 藥을 다 服用하면 잠을 자게 되고 땀을 내면 낫게 된다. 생각해 보건대 半夏는 和胃하면서 陰陽을 소통시키니 지금의 사람들이 대략 燥하므로 함부로 사용하지 말라고 하였으나 이는 잘못된 생각이다.

28.『素問·評熱病論』

有病溫者는 **汗出輒復熱 而脈躁疾**하고 **不爲汗衰**하고 **狂言不能食**하니 **病名陰陽交**니王註에 陰陽之氣不分別이라하고 張註에 汗乃陰液이로대 外出之陽하야 陽熱不從汗解하고 復入之陰하니 名陰陽交라 又按컨대 五運行大論에 尺寸反者死하고 陰陽交者死라하니 盖言脈也라 **交者**는 **死也**

病溫이 있는 경우는 땀을 내었는데 바로 다시 熱이 나고 脈이 躁疾하고 땀이 나도 衰弱해지지 않고 狂言하며 飮食을 먹지 못하니 이를 陰陽交라고 하니 王冰註에 陰陽의 氣가 分別되지 않는다고 하고 張志聰註에 汗은 陰液이로대 바깥으로 나와 陽으로 가서 陽熱이 땀을 따라 풀리지 아니하고 다시 음으로 들어오게 되니 이름하여 陰陽交라고 한다. 또 생각해 보건대 『素問·五運行大論』에 尺寸이 바뀐 경우는 죽게 되고 陰陽이 섞인 경우도 죽게 된다고 하였으니 모두 脈을 말하였다. 陰陽交한 경우는 죽게 된다. 사람

라 人所以汗出者는 皆生于穀하니 穀生于精이라 今邪氣交爭于骨肉 而得汗者는 是邪却而精勝也니 精勝則當能食 而不復熱이어늘 復熱者는 邪氣也라 汗者는 精氣也니 今汗出而輒復熱者는 是邪勝也오 不能食者는 精無俾也니無所俾倚라 病而留者는留邪不退라 其壽可立而傾也니이다 且夫熱論曰 汗出而脈尙躁盛者死라하니靈樞熱病論에 熱病已得汗 而脈尙躁盛은 此陰脈之極也니 死라 其得汗而脈靜者는 生이라 熱病脈尙盛躁 而不得汗者는 此陽脈之極也니 死라 脈盛躁得汗 靜者는 生이라 今脈이 不與汗相應하니 此不勝其病也라邪盛正衰라

에 있어 땀이 난다는 것은 모두 穀食으로부터 나오니 精氣가 穀食으로부터 만들어진다. 지금 邪氣가 骨肉에서 서로 다투어 땀이 나게 되는 것은 邪氣가 물러나고 精氣가 이겼으니, 精氣가 이기면 마땅히 飮食을 먹을 수 있으며 다시 熱이 나지 않는 것이지만 다시 熱이 난다는 것은 邪氣가 있다는 것이다. 땀이라는 것은 精氣이니 지금 땀이 나면서 문득 다시 熱이 나는 경우는 邪氣가 이긴 것이고 飮食을 먹지 못하는 것은 精氣가 依支할 것이 없으니부리고 依支할 바가 없는 것이다. 病이 되어 머무르는 경우는邪氣가 머물러 물러나지 않은 것이다. 그 壽命이 가히 세울 수 있지만 기울게 된다. 또 『素問 · 熱論』에 땀을 내었는데도 脈이 오히려 躁盛한 경우에는 죽는다고 하였으니『靈樞 · 熱病論』에 熱病에 이미 發汗시켰는데 오히려 脈이 躁盛한 것은 陰脈이 極하게 된 것으로 죽게 된다. 땀을 내어 脈이 靜하면 살게 된다. 熱病에 脈이 오히려 盛躁하고 땀이 나지 않으면 陽脈이 極하므로 죽게 된다. 脈이 盛躁할 때 땀을 내어 고요하게 되면 살게 된다. 지금 脈이 땀이 나는 것과 더불어 서로 相應하지 못하니 이는 그 病을 이기지 못한다.邪氣가 盛하고 正氣가 衰弱한 것이다.

狂言者는 是失志니腎藏志하고 精衰라 故失志라失志者는 死라 今見三死오汗出復熱과 脈躁疾과 狂言不能食이라 不見一生이라 雖愈로대 必死也라 有病身熱에 汗出이라도 煩滿不爲汗解는 此爲何病이오 汗出而身熱者는 風也오風邪未退라 汗出而煩滿不解者는 厥也니 病名曰風厥이라 巨陽이太陽이라 主氣 故先受邪하고 少陰與其爲表裏也라 得熱則上從之하고 從之則厥也라太陽主表라 故先受邪라 陽邪傳入少陰之裏하니 少陰經氣가 隨太陽而逆上이라

狂言이 생기는 것은 失志하였기 때문이니腎은 志를 藏하고, 精氣가 衰弱하므로 失志하게 된다. 失志하게 되면 죽게 된다. 지금까지 세 가지 죽는 경우가 되어땀이 나고 다시 熱이 나는 것과, 脈이 躁疾한 것과, 狂言하고 飮食을 먹지 못하는 것의 세 가지이다. 한 경우라도 살지 못하게 된다. 비록 治療가 되더라도 반드시 죽게 된다. 몸에 열이 나는 병이 있는데 땀이 나더라도 發汗으로 煩滿이 풀리지 않는 경우는 어떠한 病인가? 땀이 나면서 몸에 熱이 나는 경우는 風이고風邪가 물러나지 않은 것이다. 땀이 나더라도 煩滿이 풀리지 않는 경우는 厥이니 病名을 風厥이라고 한다. 太陽이太陽을 말한다. 主氣한다. 그러므로 먼저 邪氣를 받게 되고 少陰과 더불어 表裏가 된다. 熱을 받게 되면 熱氣를 따라 위로 올라가게 되고 위로 따라가게 되면 아래가 부족하여 厥이 된다.太陽은 主表한다. 그러므로 먼저 邪氣를 받게 된다. 陽邪가 내부의 少陰으로 傳入되니 少陰의 經氣가 太陽을 따라 逆上하게 된다.

勞風은 法在肺下하니腎勞는 因風而得이라 故名勞風이라 腎脈入肺하니 受風하면 邪在肺下라 使人强上冥視하며頭項强하고 好閉

勞風은 肺下에 있는 法이니腎勞는 風으로 인하여 생기게 되므로 勞風이라고 한다. 腎脈이 肺로 들어가니 風邪를 받으면 邪氣가 肺 아래에 있게 된다. 사람으로 하여금 上部가 뻣뻣해지고 보이는 것이 어둡게 되며頭項이 强하고 자주 눈

目이라 **唾出若涕**하며腎爲唾오 肺爲涕라 腎熱薰肺故然이라 **惡風而振寒**하니陽氣內伏하야 不能衛外라 故內發熱 而外惡寒이라 **咳出青黃涕**하야 **其狀如膿**하며 **大如彈丸**이蘊熱所結일새라 **從口中若鼻中出**하니 **不出則傷肺**하고 **傷肺則死也**라 **有病腎風者**는 **面胕痝然**하야頭面足胕이 痝然而腫이라 **壅害于言**하니腎脈이循喉嚨하고 挾舌本이라 **可刺不**잇가 **曰 虛不當刺**니 **不當刺而刺**하면 **後五日**에 **其氣必至**라 **至必少氣**하고 **時熱**이 **從胸背上至頭**하고 **汗出手熱**하며 **口乾苦渴 小便黃 目下腫 腹中鳴 身重難以行 月事不來 煩而不能食 不能正偃**하니 **正偃則咳**하니 **病名曰風水**라 一邪之所湊에 **其氣必虛**하

을 감는 것이다. 콧물 같은 침을 뱉으며腎의 五液은 唾, 肺의 五液은 涕이다. 腎熱이 薰肺하므로 생긴다. 惡風이 있으며 추워서 몸을 떨게 되니陽氣가 內伏하여 外部를 護衛하지 못한다. 그러므로 內部는 發熱하지만 外部는 惡寒하게 된다. 기침할 때에 青黃色의 콧물이 나오는데 그 모양이 膿과 같으며 크기는 彈丸과 같은 것이蘊熱이 結滯되었기 때문이다. 입 또는 코로부터 나오니 나오지 않으면 傷肺한 것이고 傷肺하면 죽게 된다. 腎風病이 있는 경우는 얼굴 및 발등이 부어頭面와 足胕가 痝然하게 붓는다.

말을 하는데 방해가 되니腎脈이 喉嚨을 좇아 舌本에 연결된다. 刺鍼할 수 있는가? 없는가? 대답하기를 虛할때 刺鍼하는 것이 마땅치 않으니 刺鍼하지 말아야 할 경우에 刺鍼하면 나중에 五日이 되어 邪氣가 반드시 이르게 된다. 邪氣가 이르게 되면 少氣하게 되고 때때로 熱이 胸背로 부터 위로 頭에 이르기 까지 나타나고 땀이 나며 手熱하며 입이 마르고 쓰며 渴症이 나고 小便黃 目下腫 腹中鳴하고 身重하여 다니기 힘들고 月經이 나타나지 않으며 煩燥하면서 飮食을 먹지 못하게 되고 바로 눕지 못하게 되니 바로 눕게 되면 기침을 하게 되니 病名

니 陰虛者는 陽必湊之라少陰氣虛하면 太陽之熱湊之라

을 風水라고 한다. 邪氣가 모이는 곳에 사람의 精氣가 반드시 虛하게 되니 陰虛한 경우는 陽氣가 반드시 모이게 된다.少陰氣가 虛하면 太陽의 熱이 모이게 된다.

故少氣時熱 而汗出也오 小便黃者는 少腹中有熱也라熱邪傳入膀胱之府일새라

그러므로 少氣하고 때때로 熱이 나고 땀이 나게 되고 小便이 黃色인 경우는 少腹에 熱이 있는 것이다.熱邪가 膀胱의 府에 傳入하였기 때문이다.

不能正偃者는 胃中不和也라胃不和하면 則臥不安이라

바로 눕지 못하는 경우는 胃中이 不和하기 때문이다.胃가 不和하면 잠을 자려고 누워도 不安하게 된다.

正偃則咳甚은 上迫肺也일새니라腎中水氣가 上迫于肺일새니라 水熱穴論에 本在腎 末在肺이라하고 示從容論에 咳嗽煩冤[76]者는 是腎氣之逆也라하니라

바로 눕게 되었을 때 기침이 심하게 되는 것은 위로 肺를 壓迫하였기 때문이다.腎中의 水氣가 위로 肺를 壓迫하기 때문이다. 『素問·水熱穴論』에 근본은 腎에 있고 標抹은 肺에 있다고 하였고, 『素問·示從容論』에 咳嗽 煩冤한 경우는 腎氣가 逆亂하였기 때문이라고 하였다.

諸有水氣者는 微腫이 先見于目下也라 水者陰也오 目下亦陰也오 腹者는 至陰之所居라

水氣가 있는 경우는 약간 부은 것이 먼저 눈 아래에 나타난다. 水라는 것은 陰이고 눈 아래 또한 陰이고 腹部는 至陰이 居處하는 곳이다.背는 陽이고 腹은 陰이다.

76 『全書本』에는 '冤'이 '悶'으로 되어 있다.

背爲陽이오 腹爲陰이라

故로 水在腹者는 必使目下腫也라 眞氣上逆故口苦舌乾하며 臥不得正偃하며 正偃則咳出淸水也니 諸水病者故不得臥라 臥則驚하고 驚則咳甚也오 腹中鳴者는 病本于胃也니 薄脾則煩 不能食하며 食不下者는 胃脘隔也오 身重難以行者는 胃脈在足也일새며 他脈亦有行足者라 然이나 胃主潤宗筋하고 宗筋主束骨 而利機關者也라 月事不來者는 胞脈閉也일새라 胞脈者屬心 而絡于胞中하니 今氣上逼肺하야 氣는 卽火也라 心氣不得下通이라 心主血이라

그러므로 水氣가 腹部에 있다는 것은 반드시 눈 아래가 붓게 된다. 眞氣가 上逆하므로 口苦 舌乾하며 잠을 잘 때 반드시 눕지 못하며 반드시 누웠을 때 기침을 하게 되고 淸水가 나오게 되니 모든 水病인 경우에 잠을 자지 못하게 된다. 잠을 자게 되면 놀라고 놀라면 기침이 심해지고, 腹鳴하는 경우는 病本이 胃에 있으니 脾가 逼迫받으면 煩하여 음식을 먹지 못하게 되며, 음식을 먹지 못하는 것은 胃脘이 막힌 것이고, 몸이 무거워 움직이기 어려운 경우는 胃脈이 다리에 있기 때문이며 다른 經脈 또한 다리로 운행한다. 그러나 足陽明胃經은 宗筋을 滋潤하고 宗筋은 뼈를 묶어주는 역할을 하고 관절을 원활하게 때문이다. 月經이 나타나지 않는 것은 胞脈이 막혔기 때문이다. 胞脈은 心에 屬하며 胞中에 絡하니 氣로 하여금 위로 肺를 압박하여 氣는 즉 火이다. 心氣가 아래로 通하지 못하게 된다. 心은 血을 주관한다.

故로 月事不來也라

그러므로 月經이 생기지 않는다.

29.『素問·腹中論』

有病心腹滿하야 旦食則不能暮食하면 名爲鼓脹이라虛脹如鼓니 亦名蠱脹이라

心腹이 그득 찬 病이 있어 아침에 음식을 먹으면 저녁에 음식을 먹지 못하게 되면 鼓脹이라고 한다.虛脹이 북과 같으니 또한 蠱脹이라고 한다.

治之以鷄矢醴니 一劑知하고藥病相知라 二劑已니라其方用羯鷄矢 乾者八合 炒香을 以無灰酒三碗으로 煎至一半하면 濾汁[77]하고 五更熱飮則腹鳴하며 辰巳時行黑水二三次하고 次日覺足面漸有皺紋이라 又飮一次하야 漸皺至膝上하면 則愈矣라 吳鶴皐曰 朝寬暮急은 病在營血이라 鷄矢穢物은 從陰化하야 可入營血이라 又氣悍能殺蟲이라 又說에 羽蟲無肺 故無前陰이라 其矢中之白者가 精也라하니라 又云 醴乃熟穀之精이니 能補中土而行營衛라하니라

鷄矢醴로 治療하니 一劑면 效果를 알게 되고藥과 病이 서로 反應하니 효과가 나타난다. 二劑면 낫게 된다.그 處方은 羯鷄矢 마른 것 八合을 향이 나게 볶아 無灰酒 三碗으로 다려 반이 되면 汁을 거르고, 五更에 뜨겁게 마시면 腹鳴하게 되며 辰巳時에 검은 물 같은 설사를 二三次하게 되고 다음 날에 발등이 점차 皺紋이 생기게 된다. 다시 한 번 마셔 皺紋이 무릎에까지 이르게 되면 낫게 된다. 吳鶴皐 가로대 아침에 편안하고 밤에 급하게 되는 것은 病이 營血에 있는 것이다. 鷄矢와 같은 더러운 것은 陰化를 따르므로 營血에 들어가게 된다고 하였다. 또 氣가 사나워 殺蟲의 效能이 있다고 하였다. 또 羽蟲은 肺가 없으므로 前陰이 없다. 그 똥에서 백색인 것이 精이라고 하였다. 그리고 醴는 곡식이 익은 것의 精華이니 능히 中土를 補充하여 營衛를 運行하게 한다고 하였다.

77『全書本』에는 '汁'이 '渣'로 되어 있다.

有病胸脅支滿者는 妨于食하고 病至則先聞腥臊臭하고肝氣臊오 肺氣腥이라 臭는 氣也라 出清液하며鼻流清涕니 肺虛일새라 先唾血하며肝腎虛라 四肢清하며冷也니 脾虛라 目眩하며肝血不足일새라 時時前後血하니二便便血이라 病名血枯라 此得之年少時에 有所大脫血이라가 若醉入房中하야 氣竭肝傷이라 故月事衰少不來也라腎主閉藏하고 肝司疏泄이라 酒色無節 故男爲精血衰少하고 女爲月事不來也니라 病有少腹盛하니 上下左右에 皆有根하니 病名曰伏梁이라此는 藏之陰氣니 諸註皆云 與心積伏梁不同이라 昂按컨대 脈要精微論에 以少腹有形이 爲心疝이라하니 亦與此不同이라

胸脅支滿한 경우는 음식을 먹는 데 방해되고 病이 이르게 되면 먼저 腥臊한 냄새를 맡게 되고肝氣는 臊를 주관하고 肺氣는 腥을 주관한다. 臭는 氣를 말한다. 맑은 液體가 나오며코에서 맑은 콧물이 나오니 肺虛하기 때문에 생긴다. 먼저 唾血하며肝腎이 虛하기 때문이다. 四肢가 차지며찬 것이니 脾虛하기 때문이다. 目眩하며肝血이 不足하기 때문이다. 때때로 前陰과 後陰에서 出血하니大小便出血을 말한다. 病名을 血枯라 한다. 이는 少時에 大脫血하였거나 혹은 醉한 상태로 入房하여 精氣가 枯渴되어 肝氣를 損傷한 것이다. 그러므로 月經이 적어지거나 생기지 않는다.腎은 閉藏을 주관하고 肝은 疏泄을 맡아 본다. 酒色에 節度가 없으므로 男子는 精血이 衰少하게 되고 女子는 月事가 생기지 않게 된다. 아랫배가 단단한 病이 있으니 腹部의 上下左右에 모두 根과 같이 단단한 것이 있으니 이를 伏梁이라고 한다. 이것은 藏의 陰氣를 말하니, 여러 註釋에서 말한 心積을 伏梁이라고 하는 것과 다르다. 내가 생각해 보건대 『素問 · 脈要精微論』에 아랫배가 단단하여 形體가 있는 것을 心疝이라고 하였는데 이것 또한 같지 않다.

裹大膿血이 居腸胃之

膿血을 둘러쌓은 것이 腸胃의 바깥에

外하면衝帶二脈部分이라 不可治오 治之每切하야 按之致死라 此下則因陰하야前後二陰이라 必下膿血하고 上則迫胃脘하야 生膈生當作出이라 侠[78]太素作使[79]라 胃脘內癰하니이다以本有大膿血이 在腸胃之外也라 此는 久病也라 難治니 居臍上爲逆이오 居臍下爲從이니 勿動亟奪이니臍下去心稍遠하니 猶可漸攻이라 人有身體髀股胻皆腫하고 還臍而痛을 病名伏梁이라王註에 謂亦衝脈爲病이라하니 衝脈幷少陰之經하야 挾臍上行하니 髀股胻이 皆其經脈所過라

있으면衝脈과 帶脈의 部分을 말한다. 治療할 수 없고, 治療하려고 매번 切診하여 누르면 죽게 된다. 이것이 아래로 내려가면 二陰을 따라前陰과 後陰의 二陰을 말한다. 반드시 膿血이 나오게 되고 위로는 胃脘을 압박하여 나오고生字는 마땅히 出字로 고쳐야 한다. 끼이고太素에서는 '使'라고 하였다. 胃脘에 癰이 생기게 한다.본래 있었던 커다란 膿血이 腸胃의 바깥에 있게 된다. 이러한 것은 오래된 病으로 치료하기 어려우니 배꼽위에 이러한 것이 있으면 逆이고, 배꼽아래에 있으면 從이 되니 움직여 빨리 없애려고 하지 말아야 하니,臍下는 心에서의 거리가 좀 멀리 있으니 오히려 점차적으로 攻擊하여야 한다. 사람의 髀 股 胻이 모두 붓고 배꼽주위를 돌아 아픈 것을 伏梁이라고 한다.王冰註에 衝脈의 病이라고 하였으니 衝脈이 足少陰腎經과 아울러 循行하다 배꼽을 끼고 위로 올라가니 髀股胻이 모두 衝脈이 지나가는 經路가 된다고 하였다.

此風根也니 其氣溢于大腸 而着于肓하니 肓之原이 在臍下 故還臍而痛也라腔中空掖處名

이것은 風이 根源이 되니 그 氣運이 大腸에 넘쳐서 肓膜에 붙으니 肓膜의 原이 배꼽아래에 있으므로 배꼽주위로 아픈 것이다.腹腔의 빈 공간을 肓이라고 한다. 肓膜

78 胃脘으로 하여금.
79 『全書本』에는 '使'가 '吏'로 되어 있다.

肓이라 肓之原出于脖胦하니 一名氣海오 一名下肓이라 故曰臍下라

의 原이 脖胦으로 나타나니 一名 氣海이고 또 下肓이라고 한다. 그러므로 배꼽아래 臍下라고 하였다.

不可動之니 **動之**하면 **爲水溺澀之病**이라動之는 以毒藥攻之也라 當漸施升散之法이라 此段與奇病論同이라

이때에는 움직여 攻邪하지 말아야 하니 만약 攻邪하면 水溺澀의 病이 된다.動之는 毒藥으로 攻邪하는 것을 말한다. 마땅히 점차적으로 升散하는 방법을 사용하여야 한다. 이 부분은 아래의 奇病論과 더불어 같은 內容이다.

30.『素問·奇病論』

人有重身에懷妊이라 **九月而喑**하니瘂也라 九月은 足少陰脈이 養胎니라 **此胞之絡脈絶也**라爲胎所碍而脈阻絶이라

사람이 姙娠하였을 때에姙娠을 말한다. 9개월이 되어 말소리가 나지 않으니벙어리를 말한다. 九月은 足少陰腎脈이 養胎한다. 이는 胞의 絡脈이 끊어진 것이다.胎에 방해되는 것이 있어 胞脈이 끊어진 상태를 말한다.

胞絡者는 **系于腎**하니 **少陰之脈**이 **貫腎**하고 **系舌本**이라 **故不能言**이라 **無治也**라도 **當十月復**이라十月分娩하면 則阻者通일새라

胞絡은 腎에 連繫되어 있으니 足少陰腎脈이 腎을 뚫고 舌本에 연결된다. 그러므로 말을 하지 못하게 된다. 이런 경우 특별히 治療하지 않더라도 十月이 되면 회복하게 된다.十月이 되어 分娩하면 막힌 것이 뚫리게 되기 때문이다.

人有病頭痛에 以數歲不已는 此當有所犯大寒하야 內至骨髓니 髓者以腦爲主오腦爲髓海라 腦逆이라寒氣上逆일새라

사람의 頭痛病에 여러 해 동안 낫지 않는 경우는 마땅히 커다란 寒邪에 침범당하여 안으로 骨髓에 이르게 되니 骨髓라는 것은 腦가 主張하고腦는 髓海이다. 腦逆하게 된다.寒氣가 上逆하기 때문이다.

故令頭痛하고 齒亦痛하니齒爲骨餘일새라 病名曰厥逆이라 有病口甘者는 此五氣之溢也니五味之氣라 名曰脾癉이라熱也라

그러므로 頭痛이 있고 齒痛 또한 있게 되니齒牙는 뼈의 나머지로 뼈의 일부분이기 때문이다. 病名을 厥逆이라고 한다. 口甘病이 있는 경우는 이는 五氣가 넘치니五味의 氣를 말한다. 이름하여 脾癉이다.熱이 있는 것이다.

夫五味入口하야 藏于胃하면 脾爲之行其精氣하니 津液在脾 故令人口甘也니脾在味爲甘일새라 此肥美之所發也라 此人必數食甘美而多肥也니 肥者는 令人內熱하고 甘者는 令人中滿이라 故其氣上溢하야 轉爲消渴하니久則成消渴病이라 治之以蘭하야蘭草라 除陳氣也라陳鬱之氣라

무릇 五味를 먹어 胃腸에 들어가게 되면 脾에서 그 精氣를 運行하게 하니 津液이 脾에 있다. 그러므로 사람의 입맛이 달게 하니脾는 五味에 있어 甘味를 주관하기 때문이다. 이것으로 살이 찌고 풍성하게 된다. 이러한 사람은 반드시 자주 달고 기름진 것을 먹어 살이 찌게 되니, 살이 찐 경우는 몸 안에서 內熱이 나고 甘味는 中滿하게 한다. 그러므로 그 氣運이 위로 넘쳐 변화하여 消渴이 되니이러한 상태가 오래되면 消渴病이 된다. 蘭草로 治療하여蘭草를 말한다. 오래된 陳氣를 除去하여야 한다.오래되어 정체된 氣運을 말한다.

有病口苦者는 **名曰膽癉**이라膽熱이라

病이 있는데 입이 쓴 경우는 이름하여 膽癉이라고 한다.膽에 熱이 있는 것이다.

夫肝者는 **中之將也**니 **取決于膽**에 **咽爲之使**니膽脈挾咽하고 肝脈循喉일새라 **此人者**는 **數謀慮不決 故膽虛**라肝主謀慮하고 膽主決斷이라 虛故不決이라

무릇 肝은 將軍의 役割을 하니 膽에서 決斷을 내리고 咽喉에서 그 使가 되니 足少陽膽經脈이 咽喉를 끼고 足厥陰肝經脈이 咽喉를 돌기 때문이다.이러한 사람은 꾀가 많더라도 決斷을 내리지 못하므로 膽虛한 것이다.肝은 謀慮를 주관하고 膽은 決斷을 주관한다. 虛하므로 決斷을 내리지 못한다.

氣上溢하야膽熱上逆이라 **而口爲之苦**라吳鶴皐 改膽虛作膽噓하니 欠通이라 氣上溢은 卽噓字之義라

氣가 위로 넘쳐膽熱이 上逆한 것이다. 입맛이 쓰게 된다.吳鶴皐는 膽虛를 膽噓라고 고쳤으니 欠과 通한다. 氣上溢은 噓字의 意味가 있다.

有癃者는 **一日數十溲**하니 **此不足也**오 **身熱如炭**하며 **頸膺如格**하며 **人迎躁盛**하며經曰 人迎者는 胃脈也라하니라 **喘息氣逆**하니 **此有餘也**라 **太陰脈**이 **微細如髮者**는 **此不足也**니 **病在太陰**하고右手氣口와 太陰肺脈이 反微細하고 病有餘而脈不足하니 是脈與病相反也

癃이라는 것은 하루에 여러 번 小便을 보는 것이니 이는 不足이고, 身熱이 숯과 같이 나며 頸膺이 막히는 것 같고 人迎이 躁盛하며經에서 人迎은 胃脈이라고 하였다. 喘息 氣逆하니 이는 有餘이다. 太陰脈이 머리카락처럼 微細한 경우는 不足이니 病이 太陰에 있고右手의 氣口와 太陰肺脈이 도리어 微細하고 病은 有餘하지만 脈이 不足하니 이는 脈과 病이 서로 반대되는 경우이다.

라 **其盛在胃**하고左寸口人迎이 躁盛하고 熱如炭 頸膺格하니 所謂三盛이오 病在陽明也일새라 **頗在肺**하니 喘息氣逆하니 偏頗在肺라 **病名曰厥**이오 **死不治**라 **此所謂得五有餘**와身如炭과 頸膺格과 人迎盛과 喘息과 氣逆이라 **二不足也**니라溲數과 脈微라

盛함은 胃에 있고左手의 寸口와 人迎이 躁盛하고 숯과 같이 熱이 나며 頸膺이 막히니 이른바 三盛이니 病이 陽明에 있기 때문이다.

자못 肺에 있으니喘息 氣逆하니 치우친 것이 자못 肺에 있다.

病名을 厥이라고 하고 고치지 못하여 죽게 된다. 이는 이른바 五有餘와五有餘는 몸에 열이 나서 身如炭한 것과 頸膺格하여 목과 가슴부위가 뻣뻣한 것과 人迎이 盛한 것과 喘息하는 것과 氣逆하는 것의 다섯 가지 경우이다. 二不足이다.二不足은 小便數과 脈微의 두 가지이다.

外得五有餘하고 **內得二不足**하니 **此**는 **其身**이 **不表不裏**니 **亦正死明矣**니이다欲瀉則裏虛하고 欲補則表盛라 **人生而有病巓疾者**는 **此得之在母腹中時**에 **其母有所大驚**하야 **氣上而不下**하야 **精氣幷居**라 **故令子發爲巓疾也**니라 王註에 作頭首之疾이라 昂按컨대 病由驚起라 巓當作癲이라 若云巓頂하면 不知是何病也니라

밖으로는 五有餘가 있고 안으로는 二不足이 있으니, 이것은 그 몸이 表證도 아니고 裏症도 아니니 또한 바로 죽게 되는 것이 명확하다.瀉하려고 하면 裏虛하게 되고, 補하려고 하면 表盛하게 된다. 사람이 태어나면서 巓疾이 되는 경우는 이는 어머니의 뱃속에 胎兒로 있을 때에 어머니가 크게 놀라 氣가 上昇하여 내려오지 않아 精氣와 더불어 거처한다. 그러므로 胎兒로 하여금 巓疾이 생기게 된다.王冰註에 머리의 疾病이라고 하였다. 내가 생각해 보건대 病은 驚氣로 부터 생긴 것이다. 巓은 마땅히 癲으로 하여야 한다. 만약 巓頂이라고 하면 어느 부위의 疾病인가를 알지 못하게 된다.

31. 『素問・病能論』

人病胃脘癰者는 **當候胃脈**하니 **沉細者氣逆**이라 右關陽明은 多血多氣하니 不當沉細라	胃脘癰이 있는 경우는 마땅히 胃脈을 살펴야 하니 胃脈이 沉細한 경우는 氣逆한 것이다. 右側 關脈의 陽明은 多血多氣하니 沉細한 것은 마땅하지 않다.
逆者人迎甚盛하니 **甚盛則熱**이라 右關胃本脈沉細 而左寸人迎反盛하니 所謂三盛은 病在陽明也라	氣逆한 경우는 人迎이 매우 盛한 것이니 人迎脈이 甚盛하면 熱이 된다. 右側 關部의 陽明胃脈은 본래 沉細하고 左側 寸部의 人迎이 도리어 盛하니 이른바 三盛이라는 것은 病이 陽明에 있다.
人迎者는 **胃脈也**라 王註에 結喉旁人迎穴動脈屬胃經이라하니 今作左寸口脈이라	人迎은 胃脈이다. 王冰註에 結喉 옆의 人迎穴의 脈이 뛰는 곳은 胃經에 속한다고 하였으니 이에 左寸口脈으로 고친다.
逆而盛則熱聚于胃口而不行 故胃脘爲癰也라 **人之不得偃臥者**는 **何也**오 **肺者**는 **藏之蓋也**라 靈樞九鍼篇에 五藏之應天者肺니 肺者는 五藏六府之蓋也라하니라	氣逆하여 盛하면 熱이 胃口에 모여 運行하지 못하게 되므로 胃脘에 癰이 된다. 사람이 누워 자지 못하는 경우는 왜 그런가? 肺는 藏腑의 덮개가 된다. 『靈樞・九鍼』篇에 五藏에서 하늘에 相應하는 것은 肺이니 肺는 五藏六腑의 덮개가 된다고 하였다.
肺氣盛則脈大하고 **脈**	肺氣가 盛하면 脈大하고 脈大하면 누

大則不得偃臥라肺火盛則喘促奔迫이라

워 자지 못하게 된다.肺火가 盛하면 喘促 奔迫하게 된다.

有病怒狂者는 生于陽也라 治之奈何오 奪其食卽已라 夫食入于陰하야 長氣于陽이라 故奪其食卽已니라

怒狂하는 경우는 陽分에서 발생한다. 治療는 어떻게 하는가? 음식의 氣運을 빼앗으면 바로 낫게 된다. 무릇 飮食이 陰分으로 들어가 陽分에서 氣를 기르게 된다. 그러므로 음식의 기운을 빼앗으면 바로 낫게 된다.

32.『靈樞·口問』

百病之始生也는 皆生于風雨寒暑와 陰陽喜怒와 飮食居處와 大驚卒恐이니 則血氣分離하고 陰陽破散하고 經絡厥絶하고 脈道不通하고 陰陽相逆하고 衛氣稽留하고 經脈虛空하고 血氣不次하야 乃失其常이라 人之欠者는俗名呵欠이라 何氣使然이오 衛氣는 晝日行

모든 疾病이 생기는 것은 모두 風雨寒暑의 六氣와 陰陽喜怒의 七情과 飮食居處와 大驚卒恐으로부터 발생하니, 血氣가 分離하고 陰陽이 破散하고 經絡이 厥絶하고 脈道가 不通하고 陰陽이 相逆하고 衛氣가 稽留하고 經脈이 虛空하고 血氣가 순서대로 운행하지 못하여 常度를 잃게 되어 나타난다. 사람이 하품하는 것은俗名은 하품이다.

어떠한 氣運이 그렇게 만드는가? 衛氣는 낮에 陽分을 운행하고 밤에 陰分을

于陽하고 夜半則行于陰하며 陰者主夜하니 夜者臥하며 陽者主上하고 陰者主下라 故陰氣積于下로대 陽氣未盡하면夜臥之餘에 陽氣未盡得上이라 陽引而上하고 陰引而下하니 陰陽相引이라 故數欠이라 陽氣盡하고 陰氣盛하면 則目瞑하고 陰氣盡而陽氣盛하면 則寤矣라 人之噦者는 何氣使然이오說文曰 噦는 氣牾[80]也라 辨者謂是呃逆이라 東垣以噦爲乾嘔之甚者라호대 人或非之라 按컨대 素問宝命全形篇曰 病深者는 其聲噦니 噦主聲言하면 則非嘔吐明矣라 古方書無呃字하고 或作咳逆하니 俗名呃忒이라 穀入于胃에 胃氣上注于肺로대 今有故寒氣와 與新穀氣가 俱還入于胃하

운행하며 陰은 밤을 주관하고 밤에는 사람들이 잠을 자게 되며 陽은 상승을 주관하고 陰은 하강을 주관한다. 그러므로 陰氣가 아래에 쌓이게 되지만 陽氣가 다하지 못하면밤에 잠을 자고 깨어났을 때 陽氣가 완전히 오르지 못한 경우이다.

陽氣가 끌어서 올리고 陰氣가 끌어 내리니 陰陽이 서로 끌어당기게 된다. 그러므로 자주 하품을 하게 된다. 陽氣가 다하고 陰氣가 盛하면 잠을 자게 되고, 陰氣가 다하고 陽氣가 盛하면 깨어나게 된다. 사람이 딸꾹질하는 것은 어떠한 氣運이 그렇게 만드는가?『說文解字』에 噦은 氣牾라고 하였다. 어떤 사람은 呃逆이라고 하였다. 東垣은 噦을 乾嘔가 심한 것이라고 하였지만 사람들은 잘못되었다고 하였다. 생각해 보건대 『素問·寶命全形論』에 病이 深하면 소리가 噦하니 噦가 聲言을 주관한다고 하면 嘔吐가 아님이 분명하다. 古方書에 呃字가 없고 대신 咳逆으로 되어 있으니 世俗에서는 呃忒이라고 한다.

飮食을 먹으면 胃氣가 위로 肺에 가게 되지만 예전에 있었던 寒氣와 새로운 穀氣가 모두 胃로 들어가게 되어 新故가 서로 亂雜하게 섞여 있고 眞氣와 邪

80 氣가 거스르는 것을 말함.

야 **新故相亂**하고 **眞邪相攻**하니 **氣幷相逆**하야 **復出于胃**라 **故爲噦**이라昂按컨대 呃逆有實有虛有寒有熱하니 病原病候가 種種不同이로대 此特言其[81]一端耳라 若以噦作嘔吐하면 則呃逆亦病中要症이나 二經豈漫無一字及之哉리오

氣가 서로 다투게 되니 氣가 서로 아울러 相逆하게 되어 다시 胃에서 올라가게 된다. 그러므로 딸꾹질을 하게 된다. 내가 생각해 보건대 呃逆에 虛實寒熱이 있으니 病原과 病候가 모두 다르지만 여기에서는 특별히 그 한 가지만을 언급하였을 뿐이다. 만약 噦을 嘔吐라고 하면 呃逆 또한 病中의 要症이 되지만 素問과 靈樞의 二經에서 어찌 한 글자가 미치지 못하는 것이겠는가?

人之噫者는 **何氣使然**이오俗作噯이라 氣阻而噯以通之라 **寒氣客于胃**하야 **厥逆從下上散**하야 **復出于胃**라 **故爲噫**라經曰心爲噫라 陽明絡屬心하니 陰氣盛而上走陽明이라 故噫라

사람이 트림하는 것은 어떠한 氣運이 그렇게 만드는가?世間에서는 噯이라고도 한다. 氣가 막혀서 트림을 하여 소통하게 된다. 寒氣가 胃에 침범하여 厥逆하는 것이 아래로부터 위로 흩어지게 되어 다시 胃로 나가게 된다. 그러므로 트림을 한다.經에 心이 噫가 된다고 하였다. 陽明絡이 心에 속하게 되니 陰氣가 盛하여 위로 陽明에 가게 된다. 그러므로 트림을 하게 된다.

人之嚏者는 **何氣使然**이오 **陽氣和利**하야 **滿于心**하면 **出于鼻**라 **故爲嚏**라鼻爲肺竅오 心脈入肺하니 嚏則肺氣通이라

사람이 재채기하는 것은 어떠한 氣運이 그렇게 만드는가? 陽氣가 和利하여 心胸部에 가득 차게 되면 코로 나오게 되므로 재채기를 하게 된다.鼻는 肺竅이고 心脈이 肺로 들어가니 재채기를 하게 되면 肺氣가 疏通된

81 『全書本』에는 '其'뒤에 '總'이 있다.

人之哀而泣涕出者는 何氣使然이오 心者는 五藏六府之主也오 目者는 宗脈之所聚也며 耳目이 皆宗脈之所聚라 上液[82]之道也오液上升之道路라 口鼻者는 氣之門戶也라 故悲哀愁憂則心動하고 心動則五藏六府皆搖하고 搖則宗脈感하고 感則液道開하고 開故泣涕出焉이라 液者는 所以灌精濡空孔이라 竅者也라 故上液之道開則泣하고 泣不止則液竭하고 液竭則精不灌하고 精不灌則目無所見矣라 故命曰奪精이라素問言泣涕하니 後解精微論이라

다.

사람이 슬퍼서 울고 눈물 흘리는 것은 어떠한 氣運이 그렇게 만드는가? 心은 五藏六腑의 主人이고 눈은 宗脈이 모이는 곳이며耳目이 모두 宗脈이 모이는 곳이다. 上液이 흐르는 길이다.液體가 上升하는 道路이다. 口鼻는 氣의 門戶이다. 그러므로 悲哀愁憂하면 心動하고 心動하면 五臟六腑가 모두 요동치게 되고 藏腑가 흔들리게 되면 宗脈이 感하고 宗脈이 感하면 液道가 열리게 되므로 울며 눈문이 나게 된다. 液이라는 것은 精氣를 七竅에 注入하게 된다.空은 孔을 말하는 것으로 七竅이다. 그러므로 上液의 길이 열리면 울게 되고 울음이 그치지 않으면 液竭하게 되고 液竭하게 되면 精不灌하고 精不灌하게 되면 눈에 보이는 것이 없게 된다. 그러므로 命名하기를 奪精이라고 한다.『素問』에서 泣涕를 言及하였으니 뒤의 『素問·解精微論』에 나타난다.

人之太息者는 何氣使然이오 憂思則心系急하고 急則氣道約하고

사람이 한숨 쉬는 것은 어떠한 氣運이 그렇게 만드는가? 憂思하면 心系가 急하게 되고 心系가 急하면 氣道가 막히

82 눈물.

約則不利라 故太息以伸出之라 人之涎下者는 何氣使然이오 飮食者가 皆入于胃하야 胃中有熱則蟲動하고 蟲動則胃緩하고 胃緩則廉泉開라 故涎下라廉泉은 舌本穴名으로 陰維任脈之會라 昂按컨대 風中舌本則舌縱難言하고 廉泉開而流涎沫이라 此云蟲動은 尙有未該[83]라

게 되고 氣道가 막히면 循行하지 못하게 된다. 그러므로 한숨을 쉬어 伸出시킨다. 사람이 침을 흘리는 것은 어떠한 氣運이 그렇게 만드는가? 飮食이 모두 胃에 들어가 胃中이 熱하게 되면 蟲動하게 되고 蟲動하면 胃緩하게 되고 胃緩하면 廉泉이 열리게 되므로 침을 흘리게 된다.廉泉은 舌本에 있는 穴名으로 陰維脈과 任脈의 會가 된다. 내가 생각해 보건대 風邪가 舌本에 的中하면 혀가 늘어져 말하기 어렵고 廉泉이 열려 침을 흘리게 된다. 여기에서 말한 蟲動이라는 것은 오히려 갖추어지지 않은 것이 있는 것 같다.

人之耳中鳴者는 何氣使然이오 耳者宗脈之所聚也라此論他書不載하고 僅見于此라 昂按컨대 人夜臥之時에 五官皆不用事로대 惟耳能聽하니 豈非以宗脈所聚 故能有所警覺也乎아 又人在母腹中하야 僅一血胚에 聞雷霆火爆[84]之聲하면 則驚而跳하니 此時五官未備 而聞性已與外物相通이라 故楞嚴

사람이 귀가 울리는 것은 어떠한 氣運이 그렇게 만드는가? 耳는 宗脈이 모이는 곳이다.이 부분은 다른 書籍에는 없고 단지 여기에만 나타난다. 내가 생각해 보건대 사람이 밤에 잘 때에 五官이 모두 활동하지 않지만 오직 귀만은 능히 들을 수 있으니 어찌 宗脈이 모이는 곳이므로 경계하고 깨닫지 못하는 경우가 있겠는가? 또 어미의 뱃속에 胎兒로 겨우 血胚의 상태에 있을지라도 雷霆火爆의 소리를 들으면 놀라서 뛰게 되니 胎兒의 時節에 五官이 갖추어지지 않았지만 소리를 듣는 감각은 이미 外部와 相通한다. 그러므로 『楞嚴經』의 25가지의 修行

83 알지 못하는 것을 말함.
84 천둥이나 暴發.

二十五圓通에 獨重耳根이라 하고 孔子亦言 六十而耳順이라하니 則耳之異[85]于諸官也가 明矣라

方法인 二十五圓通에서 오직 耳根이 귀중한 것이라고 하였고, 孔子 또한 六十을 耳順이라고 하였으니 즉 귀가 다른 감각기관과 다름이 明白하다.

故胃中空則宗脈虛하고 虛則下溜하야流라 脈有所竭者라 故耳鳴이라卽下文上氣不足하면 耳爲之苦鳴之義라

그러므로 胃中이 비게 되면 宗脈이 虛하게 되고 宗脈이 虛하면 아래로 흘러흐르는 것이다. 脈이 다하게 된다. 그러므로 耳鳴이 생긴다.즉 아래의 上氣不足하면 耳爲之苦鳴한다는 의미이다.

人之自嚙舌者는 何氣使然이오 此厥逆走上하야火氣上逆이라 少陰氣至則嚙舌하고舌爲手少陰心之竅일새라 少陽氣至則嚙頰하고手少陽三焦脈下頰하고 足少陽膽脈加頰車일새라 陽明氣至則嚙唇矣라手陽明大腸脈挾口하고 足陽明胃脈還唇일새라

사람이 스스로 혀를 깨무는 것은 어떠한 氣運이 그렇게 만드는가? 이는 厥逆하는 氣運이 위로 올라火氣가 上逆한다. 脈氣가 그렇게 만든다.使然은 輩至로 되어 있는 것도 있다. 少陰氣가 이르게 되면 혀를 깨물고혀는 手少陰心의 竅이기 때문이다. 少陽氣가 이르게 되면 뺨을 깨물고手少陽三焦脈이 뺨으로 내려가고 足少陽膽脈이 頰車부위로 가기 때문이다. 陽明氣가 이르게 되면 입술을 깨물게 된다.手陽明大腸脈이 입을 끼고 돌고 足陽明胃脈이 입술을 돌기 때문이다.

故邪之所在皆爲不足

그러므로 邪氣가 있는 곳에는 모두 精

85 『全書本』에는 '異'가 없다.

이라 故上氣不足이어든 腦爲之不滿하고 耳爲之苦鳴하고 頭爲之苦傾하고 目爲之眩이라 中氣不足이어든 溲便爲之變하고按컨대 內經無遺精白濁之文이로대 但云出白溲白自淫 溲便變하니라 又云 水液渾濁은 皆屬于熱이라하니라 腸爲之苦鳴이라 下氣不足이어든 則乃爲痿厥心悗이라 字彙[86]에 悗은 廢忘也라 音懣이라하니라

氣가 不足하다. 그러므로 上氣가 不足하면 腦가 不滿하고 귀가 울려 힘들고 머리가 기울어 힘들고 눈이 어지럽게 되고, 中氣가 不足하면 大小便이 변하게 되고생각해 보건대 內經에 遺精 白濁이라는 글자는 없지만 出白溲, 白自淫, 溲便變이라는 文章이 있다. 또 水液渾濁은 모두 熱에 속한다고 하였다.

腸에서 꼬르륵 거리는 소리가 나게 된다. 下氣가 不足하면 痿厥 心悗하게 된다.『字彙』에 悗은 廢忘이라고 하였다. 音은 懣이라고 하였다.

33. 『靈樞·大惑論』

人之善忘者는 何氣使然이오 上氣不足하고 下氣有餘하면 腸胃實而心肺虛하고 虛則營衛留于下하고 久之不以時上이라 故善忘也

사람이 쉽게 잊는 것은 어떠한 氣運이 그렇게 만드는가? 上氣가 不足하고 下氣가 有餘하면 腸胃가 充實하고 心肺가 虛하게 되고 虛하면 營衛가 아래에 머무르게 되고 이러한 상태가 오래되면 때때로 上昇하지 못하게 된다. 그러므

86『全書本』에는 '彙'가 '匯'로 되어 있다.

라素問調經篇 血幷于下하고 氣幷于上하면 亂而善忘이라 하니라

로 잘 잊게 된다.『素問·調經論』에 血이 아래에 아우르고 氣가 위에 아우르게 되면 混亂하여 잘 잊게 된다고 하였다.

人之善飢而不嗜食者는 **何氣使然**이오飢當嗜食이라 **精氣幷于脾**하고 **熱氣留于胃**하니 **胃熱則消穀**하고 **穀消故善飢**라 **胃氣逆上**하면 **則胃脘寒**이라 **故不嗜食也**라上脘熱이라 故善消穀하고 中脘[87]寒이라 故不嗜食이라

사람이 쉽게 배가 고파지나 飮食 먹기를 좋아하지 않는 것은 어떠한 氣運이 그렇게 만드는가?배가 고프므로 먹기를 좋아한다. 精氣가 脾에 아우르게 되고 熱氣가 胃에 머물게 되니 胃熱이 있으면 消穀하고 穀食을 잘 少火시키므로 쉽게 배고파진다. 胃氣가 逆上하면 胃脘이 차게 된다. 그러므로 飮食 먹기를 좋아하지 않는다.上脘이 熱하므로 쉽게 消和가 잘되고, 中脘이 차므로 飮食 먹기를 좋아하지 않는다.

34.『靈樞·憂恚無言論』

人之卒然憂恚而言無音者는 **何道之塞**이오 **曰 咽喉者**는 **水穀之道也**[88]오食喉管在後하야

사람이 갑자기 근심하고 성내어 말을 하는데 소리가 나지 않는 경우는 어디가 막혀서 그런 것인가? 대답하기를 咽喉는 水穀의 道路이고 食喉管이 뒤에 있어

87 『全書本』에는 '脘'이 없다.

88 『全書本』에는 '咽喉者 水穀之道也'의 原文과 '食喉管在後 通于胃'의 註文이 없다.

通于胃라 **喉嚨者**는 **氣之所以上下者也**라氣喉管在前하야 通于肺라

胃에 通하게 된다. 喉嚨은 氣가 上下로 운행하는 길이 된다.氣喉管이 앞에 있어 肺에 通하게 된다.

會厭者는 **音聲之戶也**라氣喉之蔽로 以掩飮食하야 使不錯入氣喉라

會厭은 音聲의 門戶가 된다. 氣喉를 덮고 있는 것으로 飮食을 막아 氣喉에 잘못 섞이지 않게 한다.

口脣者는 **音聲之扇也**라 **舌者**는 **音聲之機也**라 **懸雍垂者**는上腭이라 **音聲之關也**라 **頏顙者**는頏頸也라 又咽也라 **分氣之所泄也**라 **橫骨者**는未詳이라 **神氣所使**니 **主發舌者也**라 **故人之鼻洞**에 **涕出不收者**는 **頏顙不開**니 **分氣失也**라氣無所分이라 **是故厭**[89] **小而疾薄**하면 **則發氣疾**하고 **其開闔利**하면 **其出氣易**라 **其厭大而厚**하면 **則開闔難**하고 **其氣出遲**라 **故重言也**

口脣은 音聲의 사립문이 된다. 舌은 音聲의 기틀이 된다. 懸雍垂는懸雍垂는 上腭을 말한다. 音聲의 關門이다.頏顙은 頏頸을 말한다. 또 咽喉를 말한다. 氣를 나누어 排泄하는 곳이다. 橫骨인 舌骨은橫骨이 무엇인지 명확하지 않다. 神氣가 부리는 것이니 혀를 내미는 것을 주관한다. 그러므로 사람의 鼻洞에 콧물이 나면서 그치지 않는 것은 頏顙이 열리지 않으니 氣가 나누어지지 못한다.氣가 나누어지는 바가 없다. 그러므로 會厭이 작으면서 얇으면 氣를 發泄하는 것이 빠르고, 열고 닫는 것이 원활하면 氣를 排出하는 것이 쉽게 된다. 會厭이 크면서 두터우면 開闔이 어렵게 되고 氣를 排出하는 것이 늦게 된다. 그러므

89 喉頭蓋이다.

라 人卒然無音者는 寒氣客于厭하면 則厭不能發하니 發不能下하야 至其開闔不致라 故無音이라

로 한 말을 또 하는 重言을 하게 된다. 사람이 갑자기 목소리가 나오지 않는 것은 寒氣가 會厭에 侵犯하면 會厭이 열리지 못하게 되니 會厭이 열리지 못하여 會厭이 내려가 닫히지 못하게 되어 開闔이 되지 않게 된다. 그러므로 소리가 나지 않는다.

35.『素問・脈要精微論』

診得心脈而急은 病名心疝이니諸急爲寒이오 寒氣積而爲疝일새라 少腹當有形也라 心爲牡藏이며金匱眞言에 陽中之陽이 心也라하니라 小腸爲之使라 故曰少腹當有形也라하니라心君不易受邪라 故藏病而見形于府라

診察하여 心脈이 나타나면서 脈象이 急한 것은 病名이 心疝이니모든 急한 것은 寒으로 인하고 寒氣가 쌓여 疝症이 되기 때문이다. 아랫배에 마땅히 形體가 있는 것이다. 心은 牡藏이며『素問・金匱眞言論』에 陽中의 陽이 心이라고 하였다. 小腸이 心의 使가 된다. 그러므로 아랫배에 形體가 있다고 하였다.心君은 쉽게 邪氣를 받지 않는다. 그러므로 藏病이지만 腑에 病形이 나타난다.

胃脈하면 病形何如오 胃脈實則脹하고 虛則泄이라 病成而變은 何謂오 風成爲寒熱하고

胃脈이 나타나면 病形은 어떤가? 胃脈이 實하면 脹하고 虛하면 泄하게 된다. 病이 이루어진 후 변하는 것은 무엇을 말하는가? 風病이 되면 寒熱의 症狀이

生氣通天論에 因于露風하면 乃生寒熱이라하니라 **癉成爲消中**하고邪熱在胃하면 則善食而飢일새라 **厥成爲巓疾**하고藏氣下虛하야 厥逆而上하면 則巓頂眩運하고 忽然顚仆라 **久風爲飧泄**하고肝風賊胃土하면 則食不化而泄利라 **脈風成爲癘**하니音癩라 脈爲血府오 受風邪久하면 則血肉瘀壞而爲癩라 **病之變化**를 **不可勝數**라不特此數端이라

나타나고『素問·生氣通天論』에 露風으로 인하면 寒熱이 생긴다고 하였다. 癉病이 되면 消中의 症狀이 생기고邪熱이 胃에 있으면 飮食을 잘 먹지만 쉽게 배고파지기 때문이다. 厥病이 되면 巓疾의 症狀이 생기고藏氣가 下虛하게 되어 厥逆하여 상승하게 되면 巓頂이 眩運하고 갑자기 쓰러지게 된다. 久風이 되면 飧泄의 症狀이 생기고肝風이 胃土를 업신여기면 飮食을 消和시키지 못하고 泄利하게 된다. 血脈에 風病이 되면 癘의 症狀이 생기니音은 癩이다. 脈은 血府이고 風邪를 오랫동안 받으면 血肉이 瘀壞하여 癩가 된다. 病의 變化를 모두 헤아리기 어려운 것이다.이러한 몇 가지만을 이야기하는 것이 아니다.

諸癰腫筋攣骨痛은 **此寒氣之腫**이오 **八風之變也**라皆風寒爲病이라 靈樞九宮八風篇에 風從南方來를 名大弱風하니 傷人內舍于心하고 外在于脈이라 從西南方來를 名謀風하니 傷人內舍于脾하고 外在于肌라 從西方來를 名剛風하니 傷人內舍于肺하고 外在于皮膚라 從西北方來를 名折風하니 傷人內舍于小腸하고 外在于手太陽脈

癰腫 筋攣 骨痛 등은 모두 寒氣로 인하여 생기는 腫이고 八風으로 인하여 생기는 變化이다.모두 風寒이 病이 된다.『靈樞·九宮八風』에 바람이 南方으로부터 오는 것을 大弱風이라고 하니 사람을 손상시키는 것은 內로는 心에 들어가고 外로 脈에 있는 것이다. 西南方으로부터 오는 것을 謀風이라고 하니 사람을 손상시키는 것은 사람을 손상시키는 것은 內로는 脾에 들어가고 外로는 肌肉에 있는 것이다. 西方으로부터 오는 것을 剛風이라고 하니 사람을 손상시키는 것은 內로는 肺에 들어가고 外로는 皮膚에 있는 것이다. 西北方으로부터 오는 것을 折風이라고 하니 사람을 손상시키는 것은 內로는 小腸

라 從北方來를 名大剛風하니 傷人內舍于腎하고 外在于骨與肩背之膂筋이라 從東北方來를 名凶風하니 傷人內舍于大腸하고 外在于兩脅腋骨下及肢節이라 從東方來를 名嬰儿風하니 傷人內舍于肝하고 外在于筋紐이라 從東南方來를 名弱風하니 傷入內舍于胃하고 外在于肌肉이라하니라

에 들어가고 外로는 手太陽脈에 있는 것이다. 北方으로부터 오는 것을 大剛風이라고 하니 사람을 손상시키는 것은 內로는 腎에 들어가고 外로는 骨과 肩背의 膂筋에 있는 것이다. 東北方으로부터 오는 것을 凶風이라고 하니 사람을 손상시키는 것은 內로는 大腸에 들어가고 外로는 兩脅腋骨下와 肢節에 있는 것이다. 東方으로부터 오는 것을 嬰儿風이라고 하니 사람을 손상시키는 것은 內로는 肝에 들어가고 外로는 筋紐에 있는 것이다. 東南으로부터 오는 것을 弱風이라고 하니 사람을 손상시키는 것은 內로는 胃에 들어가고 外로는 肌肉에 있는 것이라고 하였다.

36. 『靈樞 · 經筋』

足之陽明手之太陽筋急하면 **則口目爲噼**하고 **眦急不能卒視**[90]라

本篇云 足陽明之筋이 上頸挾口하니 腹筋急하고 引缺盆及頰하고 卒口僻[91]이라 急者目不合이라 熱則筋縱하야 目不開하고 寒則急引頸[92]移口라

足陽明과 手太陽의 筋急하면 입과 눈이 돌아가게 되고 眦急하여 卒視하지 못하게 된다.『靈樞 · 經筋』篇에 이르기를 足陽明의 經筋이 頸을 따라 올라 입을 끼고 運行하니 腹筋이 急하게 되고 缺盆과 頰까지 당기고 갑자기 입이 돌아간다. 急하게 되면 눈을 감지 못하게 된다. 熱이 있으면 筋이 늘어나 눈을 뜨지 못하고 寒하면 목까지 당기고 입이 돌아가게 된다. 手太陽의 經筋이 目外眦에 연

90 溫全하게 보는 것을 말함.
91 『全書本』에는 '僻'이 '喎'로 되어 있다.

手太陽之筋이 屬目外眥하니 應耳中鳴痛하고 引頷目瞑하고 良久乃得視라하니라	결되니 마땅히 耳中鳴痛하고 턱까지 당기고 눈을 감게 되고 오래되면 이에 볼 수 있게 된다고 하였다.

37. 『靈樞 · 終始』

手屈而不伸者는 **其病在筋**하고筋攣이라 **伸而不屈者**는 **其病在骨**이라骨痹[93]라	팔을 굽히지만 펴지 못하는 경우는 病이 筋에 있고病이 筋에 있다는 것은 筋攣을 말한다. 팔을 펴지만 굽히지 못하는 경우는 病이 骨에 있는 것이다.病이 筋에 있다는 것은 骨痹를 말한다.

38. 『靈樞 · 邪客』

人有八虛하니 **各何以候**오 **曰以候五藏**하니 **肺心有邪**하면 **其氣留于兩肘**하고肺脈自胸之中府하야 入肘之俠白等穴이오 心脈自腋之極泉하야 行肘之	사람에 八虛가 있으니 각각 무엇으로 살피는가? 가로대 五藏으로 살펴야 하니 肺心에 邪氣가 있으면 그 氣가 兩肘에 머물게 되고,肺脈은 가슴의 中府로부터 시작하여 팔꿈치의 俠白 等穴로 循行하고, 心脈은 겨드랑이의 極泉으로부터 시작하여 팔꿈치의 少海 等穴로

92 『全書本』에는 '頸'이 '頰'으로 되어 있다.
93 『全書本』에는 '骨痹'가 '胃瘅'으로 되어 있다.

少海等穴이라 肝有邪하면 其氣流于兩腋하고肝脈布脅肋하야 行腋下期門等穴이라 此獨作流하고 餘皆留字라 脾有邪하면 其氣留于兩髀하고脾脈上膝股內前廉이라 經筋篇에 上循陰股하야 結于髀라하니라 腎有邪하면 其氣留于兩膕하니膝後曲處라 腎脈上腨하야 出膕內廉이라 凡此八虛者는 皆機關之室[94]이니 眞氣之所過오 血絡之所游니 邪氣惡血이 固不得住留나 住留則傷經絡骨節하니 機關不得屈伸이라 故病攣也라

循行한다. 肝에 邪氣가 있으면 그 氣가 兩腋에 흘러가고,肝脈은 脅肋에 분포되어 腋下의 期門 等穴로 行한다. 여기에서 홀로 流字를 쓰고 나머지에서는 모두 留字를 使用하였다.
脾에 邪氣가 있으면 그 氣가 兩髀에 흘러가고,脾脈은 무릎과 넓적다리의 안 앞쪽을 따라 내려간다. 『靈樞・經筋』篇에는 陰股를 따라 올라 髀에 連結된다고 하였다. 腎에 邪氣가 있으면 그 氣가 양 오금에 흘러가니,兩膕은 膝後의 굽은 곳이다. 腎脈이 종아리를 따라 올라 膕의 안쪽으로 나간다. 무릇 이 여덟 곳은 모두 機關의 집이니 眞氣가 지나는 곳이고 血絡이 머무르는 곳이니, 邪氣와 惡血이 머물지 못하나 만약 머물게 되면 經絡과 骨節을 損傷하게 하니 機關이 屈伸하지 못하게 된다. 그러므로 筋攣이 생긴다.

39.『靈樞・論病診尺』

診目痛에 赤脈從上下者는 太陽病이오 從下

目痛을 診察할 때에 赤脈이 위로부터 아래로 내려오는 경우는 太陽病이고 아

94 關節이다.

上者는 陽明病이오火熱則有赤脈이라 經筋篇에 太陽爲目上網하고 陽明爲目下網이라하니라 從外走內者는 少陽病이라少陽脈行目外眦는 瞳子髎之分이라

래로 부터 위로 가는 경우는 陽明病이고火熱이 있으면 赤脈이 생기게 된다.『靈樞·經筋』篇에 太陽은 目上網이 되고 陽明은 目下網이 된다고 하였다. 밖에서 안으로 가는 경우는 少陽病이다.少陽脈이 目外眦를 흐른다는 것은 瞳子髎穴의 위치이다.

嬰兒病에 其頭毛皆逆上者는 必死라血不能濡하니 如草木將死에 枝葉先枯也라

嬰兒病에 머리카락이 모두 逆上하는 경우는 반드시 죽게 된다.血이 濡養하지 못하니 草木이 장차 죽게 될 때에 枝葉이 먼저 마르는 것과 같다.

40.『素問·脈要精微論』

陰盛則夢涉大水恐懼하고 陽盛則夢大火燔灼하고 陰陽俱盛 則夢相殺毁傷하고陰陽交爭이라 上盛則夢飛하고 下盛則夢墮하고 甚飽則夢與하고 甚飢則夢取하고按컨대 飢飽夢飮食者多는 亦猶便急而夢溺也라 人之心勞者夢作苦하고 足酸者夢

陰盛하면 꿈에서 큰물을 건너고 두려워하고, 陽盛하면 꿈에서 큰 불에 타게 되고, 陰陽이 모두 盛하면 꿈에서 서로 죽이며 毁傷하고陰陽이 서로 다투는 것이다.

上盛하면 꿈에서 날고, 下盛하면 꿈에서 추락하고, 매우 배부르면 꿈에서 주고, 심하게 배고프면 꿈에서 얻고,생각해보건대 飢飽하면 飮食 먹는 꿈을 많이 꾸는 것은 또한 便急할 때 꿈에서 물에 빠지는 것과 같다. 사람이 신경을 많이 쓰는 경우에 꿈에서 힘들고 足酸한 경우에 빨

急行하니 亦其類也라 **肝氣盛則夢怒**하고 **肺氣盛則夢哭**이라肝志爲怒하고 肺志爲悲하니 此皆病夢也라 藥廣論에 夢爲想爲因하니 尙未盡夢之變이라하니라 凡人之夢이 病夢爲多也라 靈樞淫邪發夢篇이 與此略同하고 本篇下文仍有一段이 于義無當이라 故刪之라 方盛衰論에 亦有說夢一段하니 不錄이라

리 걷게 되는 것과 같으니 또한 이러한 무리가 된다. **肝氣가 盛하면 꿈에서 怒하고, 肺氣가 盛하면 꿈에서 哭하게 된다.**肝志는 怒이고 肺志는 悲이니 이들은 모두 病이 꿈이 된다. 『樂廣論』에 꿈이 생각이 되고 원인이 되니, 오히려 다하지 못한 꿈의 變化라고 하였다. 무릇 사람의 꿈이 疾病이 있을 때 더욱 많다. 『靈樞·淫邪發夢』篇이 이와 대략 비슷하고 本篇인 『素問·脈要精微論』의 下文에 거듭 一段이 있으나 의미가 마땅하지 않다. 그러므로 삭제한다. 『素問·方盛衰論』에 또 꿈을 말한 一段이 있으니 기록하지 않는다.

41. 『靈樞·寒熱病』

五藏이라 **身有五部**하니 **伏免一**이오足陽明胃經穴로 膝上六寸起肉이라 一曰膝盖上七寸하야 以左右各三指按捺하면 上有肉起如免狀이라하니라 **腓二**오 **腓者腨也**라足肚니 一名腨腸이오 足太陽膀胱經이라

五藏[96]이다. 몸에 五部가 있으니 伏免가 첫 번째이고伏兎穴은 足陽明胃經穴로 무릎위의 六寸부위에 살이 隆起된 곳이다. 어디서는 슬개골 위 七寸의 부위에서 左右로 各 세 손가락으로 누르면 위에 살이 토끼의 등처럼 隆起되는 곳이라고 하였다. **腓가 두 번째이고 腓는 腨이다.**足肚로 장딴지를 말하는 것으로 一名 腨腸이라고 하고 足太陽膀胱經의 經穴이다.

96 五藏은 앞 문장에 연결되는 것으로 解釋하여야 된다.

背三이오中督脈이오 左右四行은 皆膀胱經脈이라 五藏之腧四오心肝脾肺腎五兪니 皆膀胱經穴이라 膀胱雖主表 而十二兪內通于五藏六府일새라 項五라亦督脈과 足太陽經이라

背가 세 번째이고가운데는 督脈이고 左右의 四行은 모두 足太陽膀胱經이다. 五藏의 背兪穴이 네 번째이고心肝脾肺腎의 五兪를 말하니 모두 足太陽膀胱經의 輸穴이다. 膀胱은 비록 主表하지만 十二兪가 안으로 五藏六腑에 연결되어 있기 때문이다. 項이 다섯 번째이다.또한 督脈과 足太陽膀胱經을 말한다.

此五部에 有癰疽者는 死라昂按컨대 陽毒起發[95]者는 尙可治로대 若陰毒不起者는 斷難治也라

이 다섯 부위에 癰疽가 생기게 되면 죽는다.내가 생각해 보건대 陽毒이 起發한 경우는 오히려 治療가 가능하지만, 만약 陰毒이 起發하지 않은 경우는 결단코 難治인 경우이다.

42.『靈樞·脹論』

夫脹者는 皆在于藏府之外하야 排藏府而郭胸脅하고 脹皮膚라 營氣循脈이로대 衛氣逆하면 爲脈脹이오 衛氣幷脈循分하면 爲膚脹이라馬註에 營氣는 陰性精專으로 隨宗脈行하야 不能爲脹

무릇 脹은 모두 藏腑의 밖에 있어 藏腑를 밀쳐 胸脅을 넓히고 皮膚를 팽팽하게 한다. 營氣가 脈을 순환하지만 衛氣가 逆하게 되면 脈脹이 되고 衛氣가 脈과 아울러 分肉을 따르면 膚脹이 된다. 馬蒔註에 營氣는 陰性이며 오직 精微한 것으로 宗脈을 따라 行하여 脹이 되지 않지만, 오직 衛氣가 逆行하여 脈과 아울러 分肉을 따르게 되니 능히 脈脹과 膚

95 『全書本』에는 '起發'이 '發起'로 되어 있다.

이로대 惟衛氣逆行하야 幷脈循分肉하니 能爲脈脹膚脹이라하니라

脹이 된다.

心脹者는 煩心短氣 臥不安하고 肺脹者는 虛滿而喘咳하고 肝脹者는 脅下滿而痛引小腹하고 脾脹者는 善噦 四肢煩悗 體重不能勝衣 臥不安하고 腎脹者는 腹滿引背央央然[97] 腰髀痛하고 胃脹者는 腹滿胃脘痛 鼻聞焦臭하면心爲焦니 火氣也라 妨于食 大便難하고 大腸脹者는 腸鳴而痛濯濯 冬日重感于寒하면 則飧泄不化하고 小腸脹者는 少腹䐜脹 引腰而痛하고 膀胱脹者는 少腹滿而氣癃하고閉淋[98]이라 三焦脹者는 氣滿于皮膚中

心脹은 煩心 短氣 臥不安하고 肺脹은 가슴이 虛하지만 그득하고 喘咳하고, 肝脹은 脅下滿하고 아랫배까지 당기며 아프고, 脾脹은 善噦 四肢煩悗하고 몸이 무거워 옷의 무게를 이기지 못하고 잠을 자는 데 편안하지 못하고, 腎脹은 腹滿이 등까지 번지는 것이 답답하여 편안하지 못하게 腰髀痛이 있고, 胃脹은 腹滿 胃脘痛하고 타는 냄새를 맡으면心은 焦이니 火氣이다.

식사에 방해가 되며 大便難하고, 大腸脹은 濯濯하게 腸鳴이 있으며 아프고 겨울에 寒邪에 거듭 손상을 받으면 消和되지 않은 飧泄을 하고, 小腸脹은 少腹䐜脹하고 허리가 당기며 아프고, 膀胱脹은 少腹滿하며 氣癃하고,小便이 막히거나 소변을 보는데 방울방울 떨어지는 것이다.

三焦脹은 氣가 皮膚에 가득 차 輕輕然하게 가볍고 단단하지 않고 膽脹은 脅

97 답답하여 편안하지 못한 모습.

98 『全書本』에는 '閉淋'이 '淋閉'로 되어 있다.

輕輕然[99]而不堅하고 膽脹者는 脅下痛脹 口中苦 善太息이라

下痛脹 口中苦 善太息하게 된다.

43. 『靈樞·水脹』

水與膚脹鼓脹腸覃石瘕石水를 何以別之오 曰水始起也에 目窠[100]上微腫이 如新臥起之狀하고 其頸脈動하고 時咳하고 陰股間寒하고 足脛腫하고 腹乃大하면 其水已成矣라 以手按其腹할새 隨手而起하야 如裹水之狀하니 此其候也라五癃津液論曰 陰陽氣道不通하고 四海閉塞하야 三焦不瀉하고 津液不化하고 水穀幷于腸胃之中하야 別于迴腸하야 留于下焦호대 不得入膀胱하면 則下焦

水와 膚脹 鼓脹 腸覃 石瘕 石水를 어떻게 區別하는가? 가로대 水가 시작될 때에 目窠上이 약간 붓는 것이 아침에 일어났을 때와 같고 頸脈이 動하고 때때로 咳嗽하고 陰股間이 차고 足脛이 붓고 배도 부어 커지면 水腫이 이루어진다. 손으로 배를 누를 때 손을 떼는 것과 함께 눌렸던 부분이 隆起되어 물을 쌓은 것과 같으니 이것이 그 證候이다. 『靈樞·五癃津液別』에 論하여 가로대 陰陽의 氣道가 通하지 않고 四海가 閉塞되어 三焦가 不瀉하고 津液이 運行되지 못하고 水穀이 腸胃에 아울러 있다가 回腸에서 分別되어 下焦로 흐르게 되지만, 膀胱에 들어가지 못하면 下焦가 脹滿해지고 水氣가 넘치게 되면 水脹이 된다고 하였다.

99 가벼운 모습.

100 눈알을 감싸고 있는 부분으로 위아래의 눈꺼풀을 포함한다.

脹하고 水溢則爲水脹이라하니라

膚脹者는 寒氣客于皮膚之間하야 鼜鼜然不堅하고 腹大하고 身盡腫하고 皮厚하고 按其腹하면 窅而不起 腹色不變하니 此其候也라 鼓脹何如오 腹脹身皆大 大與膚脹等也요 色蒼黃 腹筋起하니 此其候也라以腹筋起로 與膚脹異라

膚脹은 寒氣가 皮膚의 사이에 侵犯하여 鼜鼜然하게 단단하지 않고 腹大하고 몸이 모두 붓고 피부가 두꺼워지고 腹部를 누르면 움펑하여 누른 자국이 남게 되고 腹色이 변하지 않으니 이것이 그 證候이다. 鼓脹은 어떤가? 腹脹이 있고 몸이 다 커지니 몸이 커지는 것은 膚脹과 같게 되고 色이 蒼黃하고 腹筋이 나타나게 되니 이것이 그 證候이다. 腹筋이 나타나게 되는 것으로 膚脹과 구별된다.

腸覃[101]何如오 寒氣가 客于腸外하야 與衛氣相搏하면 氣不得營하고 因有所繫 癖而內着하야 惡氣乃起하고 息肉乃生이라 其始生也에 大如鷄卵하고 稍以益大하야 至其成如懷子之狀이라 久者離

腸覃은 어떤가? 寒氣가 腸外에 侵犯하여 衛氣와 더불어 다투게 되면 氣가 運營되지 못하고 連繫되는 바가 있어 癖이 되어 안에 붙게 되어 惡氣가 나타나게 되고 息肉이 생기게 된다. 그것이 시작될 때에 鷄卵크기만 하다가 점차로 커져 결국에는 姙娠한 것과 같은 크기로 된다. 오래되면 해를 넘기니離歲는 歷歲로 여러 해를 지내는 것이다.

101 婦人의 뱃속에 단단한 뭉치가 생기는 病

歲니歷歲라 按之則堅하고 推之則移하고 月事以時下라覃客腸外하고 爲氣病이라 故月事時下라	누르면 단단하고 밀면 밀리고 月經은 때에 맞추어 생긴다.覃은 腸外에 侵犯하여 氣病이다. 그러므로 月經은 때에 맞추어 생기게 된다.
石瘕[102]生于胞中하니 寒氣客于子門하야 子門閉塞하면 氣不得通하고 惡血을 當瀉不瀉하면 衃[103]以留止하야衃는 音胚오 凝血也라 日以益大하야 狀如懷子하고 月事不以時下라瘕在胞中하고 爲血病이라 故月事不下라	石瘕는 胞中에 나타나니 寒氣가 子門에 侵犯하여 子門이 閉塞하게 되면 氣가 疏通되지 못하고 惡血을 瀉出시켜야 하는데 瀉出시키지 못하면 衃血이 머물게 되어衃는 音이 胚이고 凝血을 말한다. 나날이 커지게 되어 妊娠한 것과 같이 되고 月經은 때를 맞추어 생기지 못한다.瘕는 胞中에 있고 血病이다. 그러므로 月經은 때를 맞추어 생기지 못한다.
皆生于女子하니 可導而下라石水는 經無明文이라	이러한 증상들은 모두 女子에게만 생기니 導下하는 方法의 治療를 하여야 한다.石水에 대해서는『內經』에 명확한 文章이 없다.

44.『素問・熱論』

今夫熱病者는 皆傷寒	무릇 요즘의 熱病은 모두 寒邪에 損傷

102 子宮에 瘀血이 몰려 생기는 病.
103『全書本』에는 '衃'가 '桮'로 되어 있다.

之類也라冬月感風寒而卽發者는 爲正傷寒이오 或寒毒鬱積于內하야 至春變爲溫病이오 至夏變爲熱病이라 然이나 其始皆自傷寒致之라 故曰傷寒之類라하니라

된 傷寒의 무리이다.겨울에 風寒에 感觸되어 곧바로 發病하는 경우를 正傷寒이라고 하고, 혹은 寒毒이 안에서 鬱積되어 봄에 변화되어 나타나는 것이 溫病이고, 여름에 변화되어 나타나는 것이 熱病이다. 그러나 그 시작은 모두 寒邪에 損傷되어 나타난다. 그러므로 傷寒의 무리가 된다고 하였다.

或愈或死하야 **其死皆以六七日之間**하고 **其愈皆以十日以上者**는 **何也**오 **曰 巨陽者**는 **諸陽之屬也**오太陽爲諸陽之所宗屬[104]일새라 **其脈連于風府**라 **故爲諸陽主氣也**라風府는 督脈穴로 在腦後라 督脈總督諸陽이라

或 治癒되고 或 죽게 되어 죽는 경우는 모두 六七日 사이에 죽게 되고, 살게 되는 경우는 모두 十日以上 걸리게 되는데 그 이유는 무엇인가? 대답하기를 太陽인 巨陽은 모든 陽氣의 우두머리이고 太陽이 모든 陽氣의 宗屬이 되기 때문이다. 그 脈이 風府穴에 연결된다. 그러므로 陽經에서 氣를 주관하게 된다.風府穴은 督脈의 輸穴로 腦後에 있다. 督脈은 모든 陽經을 總督한다.

人之傷于寒也하면 **則爲病熱**하니寒氣怫鬱하야 反發爲熱이라 **熱雖甚不死**라熱甚爲在表니 爲陽症일새라

사람이 寒邪에 損傷되면 病이 되어 熱이 나게 되니寒氣가 怫鬱하여 도리어 熱이 나게 된다. 熱이 비록 심하더라도 죽지는 않는다.熱이 심한 것은 表部에 病邪가 있으니 陽症이므로 죽지 않는다.

其兩感于寒而病者는 **必不免于死**라一陰一陽

陰陽 內外 表裏 등의 두 부분이 모두 寒邪에 感觸되어 病이 생기게 되는 경

104 宗室成員으로 陽氣를 구성하는 요인을 말함.

과 一藏一府와 表裏俱病이라 故死라

우는 반드시 죽게 된다. 陰經絡과 陽經絡 그리고 五藏과 六腑 그리고 表部와 裏部 각각에 모두 病邪가 침범한 것이므로 죽게 된다.

傷寒一日에 **巨陽受之**라 太陽主表라 傷寒必由表傳裏하니 若鬱久而成溫病하면 則又有自內達外者라

傷寒의 一日에 巨陽인 太陽經이 病邪를 받게 된다. 太陽經은 表部를 주관한다. 寒邪에 損傷되면 寒邪는 반드시 表部로부터 裏部로 傳入하게 되니, 만약 鬱積된 것이 오래되어 溫病이 되면 곧 內部로부터 外部로 傳達하게 되는 경우도 있다.

故頭項痛하고 **腰脊强**이라 太陽脈從巔絡腦下項하야 挾脊抵腰일새라

그러므로 頭項痛하고 腰脊强하게 된다. 足太陽膀胱經이 巓으로부터 腦를 絡하고 목뒤를 따라 내려와 脊椎를 끼고 腰部에 도달하기 때문에 이러한 症狀이 나타난다.

二日에 **陽明受之**하니 傳入陽明하니 爲表之裏라 **陽明主肉**하고 **其脈挾鼻**하야 起鼻頞하야 循鼻外라 **絡于目**이라 經別篇에 陽明繫目系라하니라

傷寒의 二日에 陽明經이 病邪를 받게 되니 傷寒의 二日에 陽明經으로 傳入하게 되니 陽明經은 表部에서 裏에 해당한다. 陽明經은 肌肉을 주관하고 그 經脈은 코를 끼고 올라 足陽明胃經이 鼻頞에서 시작되어 鼻外를 따라간다. 눈에 絡하게 된다.『靈樞・經別』에 陽明이 目系에 連繫된다고 하였다.

故身熱目痛而鼻乾하고 金燥故乾이라 **不得臥也**라 陽明主胃라 胃不和則臥不安이라

그러므로 身熱 目痛하면서 鼻乾하고 陽明은 金燥이므로 鼻乾하게 된다. 잠을 자지 못하게 된다. 陽明經은 胃를 주관한다. 胃不和하면 잠을 자도 편안하지 못하게 된다.

三日에 **少陽受之**하니 傳入少陽하니 爲半表半裏라

傷寒의 三日에 少陽經이 邪氣를 받게 되니 少陽經에 傳入되니 半表半裏에 해당한다.

少陽主膽하고 其脈循脅하야 絡于耳라 故胸脅痛而耳聾이라 三陽經絡이 皆受其病 而未入于藏者라 故可汗而已라邪在三陽之經[105]하야 尙屬表라 故宜汗이라 此藏字非五藏이오 乃三陰經也라 馬註는 以三陰屬五藏이라 故亦謂之藏이라하니라

少陽經은 膽을 주관하고 그 經脈은 옆구리를 따라 올라 귀에 絡한다. 그러므로 胸脅痛하고 耳聾이 생긴다. 三陽經絡이 모두 그 病이 되었지만 藏인 三陰經에 邪氣가 들어가지 않은 常態이다. 그러므로 發汗시켜야 한다.邪氣가 三陽經에 있어 여전히 表에 속한다. 그러므로 發汗시키는 것이 마땅하다. 여기에서의 藏字는 五藏을 말하는 것이 아니라 三陰經을 말한다. 馬蒔註에 三陰이 五藏에 속한다. 그러므로 이를 일러 藏이라고 한다고 하였다.

四日에 太陰受之하니陽邪傳陰而入裏라 太陰脈布胃中하야 絡于嗌이라 故腹滿而嗌乾이라 五日에 少陰受之하니 少陰脈貫腎하고 絡于肺하고 繫舌本이라 故口燥舌乾而渴이라 陽邪雖入裏陰 而皆爲熱症일새라

傷寒의 四日에 太陰經이 邪氣를 받게 되니陽邪가 陰分으로 傳入되어 裏部에 들어가게 된다. 太陰經脈이 胃中에 分布되어 嗌에 絡한다. 그러므로 腹滿하고 嗌乾한다. 傷寒의 五日에 少陰經이 邪氣를 받게 되니 少陰經脈이 腎을 뚫고 肺에 絡하고 舌本에 連繫된다. 그러므로 口燥 舌乾하면서 渴하게 된다.陽邪가 비록 裏陰에 傳入되었지만 아직 모두 熱症이기 때문이다.

六日에 厥陰受之하니 厥陰脈循陰器而絡于肝이라 故煩滿而囊縮

傷寒의 六日에 厥陰經이 邪氣를 받으니 厥陰經脈이 陰器를 따라 肝에 絡하게 된다. 그러므로 煩滿하면서 囊縮하

105 『全書本』에는 '經'이 '絡'으로 되어 있다.

이라靈樞經筋篇 厥陰筋循陰股하야 結于陰器라 傷于內則不起하고 傷于寒則陰縮入하고 傷于熱則挺縱不收라하니라 昂按컨대 陰症忌用寒藥이나 然이나 舌卷囊縮은 有寒極而縮者니 宜用四逆吳茱火灸葱熨等法이라 又有陽明之熱이 陷入厥陰하면 陽明主潤宗筋하고 宗筋爲熱所攻하야 弗榮而急하고 亦致舌卷囊縮하니 此爲熱極이니 宜大承氣以瀉陽救陰하니 不可不知라

게 된다.『靈樞・經筋』篇에 足厥陰肝經의 經筋은 陰股를 따라 올라 陰器에 結하게 된다. 房事로 損傷되면 陰莖이 勃起되지 못하고, 寒에 損傷되면 陰囊이 縮入되고 熱에 損傷되면 挺縱하여 거두어들이지 못하게 된다고 하였다. 내가 생각해 보건대 陰症에 寒藥을 사용하지 말아야 하지만 舌卷 囊縮은 寒極하여 수축되니 마땅히 四逆吳茱萸나 火灸葱熨 等法을 使用하여야 한다. 또 陽明의 熱이 厥陰에 陷入되면 陽明은 宗筋을 濡潤하게 하고 宗筋이 熱氣에 攻擊받아 運營되지 못하여 急하게 되면 또한 舌卷囊縮하게 되니 이는 熱極이니 大承氣湯으로 瀉陽救陰하여야 하니 반드시 알아야 한다.

三陰三陽과 五藏六府皆受病하야 榮衛不行하고 五藏不通하면 則死矣라內經言傷寒分足經而不列手經하고 仲景傷寒論宗之하니 遂有傷寒傳足不傳手之說이라 昂按컨대 仲景分經雖主于足이로대 至其用藥하얀 亦未嘗遺手經也라 先正以麻黃桂枝皆肺經藥이오 承氣白虎亦三焦大腸之藥하고 至瀉心湯則明言瀉心矣라 劉

三陰三陽의 經脈과 五藏六腑가 모두 病邪를 받아 榮衛가 運行하지 못하고 五藏의 精氣가 疏通하지 못하게 되면 죽게 된다.『內經』에 傷寒을 足經을 言及하고 手經을 언급하지 않고, 仲景 傷寒論에도 이를 따르니 마침내 傷寒이 足經으로 傳變되는 것이지 水經으로 傳變되지 않는다는 學說이 생기게 되었다. 내가 생각해 보건대 仲景이 六經을 나눈 것은 비록 足經을 위주로 하였지만 用藥에 있어서는 또한 水經을 빠뜨리지 않았다. 먼저 바로 麻黃桂枝는 모두 肺經藥이고 承氣白虎는 또한 三焦大腸의 藥이고 瀉心湯에서는 明確하게 瀉心이라고 藏腑를 말하였다. 劉草窗이 가로대 足太

草窗曰 足太陽少陰屬水하니 水得寒而冰하고 足陽明太陰屬土하니 土得寒而坼하고 足少陽厥陰屬木하니 木得寒而凋이라 故寒喜陽之라 手六經則屬火與金하니 火得寒而愈烈하고 金得寒而愈剛이라 故寒不能傷이라하니라 創論新異하야 世多奇之하니 一陽子何東辨之曰 劉子[106]將人身榮衛經絡을 上下截斷하야 下一段受病하면 上一段無干하니 失血氣周流 瞬息罔間之旨矣라 內經云 五藏六府皆受病은 謂五藏六府而無手六經可乎아 經又云 人之傷寒則爲病熱이로대 旣曰病熱하면 則無水冰土坼木凋之說 而有金爍火亢之徵矣라 且列手經受病甚晰하니 見醫方集解라

陽과 足少陰은 屬水하니 물이 寒氣를 만나면 얼고, 足陽明과 足太陰은 屬土하니 땅이 寒氣를 만나면 갈라지고, 足少陽과 足厥陰은 屬木하니 나무가 寒氣를 만나면 마르게 된다. 그러므로 寒氣가 있을 때 따듯하게 하는 것을 좋아한다. 手六經은 火와 金에 屬하니 火가 寒氣를 만나면 더욱 激烈해지고 金이 寒氣를 만나면 더욱 굳세진다. 그러므로 寒氣가 손상되지 않는다고 하였다. 이같이 提創한 理論이 새롭고 달라 세상 사람들이 奇異하게 생각하니 一陽子 何東이 辨別하여 가로대 劉子는 사람의 榮衛經絡을 上下로 截斷하여 下一段이 受病하면 上一段은 病들지 않는다고 하였으니 血氣의 흐름이 瞬息間에 그물망의 사이를 흐르는 것과 같다는 것을 잊고 있는 것이다. 『內經』에서 이르기를 五藏六腑가 모두 病된다는 것은 五藏六腑를 말하니 어찌 手六經에 病이 없다는 것이 옳은 것인가? 또 『內經』에서 이르기를 사람이 傷寒이 되면 病이 되어 熱이 나지만 이미 病이 되어 熱이 나면 물이 얼고 땅이 갈라지고 나무가 마른다는 말이 없고 金爍火亢하는 徵兆만 있겠는가? 또 手經이 病을 받는다는 것을 명확하게 밝혔으니 『醫方集解·麻黃湯』을 參考하라.

其不兩感于寒者는 **七日**에 **巨陽病衰**하야 **頭痛少愈**하고此亦七日來復

陰陽 內外 表裏 등의 두 부분이 모두 寒邪에 感觸되지 않은 경우는 傷寒의 七日에 巨陽病이 衰退하여 頭痛이 조

106 劉草窗: 『明史』에 劉溥로 字는 原博이고 長洲 사람이다. 劉草窗方인 痛瀉要方을 『景岳全書』에서 引用하였다.

之義라 馬註曰 世有再傳經之[107]說이라하니 本篇及傷寒論이 原無此義하니 乃成無己註釋之謬也라 陽表陰裏니 自太陽以至厥陰히 猶入戶升堂[108]以入室矣라 厥陰復傳太陽은 尙有數經隔之하니 豈有遽[109]出而傳之之理리오 本篇衰字最妙하니 謂初感之邪가 尙未盡衰則可로대 斷非再出而傳太陽也라 **八日**에 **陽明病衰**하야 **身熱少愈**하고 **九日**에 **少陽病衰**하야 **耳聾微聞**하고 **十日**에 **太陰病衰**하야 **腹減如故**하야 **則思飮食**하고 **十一日**에 **少陰病衰**하야 **渴止不滿**[110]하며 **舌乾已而嚔**하고嚔爲陽氣和利일새라 **十二日**에 **厥陰病衰**하야 **囊縱**하며 **少腹微下**하야 **大氣**

금 낫고이는 또한 七日이 되어 恢復된다는 의미이다. 馬蒔註에 가로대 세상에 다시 傳經한다는 말이 있다고 하니 本篇과『傷寒論』에 원래 이러한 의미가 없으니 成無己 註釋의 誤謬이다. 陽表陰裏이니 太陽으로부터 厥陰에 이르기까지가 문에 들어가서 升堂하여 방에 들어가는 것과 같은 것이다. 厥陰에서 다시 太陽으로 傳變한다는 것은 오히려 數經을 사이하는 것이니 어찌 갑자기 나와서 傳變되는 이치가 있겠는가? 本篇의 衰字가 가장 奧妙하니 처음 感觸된 邪氣가 오히려 완전히 衰退하지 않았다면 되지만 결단코 다시 나와 太陽으로 傳變되는 것은 아니다. 傷寒의 八日에 陽明病이 衰退하여 身熱이 조금 낫게 되고, 傷寒의 九日에 少陽病이 衰退하여 耳聾이 좋아져 약간 들리게 되고, 傷寒의 十日에 太陰病이 衰退하여 腹滿이 좋아지게 되어 病이 생기기 전처럼 되어 飮食 먹을 생각을 하게 되고, 傷寒의 十一日에 少陰病이 衰退하여 口渴이 없어지며 혀가 마르지 않으며 재채기를 하고재채기를 한다는 것은 陽氣가 和利하기 때문이다. 傷寒의 十二日에 厥陰病이 衰退하여 收縮되었던 陰囊이 늘어지며 아

107 『全書本』에는 '之'가 없다.
108 學問으로 堂에 오를 수 있는 境地를 나타내는 말로 學問이 점점 깊어짐을 말함.
109 『全書本』에는 '遽'가 '遠'으로 되어 있다.
110 '不滿'은 衍文으로 해석하지 않는다.

皆去하고 病日已矣라 治之各通其藏脈하면 病日衰已矣리니 其未滿三日者는 可汗而已오 其滿三日者는 可泄而已라此는 言 表裏之大凡也라 傷寒有循經傳者하고 有越經傳者하고 有表裏傳者하고 有傳二三經而止者하고 有始終止在一經者라 故有八九日而仍在表하고 有二三日卽已傳裏하고 又有不由表而直中裏者하니 可汗可泄에 當審症察脈하야 不可執泥라 王註에 雖[111]日過多로대 但有表症 而脈大浮數하면 猶宜發汗이오 日數雖少로대 卽有裏症而脈沉細數하면 猶宜下之라 하니라

랫배가 약간 내려와 커다란 邪氣가 모두 물러나고 病이 나날이 낫게 된다. 治療에 있어 각각 그 藏脈을 疏通시키면 病이 나날이 사라지게 되니 三日이 되지 않은 경우는 發汗시키면 되고, 三日이 지난 경우는 排泄시켜야 한다.이것은 表裏의 大綱을 말하였다. 傷寒에는 循經하는 경우와 越經하는 경우와 表裏傳하는 경우와 二三經에 傳變되어 그치는 경우가 있고, 처음부터 끝까지 一經에만 있는 경우도 있다. 그러므로 八九日이 되어도 여전히 表에 있는 경우도 있고, 二三日이 되었는데 벌써 안으로 傳變되는 경우도 있고, 表部를 거치지 않고 바로 裏部로 直中하는 경우도 있으니 發汗시키거나 排泄시킬 때에 마땅히 症狀과 脈象을 審察하여야지 날짜에 집착하면 안 된다. 王冰註에 비록 日數가 過多하게 지났지만 다만 表症이 있으며 脈이 大浮數하면 오히려 發汗시켜야 하고, 日數가 비록 얼마 지나지 않았지만 이미 裏症이 있으며 脈이 沉細數하면 오히려 駛河시켜야 한다고 하였다.

熱病已愈에 時有所遺者는遺邪일새라 何也오 熱甚而强食之하야 故有所遺也라 若此者는

熱病이 이미 治癒되었는데 때때로 열이 나는 경우는邪氣가 남아 있기 때문이다. 왜 그런가? 熱이 甚한데 억지로 飮食을 먹게 하여 熱이 남아 있게 된다. 이러한 경우

111 『全書本』에 '雖'가 '易'으로 되어 있다.

皆病已衰 而熱有所藏이라가餘熱未盡이라 因其穀氣相薄하야 兩熱相合이라 故有所遺也라脾胃尙弱하야 不能消穀일새라

는 모두 病이 이미 衰退하였는데 熱이 貯藏되었다가남아 있는 熱이 다 없어지지 않은 것이다. 억지로 먹은 穀氣와 더불어 相薄하여 남아 있는 熱과 穀食의 熱이 서로 합하게 되었으므로 熱이 남아 있다.脾胃가 아직 衰弱하여 消穀하지 못하기 때문이다.

病熱少愈에 食肉則復하고肉甚于穀이라 故病復이라 多食則遺하니 此其禁也라 兩感于寒者는 病一日에 則巨陽與少陰俱病하야 則頭痛口乾而煩滿하고 二日에 則陽明與太陰俱病하야 則腹滿身熱不欲食譫言하고 三日에 則少陽與厥陰俱病하야 則耳聾囊縮而厥하며 水漿不入하며 不知人하야 六日死라 五藏已傷하고 六府不通하야 榮衛不行하니 如是之後三日乃死는 何也오 曰陽明者는 十二經脈之長也라 其血氣盛이라

病에 熱이 조금 나았을 때에 고기를 먹으면 疾病이 도지게 되고고기가 穀物보다 심하다. 그러므로 疾病이 도지게 된다. 고기를 많이 먹으면 熱이 남아 있게 되니 이를 금하여야 한다. 寒邪에 表裏가 感觸된 경우는 病의 一日에 巨陽과 少陰이 모두 病이 되어 頭痛 口乾하면서 煩滿하고 二日에 陽明과 太陰이 모두 病이 되어 腹滿 身熱 不欲食 譫言하고 三日에 少陽과 厥陰이 모두 病이 되어 耳聾 囊縮하면서 厥이 되며 水漿인 飮料를 마시지 못하며 사람을 알아보지 못하여 六日에 죽게 된다. 五藏이 이미 損傷되고 六腑가 疏通되지 않아 榮衛가 運行하지 못하니 이러한 뒤에 三日이 되어 죽는 경우는 왜 그런가? 가로대 陽明은 十二經脈의 長으로 그 血氣가 盛한 것이다.陽明은 多血多氣하다.

陽明多血多氣이라

故不知人三日에 其氣乃盡이라 故死矣라胃氣絶乃死라

그러므로 사람을 알아보지 못하는 경우가 三日이 되서 그 氣가 모두 消盡된다. 그러므로 죽게 된다.胃氣가 끊어져서 죽게 된다.

凡病傷寒而成溫者는 先夏至日者爲病溫이오 後夏至日者爲病暑니 暑當與汗皆出이니 勿止라

무릇 病이 傷寒에서 溫病으로 된 경우는 夏至日보다 먼저 발생하는 것은 病溫이고 夏至日의 뒤에 발생하는 것은 病暑이니, 暑邪는 마땅히 땀과 더불어 모두 排出되니 땀을 그치게 하지 말아야 한다.

45.『素問·瘧論』

夫痎瘧이 皆生于風이로대王註에 痎는 猶老也라하니라 楊上善云 此經에 或云痎瘧하고 或但云瘧하니 不必以日發間日로 以定痎也라

무릇 痎瘧이 모두 風으로부터 생기지만 王冰註에 痎는 老와 같다고 하였다. 楊上善은『內經』에 간혹 痎瘧이라 하고 간혹 瘧이라고도 하였으니 반드시 하루에 한 번 發作하는 것과 하루를 쉬고 발작하는 것으로 痎를 規定하지 않았다.

其畜作이 有時者는 何也오 曰瘧之始發也에 先起于毫毛하야 伸欠[112]하고毫毛屬表하고 伸

그 축적되어 發作하는 데 때가 있다는 것은 무엇을 말하는가? 가로대 瘧이 始發함에 먼저 皮膚의 毫毛에서 시작되어 伸欠하고毫毛는 屬表하고 伸欠은 陰陽이 相引하여

欠爲陰陽相引이라 **乃作**하며 **寒栗**[113]**鼓頷**하며 **腰脊俱痛**이라 **寒去則內外皆熱**하야 **頭痛如破**하며 **渴欲冷飲**하니 **何氣使然**이오 **曰 陰陽上下交爭**하야 **虛實更作**에 **陰陽相移也**일새라陽病者는 上行極而下하고 陰病者는 下行極而上이라 陽虛生外寒하며 陰盛生內寒하고 陽盛生外熱하며 陰虛生內熱이라 故有交爭更作相移之患이라

생긴다. 바로 發作하게 되며 寒栗하여 턱까지 떨리며 腰脊이 모두 아프게 된다. 寒慄이 없어지게 되면 內外가 모두 熱이 나게 되어 머리가 깨질 것 같은 頭痛이 있고 渴症이 나서 찬 것을 마시게 되니, 어떠한 氣가 그렇게 만드는 것인가? 가로대 陰陽의 氣가 上下에서 서로 다투어 虛實이 번갈아 나타나게 되어 陰陽의 氣가 서로 移動하기 때문이다. 陽病인 경우는 위로 올라가는 것이 極에 달하면 내려가게 되고, 陰病인 경우는 아래로 내려가는 것이 極에 달하면 올라가게 된다. 陽虛하면 체표에 寒이 생기게 되고 陰盛하면 몸 안에 寒이 생기며, 陽盛하면 체표에 熱이 생기고 陰虛하면 몸 안에 熱이 생긴다. 그러므로 上下에서 서로 다투고 虛實이 번갈아 나타나고 陰陽이 서로 移動하는 病患이 생기게 된다.

陽幷于陰하면 **則陰實而陽虛**하고 **陽明虛**하면 **則寒栗鼓頷也**라陽明胃脈이 循頤出大迎하야 循頰車일새라

陽氣가 陰分에 倂合되면 陰實하면서 陽虛하게 되고 陽明이 虛하면 寒慄하여 턱까지 떨게 된다.足陽明胃經脈이 턱을 따라 大迎穴로 나와 頰車穴 부위를 지나기 때문이다.

巨陽虛하면 **則腰背頭項痛**하고太陽經脈所過일새

巨陽이 虛하면 腰背頭項이 아프게 되고足太陽膀胱經脈이 지나기 때문이다. 생각해 보건대

112 하품을 하고 기지개를 켜는 것을 말함.
113 추워서 떨게 됨.

라 按컨대 瘧邪居半表半裏하야 屬少陽經이라 本篇言 陽明太陽 而不及少陽하고 下文又曰 三陽俱虛하니 蓋太陽爲開 陽明爲闔 少陽爲樞也일새라 又說 太陽寒水가 行身後爲表하고 陽明燥金이 行身前하야 爲表之裏하니 邪在于中하야 近後膀胱水則寒하고 近前陽明燥則熱也라 **三陽俱虛**하면 **則陰氣勝**하고 **陰氣勝**하면 **則骨寒而痛**하니陰主骨하고 寒主痛일새 **寒生于內**라 **故中外皆寒**이오陽虛外寒하고 陰盛內寒이라 **陽盛則外熱**하고 **陰虛則內熱**하니 **外內皆熱**陰寒旣極하면 則復幷出之陽하고 陽實陰虛라 故外內皆熱이라 **則喘而渴**이라熱傷氣故喘이오 熱傷津故渴이라

瘧邪가 半表半裏 부위에 있어 少陽經에 속한다. 本篇인『素問·瘧論』에서 陽明太陽을 言及하였지만 少陽을 말하지 않고 下文에 또 三陽俱虛라고 하였으니 대개 太陽爲開 陽明爲闔 少陽爲樞가 되기 때문이다. 또 太陽寒水가 몸의 뒷면을 運行하여 表가 되고, 陽明燥金이 몸의 앞면을 行하여 表의 裏가 되니, 邪氣가 가운데에 있어 뒤로 膀胱水에 가까우면 寒하게 되고 앞으로 陽明燥에 가까우면 熱이 된다.

三陽經氣가 모두 虛하면 陰氣가 勝하게 되고 陰氣가 勝하면 骨이 차면서 아프게 되니陰은 骨을 주관하고 寒은 痛症을 주관하기 때문이다. 寒氣가 안에서 생긴다. 그러므로 내부와 외부가 모두 찬 것이고陽虛하면 外寒하고 陰虛하면 內寒하게 된다. 陽盛하면 外熱하고 陰虛하면 內熱하니 外內가 모두 熱이 나고陰寒이 이미 極에 달하면 다시 아울러 陽分으로 나가게 되고 陽實陰虛하게 된다. 그러므로 外內가 모두 熱이 나게 된다. 곧 喘하면서 渴症이 나게 된다.熱이 氣를 損傷시키므로 喘하게 되고 熱이 津을 損傷시키므로 갈증이 나게 된다.

故欲冷飮也라 **此皆得之**에 **夏傷于暑**하면暑邪라 **熱氣盛**하야 **藏于皮**

그러므로 차가운 음료를 마시려고 한다. 이는 모두 병이 됨에 여름에 暑邪에 손상되면暑邪를 말한다. 熱氣가 盛하여 皮

膚之內와 腸胃之外하니 此營氣之所舍也라 表之內 裏之外가 營氣之所居라 熱傷營氣하면 遇衛氣應乃作이라

膚의 안 腸胃의 밖에 저장되니 이는 營氣가 머무르는 곳이다.表의 안, 裏의 밖이 營氣가 머무르는 곳이다. 熱이 營氣를 損傷시키면 衛氣가 이에 相應하여 發作하게 된다.

此指暑氣라 令人汗空孔이라 疏하고 腠理開하야 因得秋氣에 汗出遇風이오風邪라 及得之以浴하니 水氣濕邪라 舍于皮膚之內하야 與衛氣幷居하니邪傷于衛라 衛氣者는 晝日行于陽하고六陽經이라 夜行于陰이라六陰經이라

이것은暑氣를 말한다. 사람으로 하여금 땀구멍이땀구멍을 말한다. 열리고 腠理가 열리게 하여, 秋氣를 만났을 때에 땀을 내어 風邪에 접촉한 것이고金克木하므로 風邪가 된다. 아울러 沐浴을 하면서 얻게 되니, 水氣가濕邪를 말한다. 皮膚의 안에 깃들여 있다가 衛氣와 아울러 함께 머물게 되니,邪氣가 衛氣를 損傷시킨 것이다. 衛氣라는 것은 晝日에 陽分인 六陽經을 運行하고陽分은 六陽經을 말한다. 밤에는 陰分인 六陰經을 運行한다.陰分은 六陰經을 말한다.

此氣得陽而外出하고 得陰而內薄하야外出故熱하고 內薄故寒이라 內外相薄이니瘧邪居半表半裏라故內外相薄이라 是以日作이니이다一日一發이라

이 氣가 陽氣를 만나면 밖으로 나오게 되고 陰氣를 만나면 안으로 들어가게 되어밖으로 나오게 되므로 熱이 나고 안으로 들어가게 되므로 寒氣를 느끼게 된다. 內外가 서로 다투게 되니瘧의 邪氣가 半表半裏의 부위에 侵犯한 것이다. 그러므로 內外가 서로 다투게 된다. 그러므로 매일 發作한다.하루에 한 번 發作한다.

其氣 邪氣라 之舍深하야 內薄于陰하면 陽氣獨發하고 陰邪內著하야

그 氣가邪氣를 말한다. 깊은 곳에 머물러 안으로 陰分으로 들어가게 되면, 陽氣가 홀

陰與陽爭에 不得出하니 是以로 間日而作也니이다人有慓悍[114]之氣하니 行于大經之隧하야 爲衛氣라 邪氣感人에 藏于分肉하야 不與大經之氣會遇하면 則不發이라 邪氣出于分肉하야 流于大經하야 邪正相遇하야 不能相容而交爭하면 則發矣라 邪入于陽하면 則感淺而道近이라 故日作이라 邪入于陰하면 則感深而道遠하고 陰邪與衛氣相爭하야 不能與衛氣俱行이라 故間日作이라 其作日晏과 與其日早者는 何氣使然이오 曰邪氣客于風府하야 循膂而下하니脊兩旁爲膂니 挾脊而下行하야 至尾骶骨이라 衛氣一日一夜에 大會于風府하고督脈穴로 在項後入髮際一寸이라 項骨有三椎하니 其下乃是大椎오 又名百勞라 大椎以下至尾骶히 有二

로 發하고 陰邪가 안으로 숨어서 陰과 陽이 다투어 밖으로 나가지 못하게 되니, 이로서 하루를 건너 發作하게 된다. 사람에 慓悍한 氣가 있으니 大經의 길을 運行하여 衛氣가 된다. 邪氣가 사람에 感觸될 때에 分肉에 숨어 커다란 經絡의 氣와 만나지 못하면 發作하지 않는다. 邪氣가 分肉에서 나와 커다란 經絡에 흘러들어 正氣와 邪氣가 서로 만나 서로를 容納하지 못하고 다투게 되면 發作하게 된다. 邪氣가 陽分에 들어가게 되면 表淺部에 感觸되어 經絡과 가까우므로 매일 發作하게 된다. 邪氣가 陰分에 들어가게 되면 深裏部에 感觸되어 經絡과 멀고 陰邪가 衛氣와 더불어 서로 다투게 되어 衛氣와 같이 運行하지 못하게 된다. 그러므로 하루를 건너 發作하게 된다. 瘧疾의 發作이 나날이 늦어지는 것과 나날이 빨라지는 것은 어떠한 기운이 그렇게 만드는가? 가로대 邪氣가 風府穴의 部位에 侵犯하여 등골을 따라 내려가니脊柱의 兩旁을 등골이라고 하니 脊柱를 끼고 아래로 내려가 尾骶骨에 이르게 된다. 衛氣가 하루 동안에 風府穴에서 크게 모이고風府穴은 督脈의 經穴로 목 뒤의 髮際에서 一寸 들어간 곳에 있다. 項骨은 三椎가 있으니 그 아래가 大椎穴이고 百勞라고도 한다. 大椎아래에서 尾骶에 이르기까지 二十一節이 있으니 모두 二

114 사납고 날램

十一節하니 共二十四節이라 云應二十四氣하니 瘧一日에 行一節이라 **其明日**에 **日下一節**이라 **故其作也晏**하니陽邪傳入陰分하면 則作日晏이라 **此先客于脊背也**라 **每至于風府**하면 **則腠理開**하고 **開則邪氣入**하고 **入則病作**하니 **以此日作**호대 **稍晏也**라日下一節하면 則上會風府也가 益遲라

十四節이 된다. 이를 일러 二十四氣에 相應한다고 하니 瘧이 하루에 한 마디씩 진행한다. 그 다음날에 하루에 한 마디씩 내려간다. 그러므로 그 發作이 늦어진다고 하니陽邪가 陰分에 傳入되면 發作이 나날이 늦어진다. 이는 먼저 脊背에 侵犯한 것이다. 매번 風府穴에 이르게 되면 腠理가 열리고 腠理가 열리면 邪氣가 들어가게 되고 邪氣가 들어가면 病이 생기게 되니, 이로써 매일 發作하지만 조금씩 늦어지게 된다.하루에 한 마디씩 내려가면 위로 風府穴에서 모이는 것이 점차 늦어진다.

其出于風府하야 **日下一節**하면 **二十五日**에 **下至骶骨**하고脊骨盡處라 **二十六日**에 **入于脊內**하야復行上脊이라

注于伏膂之脈하야王註에 謂膂筋[115]之間이라하니 腎脈之伏行者也라 甲乙經作太衝之脈하고 巢元方作伏衝하니 謂衝脈之上行者也라 按컨대 衝脈入腎之絡이 亦與腎

그것이 風府穴에서 나와 매일 한 마디씩 내려가면 二十五日에 骶骨에 도달하게 되고骶骨은 脊柱 뼈가 끝나는 곳으로 꼬리뼈이다. 二十六日이 되어 脊內로 들어가다시 脊柱를 따라 올라간다.

伏膂의 脈으로 注入되어王冰註에 膂筋의 사이라고 하였으니 腎脈이 숨어 運行하는 것을 말한다. 『甲乙經』에는 太衝之脈이라고 하였고 巢元方은 伏衝이라고 하였으니 이를 衝脈이 上行하는 것을 말한다. 생각해 보건대 足少陰腎經으로 들어가는 衝脈의 絡이 腎脈과 幷行한다. 張志聰註에서는 伏衝과 膂筋의 二

115 脊椎起立筋처럼 背夫에서 등골을 지탱해주는 筋肉이다.

脈幷行이라 張註作伏衝膂筋二脈이라 **其氣上行九日**에 **出于缺盆之中**하고足陽明穴로 肩下橫骨陷中이라 **其氣日高**라 **故作日益早也**라陰分傳出陽分하면 則作日早하니 病易愈矣리라

脈이라고 하였다.

그 氣가 上行하는 것이 九日이 되어 缺盆의 中央으로 나오게 되고缺盆은 足陽明胃經의 經穴로 어깨 아래 橫骨의 陷中으로 鎖骨의 중간 아래에 位置한다. 그 氣가 나날이 올라간다. 그러므로 發作이 점차 빨라지게 된다.陰分에서 陽分으로 傳出되면 發作이 나날이 빨라지게 되니 病이 쉽게 治癒될 것이다.

其間日發者는 **由邪氣內薄于五藏**하야瘧有經瘧藏瘧이오 邪深者則入藏이라 **橫連募原[116]也**니 膈膜之原이라 **其道遠**하고 **其氣深**하고 **其行遲**하야 **不能與衛氣俱行**하야 **不得皆出**이라 **故間日乃作也**니이다 **衛氣日下一節**하면 **其氣之發也**에 **不當風府**이어늘 **其日作者**는 **奈何**오 **曰虛實不同**하야 **邪中異所**하니 **則不得當其風府也**라 **故邪中于頭**

瘧疾이 하루 사이를 두고 發作하는 경우는 邪氣가 안으로 五藏에 侵犯하여瘧疾에는 經瘧과 藏瘧이 있고 邪氣가 깊이 侵犯한 경우는 藏에 들어간다. 橫으로 募原에 連結되는 것으로 말미암으니募原은 膈膜의 근원이 된다. 그 길이 멀고 그 氣가 깊이 들어가고 그 行함이 느려 衛氣와 함께 運行하지 못하여 함께 나타나지 못하게 된다. 그러므로 하루를 쉬고 發作한다. 衛氣가 하루에 한 마디씩 내려가면 그 氣가 發作하는 것이 風府가 아닌데 매일 發作하는 것은 왜 그런가? 가로대 虛實이 같지 않아 邪氣가 다른 場所에 侵犯하니 風府穴에 맞게 되지 않는다. 그러므로 邪氣가 頭項에 的中되는 경우는 邪氣

116 현재에는 '五藏 募原의 輸穴'로 보는 견해와 '胸腹部에 있는 藏腑 사이의 系膜'으로 보는 견해가 있다.

項者는 氣至頭項而病하고 中于背者는 氣至背而病하고 中于腰脊者는 氣至腰脊而病하고 中于手足者는 氣至手足而病하니 衛氣之所在에 與邪氣相合하야 則病作이라 故風無常府라 衛氣之所發은 必開其腠理하니 邪氣之所合이 則其府也라 夫風과風症이라 之與瘧也는 相似同類어늘 而風獨常在하고 瘧得有時而休者는 何也오 曰 風氣留其處라 故常在하고 瘧氣隨經絡하야 沉以內薄이라 故衛氣應乃作이라昂按컨대 衛爲陽主表라 瘧疾雖有陷入陰經者로대 然必待衛氣應乃作하니 是爲陰中有陽이라 故雖甚而不至于殺人也라 靈樞歲露論이 與此篇略同이라

가 頭項에 이르러 病이 되고, 背에 的中하는 경우는 邪氣가 背에 이르러 病이 되고, 腰脊에 的中하는 경우는 邪氣가 腰脊에 이르러 病이 되고, 手足에 的中하는 경우는 手足에 이르러 病이 되니, 衛氣가 있는 곳에 邪氣와 相合하게 되어 病이 생기게 된다. 그러므로 風을 일정하게 모이는 場所가 없는다. 衛氣가 發하는 곳은 반드시 腠理가 열리게 되니 邪氣와 합하여지는 곳이 그 모이는 場所가 된다. 무릇 風症과여기서는 風症을 말한다. 瘧症은 같은 무리로 서로 비슷하지만, 風은 홀로 항상 나타나고 瘧은 때때로 發作하지 않는 때가 있으니 왜 그런가? 가로대 風氣는 그곳에 머물러 있으므로 항상 나타나고 瘧氣는 經絡을 따라 깊이 들어가 內部에서 다투게 되므로 衛氣가 이에 相應하여 發作하게 된다.내가 생각해 보건대 衛氣는 陽으로 表를 주관한다. 瘧疾은 비록 陰經에까지 侵入하는 경우가 있지만 그러나 반드시 衛氣와 相應하기를 기다려 發作하게 되니 이것이 陰中에 陽이 된다. 그러므로 비록 症狀은 심하지만 사람을 죽이는 데까지 이르지는 않는다. 『靈樞·歲露論』과 이 篇인 『素問·瘧論』이 대략 같다.

瘧先寒而後熱者는 何

瘧疾에 먼저 惡寒이 있고 나중에 發熱

也오 夏傷于大暑하야 其汗大出하야 腠理開發하니 因遇夏氣凄滄之水寒하야甲乙太素幷作小寒이라 藏于腠理皮膚之中이라가 秋傷于風하면 則病成矣라 夫寒者는 陰氣也오陰邪라 風者는 陽氣也니陽邪라 先傷于寒 而後傷于風이라 故先寒而後熱也라 病以時作하니 名曰寒瘧이라 先熱而後寒者는 何也오 此先傷于風 而後傷于寒이라 故先熱而後寒也라 亦以時作하니 名曰溫瘧이오 其但熱而不寒者는 陰氣先絶하고 陽氣獨發하니 則少氣煩冤하며 手足熱而欲嘔하니 名曰癉瘧이니이다 溫瘧者는 得之冬中于風寒하야 氣藏于骨髓之中이라가 至春則陽氣大發하야 邪氣不能

이 있는 경우는 왜 그런가? 여름에 大暑에 損傷되어 땀이 많이 나게 되어 腠理가 열리게 되니 여름의 凄滄한 물의 寒氣를 만남으로 인하여『甲乙經』과 『太素』에서는 水寒을 모두 小寒이라고 하였다. 腠理와 皮膚에 貯藏되게 되었다가 가을에 風邪에 損傷되면 病이 이루어진다. 무릇 寒이라는 것은 陰氣이고陰氣는 陰邪를 말한다. 風이라는 것은 陽氣를 말하니陽氣는 陽邪를 말한다. 먼저 寒邪에 損傷되고 나중에 風邪에 損傷되었으므로 먼저 惡寒이 있고 나중에 發熱이 생긴다. 病이 시간에 맞추어 發作하니 이름하여 寒瘧이라고 한다. 먼저 發熱이 있고 나중에 惡寒이 생기는 경우는 왜 그런가? 이는 먼저 風邪에 損傷되고 나중에 寒邪에 損傷되었으므로 먼저 發熱이 있고 나중에 惡寒이 생긴다. 또한 시간에 맞추어 發作하니 이름하여 溫瘧이라고 하고 다만 發熱이 있으면서 惡寒이 없는 경우는 陰氣가 먼저 끊어지고 陽氣가 홀로 나타나니 少氣 煩冤하며 手足에 熱이 나고 嘔吐하려고 하니 이름하여 癉瘧이라고 한다. 溫瘧은 겨울에 風韓의 邪氣에 感觸되어 寒氣가 骨髓에 潛伏하였다가 봄에 陽氣가 大發하게 되어 邪氣가 스

自出하고 因遇大暑하야 腦髓爍하고 肌肉消하고 腠理發泄하고 或有所用力하야 邪氣與汗皆出하니 此病藏于腎이라가經이라 其氣先從內하야 出之于外也라

昂按컨대 此卽春溫之症이라 寒氣積久하야 自內達外하니 非猶傷寒之由表傳裏也라 王安道曰 每見治溫熱病에 誤攻其裏라도 亦無大害로대 誤發其表하면 變不可言하니 此足明其熱之自內達外矣라

스스로 나가지 못하고 있다가 큰 더위를 만남으로 인하여 腦髓가 爍하고 肌肉이 消하고 腠理가 發泄되고 或 크게 힘을 쓰게 되어 邪氣가 땀과 더불어 밖으로 나타나게 되니 이 病은 足少陰腎經에 潛伏하였다가足少陰腎經을 말한다. 그 氣가 먼저 안으로부터 시작되어 밖으로 나타나게 된다.

내가 생각해 보건대 이는 春溫症을 말한다. 寒氣가 오랫동안 쌓여 안으로부터 바깥으로 나가게 되니 傷寒의 表部에서 裏部로 傳變되는 것과는 다르다. 王安道는 매번 溫熱病을 治療하는 것을 볼 때에 裏를 잘못 治療하더라도 아주 커다란 被害는 없지만 表部를 잘못 發散하는 治療法을 쓰면 그 傳變됨이 말로 다 표현하지 못하게 많으니, 이는 足陽明胃經의 熱이 안으로부터 밖으로 나타나게 된 것임을 충분히 밝혔다고 하였다.

如是者는 陰虛而陽盛하니 陽盛則熱矣오 衰則氣復反入하니 入則陽虛하고 陽虛則寒矣라 故先熱而後寒하니 名曰溫瘧이라 癉瘧者는 肺素有熱하야 氣盛于身하야 厥逆上衝하야 中氣實而不外泄하

이와 같은 경우는 陰虛하면서 陽盛하니 陽盛하면 發熱하게 되고 衰하면 邪氣가 다시 들어가게 되니 邪氣가 들어가면 陽虛하게 되고 陽虛하면 惡寒하게 된다. 그러므로 먼저 發熱이 있고 나중에 惡寒하게 되니 이름하여 溫瘧이라고 한다. 癉瘧은 본디 肺에 熱이 있어 몸에 氣盛하여 厥逆하여 위로 上衝하여 中氣가 實하며 밖으로 外泄하지 못하게

고 因有所用力하야 腠理開하야 風寒舍于皮膚之內와 分肉之間而發하나니 發則陽氣盛하고 陽氣盛而不衰하면 則病矣니 其氣邪氣라 不及于陰이라 故但熱而不寒하고 氣內藏于心하고昻按컨대 此病은 當是肺癉心癉之類니 與前脾癉膽癉으로 同이라 癉은 熱也라 而外舍于分肉之間하야 令人消爍脫一作肌라 肉이라 故命曰癉瘧이라李士材曰 溫瘧舍于腎하고 癉瘧舍于肺與心이라 溫瘧卽傷寒也라 故傷寒論有溫瘧一症하고 癉瘧則火盛乘金하야 陰虛陽亢하니 二者皆非眞瘧也라하니라

되고, 用力함으로 인하여 腠理가 열려 風寒이 皮膚內와 分肉 사이에 머물게 되어 發作하게 되니, 發하면 陽氣가 盛하고 陽氣가 盛하여 衰退하지 않게 되면 病이 되니 그 邪氣가氣는 邪氣를 말한다. 陰分에 이르지 못하게 된다. 그러므로 다만 發熱하면서 惡寒하지 않고 氣가 안으로 心에 머물게 되고내가 생각해 보건대 이 病은 마땅히 肺癉과 心癉의 무리이니 앞의 脾癉과 膽癉으로 같은 것이다. 癉은 熱病을 말한다. 밖으로 分肉의 사이에 머물게 되어 사람으로 하여금 뜨거워 약해지고 살이 빠지게 된다.脫을 어떤 곳에서는 肌라고 하여 肌肉이 뜨거워 약해진다고 하였다. 살이 빠지게 된다. 그러므로 癉瘧이라고 命名한다.李士材가 가로대 溫瘧은 腎에 머물고 癉瘧은 肺와 心에 머문다. 溫瘧은 즉 傷寒을 말한다. 그러므로 傷寒에 溫瘧의 症狀은 있고 癉瘧은 火盛乘金하여 陰虛陽亢하니 이 두 가지는 모두 진정한 의미의 瘧疾은 아니라고 하였다.

夫瘧之始發也에 陽氣幷于陰하니 當是之時에 陽虛而陰盛하야 外無氣라 故先寒栗[117]也오 陰氣逆極하면 則復

무릇 瘧疾이 發作하기 시작할 때에 陽氣가 陰에 아우르니 이때에는 陽虛하고 陰盛하여 바깥에 氣가 없으므로 먼저 寒栗이 생기고 陰氣가 逆하는 것이 極에 달하면 다시 陽分으로 나오게 되니

出之陽하니 陽與陰이 復幷于外하면 則陰虛而陽實이라 故先熱而渴이라王註에 陰盛則胃寒이라 故戰栗이라 陽盛則胃熱이라 故欲飮이라하니라

陽과 陰이 다시 밖에서 아우르게 되면 陰虛하고 陽實하게 된다. 그러므로 먼저 發熱하고 渴症이 있게 된다.王冰註에 陰盛하면 胃寒하게 되므로 戰栗하게 된다고 하였고 陽盛하면 胃熱하게 되므로 마시려고 한다고 하였다.

夫瘧氣者는 幷于陽則陽勝하고 幷于陰則陰勝하니 陰勝則寒하고 陽勝則熱이라 瘧者는 風寒之氣不常也니 病極則復하고發已則復如平人하니 如後文極則陰陽俱衰也라 至病之發也에 至字有連上句讀者는 言寒熱復至나 今從王氏라 如火之熱하며 如風雨하야 不可當也라 故經言曰 方其盛時에 必毁하고方盛而瀉之하면 必毁傷眞氣라 因其衰也라야 事必大昌이라하니 此之謂也라 夫瘧之未發也에 陰未

무릇 瘧氣라는 것은 陽分에 아우르면 陽勝하고 陰分에 아우르면 陰勝하니 陰勝하면 惡寒하고 陽勝하면 發熱한다. 瘧이라는 것은 風寒의 氣가 正常이지 못하니 病이 極하면 平常時와 같이 恢復하고發作이 끝나면 正常과 같이 회복하게 되니 아래 문장의 '極則陰陽俱衰也'와 같은 것이다. 病이 發作하는 것에 이르렀을 때'至'字를 윗 句節에 연결하여 句讀하는 경우는 寒熱이 다시 이르게 된다고 하였으나, 여기서는 王冰의 註釋을 따른다. 불의 熱과 같으며 風雨와 같아 勘當하지 못한다. 그러므로 經에 가로대 바야흐로 그 盛할 때에 반드시 毁損되는 것이 있고바야흐로 盛하게 되었을 때 瀉하면 반드시 眞氣를 毁損시키게 된다. 그 邪氣가 衰弱하게 되는 것에 起因할 지라야 治療하는 일이 昌盛하게 된다고 하였으니 이를

117 추워서 떠는 것을 말함.

幷陽하고 陽未幷陰하니 因而調之하면 眞氣得安하고 邪氣乃亡이라 故工不能治其已發은 爲其氣逆也일새라瘧正發時에 不可服藥하니 若服藥하면 則寒藥助寒하고 熱藥助熱하야 反增其病이라

말한다. 무릇 瘧疾이 發作하지 않았을 때에 陰氣가 陽分에 아우르지 않고 陽氣가 陰分에 아우르지 않은 것이니 이 때에 調治하면 眞氣가 편안하게 되고 邪氣가 사라지게 된다. 그러므로 醫師가 이미 發作하였을때 治療하지 않는다는 것은 氣逆하기 때문이다.瘧疾이 바로 發作하였을 때에는 服藥시키면 안 되니 만약 服藥을 하게 되면 寒藥은 더욱 차게 만들고 熱藥은 더욱 熱하게 만들어 도리어 그 疾病을 加重시키게 된다.

瘧氣者는 必更盛更虛하야 當氣之所在也니 病在陽하면 則熱而脈躁하고 在陰하면 則寒而脈靜하고 極則陰陽이 俱衰하며 衛氣相離라 故로 病得休라가 衛氣集하면 則復病也니이다 時有間二日하며 或至數日에 發하며 或渴 或不渴하니 何也오 其間日者는 邪氣與衛氣客于六府 而有時相失하야 不能相得이라 故休數日乃作也오

瘧氣는 반드시 번갈아 盛하기도 하며 虛하기도 하여 瘧氣의 所在와 같은 症狀이 나타나니, 病이 陽分에 있으면 熱이 나며 脈躁하고, 陰分에 있으면 惡寒하며 脈靜하고, 病勢가 極하면 陰陽이 모두 衰弱하며 衛氣와 더불어 서로 떨어지게 된다. 그러므로 病勢가 잠시 쉬었다가 衛氣가 모이게 되면 다시 發作하게 된다. 發作이 하루를 쉬기도 하며 혹은 數日에 한 번 發作하기도 하며, 혹은 口渴이 있고 혹은 口渴이 없으니 왜 그런가? 그 發作이 하루를 쉬는 경우는 邪氣와 衛氣가 六腑에 머물러 때때로 작용을 하지 못하게 되어 서로의 機能을 하지 못하게 된다. 그러므로 며칠 쉬

瘧者는 陰陽更勝也니 或甚或不甚이라 故或渴或不渴이니이다陽盛則渴하고 陰盛則不渴이라 **瘧之且發也와 陰陽之且移也는 必從四末始也**라手足十指가 爲三陰三陽經脈所從起라 故後刺瘧篇曰 諸瘧而脈不見하면 刺十指間出血하니 血出必已라하니라

었다가 發作을 하게 되고, 瘧이라는 것은 陰陽이 번갈아 이기게 되니 혹은 甚하고 혹은 甚하지 않은 것이다. 그러므로 渴症이 있기도 하고 혹은 渴症이 없기도 한 것이다. 陽盛하면 口渴하고 陰盛하면 口渴이 없다. 瘧疾이 또 發作하려는 것과 陰陽이 또 移動하려는 것은 반드시 四末로부터 始作된다. 手足의 十指가 三陰三陽經脈의 始作하는 부위가 된다. 그러므로 뒤에 『素問・刺瘧篇』에서 모든 瘧疾에 있어 脈이 나타나지 않으면 十指間을 刺鍼하여 出血시켜야 하니 血出이 되면 반드시 낫게 된다고 하였다.

其以秋病者는 寒甚하고秋氣栗[118]烈[119]일새라 **以冬病者는 寒不甚**하고陽氣內藏일새라 **以春病者는 惡風**하고陽方升而腠理開일새라 **以夏病者는 多汗**이라氣熱而津液外泄일새라

瘧疾이 가을에 걸리게 된 경우는 惡寒이 甚하고 秋氣가 栗烈하기 때문이다. 瘧疾이 겨울에 걸리게 된 경우는 惡寒이 甚하지 않고 陽氣가 안에 감추어졌기 때문이다. 瘧疾이 봄에 걸리게 된 경우는 惡風이 있고 陽氣가 바야흐로 上昇하기 始作하며 腠理가 열리기 때문이다. 瘧疾이 여름에 걸리게 된 경우는 땀이 많이 나게 된다. 氣熱하며 津液이 밖으로 빠져 나가기 때문이다.

118 『全書本』에 '栗'이 '凜'으로 되어 있다.
119 原來는 겨울에 매우 추운 것을 말함.

46. 『素問 · 刺瘧篇』

足太陽之瘧은 令人腰痛頭重하고 寒從背起하며經脈所過일새라 先寒後熱하야 熇熇暍暍[120]音謁이라 然하니 熱貌라 熱止汗出하면 難已라 足少陽之瘧은 令人身體解㑊하야 寒不甚 熱不甚하며即解㑊也라 惡見人하야膽木盛하면 則克胃土하고 胃熱盛하면 則惡人일새라 見人心惕惕然하며膽虛일새라 熱多汗出甚이라 足陽明之瘧은 令人先寒灑淅하고 灑淅[121]寒甚하며陽虛生外寒일새라 久乃熱하고 熱去汗出하면 喜見日月光火氣하야 乃快然이라陽明多血多氣하니 熱盛則惡人與火로대 今反喜之者는 胃虛

足太陽膀胱經의 瘧疾은 사람으로 하여금 腰痛 頭重하고 寒氣가 등으로부터 始作되며足太陽膀胱經이 흘러가는 곳이기 때문이다. 먼저 惡寒하고 나중에 發熱하여 熇熇暍暍하게暍의 音은 謁이다. 熱이 나니熱이 나는 모습이다. 發熱이 그치고 땀이 나면 治療하기 어렵다. 足少陽膽經의 瘧疾은 사람으로 하여금 몸이 축 늘어져 惡寒이 甚하지 않고 發熱도 甚하지 않으며이상의 症狀은 解㑊의 症狀이다. 다른 사람들을 보는 것을 싫어하여膽木이 盛하면 胃土를 克하고 胃熱이 盛하면 사람 보는 것을 싫어하기 때문이다. 사람을 보게 되면 마음이 惕惕然하게 두려워하며膽虛하기 때문이다. 發熱이 많아서 땀이 심하게 많이 난다. 足陽明胃經의 瘧疾은 사람으로 하여금 먼저 灑淅하게 惡寒이 나고 灑淅하게 惡寒이 甚하게 되며陽虛하여 外寒이 생겼기 때문이다. 오래되면 熱이 나게 되고 熱이 없어져 땀이 나게 되면 日月光과 火氣 보는 것을 좋아하여 이에 爽快하게 된다.陽明은

120 熇熇는 열이 熾盛한 모습이고, 暍暍 또한 熱이 심한 모습이다.
121 추워서 떠는 模樣이다.

故也일새라

多血多氣하니 熱盛하면 사람과 불을 싫어하여야 하지만 지금은 도리어 사람과 불을 좋아하는 것은 胃虛하기 때문이다.

足太陰之瘧은 令人不樂하야 好太息하고脾不運而氣不舒일새라 不嗜食하며 多寒熱하며脾虛惡寒하고 胃虛惡熱이라 故瘧疾이오 又謂之脾寒이라 汗出하고 病至則善嘔하고脾脈絡胃하고 挾咽일새라 嘔已乃衰라 足少陰之瘧은 令人嘔吐甚하고腎脈貫膈入肺하고 循喉嚨일새라 多寒熱이로대 熱多寒少하며水衰火旺일새라 欲閉戶牖而處하니 其病難已라陽明胃脈病은 欲獨閉戶牖而處라 今胃病見腎中하니 爲土刑于水라 故難已라

足太陰脾經의 瘧疾은 사람으로 하여금 즐겁지 않게 하여 한숨을 자주 쉬고 脾가 運行되지 않아 舒暢하지 못하기 때문이다. 飮食 먹기를 좋아하지 않으며 寒熱이 많이 생기며脾虛하면 惡寒하고 胃虛하면 惡熱하게 된다. 그러므로 瘧疾이 되고 이를 脾寒이라고 한다. 땀이 나고 病이 생기게 되면 嘔吐를 자주하고 足太陰脾經이 胃에 絡하고 위로 올라가 挾咽하기 때문이다. 嘔吐가 그치면 이에 病勢가 약하게 된다. 足少陰腎經의 瘧疾은 사람으로 하여금 嘔吐가 甚하게 하고足少陰腎經脈이 橫膈膜을 뚫고 올라 肺에 들어가고 위로 喉嚨을 따라 흐르기 때문이다. 寒熱이 많이 생기지만 發熱이 많고 惡寒이 적으며水氣가 衰弱하고 火氣가 旺盛하기 때문이다. 문과 창을 닫고 居處하고자 하니 그 病은 治療하기가 어렵다.足陽明胃經의 病은 홀로 있으며 문과 창을 닫으려고 한다. 이것은 胃病이 腎의 瘧疾에서 나타나니 土가 水에게 刑罰을 받는 것과 같다. 그러므로 治療되기가 어렵다.

足厥陰之瘧은 令人腰

足厥陰肝經의 瘧疾은 사람으로 하여금

痛하고 少腹滿하고 小便不利가 如癃狀이로대癃은 閉라 厥陰脈還陰器하야 抵小腹일새라 非癃也오 數便하며 意恐懼 氣不足하며肝氣有餘則怒하고 不足則恐일새라 腹中悒悒이라木氣不舒일새라 昂按컨대 傷寒言足經而不及手經하고 本篇論瘧에 亦言足而不及手經하니 豈瘧邪亦傳足不傳手乎아 抑足經可以該手經也아 篇後言府瘧에 僅胃府而不及他府하니 又豈以胃爲六府之長乎아

腰痛 少腹滿하고 癃처럼 小便不利가 되지만癃은 막히는 것을 말한다. 足厥陰肝經脈이 陰器를 돌아 아랫배에 이르기 때문이다. 癃은 아니고 小便을 자주 보며 두려워하고 氣가 不足하며肝氣가 有餘하면 화를 내고 不足하면 두려워하기 때문이다. 腹中이 悒悒하게 된다.木氣가 舒暢하지 못하기 때문이다. 내가 생각해 보건대 傷寒에서 足經만 말하고 手經을 말하지 않고 本篇에서 瘧疾을 言及할 때에도 또한 足經만 말하고 手經을 언급하지 않았으니 어찌 瘧邪가 오로지 足經으로만 傳達하고 手經으로 傳達되지 않겠는가? 아마도 足經에서 手經을 모두 包含하는 것이 아니겠는가? 뒤에 府瘧을 말함에 단지 胃府만 언급하고 다른 藏腑를 언급하지 않았으니 또 어찌 胃로 六腑의 長으로 삼았기 때문이 아니겠는가?

肺瘧者는 令人心寒하며肺爲心盖오 脈入心中하니 邪反乘其勝己라 寒甚熱하야肺主皮毛하고 主表하니 亦能作寒作熱이라 熱間善驚하니肝主驚而金克木일새라 如有所見者[122]라 心氣不足하고 肺邪有餘일새라

肺瘧은 사람으로 하여금 心寒하게 하며肺는 心盖가 되고 手太陰肺經脈이 心中에 들어가니 邪氣가 반대로 자기를 이기는 것을 이기는 것이다. 寒甚하고 熱이 나서肺는 皮毛와 表를 주관하니 또한 惡寒이 있고 發熱이 있게 된다. 熱이 떨어졌을 경우는 잘 놀라게 되니肝은 驚을 주관하면서 金克木하기 때문이다. 보이는 것이 있는 것과 같다.心氣가 不足하고 肺邪가 有餘하기 때문

122 헛것이 보이는 것을 말함.

이다.

心瘧者는 **令人煩心甚**하야 **欲得清水**로대 **反寒多**하고 **不甚熱**이라 寒多不甚熱而嗜水는 未詳이라 按컨대 太素云 欲得清水로대 反寒多하고 寒不甚하니 熱甚也라하니라

心瘧은 사람으로 하여금 煩心이 甚하여 찬물을 마시고자 하지만 도리어 寒이 많고 熱이 甚하지 않다. 寒이 많고 熱이 심하지 않으며 물을 마시려고 한다는 것은 잘 모르겠다. 생각해 보건대 『太素』에서는 清水를 필요로 하지만 도리어 寒多하고 寒이 甚하지 않으니 熱이 甚하다고 하였다.

肝瘧者는 **令人色蒼蒼然 太息**하며木氣不舒일새라 **其狀若死者**라生氣不榮일새라

肝瘧은 사람으로 하여금 顏色이 蒼蒼한 듯하며 한숨을 쉬며 木氣가 舒暢하지 못하기 때문이다. 그 形狀은 죽은 것 같다. 生氣가 榮華롭지 못하기 때문이다.

脾瘧者는 **令人寒**하며 脾虛惡寒일새라 **腹中痛**하고 **熱則腸中鳴**하며火氣衝擊일새라 **鳴已汗出**이라熱蒸爲汗일새라

脾瘧은 사람으로 하여금 惡寒하며 脾虛하면 惡寒하기 때문이다. 腹痛하고 熱이 나면 腸鳴이 생기며 火氣가 衝擊하였기 때문이다. 腸鳴이 그치면 땀이 나게 된다. 熱蒸하여 땀이 되기 때문이다.

腎瘧者는 **令人灑灑然**하고寒意라 **腰脊痛**하야 腰爲腎府요 膀胱與腎相表裏며 脈貫腰脊일새라 **宛轉**하고 **大便難**하고腎主二便일새라 **目眴眴然**하며水虧

腎瘧은 사람을 하여금 물을 끼얹은 듯 떨리게 하고 灑灑然은 춥다는 意味이다. 腰脊이 아파서 腰는 腎府이고 膀胱은 腎과 더불어 서로 表裏가 되며 足少陰腎經脈이 腰脊을 뚫고 지나가기 때문이다. 굽히거나 구르기 어렵고 大便 보기도 어렵고 腎이 二便을 주관하기 때문이다. 눈

일새라 **手足寒**이라陽虛일새라

은 잘 보이지 않으며水氣가 虧損되었기 때문이다. **손발이 차게 된다.**陽虛하기 때문이다.

胃瘧者는 **令人且**將이라**病也**에 **善飢而不能食**하며胃熱故善飢하고 脾虛故不能食이라 **食而支滿腹大**라脈循腹裏일새라

胃瘧은 사람으로 하여금 장차且는 장차의 뜻이다. 發病할 때에 쉽게 배고프지만 飮食을 먹지 못하며胃熱하므로 쉽게 배고프고 脾虛하므로 飮食을 먹지 못한다. 飮食을 먹으면 복부가 당기며 그득 차고 腹大하게 된다. 足陽明胃經의 脈이 腹裏를 따라 흐르기 때문이다.

諸瘧而脈不見하면 **刺十指間**[123]**出血**하니 **血出必已**라刺井穴하니 脈始出處라

瘧疾에 瘧疾의 脈이 나타나지 않으면 十指間을 刺鍼하여 出血시켜야 하니 出血이 되면 반드시 낫게 된다.井穴을 刺鍼하는 것이니 井穴은 脈이 始作되어 나가는 곳이다.

47.『素問·咳論』

肺之令人咳는 **何也**오肺屬金而主氣하고 其變動爲咳일새라 **曰 五藏六府皆令人咳**하니 **非獨肺也**라張註에 五藏六府之邪가 皆能上歸于肺而爲咳也라하니라

肺가 사람으로 하여금 咳嗽를 하게 하는 것은 왜 그런가?肺는 金에 屬하며 氣를 주관하고 그 變動은 咳이기 때문이다. 가로대 五藏六腑가 모두 사람으로 하여금 咳嗽를 하게 하니 肺만 홀로 咳嗽하게 만드는 것이 아니다.張志聰註에 五藏六腑의 邪氣가 모두 능히 위로 肺에 歸屬되어 咳嗽가 된다고 하였다.

123 열 손가락 사이에 있는 각 經絡의 井穴이다.

皮毛者는 **肺之合也**니 **皮毛先受邪氣**하면 **邪氣以從其合也**라 **其寒飮食入胃**하야皮毛受寒爲外傷寒이오 飡[124]寒飮冷爲內傷寒이라 今人惟知外傷寒而不知有內傷寒하니 訛爲陰症者是也라 不讀內經하면 烏能知此리오 **從肺脈上至于肺則肺寒**하고肺惡寒이라 **肺寒則外內合邪**하야 **因而客之**하니 **則爲肺咳**라 **五藏**이 **各以其時**로 **受病**하니 **非其時**면 **各傳以與之**라時는旺月也라 非其時면 則各傳與肺而作咳하니라 昂按컨대 心小腸肝膽三焦之火와 脾腎膀胱之濕과 胃大腸之燥가 傳入于肺하면 皆能作咳하니 不獨風寒也라 馬註作 肺傳邪于五藏而咳라하고 李士材宗之하니 謬라 觀篇首肺之令人咳하고 篇後關于肺二語하면 則咳

皮毛는 肺와 外合하니 皮毛가 먼저 邪氣를 받으면 邪氣가 그 合하는 것을 따라가게 된다. 찬 飮食을 먹어皮毛에서 寒邪를 받으면 外傷寒이 되고 찬 飮食과 차가운 물을 마시면 內傷寒이 된다. 오직 사람이 外傷寒만 알고 內傷寒이 있음을 알지 못하니 이를 陰症이라고 잘못 알고 있는 것이다. 이는 『內經』을 읽지 않으면 어찌 이를 알겠는가?

肺脈을 따라 위로 肺에 이르게 되면 肺寒하게 되고肺는 寒氣를 싫어한다.

肺寒하면 外內에서 寒冷한 邪氣가 합하게 되어 侵犯하게 되니 肺咳가 된다. 五藏이 각기 그 적합한 때에 病을 받게 되니 그 적합한 때가 아니면 各各 傳達하여 주게 된다.時는 旺盛한 달을 말한다. 그때가 아니면 즉 각각 肺에 邪氣를 傳達하여 咳嗽하게 한다. 내가 생각해 보건대 心小腸肝膽三焦의 火와 脾腎膀胱의 濕과 胃大腸의 燥가 肺로 傳入되면 모두 咳嗽를 생기게 하니 風寒만이 咳嗽를 일으키는 것은 아니다. 馬蒔註에 肺에서 五藏으로 邪氣를 보내어 咳嗽한다고 하였고 李士材가 이를 따르니 이는 잘못되었다. 본 篇인『素問·咳論』의 첫 부분의 肺가 사람으로 하여금 咳嗽하게 한다는 文章과『素問·咳論』의 뒷 부분의 肺에 관련된 文章을 보면 咳嗽가 반드시 肺로 인

124 『全書本』에 '飡'이 '食'으로 되어 있다.

之必由于肺가 明矣라

하여 생긴다는 것이 明白하다.

時感于寒則受病하야 微則爲咳하고凡傷風寒嗽者는 爲輕이라 甚者爲瀉爲痛하니寒邪入裏하면 則爲泄爲痛이로대 不傳于肺 而不作咳矣라 乘秋則肺先受邪하고 乘春則肝先受之하고 乘夏則心先受之하고 乘至陰四季라 則脾先受之하고 乘冬則腎先受之하니라張註에 言先受者는 謂次則傳及于肺而作咳也라하니라 昂按컨대 若不傳則各爲本藏之病하고 若移邪于他藏하면 則又爲他病矣라

적합한 때에 寒邪에 感觸되면 病이 되어 微弱하면 咳嗽가 되고무릇 風寒에 損傷되어 생기는 기침은 가벼운 症狀이다. 甚한 경우는 泄瀉가 되며 痛症이 되니寒邪가 裏部에 들어가면 泄瀉를 하며 痛症이 있지만 肺에 傳入되지 않아 咳嗽가 생기지 않는다. 秋氣를 타면 肺가 먼저 邪氣를 받고 春氣를 타면 肝이 먼저 邪氣를 받고 夏氣를 타면 心이 먼저 邪氣를 받고 至陰의 氣를 타면至陰은 四季를 말한다. 脾가 먼저 邪氣를 받고 冬氣를 타면 腎이 먼저 邪氣를 받게 된다.張志聰 註에서 先受라는 것은 다음에는 肺에 傳達되어 咳嗽가 생긴다는 것을 말한다. 내가 생각해 보건대 만약 傳達되지 않았으면 각각 本藏의 病이 되고 만약 다른 藏으로 傳達되었으면 또 다른 病이 될 것이다.

肺咳之狀은 咳而喘息有音하며肺藏氣而主喘主音일새라 甚則唾血이라肺絡傷則唾이라 此本經自病이라

肺咳의 症狀은 咳嗽하고 喘息에 소리가 나며肺는 氣를 貯藏하고 喘과 音을 주관하기 때문이다. 甚하면 唾血한다.肺絡이 損傷되면 唾하게 된다. 이것은 本經에서 스스로 생기는 病이다.

心咳之狀은 咳則心痛하고 喉中이 介介如梗

心咳의 症狀은 咳嗽하면 心痛이 있고 목구멍이 介介하게 가시 걸린 듯하며

狀하며 甚則咽腫喉痹라此는 五藏之移邪라 心脈俠咽하고 火旺克金일새라

肝咳之狀은 咳則兩脅下痛하고肝脈布脅肋하고上注肺일새라 甚則不可以轉하니 轉則兩胠卽脅이라 下滿이라 脾咳之狀은 咳則右脅下痛하야脾主右일새라 陰陰引肩背하며輸在肩背일새라 甚則不可以動하니 動則咳劇이라 腎咳之狀은 咳則腰背相引而痛하며腎脈入肺하야 貫脊이라 腰爲腎府일새라 甚則咳涎이니이다脾爲涎[125] 腎爲唾[126]니 涎唾相近이라 馬註에 東垣治五藏咳에 肺用麻黃湯하고 心用桔梗湯하고 肝用小柴胡湯하고 脾用升麻湯하고 腎用麻黃附子細辛湯하니 雖未必盡中이라도 姑備采擇

甚하면 咽腫 喉痹한다.이는 五藏의 邪氣가 移動하는 것이다. 手少陰心經脈은 俠咽하고 아울러 火旺하여 金을 克하였기 때문이다.

肝咳의 症狀은 咳嗽하면 兩脅下痛이 있고足厥陰肝經脈이 脅肋에 分布되고 위로 肺에 注入되기 때문이다. 甚하면 누워서 몸을 굴리지 못하니 몸을 굴리면 양 옆구리즉 옆구리를 말한다. 아래가 그득하게 된다. 脾咳의 症狀은 咳嗽하면 우측 脅下痛이 있어脾는 右側을 주관하기 때문이다. 陰陰하게 肩背가 당기며足太陰脾經의 輸穴이 肩背에 있기 때문이다. 甚하면 움직이지 못하게 되니 만약 움직이며 咳嗽가 매우 심하게 된다. 腎咳의 症狀은 咳嗽하면 腰背가 서로 당기면서 아프며足少陰腎經脈이 肺에 들어가 脊柱를 뚫고 지나간다. 腰는 腎府이기 때문이다. 甚하면 咳涎하게 된다.脾는 涎을 腎은 唾를 만드니 涎唾가 서로 類似하다. 馬蒔註에 東垣이 五藏咳를 治療할 때에 肺에는 麻黃湯을 心에는 桔梗湯을 肝에는 小柴胡湯을 脾에는 升麻湯을 腎에는 麻黃附子細辛湯을 사용한다고 하였으니 비록 모두 옳은 것은 아니지만 짐짓 갖추어 採擇할 수 있게 한다.

125 비교적 맑고 깨끗한 침으로 주로 입안을 윤택하게 한다.
126 비교적 끈끈한 침으로 주로 음식물의 소화를 돕는다.

하노라 五藏之久咳는 乃移于六府하니 脾咳不已하면 則胃受之니 胃咳之狀은 咳而嘔하고胃寒則嘔일새라 嘔甚則長蟲出이라 肝咳不已하면 則膽受之하니 膽咳之狀은 咳嘔膽汁이라 肺咳不已하면 則大腸受之하니 大腸咳狀은 咳而遺失이라甲乙에 作矢하니 是[127]라 大腸爲傳導之官이오 寒入則遺矢이라

五藏의 咳嗽가 오래된 경우는 六腑로 移動하게 되니 脾咳가 낫지 않으면 胃가 받게 되니, 胃咳의 症狀은 咳嗽하면서 嘔吐하고胃에 寒이 있으면 嘔吐하기 때문이다. 嘔吐가 甚하면 기생충이 나오게 된다. 肝咳가 낫지 않으면 膽이 받게 되니 膽咳의 症狀은 咳嗽하면서 膽汁을 嘔吐한다. 肺咳가 낫지 않으면 大腸이 받게 되니 大腸咳의 症狀은 咳嗽하며 遺失한다.『甲乙經』에 矢로 하였으니 옳다. 大腸은 傳導之官으로 寒氣가 침범하면 大便을 지리게 된다.

心咳不已하면 則小腸受之하니 小腸咳狀은 咳而失氣하니 氣與咳俱失이라氣下奔而出屁라

心咳가 낫지 않으면 小腸이 받게 되니 小腸咳의 症狀은 咳嗽하면서 失氣하니 방귀와 기침이 함께 나타난다.氣가 아래로 가서 방귀로 되어 나타난다.

腎咳不已하면 則膀胱受之하니 膀胱咳狀은 咳而遺溺라 久咳不已하면 則三焦受之하니 三焦咳狀은 咳而腹滿

腎咳가 낫지 않으면 膀胱이 받게 되니 膀胱咳의 症狀은 咳嗽하면서 遺溺가 생긴다. 咳嗽가 오래되어 낫지 않으면 三焦가 받게 되니 三焦咳의 症狀은 咳嗽하며 腹滿하여 飮食을 먹지 못하니

127 『全書本』에 '是'가 없다.

하야 **不欲食飮**하니上中二焦脈이 循胃口일새라 **此皆聚于胃**하고胃爲五藏六府之海일새라 **關于肺**하니昂按컨대 肺主氣하고 又屬金하며 主聲이라 故咳必由于肺也라 凡傷風寒而咳嗽者는 爲輕이오 以肺主皮毛而在表也일새오 若風寒徑[128]傷經絡府藏 而不傳于肺하면 則不咳하고 不咳者重하니 如眞傷寒類傷寒之屬이 是也라 又有久病에 火熱傷肺 而爲咳痰咳血聲啞聲嘶者는 此病久傳變之咳하니 亦重症也라 **使人多涕唾**하고凡咳嗽必多涕唾라 **而面浮腫**하며 **氣逆也니이다**氣逆故咳而面亦腫이라 馬註에 東垣治六府咳에 胃用烏梅丸하고 膽用黃芩加半夏生姜湯하고 大腸用赤石脂禹餘粮湯桃花湯하고 不止하면 用猪苓湯分水하고 小腸用芍藥甘草湯하고 膀胱用茯

上中의 二焦의 脈이 胃口를 돌기 때문이다.

이는 모두 胃에 모이고胃가 五藏六腑의 海가 되기 때문이다.

肺와 關聯 있으니내가 생각해 보건대 肺는 氣를 주관하고 또 金에 속하며 聲을 주관한다. 그러므로 咳嗽는 반드시 肺로 인하여 생긴다. 무릇 風寒에 損傷되어 咳嗽하는 경우는 가벼운 症狀이고 肺가 皮毛를 주관하며 表에 있기 때문이다. 만약 風寒이 직접 經絡腑藏을 損傷시켜 肺에 傳達하지 않았으면 咳嗽가 생기지 않고 咳嗽가 생기지 않는 경우는 重症이니 眞傷寒 類傷寒의 무리가 이에 해당한다. 또 病이 오래되어 火熱이 傷肺하여 咳痰 咳血 聲啞 聲嘶하게 된 경우는 이는 病이 오래되어 傳變되어 생긴 咳嗽이니 또한 重症이다.

사람으로 하여금 눈물과 침인 涕唾가 생기게 되고무릇 咳嗽에 반드시 涕唾가 많이 생긴다. **얼굴이 부으며 氣逆하게 된다.**氣逆하므로 咳嗽하면서 얼굴 또한 붓게 된다. 馬蒔註에 東垣이 六腑咳를 治療할 때에 胃는 烏梅丸을, 膽은 黃芩加半夏生姜湯을, 大腸은 赤石脂禹餘粮湯桃花湯을 사용하고 낫지 않으면 猪苓湯으로 水氣를 없애고, 小腸은 芍藥甘草湯을, 膀胱은 茯苓甘草湯을, 三焦는 用錢氏異功散을 使用한다고 하였다.

128 『全書本』에 '徑'이 없다.

苓甘草湯하고 三焦用錢氏異功散이라하니라

48.『素問·擧痛論』

擧痛者는 擧凡痛而爲言也라 吳鶴皐改作卒痛論[129]하니 亦有痛而不卒者하니 又何以說焉이리오

擧痛이라는 것은 무릇 痛症을 들어 말한 것이다. 吳鶴皐가 이를 「卒痛論」으로 고치니 또한 痛症이 갑자기 생기지 않는 경우도 있으니 또 어찌 그렇게 말할 수 있겠는가?

經脈이 流行不止하며 還周不休하니 寒氣入經而稽遲하면 泣澀이라 而不行하니 客于脈外則血少하고 客于脈中則氣不通이라 故卒然而痛이라 其痛或卒然而止者하고 或痛甚不休者하고 或痛甚不可按者하고 或按之而痛止者하고 或按之無益者하고 或喘動應手者하고 或心與背相引而

經脈이 흘러 그치지 않으며 두루 돌아 쉬지 않으니 寒氣가 經脈에 侵入하여 經脈의 흐름이 느려지면 凝結되어泣은 凝結되어 깔깔하다는 의미이다. 運行하지 못하게 되니, 寒氣가 脈外에 侵犯하면 血少하고 脈中에 侵犯하면 氣不通하게 된다. 그러므로 갑자기 아프게 된다. 그 痛症이 어떤 경우에는 갑자기 그치는 경우가 있고, 或은 痛症이 甚한 것이 그치지 않는 경우가 있고, 或은 痛症이 심하여 만지지도 못하게 하는 경우가 있고, 或은 만져주면 痛症이 그치는 경우가 있고, 或은 만져주어도 별 변화가 없

129『全書本』에 '痛論'이 없다.

痛者하고 或脅肋與少腹相引而痛者하고 或腹痛引陰股者하고 或痛宿昔而成積者하고 或卒然痛死不知人하고 有少間復生者하고 或痛而嘔者하고 或腹痛而後泄者하고 或痛而閉不通者하니 寒氣客于脈外則脈寒하고 脈寒則縮踡하고 縮踡則脈絀急하고逢寒則急일새라 絀急則外引小絡이라 故卒然而痛이라가 得炅則痛立止로다炅은 音炯이오 熱也라 熱則血氣行而寒邪散일새라 因重中于寒하면 則痛久矣라 寒氣客于經脈之中하야 與炅氣相薄則脈滿하고 滿則痛而不可按也라 寒氣稽留하야 炅氣從上 則脈充大 而血氣亂이라 故痛甚不可按也라 寒氣客于腸胃之間과 膜原之下하

는 경우도 있고, 或은 아픈 부위의 脈이 喘動하여 손에 脈動이 느껴지는 경우가 있고, 或은 心과 背 부위가 서로 당기며 아픈 경우가 있고, 或은 脅肋과 少腹이 서로 당기며 아픈 경우가 있고, 或은 腹痛이 陰股까지 당기는 경우가 있고, 或은 痛症이 오래되어 積聚가 되는 경우가 있고, 或은 갑자기 아파 죽은 것처럼 사람을 알아보지 못하다가 잠시 恢復되는 경우도 있고, 或은 痛症이 있으며 嘔吐하는 경우가 있고, 或은 腹痛이 있다가 나중에 泄瀉하는 경우도 있고, 或은 痛症이 있다가 氣가 막혀 소통되지 않는 경우가 있으니, 이는 寒氣가 脈外에 侵入하여 脈寒하게 하고 脈寒하면 수축되어 오므라들게 되고 縮踡하면 脈이 굽어 緊急하게 되고寒氣를 만나면 急해지기 때문이다. 絀急하면 밖으로 小絡을 당기게 된다. 그러므로 갑자기 아프게 되었다가 따듯한 熱氣를 만나면 痛症이 곧바로 그치게 되지만炅은 音이 炯이고 더운 것을 말한다. 더우면 血氣가 運行되어 寒邪가 흩어지기 때문이다. 거듭 寒邪에 侵犯을 당하면 痛症이 오랫동안 있게 될 것이다. 寒氣가 經脈에 侵犯하여 더운 炅氣와 더불어 서로 다투게 되면 脈滿하고 脈滿하면 痛

면膈之膜과 肓之原이라 **血不得散**하고 寒則血凝일새라 **小絡急引**이라 **故痛**이라 **按之則血氣散故按之痛止**하고 **寒氣客于挾脊之脈**하야 督脈이라 **則深按之**라도 **不能及**이라 **故按之無益也**라 **寒氣客于衝脈**하니 **衝脈起于關元**하야 穴在臍下三寸하고 其本起于腎下하야 出[130]關元而上이라 **隨腹直上**하니 會于咽喉라 **寒氣客則脈不通**하고 **脈不通則氣因之**라 **故喘動應手矣**라 衝脈與少陰腎脈幷行하고 少陰之氣가 因之上滿이라 故喘動應手라

症이 만지지도 못하게 아프게 된다. 寒氣가 稽留하여 炅氣가 이를 따라 올라가게 되면 脈이 充大하게 되어 血氣가 混亂하게 된다. 그러므로 痛症이 심하여 만지지도 못하게 된다. 寒氣가 腸胃의 사이와 膜原의 아래에 侵犯하게 되면膈膜과 肓原을 말한다. 血氣가 散布되지 못하고 寒하면 血凝하기 때문이다. 작은 絡脈이 急引하게 된다. 그러므로 痛症이 생기게 된다. 이 부위를 누르면 血氣가 分散되므로 누르면 痛症이 그치게 되고 寒氣가 脊柱를 낀 脈에 侵犯하면 挾脊之脈은 督脈을 말한다. 세게 눌러도 熱氣가 능히 미치지 못하므로 눌러도 아무 소용이 없다. 寒氣가 衝脈에 侵犯하니 衝脈은 關元穴에서 시작되어輸穴은 臍下三寸에 있고 본래는 腎의 아래에서 시작되어 關元으로 나와 上行한다. 腹部를 따라 곧바로 올라가니 腹部를 따라 올라 咽喉와 만난다. 寒氣가 衝脈에 侵犯하면 衝脈이 疏通되지 않고 衝脈이 소통되지 않으면 氣가 인하여 逆行하게 된다. 그러므로 아픈 부위의 脈이 喘動하여 손에 脈動이 느껴지게 된다. 衝脈과 足少陰腎經脈이 幷行하고 少陰의 氣가 이로 인하여

130 『全書本』에 '出'이 '由'로 되어 있다.

上滿하게 된다. 그러므로 아픈 부위의 脈이 喘動하여 손에 脈動이 느껴지게 된다.

寒氣客于背兪之脈하면背之心兪라 則脈泣[131]하니 脈泣則血虛하고 血虛則痛하니 其兪注于心이라心主血하고 背兪屬膀胱經이라 凡五藏六府之兪가 皆屬膀胱經 而內通于藏府라

寒氣가 背兪의 經脈에 침범하면등에 위치한 心兪穴을 말한다. 脈泣하니 脈泣하면 血虛하게 되고 血虛하면 痛症이 생기니 그 輸穴이 心에 注行하는 것이다.心은 主血하고 背兪가 모두 足太陽膀胱經에 屬한다. 무릇 五藏六腑의 背兪穴이 모두 足太陽膀胱經에 속하며 안으로 藏腑와 통하게 된다.

故相引而痛하니 按之則熱氣至하고 熱氣至則痛止矣라 寒氣客于厥陰之脈하니 厥陰之脈者는 絡陰器하야 系于肝하니 寒氣客于脈中하면 則血泣脈急이라 故脅肋與小腹이 相引痛矣라肝脈布脅肋하야 抵小腹이라

그러므로 서로 당기며 아프게 되니 누르면 熱氣가 이르게 되고 熱氣가 이르면 痛症이 그치게 된다. 寒氣가 厥陰脈에 侵犯하게 되니 足厥陰肝經脈은 陰器에 絡하여 肝에 連結되니 寒氣가 厥陰脈에 侵犯하면 血泣 脈急하게 된다. 그러므로 脅肋과 小腹이 서로 당기며 아프다.足厥陰肝經脈이 脅肋에 分布되었다가 小腹에 다다르게 된다.

厥氣客于陰股하면厥陰脈循股陰라 寒氣上及少

厥氣가 陰股인 사타구니에 侵犯하면 足厥陰肝經脈이 넓적다리의 안쪽을 지난다. 寒氣가

131 經脈凝結을 말함.

腹하고 血泣在下相引이라 故腹痛引陰股라 寒氣客于小腸膜原之間 絡血之中하면 血泣不能注于大經하니 血氣稽留不得行이라 故宿昔而成積矣라按컨대 此는 卽今之小腸氣也라

위로 아랫배에 이르고 血泣이 아래에서 서로 당기게 된다. 그러므로 통증이 腹部로부터 陰股까지 당기게 된다. 寒氣가 小腸膜原의 사이와 絡血에 侵犯하면 血泣하여 큰 經脈을 注行하지 못하게 되니 血氣가 稽留되어 運行하지 못하게 된다. 그러므로 오래되어 積聚를 이루게 된다.생각해 보건대 이는 지금의 小腸氣를 말한다.

寒氣客于五藏하면 厥逆上泄하니嘔吐라 陰氣竭하고 陽氣未入이라 故卒然痛死不知人이라가 氣復反하면 則生矣라 寒氣客于腸胃하면 厥逆上出이라 故痛而嘔也라此爲寒嘔요 亦有胃熱上衝而嘔者라

寒氣가 五藏에 侵犯하면 厥逆하여 위로 發泄하게 되니厥逆上泄은 嘔吐를 말한다. 陰氣가 枯渴되고 陽氣가 들어가지 못하게 된다. 그러므로 갑자기 痛症이 있으며 죽은 듯이 사람을 알아보지 못하다가 氣가 다시 恢復되면 蘇生하게 된다. 寒氣가 腸胃에 侵犯하면 厥逆하여 上出하게 된다. 그러므로 痛症이 있으며 嘔吐하게 된다.이것은 寒嘔를 말하는 것이고 또한 胃熱上衝하여 생기는 嘔吐도 있다.

寒氣客于小腸하면 小腸不得成聚라 故後泄腹痛矣라小腸爲受盛之官이오 寒客之라 故不能成聚하고 傳入大腸而泄也라

寒氣가 小腸에 侵犯하면 小腸에서 積聚가 이루어지지 않는다. 그러므로 泄瀉를 하면서 腹痛이 생기게 된다.小腸은 受盛之官이고 寒氣가 侵犯한 것이므로 積聚가 이루어지지 않고 大腸으로 傳入되어 泄瀉하게 된다.

熱氣留于小腸하면 腸

熱氣가 小腸에 머물게 되면 腸中痛하

中痛하고 癉熱焦渴하니 則堅乾不得出이라 熱傷津일새라

고 癉熱이 나서 속이 타고 마르게 되니 大便이 堅乾하게 되어 나오지 못하게 된다. 熱이 津液을 損傷시켰기 때문이다.

故痛而閉不通矣라 通則不痛하고 痛則不通이라

그러므로 痛症이 있으며 大便이 막혀 통하지 않는 것이다. 疏通되면 아프지 않게 되고 아프면 疏通되지 못하는 것이다.

視其五色하면 黃赤爲熱 白爲寒 靑黑爲痛이라 百病生于氣也하니 怒則氣上 喜則氣緩 悲則氣消 恐則氣下 寒則氣收 炅則氣泄 驚則氣亂 勞則氣耗 思則氣結하니 九氣不同하니 何病之生이오 曰 怒則氣逆하고 甚則嘔血하며 火逼血隨氣而上升일새라 及飧泄이라 木上盛克土라 故下爲飧泄이라

그 五色을 살펴보면 黃赤은 熱이 나고 白은 寒하게 되고 靑黑은 痛症이 있게 된다. 모든 病이 氣에서 생기니 怒하면 氣上하고 喜하면 氣緩하고 悲하면 氣消하고 恐하면 氣下하고 寒하면 氣收하고 炅하면 氣泄하고 驚하면 氣亂하고 勞하면 氣耗하고 思하면 氣結하게 되니 九氣가 각기 다르니 어떤 病이 생기겠는가? 가로대 怒하면 氣逆하고 甚하면 嘔血하며 火가 壓迫하고 血이 氣를 따라서 上升하기 때문이다. 飧泄하게 된다. 木이 上盛하여 克土한 것이다. 그러므로 아래로 飧泄하게 된다.

故氣上矣라 喜則氣和志達하야 榮衛通利라 故氣緩矣라 和緩이라

그러므로 氣가 올라가게 된다. 喜하면 氣和하고 뜻이 이루어져 榮衛가 通利하게 된다. 그러므로 氣가 和緩하게 된다. 조화롭고 편안하게 된다.

悲則心系急하고 肺布

슬퍼하면 心系가 急하게 되고 肺의 布

葉擧肺葉隨心系 而開布張擧일새라 而上焦不通하야 榮衛不散하고上焦宗氣不得布散于榮衛일새라 及飧泄이라木上盛克土라故下爲飧泄이라

葉이 들려肺葉이 心系를 따라서 열리고 펴지고 넓어지고 들리기 때문이다. 上焦가 疏通되지 않아 榮衛가 散布되지 못하고上焦의 宗氣가 榮衛에 散布되지 못하기 때문이다. 飧泄하게 된다.木이 上盛하여 克土한 것이다. 그러므로 아래로 飧泄하게 된다.

故氣上矣라 喜則氣和志達하야 榮衛通利라 故氣緩矣라和緩이라

그러므로 氣가 올라가게 된다. 喜하면 氣和하고 뜻이 이루어져 榮衛가 通利하게 된다. 그러므로 氣가 和緩하게 된다. 조화롭고 편안하게 된다.

悲則心系急하고 肺布葉擧肺葉隨心系 而開布張擧일새라 而上焦不通하야 榮衛不散하고上焦宗氣不得布散于榮衛일새라 熱氣在中하면 則氣消矣라熱傷氣일새라 恐則精却하고恐傷腎이라 故精氣却退라 却則上焦閉하고 閉則氣還하고 還則下焦脹이라不能上行하니還而爲脹이라

슬퍼하면 心系가 急하게 되고 肺의 布葉이 들려肺葉이 心系를 따라서 열리고 펴지고 넓어지고 들리기 때문이다. 上焦가 疏通되지 않아 榮衛가 散布되지 못하고上焦의 宗氣가 榮衛에 散布되지 못하기 때문이다. 熱氣가 가운데 있으면 氣가 사그러지게 된다.熱이 氣를 損傷시키기 때문이다. 두려워하면 精却하고恐傷腎한다. 그러므로 精氣가 却退하는 것이다. 精却하면 上焦가 닫히고 上焦閉하면 氣가 돌아오게 되고 氣還하면 下焦가 脹滿하게 된다.上行하지 못하게 되니 돌아와서 脹滿하게 된다.

故氣不行矣라新校正에 氣不行을 當作氣下行이라

그러므로 氣가 運行하지 못하게 된다.『新校正』本에서는 氣不行을 氣下行이라고 바꿔야 한다고 하였다.

寒則腠理閉하야 氣不行이라 故氣收矣라王註에 腠는 謂津液滲泄之所오 理는 謂文理逢會之中이라하니라 昂按컨대 凡傷寒必衛氣閉拒라 故治寒疾者는 多用發散之劑라	날씨가 추우면 腠理가 막혀 氣가 運行하지 못하게 된다. 그러므로 氣가 움츠리게 된다.王冰註에 腠는 津液이 滲泄하는 곳이고, 理는 무늬가 만나는 곳이라고 하였다. 내가 생각해 보건대 무릇 傷寒하면 반드시 衛氣가 막히게 된다. 그러므로 寒疾을 다스리려는 醫師는 發散劑를 많이 사용하게 된다.
炅則腠理開하야 榮衛通하고 汗大泄이라 故氣泄矣라 驚則心無所倚 神無所歸 慮無所定이라 故氣亂矣라 勞則喘息汗出하야 外內皆越이라越其常度라 故氣耗矣라 思則心有所存 神有所歸 正氣留而不行이라 故氣結矣라志之所至에 氣亦至焉일새라	날씨가 더우면 腠理가 열려 榮衛가 通하고 땀이 많이 나게 된다. 그러므로 氣泄하게 된다. 驚하면 心이 依支할 곳이 없고 神이 돌아갈 곳이 없고 慮가 정해진 곳이 없게 된다. 그러므로 氣亂하게 된다. 勞하면 喘息 汗出하여 外內가 모두 正常을 넘게 된다.정상적인 定度를 넘는 것이다. 그러므로 氣耗하게 된다. 思하면 心이 존재하는 곳이 있고 神이 돌아갈 곳이 있고 正氣가 머물러 行하지 않는다. 그러므로 氣結하게 된다.뜻을 두는 곳에 氣 또한 모이기 때문이다.

49.『素問·風論』

風之傷人也에 或爲寒	風이 사람을 損傷시킴에 있어 或 寒熱

熱하고 或爲熱中하고 或爲寒中하고 或爲癘癩라 風하고 或爲偏枯하고 或爲風也하야下文諸風이라	이 되고, 或 熱中이 되고, 或 寒中이 되고, 或 癩癩를 말한다. 風이 되고, 或 偏枯가 되고, 或 風이 되어,아래 文章의 모든 風을 말한다.
其病各異하고 其名不同하며 或內至五藏六府하니 願聞其說하노라 曰 風氣藏于皮膚之間하야 內不得通하고 外不得泄하니此風邪初感于表하야 玄府封閉라 故內不得通하고 外不得泄이라 昂按컨대 寒邪有飮冷而內傷者요 風邪則俱從外入이라	그 病이 각각 다르고 그 이름 또한 각각 다르며 或 안으로 五藏六腑에 이르기도 하니 그것에 대하여 듣고자 합니다. 가로대 風氣가 皮膚의 사이에 숨어 안으로 疏通되지 못하고 밖으로 發泄하지 못하게 되니이는 風邪가 처음에 表部에 感觸되어 玄府가 封閉한 것이므로 안으로 疏通되지 못하고 밖으로 發泄하지 못한다. 내가 생각해 보건대 寒邪는 찬 것을 마셔 內傷이 되고, 風邪인즉 外部로부터 들어오는 것이다.
風者는 善行而數變[132]하야 腠理開則灑然[133]寒하고 閉則熱而悶이라風內鬱而爲熱일새라	風이라는 것은 善行數變하여 腠理가 열리면 灑然하게 惡寒이 생기고, 腠理가 닫히면 熱이 나면서 답답하게 된다. 風이 안에서 鬱滯되어 熱이 생기기 때문이다.
其寒也 則衰飮食하고胃中寒하면 則食少일새라 其熱也 則消肌肉이라熱入內하면 則肉消일새라	惡寒이 있을 경우에는 飮食 먹는 것이 줄어들고胃中寒하면 즉 飮食을 적게 먹기 때문이다. 發熱이 있을 경우에는 肌肉이 마르게 된다.熱이 안으로 들어가면 肌肉이 마르기 때문이다.

132 잘 움직이고 자주 變化하는 것.
133 찬물을 맞은 모습처럼 추워서 떠는 모습.

故使人怢音突이라 栗寒意라 而不能食하니 名曰寒熱이라 風氣與陽明入胃하야 循脈而上至目內眦하면 其人肥則風氣不得外泄하야 則爲熱中而目黃하고風內鬱而爲熱爲黃이라 人瘦則外泄而寒하야 則爲寒中腠理疏而外泄이라 故中寒이라 而泣出이라多漏라 風氣與太陽俱入하야 行諸脈兪하야藏府十二兪穴이 皆在背面[134]하야屬太陽經이라 散于分肉之間하야衛氣行處라 與衛氣相干하면 其道不利라風氣與衛氣相薄[135]하야爲所持阻일새라

그러므로 사람으로 하여금音은 突이다. 戰慄하고차다는 의미이다. 飮食을 먹지 못하게 하니 이름하여 寒熱이라고 한다. 風氣가 足陽明胃經과 더불어 胃에 들어가 脈을 따라 올라 目內眦에 이르게 되면, 살찐 사람은 風氣가 外泄하지 못하여 熱中이 되어 目黃하게 되고風이 內鬱하여 熱이 되고 黃이 된다.

마른 사람은 風邪가 外泄하여 惡寒하여 寒中이 되어腠理가 성글게 되어 外泄한다. 그러므로 中寒이 된다. 눈물이 나게 된다.눈물을 많이 흘리는 것이다. 風氣가 足太陽膀胱經을 따라 함께 들어와 모든 經脈의 背兪穴을 行하여藏腑의 十二兪穴이 모두 등에 있어 足太陽膀胱經에 속한다. 分肉의 사이에 分散되어衛氣가 運行하는 곳을 말한다. 衛氣와 더불어 相干하게 되면 衛氣의 循行하는 길이 순조롭지 못하게 된다.風氣와 衛氣가 서로 다투어 막고 저지하기 때문이다.

故使肌肉憤音嗔이라 而有瘍하고瘡癰이라 衛氣有所凝而不行이라 故其肉有不仁也라衛氣

그러므로 肌肉으로 하여금 부어오르고音은 嗔이다. 腫瘍이 생기고瘡癰을 말한다. 衛氣가 凝滯되어 運行하지 못하게 된다. 그러므로 肌肉이 감각이 없게 된다.衛氣

134 『全書本』에 '背面'이 '眦而'로 되어 있다.
135 『全書本』에 '薄'이 '搏'으로 되어 있다.

久不流通하면 則肉頑痹하야 不知痛痒[136]일새라	가 오랫동안 疏通하지 못하게 되면 肌肉이 심하게 頑痹가 되어 痛痒의 감각을 알지 못하기 때문이다.
癘[137]者는 **有榮氣熱胕**하야腐同이라 榮衛脈中할새 風入營血하야 變爲熱而血肉腐壞일새라 **其氣不淸**이라 **故使其鼻柱壞**氣爲呼吸出入之處일새라 **而色敗**하고 **皮膚瘍潰**하니 **風寒客于脈而不去**니 **名曰癘風**이오 **或名曰寒熱**이라王註에 始爲寒熱이라가 成爲癘風이라하니라	癘라는 것은 榮氣에 熱이 생겨 썩게 되어腐와 같은 意味이다. 榮衛가 脈中에 있을 때에 風이 營血로 들어와 變하여 熱이 되고 血肉이 腐壞하기 때문이다. 그 氣運이 맑지 못하므로 鼻柱가 허물어지며氣는 呼吸出入하는 곳이기 때문이다. 色이 어둡게 되고 皮膚가 짓물러 潰瘍이 생기니 風寒이 經脈에 侵犯하여 除去되지 않았으니 이름하여 癘風이라고 하고 혹은 이름하여 寒熱證이라고 한다.王冰註에는 처음에는 寒熱이었다 나중에 癘風이 된다고 하였다.
以春甲乙에屬木이라 **傷于風者**는 **爲肝風**이오 **以夏丙丁**에屬火라 **傷于風者**는 **爲心風**이오 **以季夏戊己**屬土라 **傷于邪者**는 **爲脾風**이오 **以秋庚辛**에屬金이라 **中于邪者**는 **爲肺風**이오 **以冬壬癸**에屬水라 **中**	봄이나 甲乙日에봄이나 甲乙日은 모두 木에 속한다. 風邪에 損傷되는 경우는 肝風이 되고 여름이나 丙丁日에모두 火에 속한다. 風邪에 損傷되는 경우는 心風이 되고, 季夏나 戊己日에모두 土에 속한다. 邪氣에 損傷되는 경우는 脾風이 되고, 가을이나 庚辛日에모두 金에 속한다. 邪氣에 的中한 경우는 肺風이 되고, 겨울이나 壬癸日에모두 水에 속한다. 邪氣에 的中된 경우는

136 痛症과 가려움증.
137 疫疾, 瘡疾.

于邪者는 爲腎風이오 風中五藏六府之兪하면穴兪라 亦爲藏府之風이오故有中經中府中藏之殊라 風各入其門戶하면 所中則爲偏風이오 或左或右하고 或上或下하야 偏中一處하니 則爲偏枯라 風氣循風府而上하면 腦後穴名이라 則爲腦風이오 風入系頭하면 則爲目風眼寒이오眼當畏寒하고 目在前而系在腦後라 故曰系頭라 靈樞終始篇에 足太陽有通頂入腦者하야 正屬目本하니 名曰眼系요 頭目苦痛取之라 飮酒中風하면 則爲漏風이오多汗[138]일새라 入房汗出中風하면 則爲內風이오令人遺精咳血寢汗骨蒸이라 新沐中風하면 則爲首風이오 久風入中하면 則爲腸風便血이라 飧泄이오食不化

腎風이 되고, 風邪가 五藏六腑의 背兪穴에 的中하면背兪穴의 兪穴을 말한다.

또한 藏腑에 風病을 일으키고,그러므로 中經과 中腑와 中藏의 다름이 있다.

風이 각기 그 門戶로 侵入하면 的中되어 偏風이 되고,侵犯된 곳이 上下左右의 한곳에 편중되니 偏枯가 된다.

風氣가 風府穴을 따라 올라가면腦後의 穴名이다.

腦風이 되고, 風氣가 들어와 머리에 연계되면 目風과 眼寒이 되고,눈인 眼은 마땅히 차가운 것을 두려워하고, 눈인 目은 앞에 있고 연계되는 곳이 뒤로 腦이다. 그러므로 머리에 연결된다고 한다.『靈樞·終始』篇에 足太陽膀胱經이 머리 꼭대기에서 腦로 들어가는 것이 있다고 하여 바로 目本에 屬하게 되니 眼系라고 하고 頭目苦痛에 이를 取穴한다.

飮酒하고 風을 맞으면 漏風이 되고,땀을 많이 내었기 때문이다.

房事로 땀을 낸 후 風을 맞으면 內風이 되고,사람으로 하여금 遺精 咳血 寢汗 骨蒸하게 한다. 새로 沐浴하고 風을 맞으면 首風이 되고, 오래된 風에 맞으면 腸風과便血을 말한다. 飧泄이 되고,飮食이 消和되지 않고 泄瀉하는 것이다.

---

138 『全書本』에 '多汗'이라는 註文이 없다.

而泄瀉라 **外在腠理**하면 **則爲泄風**이라多汗일새라

밖으로 腠理에 있으면 泄風이 된다.땀을 많이 내었기 때문이다.

故風者는 **百病之長也**니 **至其變化**하야 **乃爲他病也**니 **無常方**이나 **然**이나 **致有風氣也**니이다致有風氣諸病이라 **肺風之狀**은 **多汗惡風**하고傷寒無汗하고 傷風有汗이라 故傷風皆有汗惡風이라 汗出皮腠疏라 故惡風이라 **色皏**音烹이오 上聲이라 **然白**하고 **時咳短氣**하고本經病이라 **晝日則瘥**로대 **暮則甚**이라暮則陽氣入裏하야 風內應之라 故甚이라 或曰 晝則肺垂而順하고 夜則偏壅일새라하니라

그러므로 風이라는 것은 모든 질병의 근원이 되니, 風이 變化하는데 모양에 따라 각기 다른 病으로 변하게 되니 일정한 方向性이 없으나 風氣가 있는 데에 이르게 된다.風氣 諸病이 있는 데 이르게 된다. 肺風의 症狀은 多汗 惡風하고傷寒은 땀이 나지 않고 傷風은 땀이 나게 된다. 그러므로 傷風은 모두 땀이 나면서 惡風하게 된다. 땀이 나게 되면 皮膚의 腠理가 성글게 되므로 惡風하게 된다. 顔色은 흰 듯音은 烹이고 上聲이다. 白色이고 때때로 咳嗽 短氣하고本經의 病이다.
낮에는 좀 나아지지만 밤에는 심하게 된다.밤에는 陽氣가 안으로 들어가 風氣가 안에서 相應한다. 그러므로 심하게 된다고 하였다. 혹은 낮에는 肺가 드리워 順하고 밤에는 치우쳐 막히기 때문이라고 하였다.

診在眉上하니 **其色白**이라眉上은 闕庭之部라 靈樞五色篇에 闕中者는 肺也라하니라

診察은 眉上을 보아야 하니 眉上의 色이 白色이다.眉上은 闕庭의 部位이다.『靈樞·五色』에 闕中은 肺라고 하였다.

心風之狀은 **多汗惡風**

心風의 症狀은 多汗 惡風 焦絶하고 화

焦絶하고 善怒赫 赤色하고 病甚則言不可快라心脈挾咽喉而主舌하고 風中之라 故難言이라

를 잘 내고 赤色이 되고 病甚하면 말이 잘 나오지 않게 된다.手少陰心經脈이 咽喉를 끼고 혀에 들어가니 여기에 風에 的中된 것이다. 그러므로 말을 하기 어렵다.

診在口하니唇이라 其色赤이라 肝風之狀은 多汗惡風 善悲悲爲肺志니金來克木일새라 色微蒼嗌乾하고脈循喉嚨일새라 善怒肝志怒일새라 時憎女子라肝脈絡陰器而主筋이라 肝衰則惡色이라 凡陽痿者는 皆筋衰也라

診察은 口에서 하니입술을 診察한다. 입술의 色이 赤色이다. 肝風의 症狀은 多汗惡風 善悲悲는 肺志이니 金이 와서 克木하였기 때문이다. 약간 푸른색이 나고 嗌乾하고足厥陰肝經脈이 喉嚨을 돌기 때문이다.
화를 잘 내고肝志가 怒이기 때문이다. 때때로 女色을 싫어한다.足厥陰肝經脈이 陰器를 絡하고 主筋한다. 肝衰하면 女色을 싫어한다. 무릇 陽痿는 모두 筋衰하여 나타난다.

診在目下하니 其色青이라 脾風之狀은 多汗惡風 身體怠惰하야 四肢不欲動하고脾主四肢일새라 色薄微黃하며 不嗜食이라 診在鼻上하니 其色黃이라鼻居中央主土일새라

診察은 눈 아래를 하여야 하니 그 色은 青色이다. 脾風의 症狀은 多汗 惡風하고 몸이 노곤하여 팔다리를 움직이기 싫어하고脾가 四肢를 주관하기 때문이다.
色이 薄하고 微黃하며 飮食먹기를 좋아하지 않는다. 診察할 때에는 코를 살펴야 하니 그 色이 黃色이다.코는 中央에서 土를 주관하기 때문이다.

腎風之狀은 多汗惡風 面痝然[139]浮腫腎有水則

腎風의 症狀은 多汗 惡風하고 얼굴이 痝然하게 浮腫하고腎에 水氣가 있으면 面腫하

面腫하고 有風面亦腫이라 平人氣象論 面腫曰風이라하니라 **脊痛**腎脈貫脊일새라 **不能正立**하고骨衰일새라 **其色炱**音台오 黑色이라 **隱曲**[140]**不利**라腎精衰하면 則不能交接이라

고 風氣가 있어도 또한 面腫한다.『素問·平人氣象論』에 面腫을 風이라고 하였다. **脊椎가 아프고**足少陰腎經脈이 貫脊하기 때문이다. **바르게 서지 못하고**骨衰하기 때문이다. **顔色이 그을음처럼 검어지고**炱는 音이 台이고 黑色을 말한다. **隱曲이 순조롭지 못하게 된다.**腎精이 衰弱하게 되면 交接하지 못하게 된다.

診在肌上하니精衰則肌不澤일새라 **其色黑**이라 **胃風之狀**은 **頸多汗惡風**胃脈從頤하야 循喉嚨하고 下缺盆일새라 **食飮不下膈塞不通**胃脈下膈하야屬胃絡脾일새라 **腹善滿**脈循腹裏일새라 **失衣則䐜脹**하고 外寒則脹일새라 **食寒則泄**하니 **診形瘦而腹大**라 **首風之狀**은 **頭面多汗惡風 當先風一日**하면 **則病甚**人身陽旺하야 外應于風일새라 **頭痛不可以出內 至其風日**하면 **則病少愈**

診察은 肌肉의 살펴야 하니精衰하면 肌肉이 潤澤하지 못하기 때문이다. **肌肉의 色이 검게 된다. 胃風의 症狀은 頸에서 多汗 惡風하고**足陽明胃經脈이 턱을 따라 喉嚨을 돌고 缺盆으로 내려가기 때문에 頸에 症狀이 나타난다. **食飮을 먹지 못하고 막혀서 通하지도 못하고**足陽明胃經脈이 橫膈膜을 뚫고 내려가 胃藏에 胃에 屬하고 脾에 絡하기 때문이다. **腹滿이 잘 나타나며**足陽明胃經脈이 腹部 안을 돌기 때문이다. **옷을 너무 얇게 입으면 䐜脹하고**몸의 外形이 寒하면 脹滿하게 되기 때문이다. **찬 것을 먹으면 泄瀉를 하게 되니 診察은 形體는 말랐지만 腹部가 脹滿한가를 보면 된다. 首風의 症狀은 頭面에서 多汗 惡風하고 風邪에 맞기 하루 전에는 病甚하게 되고**사람의 陽氣가 旺盛하여 밖으로 風邪에 相應하기

---

139 붓는 모습이다.
140 生殖機能.

라 **漏風之狀**은 **或多汗常不可單衣**汗多腠疏라 故常畏寒이라 馬註作畏熱하니 雖單[141]衣亦欲却之라 昂按컨대 旣云畏熱하고 下何以又言惡風乎리오 **食則汗出 甚則身汗 喘息 惡風 衣常濡 口乾善渴**外多汗則中乾일새라 **不能勞事**라漏風卽酒風也라 病能論에 有病身熱解墮 汗出如浴 惡風少氣 病名酒風이라하니라

때문이다. 頭痛이 있어 나가거나 들어가지 못하고, 風邪에 맞는 날에는 病이 약간 낫는 듯하다. 漏風의 症狀은 或 多汗하여 恒常 홑옷을 입지 못하고땀이 많아 나서 腠理가 열리게 되므로 항상 畏寒한다. 馬蒔註에는 畏熱이라고 하였으니 비록 홑옷 또한 벗으려고 한다고 하였다. 내가 생각해 보건대 이미 畏熱이라고 하였고 아래에 어찌 또 惡風이라고 말하겠는가? 飮食을 먹으면 땀이 나고 심하면 身汗 喘息 惡風하고 옷은 항상 축축하게 젖어 있고 입이 잘 말라 渴症이 나고밖으로 땀이 많이 나면 內部가 건조해지기 때문이다. 수고로운 일을 하지 못하게 된다.漏風은 즉 酒風을 말한다. 『素問·病能論』에 病에 身熱解墮하고 목욕한 것처럼 땀이 나고 惡風 少氣한 것을 酒風이라 한다고 하였다.

泄風之狀은 **多汗 汗出泄衣上 口中乾 上漬其風 不能勞事**하고 **身體盡痛則寒**이라有風故痛하고 汗多亡陽故寒이라 按컨대 素問風論痹論痿論으로 分爲三篇하니 病原不同하

泄風의 症狀은 多汗하고 땀이 나면 옷 위로 땀이 배어나고 口乾하고 上體가 젖게 된다. 그 風은 勞事하지 못하고 身體가 모두 아프게 되어 몸이 차게 된다. 風邪가 있으므로 痛症이 있고 汗多亡陽하였으므로 몸이 차진다. 생각해 보건대 『素問』에서 「風論」·「痹論」·「痿論」의 三篇으로 나누었으니 病原이 각기 다르고 治法 또한

141 『全書本』에 '單'이 없다.

고 治法亦異라 今世多混同論治라 故丹溪著論辨之하니라 又按컨대 中風大法有四하니 一曰偏枯니 半身不遂也오 二曰風痱니 身無痛痒하고 四肢不收也오 三曰風懿니 奄忽不知人也오 四曰風痹니 諸痹類風狀也라 由此觀之컨대 則風懿類厥症하고 風痹類痹痓[142]라 大抵風痹痿厥四症이 多有相類之處라 又按컨대 靈樞壽夭剛柔篇에 病在陽者曰風이오 病在陰者曰痹오 陰陽俱病曰風痹오 病有形而不痛者는 陽之類也오 無形而痛者는 陰之類也라하니라

각기 다르다. 요즘은 이를 많이 混同하여 辨證論治를 하게 되었다. 그러므로 丹溪가 이를 論辨하여 著述하였다. 또 생각해 보건대 中風大法은 네 가지가 있으니 첫째가 偏枯니 半身不遂이고, 둘째가 風痱니 몸에 痛症이나 가려움증 등은 없고 단지 四肢不收하고, 셋째가 風懿니 갑자기 사람을 알아보기 못하고, 넷째가 風痹니 痹症이 風의 症狀과 유사하다. 이로 보건대 風懿는 厥症과 類似하고 風痹는 痹痓와 類似하다. 大抵 風痹痿厥의 네 가지 症狀이 서로 類似한 부분이 있다. 또 생각해 보건대『靈樞 · 壽夭剛柔』篇에 病이 陽分에 있으면 風이고 病이 陰分에 있으면 痹이고 陰陽 모두에 있으면 風痹이고 病이 形體는 있지만 아프지 않는 것은 陽의 무리이고 病의 形體는 없지만 아픈 경우는 陰의 무리가 된다고 하였다.

50.『素問 · 痹論』

風寒濕三氣雜至하야 **合而爲痹也**니 合中有分하고 分中有合이라 **其風氣勝者爲行痹**오 三氣各

風寒濕의 三氣가 섞여 와서 합하여 痹가 되니 합하는 가운데 나눔이 있고 나뉘는 가운데 合함이 있다. 그중 風氣가 勝한 경우는 行痹이고 風寒濕의 三氣에서 各各 한 氣運이 主病하니

142『全書本』에 '由此觀之 則風懿類厥症 風痹類痹痓'의 文章이 없다.

以一氣主病하니 合中有分이라 風者善行數變 故走易不定者니 爲行痹오 俗謂之流火라

寒氣勝者爲痛痹오陰寒爲痛일새라 **濕氣勝者爲着痹也**라着而不移일새라

其有五者하니 **何也**오 **以冬遇此者爲骨痹**오腎主骨일새라 此指風寒濕也라 靈樞[143]長刺節論에 骨重不可擧 骨髓酸痛을 名骨痹라하니라 **以春遇此者爲筋痹**오肝主筋일새라 長刺節論에 筋攣骨痛 不可以行을 名筋痹라하니라 **以夏遇此者爲脈痹**오心主脈일새라 **以至陰**四季라 **遇此者爲肌痹**오脾主肌肉일새라 長刺節論에 肌膚盡痛을 名曰肌痹라하니라 **以秋遇此者爲皮痹**라 肺主皮일새라

合한 가운데 나뉨이 있다. 風은 善行數變하므로 쉽게 옮겨 다녀 固定된 것이 아니니 行痹라고 하고 世俗에서는 流火라고 한다.

寒氣가 勝한 경우는 痛痹이고陰寒은 痛症이 되기 때문이다. **濕氣가 勝한 경우는 着痹이다.**定着하여 移動하지 않기 때문이다.

痺症에 다섯 가지가 있으니 무엇인가? 겨울에 風寒濕을 만나면 骨痺가 되고腎主骨하기 때문이다. 이것은 風寒濕을 말한다. 『素問・長刺節論』에 몸의 상태가 무거운 骨重이 되어 물건을 들지 못하고 骨髓가 酸痛한 것을 骨痹라 한다고 하였다. **봄에 風寒濕을 만나면 筋痹가 되고**肝主筋하기 때문이다. 『素問・長刺節論』에 筋攣 骨痛하고 움직이지 못하는 것을 筋痹라 한다고 하였다. **여름에 風寒濕을 만나면 脈痹가 되고**心主脈하기 때문이다. **至陰의 때에**四季를 말한다. **風寒濕을 만나면 肌痹가 되고**脾主肌肉하기 때문이다. 『素問・長刺節論』에 肌膚이 모두 아픈 것을 肌痹라 한다고 하였다. **가을에 風寒濕을 만나면 皮痹가 된다.**肺主皮하기 때문이다.

143 『全書本』에 '靈樞'를 '素問'으로 고쳐야 한다고 하였다. 실제로 「長刺節論」은 『素問』에 있다.

內舍五藏六府는 何氣使然이오 曰 五藏皆有合하니 病久而不去者는 內舍于其合也라如肝合筋과 心合脈等이라 凡病皆然하니 久而內舍하면 則爲藏府之痺矣라 故骨痺不已하야 復感于邪하면 內舍于腎하고經邪入藏이라 下同이라 筋痺不已하야 復感于邪하면 內舍于肝하고 脈痺不已하야 復感于邪하면 內舍于心하고 肌痺不已하야 復感于邪하면 內舍于脾하고 皮痺不已하야 復感于邪하면 內舍于肺하니 所謂痺者는 各以其時로氣旺之月이라 重感于風寒濕之氣也니이다 肺痺者는 煩滿王海藏[144]曰 煩出于肺라하니 蓋心火旺하면 則金燥也일새라 喘而嘔하고肺主氣라

안으로 五藏六腑에 깃들이게 되는 것은 어떠한 氣運이 그렇게 만드는 것인가? 가로대 五藏이 모두 合이 있으니 病이 오래되어 除去되지 않는 경우는 안으로 그 合에 깃들이게 된다.예를 들면 肝合筋 心合脈 등이 있다. 모든 病이 모두 그러하니 病이 오래되어 안으로 깊어지게 되면 藏腑의 痺症이 된다. 그러므로 骨痺가 낫지 않았는데 다시 邪氣에 感觸되면 안으로 腎藏에 깃들이게 되고經脈의 邪氣가 藏腑에 들어간다. 나머지 아래 것도 모두 이와 같다. 筋痺가 낫지 않았는데 다시 邪氣에 感觸되면 안으로 肝藏에 깃들이게 되고, 脈痺가 낫지 않았는데 다시 邪氣에 感觸되면 心藏에 깃들이게 되고, 肌痺가 낫지 않았는데 다시 邪氣에 感觸되면 안으로 脾藏에 깃들이게 되고, 皮痺가 낫지 않았는데 다시 邪氣에 感觸되면 안으로 肺藏에 깃들이게 되니 이른바 痺라는 것은 각기 그때에氣가 旺盛한 때를 말한다. 거듭 風寒濕의 邪氣에 感觸된 것이다. 肺痺는 煩滿하고王海藏이 가로대 煩은 肺로부터 생긴다고 하였으니 대개 心火가 旺盛하면 金燥하기 때문이다. 喘息하면서 嘔吐하고肺主氣하므로 喘息이 있

144 王好古이다.

故喘이라 脈循胃口라 故嘔라

心痹者는 **脈不通**心主脈일새라 **煩則心下鼓**火擾故煩이라 血不足하면 則心下鼓動이라 **暴上氣而喘**心脈上肺하야 火盛克金이라 故上氣而喘이라 **嗌乾**心脈挾咽일새라 **善噫**心爲噫일새라 **厥氣上則恐**이라腎志恐하니 腎水上逆而凌心일새라

다. 手太陰肺經脈이 胃口를 돌아 올라가므로 嘔吐하게 된다. 心痹는 脈이 疏通되지 않고心主脈하기 때문이다. 답답하면 心下가 두근두근 뛰고火가 어지러워지므로 煩燥하게 된다. 血不足하면 心下가 두근두근 鼓動치게 된다. 갑자기 上氣가 되고 喘이 생기고心脈이 肺로 올라가 火盛하여 克金하므로 上氣하면서 喘이 생긴다. 목구멍이 마르고手少陰心經脈이 挾咽하기 때문이다. 트림을 자주 하게 되고心은 噫를 주관하기 때문이다. 厥氣가 올라가면 두려워하게 된다.腎志는 恐이니 腎水가 上逆하여 凌心하기 때문이다.

肝痹者는 **夜臥則驚**肝主驚하니 寐則神藏于肝일새라 **多飮 數小便**하고 **上爲引如懷**라肝脈還陰器하야 抵小腹이라 故便數하고 痛引小腹하니 狀如懷妊이라

肝痹는 밤에 잠을 자다 놀라고肝은 驚을 주관하니 잠을 자면 神氣가 肝藏에 모이기 때문이다. 물을 많이 마시고 小便을 자주 보고 위로 姙娠한 것처럼 당기게 된다.足厥陰肝經脈이 陰器를 돌아 小腹에 다다르게 된다. 그러므로 小便을 자주 보고 아픈 것이 아랫배까지 이어지니 姙娠한 것과 비슷하게 된다.

腎痹者는 **善脹**腎者는 胃之關이니 關門不利라 故脹이라 **尻以代踵 脊以代頭**라尻는 苦高切이니 臀也라 腎脈起足下하니 足不能行而以尻代之오 腎脈貫脊하니 頭反下而脊高는 皆蜷屈之狀

腎痹는 脹滿이 잘 생기고腎은 胃之關이니 關門이 순조롭지 못하므로 脹滿이 생긴다. 꼬리뼈로 발 뒷굼치를 대신하고 脊椎로 머리를 대신한다.尻는 苦와 高의 半切이니 엉덩이를 말한다. 足少陰腎經脈이 足下에서 始作하니 다리로 움직이지 못하여 엉덩이로 대신하는 것이고, 足少陰腎經脈이 脊椎를 뚫고 가니 머리를 반대로 내리

也라

고 脊椎를 올리는 것은 모두 구부린 모습이다.

脾痹者는 四肢解墮 脾主四肢일새라 **發咳嘔汁 上爲大塞**이라 脾脈絡胃하야 上膈挾咽라 故嘔咳而上焦隔塞이라

脾痹는 四肢解墮하고 脾가 四肢를 주관하기 때문이다. 기침을 할 때 汁液을 토하고 上焦部位가 매우 막히게 된다. 足太陰脾經脈이 絡胃하여 橫膈膜을 뚫고 올라 咽喉에 가게 된다. 그러므로 嘔咳하면서 上焦가 隔塞하게 된다.

腸痹者는 數飮而出不得 腸中有熱이라 故多飮 而小便復難이라 **中氣喘爭時發飧泄**이라 邪正奔喘交爭이라 時或通利하니 則又爲飧泄이라

腸痹는 물을 많이 마시지만 小便을 잘 보지 못하고 腸에 熱이 있으므로 물을 많이 마시지만 小便을 보기 어렵다. 中氣가 喘爭하고 때때로 飧泄하게 된다. 邪氣와 正氣가 奔喘하게 서로 다툰다. 때때로 간혹 通利되기도 하니 또 飧泄이 된다.

胞痹者는 少腹膀胱按之內痛 若沃以湯하고 **澀于小便**하고 膀胱在少腹之內하고 胞在膀胱之內하니 胞受風寒濕氣하야 鬱而爲熱이라 故然이라 **上爲淸涕**라 精室與髓海相通하고 小便旣澀하니 太陽經氣不得下行이라 故上爍其腦 而爲淸涕라

胞痹는 少腹과 膀胱이 누르면 안이 뜨거운 물을 붓는 것처럼 아프고 小便이 깔깔하여 잘 나오지 못하고 膀胱은 아랫배에 있고 胞는 膀胱 안에 있으니 胞가 風寒濕氣를 받아 鬱滯되어 熱이 나게 된다. 그러므로 위의 症狀이 나타난다. 위로는 콧물이 나게 된다. 精室과 髓海가 相通하고 小便이 이미 깔깔하여 잘 나오지 못하니 足太陽膀胱經氣가 下行하지 못하므로 위로 腦를 태워 맑은 콧물이 나게 된다.

陰氣者는 靜則神藏하고 **躁則消亡**하며 五藏皆

陰氣는 고요하면 神을 저장하고 躁動하면 消亡하게 되며 五藏이 모두 陰에 속하여 神을

屬陰而藏神이라 王註에 此는 言 五藏受邪而爲痹也라하니라 **飮食自倍**하면 **腸胃乃傷**이라王註에 此는 言 六府受邪而爲痹也라하니라 藏以躁動致傷하고 府以飮食見損이라	貯藏한다. 王冰註에 이것은 五藏이 邪氣를 받아 痹가 된다는 것을 말한다고 하였다. **飮食을 스스로 너무 많이 먹으면 腸胃가 損傷된다.** 王冰註에 이것은 六腑가 邪氣를 받아서 痹가 된다는 것을 말한다고 하였다. 藏은 躁動함으로 損傷되고, 腑는 飮食으로써 損傷된다.
淫氣氣妄行而過者라 **喘息**은 **痹聚在肺**하고 **淫氣憂思**은 **痹聚在心**하고 **淫氣遺溺**은 **痹聚在腎**하고 **淫氣竭乏**은陰血枯竭이라 **痹聚在肝**하고 **淫氣肌絶**은肌氣阻絶하야不知痛痒이라 **痹聚在脾**하고 **諸痹不已**하면 **亦益內也**니卽前內合數條라 **其風氣勝者**는 **其人易已也**라風爲陽邪오 寒濕爲陰邪일새라	**淫氣가**氣가 妄行하여 지나친 것을 말한다. **喘息하게 하는 것은 痹가 肺에 모인 것이고, 淫氣가 憂思하게 하는 것은 痹가 心에 모인 것이고, 淫氣가 遺溺하게 하는 것은 痹가 腎에 모인 것이고, 淫氣가 竭乏하게 하는 것은**陰血이 枯竭된 상태를 말한다. **痹가 肝에 모인 것이고, 淫氣가 肌絶하게 하는 것은**肌氣가 阻絶하여 痛症이나 가려움을 모른다. **痹가 脾에 모인 것이고, 모든 痹가 낫지 않으면 또한 더욱 안으로 들어가게 되니**즉 앞에서 말한 內合하는 여러 가지 常況을 말한다. **그 중 風氣가 勝한 경우는 쉽게 治療된다.** 風은 陽邪이고 寒濕은 陰邪이기 때문에 風氣가 勝하면 쉽게 治療된다.
其入藏者死하고一藏痹則五藏不能流通이라 故死라 **其留連筋骨間者痛久**하고 **其留皮膚間者易**	**그 邪氣가 藏에 들어가는 경우는 죽게 되고**一藏에 痹가 생기면 五藏도 流通되지 못하게 된다. 그러므로 죽게 된다. **그 邪氣가 筋骨間에 머물게 된 경우는 痛症이 오래가고, 그**

已라 六府亦各有兪하니兪穴이라 王註에 謂膀胱經六兪가 內通六府라하니라 馬註에 凡六府之穴이 皆可入邪라하니라 風寒濕氣中其兪 而食飮應之하면飮食失節이라 循兪而入하야 各舍其府也라六府痹라 昂按컨대 六府前文에 只列腸痹胞痹하고 三焦有名無形하며 肌附于脾 胃爲藏府之海라 故不復別言痹也라

邪氣가 皮膚間에 머물게 된 경우는 쉽게 낫는다. 六腑 또한 각각의 背兪穴이 있으니兪는 背兪穴을 말한다. 王冰註에 膀胱經의 六兪가 안으로 六腑에 通한다고 하였다. 馬蒔註에 六腑의 穴이 모두 邪氣가 들어간다고 하였다. 風寒濕氣가 그 背兪穴에 的中하고 여기에 食飮失節이 겹치게 되면飮食失節을 말한다. 背兪穴을 따라 안으로 들어가게 되어 각각의 腑에 머물게 된다.六腑의 痹이다. 내가 생각해 보건대 六腑에 대한 文章에서 단지 腸痹 胞痹만을 언급하고 三焦는 有名無形하며 肌肉은 脾에 附屬되고 胃는 藏腑之海가 된다. 그러므로 다시 별도로 六腑痹를 言及하지 않았다.

痹가 或痛或不痛 或不仁 或寒或熱 或燥或濕하니 何也오 曰 痛者는 寒氣多也니 有寒故痛也라陰寒凝聚而作痛이라

痺症이 或 痛症이 있고 或 痛症이 없고 或 감각이 없고 或 차고 或 열나고 或 燥하고 或 濕하니 왜 그런가? 가로대 痛症은 寒氣가 많이 있어 생기니 寒氣가 있으므로 아픈 것이다.陰寒이 凝聚되어 痛症이 나타난다.

其不痛不仁者는 病久入深하야 營衛之行澀하야氣血不足일새라 經絡時疏라空疏라

痺症에서 아프지도 않거나 감각이 없는 경우는 病이 오래되어 깊이 侵犯하게 되어 營衛의 運行이 순조롭지 않아氣血이 不足하므로 榮衛의 運行이 순조롭지 않게 된다. 經絡이 때때로 疏通된다.經氣가 별로 없어 疏略한 것이다.

故不痛하며素問作不通하니 疑誤라 甲乙經作不痛하니 今從之라 不痛者重이라 皮膚不營이라無血充養이라

그러므로 아프지 않으며『素問·痺論』에서는 不通이라고 하였으니 아마도 잘못된 것 같다. 『甲乙經』에는 不痛이라고 하였으니 이를 따른다. 痺症에서 아프지 않은 경우는 重症이다. 皮膚에 營養分을 供給하지 못하게 된다.血을 充養할 것이 없다.

故爲不仁이라頑痹痲木이라 其寒者는 陽氣少 陰氣多하야 與病相益이라 故寒也라本感寒濕而陰氣復益之일새라

그러므로 감각이 없게 된다.심하게 저리고 나무처럼 痲痺된다. 痺症에 있어 寒冷하게 되는 경우는 陽氣가 적고 陰氣가 많아 病勢와 서로 보태주는 것이다. 그러므로 寒冷하게 된다.本來 寒濕에 感觸되어 陰氣가 다시 더하게 되기 때문이다.

其熱者는 陽氣多 陰氣少하야 病氣勝 陽遭陰이라 故爲痹熱이라風爲陽邪오 衛氣又勝하니 陰不能勝陽일새라

痺症에 있어 熱이 나는 경우는 陽氣가 많고 陰氣가 적어 病氣가 勝하여 陽이 陰을 만나게 된다. 그러므로 痹熱하게 된다.風이 陽邪이고 衛氣 또한 旺盛하니 陰이 陽을 이기지 못하기 때문이다.

其多汗而濡者는 此其逢濕甚也니 陽氣少하고 陰氣盛하야 兩氣相感이라陰氣와 濕氣라

痺症에 있어 땀이 많이 나서 축축하게 젖는 경우는 심한 濕氣가 있으니 陽氣가 적고 陰氣가 盛하여 陰氣와 濕氣의 두 가지 氣運이 서로 感觸된 것이다.兩氣는 陰氣와 濕氣를 말한다.

故汗出而濡也라 痹病不痛은 何也오 痹在于骨則重하고 在于脈則血凝而不流하고 在于

그러므로 땀이 많이 나서 축축하게 젖는 것이다. 痹病에 痛症이 생기지 않는 것은 무엇 때문인가? 痹가 骨에 있으면 重하고 脈에 있으면 血凝하여 흐르지

筋則屈不伸하고 在于肉則不仁하고 在皮則寒이라 故具此五者하니 故不痛也라痛則血氣猶能周流라 五者爲氣血不足하야 皆重于痛이라 故不復作痛이라 諸解欠明이라

못하고 筋에 있으면 關節을 굽히기는 하지만 펴지를 못하고 肉에 있으면 감각이 없고 皮에 있으면 차게 된다. 그러므로 이러한 다섯 가지를 갖추고 있으니 아프지 않다.아프다는 것은 血氣가 여전히 흘러 다닐 수 있는 것이다. 위의 다섯 가지는 氣血이 不足하여 모두 痛症보다 심한 경우이다. 그러므로 다시 痛症이 생기지 않는다. 모든 註解에 明確性이 缺如되었다.

凡痹之類가 逢寒則急하고寒則筋急이라 急字素問作蟲하고 王註에 如蟲行皮中이라하고 甲乙經作急하니 今從之라 逢熱則縱이라熱則筋弛라 故痿論專言熱이라

무릇 痺症의 무리가 寒氣를 만나면 筋急하게 되고寒하면 筋急하게 된다. 急字는 『素問』에서는 蟲으로 되어 있고 王冰註에 如蟲行皮中이라 하였고 『甲乙經』에 急으로 하였으니 이제 『甲乙經』을 따른다. 熱氣를 만나면 筋縱하게 된다.熱하면 筋弛하게 된다. 그러므로 『素問·痿論』에서는 오로지 熱만을 言及하였다.

營衛之氣가 亦令人痹乎아 曰 營者는 水穀之精氣也니 和調于五藏하며六陰經이라 灑陳于六府하야六陽經이라 乃能入于脈也라正理論曰 穀入于胃이라야 脈道乃行하고 水入于經이라야 其血乃成이라하니라

營衛의 氣가 또한 痺症을 일으키는가? 가로대 營은 水穀의 精氣이니 五藏에서 調和되며五藏은 六陰經을 말한다.

六腑에서 뿌리고 펼쳐져야만六腑는 六陽經을 말한다. 능히 脈에 들어가게 된다.『正理論』에 穀食이 胃에 들어갈 지라야 脈道가 運行할 수 있고, 水가 經에 들어갈 지라야 血이 이에 完成된다고 하였다.

故循脈上下하야 貫五藏 絡六府也라營行脈中이라

그러므로 脈을 따라 上下로 움직여 五藏을 뚫고 六腑에 絡하게 된다.營氣가 脈中을 運行한다.

衛者는 水穀之悍氣也오 其氣慓疾滑利하야 不能入于脈也라衛行脈外라

衛는 水穀의 날래고 사나운 氣運이고 그 氣가 날래고 매끄러워 脈으로 들어가지 못한다.衛氣는 脈外를 運行한다.

故循皮膚之中과 分肉之間하야肉之腠理라 薰于肓膜하고膏肓 膈膜이라 散于胸腹하니此는 衛氣所行之處라 靈樞本藏篇에 衛氣者는 所以溫分肉 充皮膚 肥腠理 司開闔者也라하니라 逆其氣則病하고二氣有所阻逆이라 從順也라 其氣則愈하야 不與風寒濕氣合이라 故不爲痹라

그러므로 衛氣가 皮膚와 分肉의 사이를 좇아肌肉에 있는 腠理를 말한다. 肓膜을 薰蒸하고肓膜은 膏肓과 膈膜을 말한다.
胸腹에 分散되니이는 衛氣가 運行하는 路線이다.『靈樞·本藏』에 衛氣라는 것은 溫分肉하고 充皮膚하고 肥腠理하고 開闔을 주관한다고 하였다.
그 氣를 拒逆하면 病이 되고두 氣가 막히고 거역하는 것이다. 따른다順한 것을 말한다. 그 氣를 따르면 낫게 되어 風寒濕氣가 合한 것과는 다르다. 그러므로 痺症이 아니다.

51.『素問·痿論』

肺熱葉焦하면 則皮毛

肺熱하여 肺葉이 타게 되면 皮毛가 虛

虛弱急薄하고 着則生痿躄也라肺主皮毛하고 傳精布氣라 肺熱葉焦하면 則不能輸精于皮毛라 故虛弱急薄이라 皮膚燥着 而痿躄不能行은 猶木皮剝하면 則不能行津于枝乾而枯也라 心氣熱하면 則下脈厥而上하고心熱盛則火獨光하고 腎脈下行者가 隨火厥逆而上이라 上則下脈虛하고 虛則生脈痿하며心主脈일새라 樞折挈하며 樞紐之間이 如折如挈이라 脛縱而不任地也라 肝氣熱하면 則膽泄口苦하고膽爲肝之府오 熱則膽汁溢일새라 筋膜乾하니 筋膜乾則筋急而攣하야 發爲筋痿라肝主筋일새라

弱하고 急薄하게 되고 붙으면 痿躄이 생긴다.肺는 皮毛를 주관하고 精氣를 傳達하고 氣를 分布시킨다. 肺熱하여 肺葉이 焦하면 精氣를 皮毛에 運輸시키지 못하게 된다. 그러므로 皮毛가 虛弱하고 急薄하게 된다. 皮膚가 건조하여 붙게 되고 痿躄하여 다니지 못한다는 것은 나무에 樹皮가 떨어져 나가면 津液을 가지에 보내지 못하여 乾燥하게 되어 마르게 되는 것과 같은 理致라고 하겠다. 心氣가 熱하면 足少陰腎經의 아래로 가는 脈이 厥逆하여 올라가고心熱이 盛하면 火가 홀로 빛나고 足少陰腎經脈의 아래로 運行하는 脈이 火氣를 따라 厥逆하여 올라가게 된다. 올라가면 下脈이 虛하고 下脈이 虛하면 脈痿하게 되며心이 脈을 주관하기 때문이다. 지도리가 끊어진 듯 끌리는 듯하며지도리의 사이가 끊어진 듯 끌리는 듯하는 것이다. 정강이가 늘어져 땅을 딛고 서지 못하게 된다. 肝氣가 熱하면 膽汁이 分泌되어 口苦하고膽은 肝과 配合이 되고 膽熱하면 膽汁이 넘치게 되기 때문이다. 筋膜이 마르게 되니 筋膜乾하면 筋急하면서 痙攣이 일어나 筋痿가 된다.肝이 筋을 주관하기 때문이다.

脾氣熱하면 則胃乾而渴하고不能爲胃行其津液일새라 肌肉不仁하야不知痛痒이라 發爲肉痿라脾

脾氣가 熱하면 胃乾하여 渴症이 나고 胃에서 津液을 運行하지 못하게 되기 때문이다. 肌肉에 感覺이 없어지게 되어痛症과 가려움 등을 알지 못하는 것이다. 肉痿가 發生하게

主肉일새라

된다.脾가 肌肉을 주관하기 때문이다.

腎氣熱하면 **則腰脊不擧**하며腰爲腎府오 腎脈貫脊일새라 **骨枯而髓減**하야 **發爲骨痿**라腎主骨일새라

腎氣가 熱하면 腰脊을 들지 못하며腰는 腎府이오 足少陰腎經脈이 脊柱를 貫通하기 때문이다. 뼈가 마르고 骨髓가 부족하게 되어 骨痿가 發生하게 된다.腎이 骨을 주관하기 때문이다.

何以得之오 **曰 肺者**는 **藏之長也**며 **爲心之蓋也**니 **有所失亡**하야 **所求不得**하면 **則發肺鳴**하니心志不遂하야 火上炎而爍肺하니 金受火克이라 故喘息有音也라 **鳴則肺熱葉焦**라 **故五藏因肺熱葉焦**하야 **發爲痿躄也**라肺者는 相傅之官으로 爲氣之主오 治節出焉이라 人身之運動은 皆由于肺하니 肺熱葉焦하면 則氣無所主 而失其治節이라 故痿躄而手足不隨也라

어찌하여 생기는 것인가? 가로대 肺는 藏腑의 우두머리이며 心藏의 덮개가 되니 失亡하는 바가 있어 얻고자 하는 것을 얻지 못하면 肺鳴이 생기게 되니心志를 이루지 못하여 心火가 上炎하여 爍肺하니 金이 火의 克함을 받은 것이므로 그르렁하는 소리가 나는 喘息이 있다. 喘鳴이 있으면 肺熱하여 肺葉焦하게 된다. 그러므로 五藏이 肺熱하여 생긴 肺葉焦로 인하여 痿躄이 생기게 된다.肺는 相傅의 역할을 하는 것으로 氣를 주관하고 治節이 나온다. 사람의 運動은 모두 肺로 말미암으니 肺熱葉焦하면 氣가 主張하는 바가 없게 되어 治節의 機能을 잃게 된다. 그러므로 痿躄하면서 手足不隨하게 된다.

悲哀太甚하면 **則胞絡絶**하고 **絶則陽氣內動**하고胞絡屬心 而絡于胞中이라 悲則心系急하고 肺布葉擧

悲哀가 너무 심하면 胞絡이 絶하게 되고 胞絡絶하게 되면 陽氣가 內動하게 되고胞絡은 屬心하고 胞中에 絡한다. 슬퍼하면 心系急하게 되고 肺布葉이 擧하며 胞絡이 막히고 끊겨 衛

하며 胞絡阻絶하야 衛氣不得外出而內動이라 發則心下崩數溲溺라 血也라 故大經空虛하면 亡血故虛라 發爲肌痹하야 傳爲脈痿하고 先爲肌肉頑痹하고 次爲脈痿하니 脛不任地라 思想無窮하야 所願不得하고 意淫于外하며 妄想이라 入房太甚하면 宗筋弛縱하야 發爲筋痿하고 及爲白淫이오 白物淫溢而下하니 濁帶之類라 生于肝이니 肝主筋일새라 使內也라 房勞라

氣가 밖으로 나가지 못하고 안에서만 動하게 된다. 發하면 心下崩하고 자주 小便에서 小便을 말한다. 피가 나타난다. 그러므로 大經이 空虛하면 亡血되었으므로 虛한 것이다. 肌痹로 나타나게 되어 傳하여 脈痿가 되고 먼저 肌肉이 頑痹하게 되고 다음으로 脈痿하게 되니 정강이로 땅을 버텨 서지 못하게 된다. 생각하는 것이 끝이 없어 원하는 것을 얻지 못하고 뜻이 밖으로 넘치며 妄想하는 것이다. 房事를 너무 심하게 하면 宗筋이 弛縱하여 筋痿가 생기게 되고 白淫이 되고 白物이 넘쳐서 내려가니 濁과 帶의 무리이다.

肝에서 생기니 肝이 筋을 주관하기 때문이다. 入房을 하여서 생긴다. 使內는 房勞를 말한다.

有漸于濕하야 漸漬水濕이라 以水爲事어나 好飮酒漿이라 若有所留면 水濕留着이라 居處相濕하야 肌肉濡漬하면 痹而不仁하야 發爲肉痿하니 得之濕地也라 地之濕氣感則害皮肉筋脈이라

濕이 漸次 많아져 점차 水濕에 젖는 것이다. 물을 먹거나 水가 생기는 행동을 일삼거나 술이나 국 등을 마시는 걸 좋아하는 것이다. 혹 머무르는 바가 있으면 水濕이 머물러 있는 것이다. 居處가 서로 濕하여 肌肉이 젖어 담가지면 痹가 되어 感覺이 없어져 肉痿가 되니 濕地에 있어서 생긴다. 地의 濕氣에 感觸되면 皮肉과 筋脈에 被害가 된다.

有所遠行勞倦에 逢大

먼 길을 가고 勞倦함에 大熱이 나면서

熱而渴하니 渴則陽氣內伐하고 內伐則熱舍于腎하니 腎者水藏也니 今水不勝火하면 則骨枯而髓虛라 故足不任身하야 發爲骨痿하니 生于大熱也라腎惡燥일새라

渴症이 나게 되니 渴症이 있으면 陽氣가 內伐하고 內伐하면 熱이 腎에 머물게 되니 腎은 水藏이니 지금 水가 火를 이기지 못하면 骨枯하여 腦髓가 虛하게 된다. 그러므로 다리가 몸을 버티지 못하여 骨痿가 되니 大熱로 인하여 생기게 된다.腎이 燥를 싫어하기 때문이다.

肺熱者는 色白而毛敗하고 心熱者는 色赤而絡脈溢하고 肝熱者는 色蒼而爪枯하고爪者筋之餘일새라 脾熱者는 色黃而內蠕音軟[145]이라 動하고 腎熱者는 色黑而齒槁라齒者骨之餘일새라

肺熱한 경우는 顔色이 白色이며 皮毛가 敗하고 心熱한 경우는 顔色이 赤色이며 絡脈이 넘치고 肝熱한 경우는 顔色이 푸르며 爪枯하고손톱은 筋의 나머지이기 때문이다. 脾熱한 경우는 顔色이 黃色이며 肌肉이 꿈틀꿈틀蠕은 音이 軟이다. 움직이고 腎熱한 경우는 顔色이 黑色이며 齒牙가 마르게 된다.齒牙는 骨의 나머지이기 때문이다.

治痿者는 獨取陽明이라하니 何也오 陽明者는 五藏六府之海라胃爲水穀之海일새라

痿症을 治療하려는 경우에는 오직 陽明經을 取穴하여야 하니 무엇을 말하는 것인가? 陽明이라는 것은 五藏六腑의 海가 된다.胃는 水穀之海이기 때문이다.

主閏潤同이라 宗筋하니

주로閏은 潤과 같다. 宗筋을 촉촉하게 적시

145 『全書本』에 ‘軟’이 ‘茹’로 되어 있다.

陰毛와 橫骨上下之堅筋이라 絡胸腹[146]하고 經腹背하야 上頭項하고 下髖臀이라 宗筋은 主束骨而利機關也라 衝脈者는 經脈之海也오受十二經之血하니 爲血海라 主滲灌溪谷하야肉之大會爲谷이오 小會爲溪라 與陽明合于宗筋하니衝脈은 循腹挾臍旁五分而上하고 陽明脈은 亦挾臍旁一寸五分而上하고 宗筋脈은 行[147]于中이라 陰陽은三陰三陽이라 總宗筋之會하고 會于氣街陰毛兩旁動脈處라 而陽明爲之長하야 皆屬于帶脈하고 而絡于督脈이라帶脈은 起于季脅하야 周回一身이 如束帶然이라 陽明與帶脈相屬 而復絡于督脈이라

니宗筋은 陰毛와 橫骨上下의 堅筋을 말한다. 胸腹에 絡하고 腹背를 통하여 위로는 頭項에 이르고 아래로는 볼기인 髖臀에 이른다. 宗筋은 주로 骨을 묶으며 機關을 이롭게 한다. 衝脈은 經脈之海이고十二經의 血을 받으니 血海가 된다.

주로 溪谷에 滲灌하여肉의 大會는 谷이고 小會는 溪이다.

陽明과 더불어 宗筋에 合하게 되니衝脈은 腹部를 따라가고 배꼽 옆 五分되는 곳을 끼고 올라가고, 陽明脈은 배꼽 옆 一寸五分되는 곳을 끼고 올라가고, 宗筋脈은 가운데를 運行한다.

陰陽은陰陽은 三陰과 三陽을 말한다. 宗筋이 만나는 곳을 總括하고 氣街에서 만나고陰毛兩旁의 脈動이 있는 곳이다.

陽明이 우두머리가 되어 모두 帶脈에 속하게 되고 督脈에 絡하게 된다.帶脈은 季脅에서 始作되어 一身을 두루 돌아 띠를 두르는 것과 같다. 陽明과 帶脈이 서로 屬하고 다시 督脈에 絡하게 된다.

故陽明虛則宗筋縱하고 帶脈不引이라 故足

그러므로 陽明이 虛하면 宗筋이 늘어지고 帶脈이 당겨지지 못하게 된다. 그러

146 『全書本』에 '腹'이 '膜'으로 되어 있다.
147 『全書本』에 '行'이 없다.

痿不用也니이다不爲人用이라	므로 足痿하여 쓰지 못하게 된다.사람이 쓰지 못하는 것이다.

52.『素問·厥論』

陽氣衰于下하면 則爲寒厥이오 陰氣衰于下하면 則爲熱厥이라下不足하면 則厥逆而上이라	陽氣가 아래에서 衰退하면 寒厥이 되고 陰氣가 아래에서 衰退하면 熱厥이 된다.아래가 不足하면 厥逆하여 올라가게 된다.
熱厥之爲熱也에 必起于足下者는 何也오 陽氣 起于足五指之表하고足三陽脈이라 陰脈者는 集于足下 而聚于足心이라足三陰脈이라	熱厥에서 熱이 나는데 반드시 足下로부터 始作하는 것은 무엇인가? 陽氣가 足五指의 表에서 始作하고足三陽脈을 말한다. 陰脈은 足下에서 집중되어 足心에서 모인다.足三陰脈을 말한다.
故陽氣勝 則足下熱也라 陰不足이라	그러므로 陽氣가 勝하면 足下에 熱이 난다.陰이 不足한 것이다.
寒厥之爲寒也 必從五指而上于膝者는 何也오 陰氣起于五指之裏하야足三陰脈이라 集于	寒厥에서 寒하게 되는데 반드시 五指로부터 始作되어 위로 무릎에 이르는 것은 무엇인가? 陰氣가 五指의 안에서 始作되어足三陰脈을 말한다. 膝下에 執中되어

膝下 而聚于膝上이라 故陰氣勝 則從五指至膝上寒하니 其寒也 不從外오 皆從內也라 陰盛生內寒하니 不由外感이라

膝上에 모인다. 그러므로 陰氣가 勝하면 五指로부터 膝上에 이르기까지 寒하니 그 寒氣는 밖으로부터 오는 것이 아니라 모두 안으로 부터생기는 것이다.陰盛하면 內寒이 생기니 外感으로 말미암는 것이 아니다.

寒厥은 何失而然也오 前陰者는 宗筋之所聚오 太陰陽明之所合也라脾胃之脈이 皆輔近[148]宗筋이라 甲乙經作厥陰者는 衆筋之所聚라하니 亦自一說이라

寒厥은 무엇을 잃어서 그렇게 되는 것인가? 前陰은 宗筋이 모이는 곳이고 太陰과 陽明이 합하여지는 곳이다.脾胃의 脈이 모두 宗筋을 輔弼하고 가깝게 있다. 『甲乙經』에 厥陰은 衆筋이 모이는 곳이라고 하였으니 또한 스스로 一說을 이루었다.

春夏則陽氣多而陰氣少하고 秋冬則陰氣盛而陽氣衰하니 此人者는 質壯하야 以秋冬으로 奪于所用하야多欲奪陰이라 下氣上爭하야 不能復하고不能歸經이라 精氣溢下하야陰精下泄이라 邪氣因從之而上也니 氣因于中하면寒從內發하니 卽前不從外之意라 張

春夏에는 陽氣가 많으며 陰氣가 적고 秋冬에는 陰氣가 盛하며 陽氣가 衰하니 여기에 사람은 質壯하여 秋冬에 쓰는 것이 있어 빼앗겨욕심이 많아 陰氣가 빼앗기는 것이다.

아래의 氣가 위로 올라 다투어 恢復되지 못하고經脈에 돌아가지 못하는 것이다.

精氣가 넘쳐 내려가陰精이 아래로 새는 것이다.

邪氣가 이로 인하여 좇아 올라가게 되니 氣가 안으로부터 말미암으면寒氣가 안으로부터 발생하니, 즉 앞에서 밖을 따르지 않는다는

148 『全書本』에 '近'이 없다.

註에 言人之氣가 由中焦水穀所生이라하니 亦通이라 陽氣衰하야 不能滲營其經絡하야 陽氣日損하고 陰氣獨在라 故手足爲之寒也라 熱厥은 何如而然也오 酒入于胃하면 則絡脈滿而經脈虛하니 脾主爲胃行其津液者也라 陰氣虛則陽氣入하고陽主衛外하고陰虛則陽內伏하니 所謂陰不足則陽湊之也라 陽氣入則胃不和하고 胃不和則精氣竭하고不能生精生氣일새라 精氣竭則不營其四肢也니此亦獨取陽明之義라 此人이 必數醉若飽以入房하야 氣聚于脾中不得散하고 酒氣與穀氣相薄하야 熱盛于中이라 故熱遍于身하고 內熱而溺赤也라 夫酒는 氣盛而慓悍하니 腎氣日衰하고爍[149]其陰精일새라 陽氣獨勝

意味이다. 張志聰註에 사람의 氣가 中焦水穀이 만드는 것으로 말미암는다고 하였으니 이 또한 통하는 말이다. 陽氣가 衰弱하여 그 經絡을 滲營하지 못하여 陽氣가 나날이 감소하고 陰氣가 홀로 남게 된다. 그러므로 手足이 차게 된다. 熱厥은 어찌하여 그렇게 되는 것인가? 술을 마셔 뱃속에 들어가면 絡脈이 가득차고 經脈이 虛하게 되니 脾가 胃를 위하여 그 津液을 運行하는 것을 주관한다. 陰氣가 虛하면 陽氣가 들어가고陽은 주로 外를 護衛하고 陰虛하면 陽이 內伏하게 되니 이른바 陰이 不足하면 陽이 모인다. 陽氣入하면 胃가 不和하고 胃不和하면 精氣가 枯竭되고精을 만들고 氣를 만들지 못하기 때문이다.

精氣竭하면 그 四肢에 氣運을 보내지 못하게 되니이 또한 홀로 陽明을 취한다는 意味이다. 이러한 사람이 반드시 자주 취하거나 혹은 배부른 常態에서 入房하여 氣가 脾中에 쌓여 흩어지지 못하고 酒氣와 穀氣가 서로 다투게 되어 안에서 熱이 盛하게 된다. 그러므로 熱이 몸 전체에서 나고 몸 안이 熱하고 小便이 赤色이 된다. 무릇 술을 마시게 되면 氣盛하며 慓悍하니 腎氣가 나날이 衰弱해지고 그 陰精을 태우기 때문이다. 陽氣가 홀로 이기이라 故手足爲之熱也라 厥或腹滿하며 或暴不知人하야 或至半日하며 遠至一日하야 乃知人者는 何也오 陰氣盛于上則下虛하니 下虛則腹脹滿하고寒盛則脹이라 陽氣盛于上則下氣重上하야 而邪氣逆하니 逆則陽氣亂하고 陽氣亂則不知人也라熱盛則不知人일새라

게 된다. 그러므로 手足에 熱이 나게 된다. 厥 혹은 腹滿하며 혹은 갑자기 사람을 알아보지 못하는 것이 혹 半日이 되며 길게는 一日이 되어서야 사람을 알아보는 경우는 무엇인가? 陰氣가 위에서 盛하면 下虛하니 下虛하면 腹脹滿하고寒盛하면 脹滿하게 된다. 陽氣가 위에서 盛하면 아래의 氣가 거듭 올라가서 邪氣가 逆上하게 되니 邪氣逆하면 陽氣가 混亂하게 되고 陽氣亂하면 곧 사람을 알아보지 못하게 된다.熱盛하면 사람을 알아보지 못하기 때문이다.

巨陽之厥은 則腫首頭重하며 足不能行하며脈上巓하야 下膕貫腨일새라 發爲眴仆[150]오上重下輕일새라 陽明之厥은 則癲疾 欲走呼하며 腹滿不得臥하며 面赤而熱하며 妄見而妄言이오昂按컨대 陽明은 多血多氣라 詳本症컨대 病皆有餘하니 與虛而厥者로 不同이라 少陽

太陽經의 厥症은 머리가 부으며 頭重하며 다리로 걷지 못하게 되며足太陽膀胱經脈이 머리 꼭대기로 올라 아래로 오금에 다다르고 장딴지를 뚫고 내려가기 때문이다. 發하여 眴仆가 되고위는 무겁고 아래는 가볍기 때문이다. 陽明經의 厥症은 癲疾하고 달리며 소리지르고자 하며 腹滿하고 잠을 자지 못하며 面赤하면서 熱이 나며 헛것이 보이고 妄言을 하게 된다.내가 생각해 보건대 陽明은 多血多氣하다. 여기의 症狀을 상세히 살펴보건대 病이 모두 有餘하니 虛하여 생기는 厥症과는 같지 않다. 少陽

149 『全書本』에 '爍'이 '耗'로 되어 있다.
150 어지러워 넘어지는 것을 말함.

之厥은 則暴聾하며 頰腫而熱하며 脅痛胻足骨이라 不可以運이오皆經脈所過라 太陰之厥은 則腹滿䐜脹호대 後不利하야 不欲食하며 食則嘔하야 不得臥오皆脾病兼胃일새라 少陰之厥은 則口乾溺赤하며腎熱일새라 腹滿心痛이오脈絡心하야 注胸中일새라 厥陰之厥은 則少腹腫痛하며脈抵小腹일새라 腹脹하며肝主脹하니 爲木盛克土일새라 涇溲不利하며肝火일새라 好臥屈膝하며筋衰일새라 陰縮腫하며胻內熱이라脈絡陰器하야上膕內廉일새라	經의 厥症은 갑자기 耳聾이 되며 頰腫하면서 熱이 나며 脅痛과 정강이를정강이뼈를 말한다. 움직일 수 없게 되고모두 足少陽膽經脈이 지나는 곳이다. 太陰經의 厥症은 腹滿하고 䐜脹이 있지만 大便을 보지 못하여 飮食을 먹지 못하며 만약 飮食을 먹으면 바로 嘔吐하여 눕지 못하게 되고모두 脾病이 胃病을 겸하였기 때문이다. 少陰經의 厥症은 口乾溺赤하며腎熱하기 때문에 나타나는 症狀들이다. 腹滿하고 心痛이 있고足少陰腎經脈이 心에 絡하였다 胸中에 들어가기 때문에 나타나는 症狀이다. 厥陰經의 厥症은 아랫배가 붓고 아프며足厥陰肝經脈이 小腹에 다다르기 때문에 나타나는 症狀이다. 腹脹이 있으며肝은 脹을 주관하니 木盛하여 克土하기 때문이다. 大小便이 不利하며肝火하기 때문이다. 누워서 무릎 굽히기를 좋아하며筋衰하기 때문에 나타나는 症狀이다. 陰囊이 收縮되거나 부으며 정강이 안이 熱이 난다.足厥陰肝經脈이 陰器에 絡하여 오금의 內廉으로 올라가기 때문에 나타나는 症狀이다.

53.『靈樞·順氣一日分爲四時』

夫百病者 多以旦慧	무릇 모든 疾病은 대부분 아침에 깨끗

晝安 夕加夜甚은 何也오 曰 春生夏長 秋收冬藏하니 是氣之常也니 人亦應之라 以一日分爲四時하면 朝則爲春 日中爲夏 日入爲秋 夜半爲冬이라 朝則人氣始生하야 病氣衰 故旦慧오 日中은 人氣長하니 長則勝邪 故安이오 夕則人氣始衰하야 邪氣始生 故加오 夜半人氣入藏하야 邪氣獨居于身 故甚也라 其時有反者는 何也오 是不應四時之氣하야 藏獨主其病者니 一藏獨主其病이라 故不能應一日分四時之氣라 是必以藏氣之所不勝時者로 甚하고如脾病不能勝旦之木하고 肺病不能勝晝之火하고 肝病不能勝夕之金하고 心病不能勝夜之水라 故至其時反加甚也라 以其所勝時者로 起也라如肺氣能勝旦

하고 낮에 편안하며 저녁에 症狀이 더해지고 밤에 심해지는 것은 무엇인가? 가로대 春生夏長하고 秋收冬藏하니 이는 氣의 正常이니 사람 또한 이에 相應한다. 一日을 나누어 四時로 하면 아침은 春이고 日中은 夏이고 日入은 秋이고 夜半은 冬이다. 아침에는 사람의 氣運이 始生하여 病氣가 衰弱하므로 旦慧하고, 日中은 사람의 氣運이 자라니 人氣가 長하면 邪氣를 이기기 때문에 편안하고, 저녁에는 사람의 氣運이 衰弱해지고 邪氣가 始生하기 때문에 病勢가 더해지고, 夜半에는 사람의 氣運이 藏腑에 들어가 邪氣가 홀로 몸에 남아 있기 때문에 病勢가 甚하게 된다. 그때와 반대가 되는 경우는 무엇인가? 이는 四時의 氣運에 相應하지 않아 藏이 홀로 그 病을 주관하니一藏이 홀로 그 病을 주관한다. 그러므로 하루를 나누어 四時의 氣運에 相應하게 되지 않는다. 이는 반드시 藏氣가 四時를 이기지 못하는 경우에는 甚하게 되고예를 들면 脾病이 아침의 木氣를 이기지 못하고, 肺病이 낮의 火氣를 이기지 못하고, 肝病이 저녁의 金氣를 이기지 못하고, 心病이 밤의 水氣를 이기지 못하는 것과 같다. 그러므로 그때와 반대되는 때에 이르면 症狀이 더욱 심하게 된다. 藏氣가 四時를

之木하고 腎氣能勝晝之火하고 心氣能勝夕之金하고 脾氣能勝夜之水하니 至其所勝之時하면 則慧且安하니 不能拘于旦慧晝安夕加夜甚之說也라

이기는 경우에는 낫게 된다. 예를 들면 肺氣가 능히 아침의 木氣를 이기고, 腎氣가 능히 낮의 火氣를 이기고, 心氣가 능히 저녁의 金氣를 이기고, 脾氣가 능히 밤의 水氣를 이기니 그 이기는 때에 도달하게 되면, 즉 症狀이 없고 편안하니 아침에 聰明하고 낮에 便安하고 저녁에 더해지고 밤에 심해진다는 理論에 얽매일 필요는 없다.

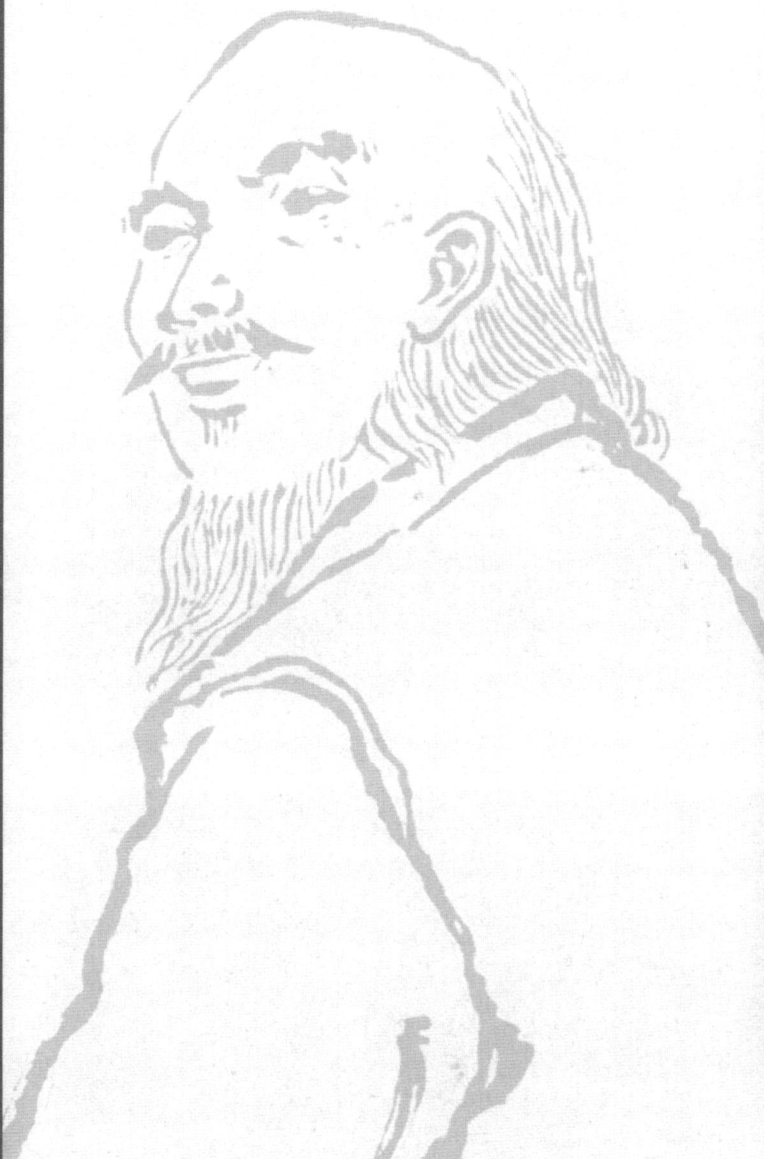

素問靈樞類纂約註

卷下

脈要第四

1.『素問・平人氣象論』

人一呼에 脈再動하고 一吸에 脈亦再動하고 呼吸定息에 脈五動하며 閏以太息하야 命曰平人이니靈樞脈度五十營等篇에 人身脈長一十六丈二尺이오 一呼脈行三寸하고 一吸脈行三寸하니 晝夜一萬三千五百息이라 氣行五十營하고 漏水下百刻하니 凡行八百一十丈하니 卽一十六丈二尺 而積之也라 難經曰 呼出心與肺하고 吸入腎與肝하고 呼吸之間에 脾受穀味也니 其脈在中이라하니 是五動亦以應五藏也라

사람이 한 번 숨을 내쉼에 脈이 두 번 動하고 한 번 숨을 들이쉼에 脈이 또한 두 번 動하고 한 번 呼吸을 다함에 脈이 다섯 번 動하며 한숨으로 閏하게 하여 命名하여 가로대 平人이니『靈樞・脈度・五十營』等篇에 사람 脈의 길이가 一十六丈二尺이고 一呼에 脈이 三寸을 가고 一吸에 脈이 三寸을 가니 晝夜에 一萬三千五百息을 숨쉰다. 氣가 사람을 五十바퀴 돌고 물시계로 百刻이 되어 무릇 八百一十丈을 行하니 즉 一十六丈二尺이 쌓인다.『難經』에 가로대 呼出하는 것은 心과 肺로 因하고 吸入은 腎과 肝으로 因하고 呼吸의 사이에 脾가 穀食의 味를 받으니 그 脈이 가운데 있다고 하였으니 이는 五動이 또한 五藏에 相應한다는 것이다.

平人者는 不病也

平人은 病 들지 않은 사람이다. 恒常

라 常以不病으로 調病人하니 醫不病이라 故爲病人하야 平息以調之爲法이라 人一呼脈一動하고 一吸脈一動은 曰少氣오脈訣以爲敗脈하고 難經以爲離經脈하니 正氣衰也라 人一呼脈三動하고 一吸脈三動而躁하며躁動은 脈訣爲數脈이라하니라 尺熱은 曰病溫이오尺爲陰位오 寸爲陽位라 陰陽俱熱이라 故爲病溫이라 尺不熱 脈滑은 曰病風이오 脈澀은 曰痹오滑爲陽盛이오 澀爲血少일새라 人一呼 脈四動以上은 曰死오一息八至를 脈訣以爲脫脈이라하고 難經以爲奪精脈이라하니라 四動以上하면 則九至矣니 爲死脈이라 脈絶不至는 曰死오 乍疏乍數은 曰死라 平人之常氣는 稟于胃하니 胃者는 平人之常氣也라 人無胃氣曰逆

病 들지 않음으로 病人을 調理하여야 하니 醫師는 病이 들지 않아야 한다. 그러므로 病人을 위하여 平息으로 調理하는 것을 法則으로 삼는다. 사람이 한 번 숨을 내쉴 때 脈이 한 번 動하고 한 번 숨을 들이쉴 때 脈이 한 번 動하는 것은 少氣라고 말하고『脈訣』에서는 敗脈이라고 하였고『難經』에서는 離經脈이니 正氣가 衰弱하다고 하였다. 사람이 한 번 숨을 내쉴 때 脈이 세 번 動하고 한 번 숨을 들이쉴 때 脈이 세 번 動하고 躁하며躁動은『脈訣』에서는 數脈이라고 하였다. 尺部에 熱이 나는 경우는 病溫이라고 말하고尺部는 陰을 나타내는 部位이고 寸部는 陽을 나타내는 部位이다. 陰陽에서 모두 熱이 나므로 病溫이 된다. 尺部에 熱이 나지 않으며 脈滑한 경우는 病風이라고 말하고 脈澀한 경우는 痹라고 말하고滑脈은 陽盛한 것이고 澀脈은 血少한 것이기 때문이다. 사람이 한 번 숨을 내쉼에 脈이 네 번 이상 動하는 경우는 죽게 된다고 말하고한 번 숨을 쉴 때에 脈動이 여덟 번 뛰는 것을『脈訣』에서는 脫脈이라고 하였고『難經』에서는 奪精脈이라고 하였다. 한 번 숨을 내쉴 때 네 번 이상 動하게 되면, 즉 아홉 번 뛰니 死脈이 된다. 脈이 끊겨 이어지지 않는 것은 죽게 된다고 말하고, 갑자기 늦어지다 갑자기 빨라지는 것은 죽게

이니 **逆者**는 **死**라 **春**에 **胃微弦曰平**이니 **弦多胃少曰肝病**이오 **但弦無胃曰死**오 **胃而有毛曰秋病**이오毛爲肺脈이니爲金克木일새라 **毛甚曰今病**이라卽病이라

된다고 말한다. 平人의 正常的인 脈氣는 胃에서 氣運을 稟賦받으니 胃는 平人의 常氣가 된다. 사람이 胃氣가 없는 것을 逆이라고 말하니 逆인 경우는 죽게 된다. 봄에 胃氣가 微弱하면서 弦한 것을 平이라고 하고, 弦多하면서 衛氣가 少한 것을 肝病이라고 하고, 단지 弦하면서 胃氣가 없는 것을 죽게 된다고 말하고, 胃氣가 있으며 毛脈이 있는 것을 秋病이라고 말하고,毛는 肺脈이니 金克木하기 때문이다. 毛脈이 甚한 것을 今病이라고 말한다.곧바로 생긴 病을 말한다.

藏眞이 **散于肝**하니 **肝藏筋膜之氣也**라 **夏**에 **胃微鉤曰平**하니 **鉤多胃少曰心病**이오 **但鉤無胃曰死**요 **胃而有石曰冬病**이오水克火일새라 **石甚曰今病**이라 **藏眞**이 **通于心**하니 **心藏血脈之氣也**라 **長夏**에 **胃微耎**音軟이라 **弱曰平**이니 **弱多胃少曰脾病**이오 **但代無胃曰死**요動而中止를 曰代라 **耎弱有石曰冬病**이오爲水反侮土하

五藏의 眞氣가 肝에서 散布하니 肝은 筋膜의 氣를 貯藏한다. 여름에 胃氣가 微弱하면서 鉤한 것을 平이라고 말하니, 鉤多하면서 胃氣가 少한 것을 心病이라고 말하고, 다만 鉤하면서 胃氣가 없는 것을 죽게 된다고 말하고, 胃氣가 있으면 石脈이 나타나는 것을 冬病이라고 말하고,水克火하기 때문이다. 石脈이 甚한 것을 今病이라고 말한다. 五藏의 眞氣가 心에 通하니 心이 血脈의 氣를 貯藏한다. 長夏에 胃氣가 微弱하며 耎耎은 音이 軟이다. 弱한 것을 平이라고 말하니, 弱多하면서 胃氣가 少한 것을 脾病이라고 말하고, 단지 代하면서 胃氣가 없는 것

고 次其勝克하니 當作弦脈이라 **弱甚曰今病**이라 **藏眞**이 **濡于脾**하니 **脾藏肌肉之氣也**라 **秋**에 **胃微毛曰平**이니 **毛多胃少曰肺病**이오 **但毛無胃曰死**요 **毛而有弦曰春病**이니 爲木反侮金일새라 吳註에 雖曰 我克者爲微邪라 하나 然木氣泄하면 至春無以生榮이라 故病이라 次其勝克하니 當爲鉤脈이라하니라 **弦甚曰今病**이라 **藏眞**이 **高于肺**하야 **以行營衛陰陽也**라 肺爲傅相[1]오 營衛陰陽이 皆賴之以分布라

을 죽게 된다고 말하고, 動하면서 중간에 그치는 것을 代脈이라고 말한다. 軟弱하면서 石脈이 있는 것을 冬病이라고 말하고, 水가 도리어 侮土하고 또 克하는 것을 이기니 마땅히 弦脈이 되어야 한다. 弱脈이 甚한 것을 今病이라고 말한다. 五藏의 眞氣가 脾에 적시니 脾가 肌肉의 氣를 貯藏한다. 가을에 胃脈이 微弱하면서 毛한 것을 平이라고 말하니, 毛多하면서 胃氣가 少한 것을 肺病이라고 말하고, 단지 毛하면서 胃氣가 없는 경우를 죽게 된다고 말하고, 毛하면서 弦脈이 있는 것을 春病이라고 말하니, 木이 도리어 侮金하기 때문이다. 吳崐註에 비록 我克하는 것이 微邪라고 하였으나 木氣가 泄出되면 봄에 이르러 生榮하지 못하게 된다. 그러므로 病이 된다. 다음에 그 克하는 것을 이기니 마땅히 鉤脈이 되어야 한다고 하였다. 弦脈이 甚한 것을 今病이라고 말한다. 五藏의 眞氣가 肺에 올라 營衛陰陽을 運行하게 한다. 肺는 相傅의 職務를 修行하고 營衛陰陽이 모두 肺에 힘입어 分布된다.

冬에 **胃微石曰平**이니 **石多胃少曰腎病**이오 **但石無胃曰死**요 **石而**

겨울에 胃脈이 微弱하면서 石한 것을 平이라고 말하니, 石多하면서 胃氣가 少한 것을 腎病이라고 말하고, 단지 石

1 재상과 임금의 스승을 말함.

有鉤曰夏病이오爲火反侮水하고 次其勝克이라 鉤當云耎弱이라 **鉤甚曰今病**이라 **藏眞**이 **下于腎**하니 **腎藏骨髓之氣也**라 **夫平心脈來**에 **累累如連珠**하며 **如循琅玕**[2]을 美玉이라 **曰心平**이니 **夏以胃氣爲本**일새라 **病心脈來**에 **喘喘連屬**하며喘喘은 則有不足之意라 **其中微曲**을 **曰心病**이라 **死心脈來**에 **前曲後居**하야停滯라 **如操帶鉤**를 **曰心死**라 **平肺脈來**에 **厭厭聶聶**[3]하야 **如落楡莢**을 **曰肺平**이니 **秋以胃氣爲本**일새라 **病肺脈來**에 **不上不下**하야 **如循鷄羽**를 **曰肺病**이라王註에 中堅旁虛라하고 吳註에 澁難이라하니라

하면서 胃氣가 없는 경우를 죽게 된다고 말하고, 石하면서 鉤가 있는 경우를 夏病이라고 말하고, 火가 도리어 侮水하고 다음으로 그 克하는 것을 이기는 것이다. 鉤는 마땅히 耎弱이라고 하여야 한다. 鉤脈이 甚한 것을 今病이라고 말한다. 五藏의 眞氣가 腎藏에 내려가니 腎은 骨髓의 氣를 저장한다. 무릇 平心脈이 올 때에 累累하게 구슬을 연결한 것 같으며 좋은 옥인 琅玕을 만지는 것과 같은 것을琅玕은 아름다운 玉을 말한다. 心平이라고 말하니, 여름은 胃氣가 根本이 되기 때문이다. 病心脈이 올 때에 부족한 듯 연속되어 이어지며喘喘은 不足하다는 意味가 있다. 그 가운데가 약간 굽는 것을 心病이라고 말한다. 死心脈이 올 때에 앞은 굽고 뒤는 움직이지 않아前曲後居는 停滯된 상황을 말한다. 혁대의 갈고리를 잡는 것과 같은 것을 心死라고 말한다. 平肺脈이 올 때에 厭厭聶聶하여 楡莢이 떨어지는 것과 같은 것을 肺平이라고 말하니, 가을은 胃氣를 근본으로 하기 때문이다. 病肺脈이 올 때에 올라가거나 내려가지 않아 鷄羽를 만지는 것과 같은 것을 肺病이라고 한

2 좋은 옥의 이름이다.
3 茂盛하며 平和로운 모습.

다.王冰註에는 가운데가 堅固하고 곁은 비었다고 하였고 吳崐註에는 澀難이라고 하였다.

死肺脈來에 如物之浮하며 如風吹毛를 曰肺死라 平肝脈來에 耎弱하야 招招[4]如揭長竿末梢를 曰肝平하니長而耎이라 春以胃氣爲本일새라 病肝脈來에 盈實而滑하야 如循長竿을 曰肝病이라長而不耎이라

死肺脈이 올 때에 物件이 뜨는 것 같으며 바람이 깃털을 부추키는 것을 肺死라고 말한다. 平肝脈이 올 때에 耎弱하여 招招하게 긴 장대의 끝을 든 것과 같은 것을 肝平이라고 말하니長하면서 耎한 것이다. 봄은 胃氣를 根本으로 삼기 때문이다. 病肝脈이 올 때에 盈實하면서 滑하여 긴 장대를 만지는 것과 같은 것을 肝病이라고 말한다.長하면서 耎하지 않는 것이다.

死肝脈來에 急益勁하야 如張新弓弦을 曰肝死라 平脾脈來에 和柔相離하야 如鷄踐地를 曰脾平하니 長夏以胃氣爲本일새라 病脾脈來에 實而盈數하야 如鷄擧足를 曰脾病이라踐地形은 其輕緩이오 擧足形은 其拳實이라

死肝脈이 올 때에 急하고 더욱 勁하여 새로운 활시위를 당기는 것과 같은 것을 肝死라고 말한다. 平脾脈이 올 때에 和柔하고 서로 떨어져 닭이 땅을 딛는 것과 같이 부드러운 것을 脾平이라고 말하니 長夏는 胃氣를 根本으로 삼기 때문이다. 病脾脈이 올 때에 實하면서 盈數하여 닭이 발을 드는 것과 같이 힘있고 충실한 것을 脾病이라고 말한다. 발 딛는 모습은 그 가볍고 부드러운 것을 말하는 것이고, 발 드는 모습은 그 힘 있고 충실한 것을 말한다.

死脾脈來에 銳堅如烏

死脾脈이 올 때에 銳堅함이 새의 부리

4 길고 연약한 모습.

之喙하며 如鳥之距하며 如屋之漏하며 如水之流를 曰脾死라 平腎脈來에 喘喘累累如鉤하야 按之而堅을 曰腎平하니冬爲石脈이니 堅亦石意也라 鉤爲心脈이니 堅中帶鉤는 爲水火陰陽相濟라 冬以胃氣爲本일새라 病腎脈來에 如引葛하고 按之益堅을 曰腎病이라 死腎脈來에 發如奪索하야 辟辟如彈石을 曰腎死라

같으며 새의 발톱 같으며 집에 물이 새는 것 같으며 물이 흐르는 것 같은 것을 脾死라고 말한다. 平腎脈이 올 때에 喘喘累累하여 갈고리 같아 누르면 단단한 것을 腎平이라고 말하니겨울에 石脈이 되니 堅은 또한 石과 같은 의미이다. 鉤는 心脈이니 堅한 가운데 鉤가 있다는 것은 水火陰陽이 相濟한 것을 말한다. 겨울은 胃氣를 根本으로 삼기 때문이다. 病腎脈이 올 때에 칡덩굴을 당기는 것 같고 눌러도 더욱 견고한 것을 腎病이라고 한다. 死腎脈이 올 때에 나타남이 줄로 힘겨루기를 하는 것 같아 辟辟함이 돌을 튕기는 것과 같은 것을 腎死라고 말한다.

2.『素問 · 玉機眞藏論』

春脈如弦이라 春脈者肝也오 東方木也오 萬物之所以始生也라 故其氣來耎弱하고 輕虛而滑하고 端直以長이라 故曰弦이니 反此者病이라 其氣來實而强

春脈은 弦脈이다. 春脈은 肝이고 東方의 木이고 萬物이 始生하므로 그 氣가 오는 것이 耎弱하고 輕虛하면서 滑하고 端直하여 長한 것이다. 그러므로 弦이라고 말하니 이에 반대되는 것은 病든 상태이다. 그 氣가 오는 것이 實하면서 强한 것을 太過라고 말하니 病이 밖에

을 **此謂太過**니 **病在外**오 **其氣來不實而微**는 **此謂不及**이니 **病在中**이라 有餘爲外感이오 不足爲內傷이라

있고, 그 氣가 오는 것이 實하지 않으며 微한 것은 不及이라고 말하니 病이 안에 있는 것이다. 有餘한 것은 外感이고 不足한 것은 內傷이다.

太過則令人善忘[5]하며 當作善怒라 氣交變大論에 木太過則忽忽善怒라하니라 **忽忽眩冒而巓疾**하고 眩은 目轉也오 冒는 瞀悶也라 厥陰與督脈會于巓[6]이라 **其不及則令人胸痛引背**하며 金匱曰 胸痛引背는 陽虛[7]而陰弦也라하니라 **下則兩脅胠滿**이라 肝脈貫膈하야 布脅肋일새라

太過하면 사람으로 하여금 잘 잊게 하며 善忘은 마땅히 善怒로 고쳐야 한다. 『素問·氣交變大論』에 木이 太過하면 忽忽히 잘 怒하게 된다고 하였다. 갑자기 眩冒하면서 巓疾이 나타나고, 眩은 눈이 구르는 것으로 어지러운 것이고, 冒는 瞀悶하여 앞이 캄캄하고 답답한 것이다. 足厥陰肝經과 督脈이 巓에서 만난다. 不及하면 사람으로 하여금 胸痛이 등까지 당기며 『金匱』에서 胸痛이 등까지 당기는 것은 陽虛하면서 陰弦하기 때문에 나타난다고 하였다. 내려오면 兩脅과 胠가 그득 찬 것 같다. 足厥陰肝經脈이 橫膈膜을 뚫고 脅肋에 分布되기 때문이다.

夏脈如鉤라 **夏脈者心也**오 **南方火也**오 **萬物之所以盛長也**라 **故其氣來盛去衰**라 **故曰鉤**니 **反此者病**이라 **其氣**

夏脈은 鉤脈이다. 夏脈은 心이고 南方火이고 萬物이 盛長하므로 그 氣가 올 때에 盛하고 갈 때에 衰한 것이다. 그러므로 鉤라고 말하니 이와 반대되는 것은 病든 상태이다. 그 氣가 올 때에 盛

5 화를 잘 내는 것을 말함.
6 머리 꼭대기.
7 『全書本』에 '陽虛'가 없다.

來盛去亦盛을 此謂太過니 病在外하고 其氣來不盛 去反盛을 此謂不及이니 病在中이라 太過則令人身熱而膚痛하니 爲浸淫하고 陽有餘 故身熱하고 熱不得越 故膚痛이라 浸淫은 蒸熱不已也라 其不及 則令人煩心하며 不足故內煩이라 上見咳唾 下爲氣泄이라 心脈上肺 故咳唾하고 絡小腸 故氣泄이라

하고 갈 때 또한 盛한 것을 太過라고 말하니 病이 밖에 있고, 그 氣가 올 때에 盛하지 않고 갈 때에 도리어 盛한 것을 不及이라고 말하니 病이 안에 있는 것이다. 太過하면 사람으로 하여금 熱이 나면서 膚痛하게 하니 浸淫이 되고, 陽有餘하므로 몸에 熱이 나고 熱이 빠져나가지 못하므로 皮膚가 아프게 된다. 浸淫은 蒸熱이 그치지 않는 것이다. 不及하면 사람으로 하여금 煩心하게 하며 不足하므로 內煩하게 된다. 위로 咳唾하고 아래로 氣泄하게 된다. 手少陰心經脈이 肺로 올라가므로 咳唾하게 되고 小腸에 絡하므로 氣泄하게 된다.

秋脈如浮라 秋脈者肺也오 西方金也오 萬物之所以收成也라 故其氣來輕虛以浮하고 來急去散이라 故曰浮니 反此者病이라 其氣來毛 而中央堅하고 兩旁虛를 此謂太過니 病在外오 其氣來毛而微를 此謂不及이니 病在中이라 太過則令人逆氣而背痛 肺系屬背일새라

秋脈은 浮脈이다. 秋脈은 肺이고 西方金이고 萬物이 收成하므로 그 氣가 가는 것이 輕虛하면서 浮하고 오는 것이 急하고 가는 것이 흩어진다. 그러므로 浮라고 말하니 이와 반대되는 것은 病든 상태이다. 그 氣가 오는 것이 毛하면서 中央이 단단하고 兩旁이 빈 것을 太過라고 말하니 病이 밖에 있는 것이고, 그 氣가 오는 것이 毛하면서 微한 것을 不及이라고 말하니 病이 안에 있는 것이다. 太過하면 사람으로 하여금 逆氣가 생기고 背痛이 肺系는 背에 屬하기 때문이다.

慍慍然하고 其不及 則令人喘 呼吸少氣而咳 上氣見血咳血이라 下聞病音[8]이라呻吟이라

慍慍하게 나타나고, 不及하면 사람으로 하여금 喘하고 呼吸少氣하면서 咳하고 上氣하고 咳血하고上氣見血은 咳血을 말한다. 아래로 病音이 난다.病音은 呻吟을 말한다.

冬脈如營이라有營守乎中之象일새라 冬脈者腎也오 北方水也오 萬物之所以合藏也라 故其氣來沉以搏이라 故曰營이니 反此者病이라 其氣來如彈石者를 此謂太過니 病在外오 其去如數者를 數은 疾이라 此謂不及이니 病在中이라 太過則令人解㑊寒不寒 熱不熱 弱不弱 壯不壯이라 脊脈痛하고腎脈貫脊일새라 而少氣不欲言하며吳註에 人之聲音 修長은 爲出于腎이라하니라 其不及 則令人心懸如病飢腎水不能濟心火일새라 眇中淸하고 挾脊兩旁空軟

冬脈은 營脈이다.가운데서 營守하는 形狀이기 때문이다. 冬脈은 腎이고 北方 水이고 萬物이 合藏하므로 그 氣가 오는 것이 沉하면서 搏하다. 그러므로 營이라고 말하니 이와 반대되는 것은 病든 상태이다. 그 氣가 오는 것이 彈石과 같은 것을 太過라고 말하니 病이 밖에 있고, 그 가는 것이 數과 같은 것을數은 빠르다는 말이다. 不及이라고 말하니 病이 안에 있는 것이다. 太過하면 사람으로 하여금 解㑊하고解㑊은 惡寒한 듯하지만 惡寒하지 않고 熱나는 듯하지만 熱나지 않고 弱한 듯하지만 弱하지 않고 壯盛한 듯하지만 壯盛하지 않은 것이다. 脊脈이 痛하고足少陰腎經脈이 脊柱를 貫通하기 때문이다. 少氣하면서 말을 하려 하지 않으며,吳崐註에 사람의 聲音이 길고 커지는 것은 腎에서 나온다고 하였다. 不及하면 사람으로 하여금 배고픈 듯 心懸하고腎水가 心火와 交際하지 못하기 때문이다. 허구리가 차고脊柱를 낀 양쪽의 빈

8 呻吟.

處名眇라 淸은 冷也라 腎外當眇라 **脊中痛 少腹滿 小便變**이라 絡膀胱일새라	곳을 허구리라고 한다. 淸은 차다는 의미이다. 腎外는 眇에 해당한다. 脊中痛 少腹滿 小便變하게 된다. 膀胱에 絡하기 때문이다.
脾脈者는 **土也**니 **孤藏以灌四旁者也**라 不主四時 故云孤藏이라 脾位中央 故灌四藏[9]이라하니라	脾脈은 土이니 孤藏으로 四旁에 영양분을 공급하는 역할을 한다. 四時를 주관하지 못하므로 孤藏이라고 한다. 脾는 中央에 位置하므로 나머지 四藏에 灌漑한다고 하였다.
善者不可得見이오 **惡者可見**이라 脾有功于四藏하니 善則四藏之善하고 脾病則四藏亦病矣라	좋은 경우에는 나타나지 않지만 나쁜 경우는 症狀이 나타나게 된다. 脾는 나머지 四藏에 功績이 있으니 脾藏이 좋으면 나머지 四藏도 좋고 脾病이 있으면 나머지 四藏 또한 病들게 된다.
其來如水之流者를 **此謂太過**니 **病在外**오 **如烏之喙者**를 **此謂不及**이니 **病在中**이라 **太過則令人四肢不擧**하고 脾主四肢하고 濕勝故不擧라 **其不及 則令人九竅不通**하니 不能灌漑五藏이라 故九竅不通이라 **名曰重强**이라 藏氣皆不和順이라	그 脈이 오는 것이 물이 흐르는 것과 같은 것을 太過라고 말하니 病이 外에 있고, 脈이 새의 부리와 같은 것을 不及이라고 말하니 病이 안에 있다. 太過하면 사람으로 하여금 四肢를 들어 움직이지 못하게 하고 脾는 四肢를 주관하고 濕勝하므로 四肢不擧하게 된다. 不及하면 사람으로 하여금 九竅不通하게 하니 五藏에 灌漑하지 못하므로 九竅不通하게 된다. 重强이라고 말한다. 藏氣가 모두 和順하지 못한 것이다.
眞肝脈至하면 卽眞藏脈이	眞肝脈이 나타나면 즉 眞藏脈을 말한다.

9 『全書本』에 '不主四時 故云孤藏 脾位中央 故灌四藏'의 註文이 없다.

라 中外急如循刀刃責責然하고 如按琴瑟弦하고 色青白不澤하고 毛折乃死라衛氣敗絶일새라

안과 밖 모두 急한 것이 칼날을 만지는 것 같아 責責然하게 단단하고 거문고의 줄을 누르는 것 같고 色이 靑白으로 潤澤하지 못하고 皮毛가 끊겨 죽게 된다. 衛氣가 敗絶하였기 때문이다.

眞心脈至하면 堅而搏하야 如循薏苡子 累累然하고 色赤黑不澤하고 毛折乃死라 眞肺脈至하면 大而虛하야 如以毛羽中人膚하고 色白赤不澤하고 毛折乃死라 眞腎脈至하면 搏而絶하야 如指彈石 辟辟然하고 色黑黃不澤하고 毛折乃死라 眞脾脈至하면 弱而乍數乍疏하고 色黃青不澤하고 毛折乃死라 見眞藏曰死는 何也오 五藏者는 皆禀氣于胃하니 胃者五藏之本也라 藏氣者는 不能自致于手太陰하고肺라 必因于胃氣라야 乃至于手太陰也라脈必先會于手太陰 而後能

眞心脈이 나타나면 堅하면서 搏하여 율무씨를 만지는 것 같아 累累然하게 쌓여 있고 色이 赤黑으로 潤澤하지 못하고 皮毛가 끊겨 죽게 된다. 眞肺脈이 나타나면 大하면서 虛하여 毛羽로 사람의 皮膚를 찌르는 것 같고 色이 白赤으로 潤澤하지 못하고 皮毛가 끊겨 죽게 된다. 眞腎脈이 나타나면 搏하면서 絶하여 손가락으로 돌을 튕기는 것같이 辟辟然하게 단단하고 色이 黑黃으로 潤澤하지 못하고 皮毛가 끊겨 죽게 된다. 眞脾脈이 나타나면 弱하면서 잠시 빨라지다가 잠시 疏略하게 되고 色이 黃青으로 潤澤하지 못하고 皮毛가 끊겨 죽게 된다. 眞藏脈이 나타나면 죽게 된다고 한 것은 무엇인가? 五藏은 모두 胃로부터 氣運을 받으니 胃는 五藏의 根本이 된다. 藏氣는 능히 스스로 手太陰에 이르지 못하고手太陰은 肺를 말한다. 반드시 胃氣에 힘입을 지라야 手太陰에 이르게 된다.脈이 반드시 먼저 手太陰肺經에서

行于諸經일새라

만나고 그 후에 능히 다른 經脈에 흐르기 때문이다.

故五藏이 各以其時로 自爲而至于手太陰也라弦鉤毛石等은 因時各爲其狀 而至于手太陰寸部하니 所謂肺朝百脈也라

그러므로 五藏이 각각 그때에 맞게 스스로 手太陰에 이르게 된다.弦鉤毛石 등의 脈象은 그때에 맞추어 각각 그 形狀이 나타나는 것으로 手太陰의 寸口部位에 이르게 되니 이른바 肺朝百脈이라고 한다.

故邪氣勝者는 **精氣衰也**라 **故病甚者**는 **胃氣不能與之俱至于手太陰**이라 **故眞藏之氣獨見**하니 **獨見者**는 **病勝藏也**라 **故曰死**라

그러므로 邪氣勝이라는 것은 精氣가 衰弱한 것이다. 그러므로 病甚한 경우는 胃氣가 능히 手太陰에 이르지 못하게 된다. 그러므로 眞藏의 氣가 홀로 나타나게 되니 眞臧의 氣가 홀로 나타난다는 것은 病이 藏腑를 이긴 것이므로 죽게 된다.

3.『素問·陰陽別論』

脈有陰陽하니 **知陽者知陰**하고 **知陰者知陽**이라王註에 深知則備議其變易이라하니라

脈에 陰陽이 있으니 陽脈을 알면 陰脈을 알게 되고 陰脈을 알면 陽脈을 알게 된다.王冰註에 깊이 알면 그 變易함을 갖추어 論議하게 된다고 하였다.

凡陽有五하니 **五五二十五陽**이라陽은 陽和之脈也라 五藏은 心肝脾肺腎이오

무릇 陽脈에 다섯 가지가 있으니 5에 5를 곱하여 25가지의 陽脈이 된다.陽은 陽和의 脈이다. 五藏은 心肝脾肺腎이고 그 脈形은 弦鉤

形爲弦鉤耎毛石五脈하니 當旺之時하야 各形本脈하니 一脈之中에 又各兼五脈이라 無過不及者는 皆爲陽脈也라

耎毛石의 五脈이 되니 旺盛한 때가 되어 각각 本脈의 形狀이 드러나니 一脈 가운데 또 각각 五脈을 兼하게 된다. 過하거나 不及함이 없는 경우는 모두 陽脈이 된다.

所謂陰者는 眞藏也니 見則爲敗하고 敗必死也라眞藏은 卽前眞肝脈至之類오 藏者는 藏也라 藏眞은 見而不藏하고 全失陽和之氣니 爲陰脈也라

이른바 陰이라는 것은 眞藏脈을 말하니 이 眞藏脈이 나타나면 敗하고 敗하면 반드시 죽게 된다. 眞藏은 즉 앞의 眞肝脈이 나타나는 무리가 되고 藏은 貯藏한다는 것이다. 藏眞은 나타나면서 감추지 않고 陽和의 氣를 모두 잃은 것이니 陰脈이 된다.

所謂陽者는 胃脘之陽也라有胃氣하면 則脈和緩하니 爲陽脈이오 無胃氣하면 則爲陰脈이라 王註에 解作人迎胃脈하니 在結喉旁動脈應手處하고 左小常以候藏하며 右大常以候府하니 于經文似覺欠貫이라

이른바 陽이라는 것은 胃脘의 陽을 말한다. 胃氣가 있으면 脈이 和緩하게 되니 陽脈이 되고, 胃氣가 없으면 陰脈이 된다. 王冰註에 人迎胃脈이라고 解釋하여 記錄하니 結喉 옆의 動脈이 손에 느껴지는 곳이고 左側의 人迎脈은 작아서 항상 藏을 살피고 右側의 人迎脈은 커서 항상 府를 살피니 經文에 一貫性이 缺如되었다고 느껴지는 부분이다.

別于陽者는脈雖病而有胃氣者라 **知病處也라**某脈不和하면 則知病在某處일새라

陽脈의 存在與否를 判別하는 것은 脈이 비록 病들었지만 胃氣가 있는 경우를 말한다. **病處를 알기 위함이다.** 어떠한 脈이 不和하면 病이 어느 곳에 생겼나를 알 수 있기 때문이다.

別于陰者는眞藏陰脈이라 **知死生之期라**陰陽生克을 推而知之라

陰脈의 存在 與否를 判別하는 것은 眞藏陰脈을 말한다. **死生의 時期를 알기 위함이다.** 陰陽生克을 미루어 알 수 있는 것을 말한다.

4.『素問·平人氣象論』

脈從陰陽하면 **病易已**하고 **脈逆陰陽**하면 **病難已**며 左人迎爲陽이니 春夏洪大爲順하고 沉細爲逆이라 右氣口爲陰이니 秋冬沉細爲順하고 洪大爲逆이라 男子左大爲順하고 女子右大爲順이라 凡外感症에 陽病見陽脈爲順하며 陽病見陰脈爲逆하고 陰病見陽脈亦爲順이라 內傷症에 陽病見陽脈爲順하며 고 陽病見陰脈爲逆하고 陰病見陰脈爲順하며 陰病見陽脈亦爲逆也라 **脈得四時之順**을 **曰病無他**요 如春弦夏鉤等이 是也라 **脈反四時**와 **及不間藏**을 **曰難已**라 春得肺脈하고 夏得腎脈을 爲反四時라 間藏은 如肝病乘土하야 當傳脾로대 乃不傳脾而傳心하면 則間其所勝之藏 而傳于所生之藏矣라 難經所謂間藏者生이 是也라

脈이 陰陽을 따르면 病이 쉽게 낫게 되고 脈이 陰陽을 거스르면 病이 낫기 어려우며, 左人迎은 陽이니 春夏에 脈이 洪大하면 順이 되고 沉細하면 逆이 된다. 右氣口는 陰이니 秋冬에 脈이 沉細하면 順이 되고 洪大하면 逆이 된다. 男子는 左脈이 크면 順이 되고 女子는 右脈이 크면 順이 된다. 무릇 外感症에 있어 陽病에 陽脈이 나타나면 順이 되며 陽病에 陰脈이 나타나면 逆이 되고, 陰病에 陽脈이 나타나면 또한 順이 되며 內傷症에 있어 陽病에 陽脈이 나타나면 順이 되며 陽病에 陰脈이 나타나면 逆이 되고 陰病에 陰脈이 나타나면 順이 되며 陰病에 陽脈이 나타나면 또한 逆이 된다.

脈이 四時의 順을 얻은 것을 가로대 별다른 病은 없고, 脈이 四時의 순서를 얻었다는 것은 春弦, 夏鉤 등을 말한다. 脈이 四時에 反하는 것과 間藏하지 못하는 것을 가로대 낫기 어렵다고 한다. 봄에 肺脈이 나타나고 여름에 腎脈이 나타나는 경우를 反四時라고 한다. 間藏은 肝病이 乘土하여 마땅히 脾에 傳變되어야 하는데 脾로 傳變되지 않고 心으로 傳變하게 되면, 즉 所勝하는 藏을 건너뛰고 所生의 藏에 傳變된다.『難經』에서 말하는 間藏인 경우는 살게 된다는 것이다.

脈有逆從四時하고 未有藏形하니當旺之時에 本藏之脈未至일새라 春夏而脈瘦하고玉機眞藏論作沉澀이라 秋冬而脈浮大를 命曰逆四時也라 風熱而脈靜하고傷風熱者는 脈宜浮大라 泄而脫血에 脈實하고脈宜沉細 而反實大라 病在中에 脈虛하고內傷病而脈無力이라 病在外에 脈澀堅者는外感病은 脈宜浮滑이로대 而反澀堅이라 皆難治니按玉機眞藏論에 病在中脈實堅 病在外脈不實堅者 皆難治라하야 與此相反이라 新校正云 此得而彼誤라 命曰反四時也라與反四時者로 相類라

脈에 逆從四時가 있고 감추어진 形態가 있지 않으니마땅히 旺盛한 때에 本藏의 脈이 이르기 않았기 때문이다. 春夏에 脈이 瘦하고『素問·玉機眞藏論』에 沉澀이라고 되어 있다. 秋冬에 脈이 浮大한 경우를 四時에 逆한다고 말한다. 風熱에 脈靜하고風熱에 損傷된 경우는 脈이 마땅히 浮大하게 된다. 泄하여 脫血되었을 때에 脈實하고脈이 마땅히 沉細하여야 하지만 도리어 實大한 경우이다. 病이 內部에 있을 때 脈이 虛하고內傷病에 脈이 無力한 경우이다. 病이 外部에 있을 때 脈이 澀堅한 경우는外感病은 脈이 마땅히 浮滑하여야 하지만 도리어 澀堅한 경우이다. 모두 治療하기 어려우니『素問·玉機眞藏論』에 病이 內部에 있을 때 脈이 實堅한 경우와 病이 外部에 있을 때 脈이 實堅하지 않은 경우는 모두 難治라고 하여 이 文章과 相反된다. 新校正에서는 이것이 옳고『素問·玉機眞藏論』이 잘못되었다고 하였다. 이를 四時에 反한다고 命名한다.四時에 反하는 것으로 더불어 서로 類似하다.

5.『素問·宣明五氣論』

五邪所見이라 春得秋

脈을 통하여 五邪가 나타난다. 봄에 秋

脈 夏得冬脈 長夏得春脈 秋得夏脈 冬得長夏脈하니皆五行相克이라 名曰陰出之陽하니 病善怒하면 不治라新校正에 陰出之陽 病善怒는 疑錯簡이라하니라 吳註云 謂眞藏陰脈이 出于陽和脈之上하고 再加善怒하면 則東方生生之本亡矣라하니라	脈이 나타나고 여름에 冬脈이 나타나고 長夏에 春脈이 나타나고 가을에 夏脈이 나타나고 겨울에 長夏脈이 나타나니모두 五行의 相克關係로 이루어진다. 陰의 邪氣가 밖으로 나간다고 말하니 病에 화를 잘 내면 治療하지 못하게 된다.新校正에 陰出之陽 病善怒라는 文章은 錯簡이 疑心된다고 하였다. 吳崐註에 眞藏陰脈이 陽和脈의 위에 나타나고, 다시 여기에 화를 잘 내면 東方에서 生生하는 根本이 없어지게 될 것이라고 하였다.

6.『素問 · 至眞要大論』

春不沉하고 夏不弦하고 冬不澀하고 秋不數을 是謂四塞이라吳註에 言脈雖待時而至로대 亦不可絶類而至라 若春至而全無冬脈하고 夏至而全無春脈하면 已雖專旺 而早絶其母氣니 是五藏不相貫通也라하니라	봄에 沉脈이 나타나지 않고, 여름에 弦脈이 나타나지 않고, 겨울에 澀脈이 나타나지 않고, 가을에 數脈이 나타나지 않는 것을 四塞이라고 말한다.吳崐註에 脈이 비록 때를 기다려 오지만, 또한 그 무리를 끊어서 오는 것은 아닌 것이다. 만약 봄에 이르러 겨울의 脈이 전혀 나타나지 않고 여름이 되어 봄의 脈이 전혀 나타나지 않으면, 자신이 비록 홀로 旺盛하지만 그 母氣가 일찍 끊어진 것이니 이는 五藏이 서로 貫通하지 못하는 것이라고 하였다.
參見曰病하고 復見曰	섞여 보이는 것을 病이라고 말하고, 다시

病하고 **未去而去曰病**하고 **去而不去曰病**이라吳註에 一部而參見諸部는 此乘侮交至也라 旣見于本部하고 復見于他部는 此淫氣太過也라 未去而去는 爲本氣不足하고 來氣有餘라 去而不去는 爲本氣有餘하고 來氣不足이라하니라 王註에 復見은 謂再見이오 已衰는 已死之氣也라하니라

보이는 것을 病이라고 말하고, 사라지지 말아야 하는데 사라지는 것을 病이라고 말하고, 사라져야 하는데 사라지지 않는 것도 病이라고 말한다. 吳崐註에서는 한 부위에 있어야 하나 여러 부위에서 함께 보이는 것은 이는 乘侮하여 함께 이른다. 이미 本部에서 나타나고 다시 다른 부위에서 나타나는 것은 淫氣가 太過한 것이다. 사라지지 않아야 하는데 사라진 것은 本氣가 不足하고 來氣가 有餘한 것이다. 사라져야 하는데 사라지지 않은 것은 本氣가 有餘하고 來氣가 不足한 것이라고 하였다. 王冰註에 復見은 다시 나타난다는 것을 말하는 것이고 已衰는 이미 죽은 氣라고 하였다.

7.『靈樞 · 脈度』

經脈爲裏오如手太陰肺經이 自中府至少商히 乃直行于經隧之裏者也라 **支而橫者爲絡**이오如肺經之列缺穴에서 橫行于手陽明大腸經者가 爲絡脈也라 **絡之別者爲孫**이라絡之歧者니 猶子又生孫也라

經脈은 안에 있고예를 들면 手太陰肺經이 中府穴로부터 少商穴에 이르기까지 經隧의 안쪽을 直行한다. 가지를 쳐서 橫行하는 것이 絡이고 예를 들면 手太陰肺經이 列缺穴에서 手陽明大腸經으로 橫行하는 것이 絡脈이 된다. 絡脈에서 별도로 가는 것이 孫이 된다. 絡脈의 가지이니 자식이 또 孫子를 낳은 것과 같다.

8. 『靈樞·經脈』

經脈者는 常不可見也니 其虛實也는 以氣口知之라 十二經脈은 伏行分肉之間하니 深而不見이라 必診氣口寸脈然後에 知其虛實이라 故診脈者는 必以氣口爲主也라

經脈이라는 것은 항상 드러나 볼 수 있는 것이 아니니, 經絡의 虛實은 氣口를 살펴보아 알 수 있다. 十二經脈은 分肉의 사이에 숨어 運行하니 깊어서 드러나지 않는다. 반드시 氣口의 寸脈을 診察한 然後에 그 經脈의 虛實을 알 수 있다. 그러므로 診脈을 할 경우에는 반드시 氣口를 爲主로 하여야 한다.

脈之見者는 皆絡脈也라 絡脈如肺列缺 大腸偏歷之類니 其脈常動하야 不必于氣口知之라

脈이 드러나는 경우는 모두 絡脈이다. 絡脈은 肺經의 列缺穴, 大腸經의 偏歷穴 등이니 그 脈이 항상 뛰어 氣口에서만 맥이 뛰는 것은 아니다.

凡診絡脈에 脈色青하면 則寒且痛하고 赤則有熱이오 胃中寒하면 手魚之絡多青矣하고 手大指下 肉高起者爲魚라 **胃中有熱하면 魚際絡赤이라** 魚際亦肺經穴이라

무릇 絡脈을 診斷함에 絡脈이 푸른색이면 寒 그리고 痛이고, 붉은색이면 熱이고, 胃中이 寒하면 손의 魚際부분의 絡脈이 푸른색이 많이 나타나고, 엄지손가락 아래의 살이 많아 높이 융기된 부분을 魚라고 한다. 胃中에 熱이 있으면 魚際絡이 붉은색이 된다. 魚際은 또한 手太陰肺經의 穴자리 이기도 하다.

其暴黑者는 留久痺也오 其有赤有黑有青者는 寒熱氣也오 其青短者는 少氣也라

魚際가 갑자기 흑색이 되는 경우는 久痺가 머무르는 것이고, 魚際에 붉은색과 흑색과 푸른색이 섞여 있는 경우는 寒熱氣가 있는 것이고, 魚際가 푸른색

이 짧은 경우는 少氣이다.

9.『素問 · 五藏別論』

氣口何以獨爲五藏主오氣口卽寸脈이니 亦曰脈口오 可以候氣之盛衰라 故名氣口라 若分言之하면 今以左爲人迎 右爲氣口라 **曰 胃者**는 **水穀之海**오 **六府之大源也**라言脈雖見于氣口而實本之于脾胃라

氣口가 어찌 홀로 五藏을 주관하는가? 氣口는 즉 寸脈이니 脈口라고도 하고 氣의 盛衰를 살핀다. 그러므로 氣口라고 命名한다. 만약 나누어 말하면 지금은 左側은 人迎이고 右側은 氣口이다.
가로대 胃는 水穀의 海이고 六腑의 大源이다.脈이 비록 氣口에서 나타나지만 실제로는 脾胃가 根本이 된다.

五味入口藏于胃하야 **以養五藏氣**하니 **氣口亦太陰也**라脾爲足太陰이며 爲胃行其津液하야 以傳于肺하니 而肺氣口 亦手太陰也라

五味가 입으로 들어가 胃에 貯藏되어 五藏氣를 기르니 氣口 또한 太陰이다. 脾는 足太陰이 되며 胃에서 津液을 運行하게 하여 肺로 전달하니 肺氣口가 또한 手太陰이다.

是以五藏六府之氣味가 **皆出于胃**하야 **變見于氣口**라氣味由胃傳肺하니 肺爲轉輸于諸經이라 故諸經之脈이 皆變見于此라

이로써 五藏六腑의 氣味가 모두 胃에서 나와 變化하여 氣口에 나타난다.氣味가 胃에서 肺로 전달하게 되니 肺는 모든 經脈에 轉輸한다. 그러므로 모든 經脈의 脈이 變化하여 氣口에 나타난다.

故五氣入鼻에 藏于心肺하니五味入口入于府하고 五氣入鼻入于藏은 惟心肺居膈上이라 故先受之라 心肺有病 而鼻爲之不利也라

그러므로 五氣가 코를 통하여 들어와 心肺에 貯藏하게 되니五味를 먹어 六腑에 들어가게 되고 五氣가 코를 통하여 五藏에 들어가게 되는 것은 오직 心肺가 橫膈膜위에 居處하므로 먼저 받게 된다. 心肺에 病이 있게 되면 코가 편안하지 못하게 된다.

10.『素問·經脈別論』

食氣入胃하야此段은 專言食이라 散精于肝하고 淫氣于筋하며肝主筋하니 其精淫溢入肝以養筋이라

食氣가 胃에 들어가이 文章은 飮食에 대하여만 언급하였다. 精氣를 肝에 布散시키고 筋에 氣가 넘치며肝은 主筋하니 그 精氣가 넘쳐 肝에 들어가 養筋한다.

食氣入胃하야 濁氣歸心하고 淫精于脈하며穀肉은 皆粗濁之物이니 其氣上歸于心하고 其精微者는 則淫入于脈이라 心主脈은 卽血이라

食氣가 胃에 들어가 濁氣는 心으로 돌아가고 精이 脈에 넘치며穀肉은 모두 粗濁하니 그 氣가 위로 心에 들어가고 그 精微로운 것은 넘쳐 脈에 들어가게 된다. 心主脈은 즉 血을 말한다.

脈氣流經하고 經氣歸于肺하니 肺朝百脈하야 輸精于皮毛하고脈氣流行于十二經하니 十二經之氣가 皆歸于肺라 肺居高而受百脈之朝會라야 乃轉輸精

脈氣는 經脈을 흐르고 經氣는 肺에 歸屬하게 되니, 肺는 모든 脈을 朝會하여 精氣를 皮毛로 移送하고,脈氣가 十二經을 流行하니 十二經의 氣가 모두 肺에 歸屬된다. 肺는 장부 중 가장 높은 곳에 위치하여 百脈의 朝會를 받아야만 精氣를 轉輸하여 皮毛에 布散시킬 수 있으니, 나무

氣하야 布散于皮毛하니 如木之行津이 必由于皮也라 **毛脈合精**하야 **行氣于府**하고府는 王註作膻中하니 謂宗氣之所聚也라 張註作六府라 **府精神明**이 **留于四藏**하고六府之精氣神明이 上輸于肺하야 以養心肝脾腎四藏이라 **氣歸于權衡**하니 **權衡以平**하야肺主治節하고 分布氣化하야 使四藏安定[10]이라 三焦均平하면 上下中外가 各得其所也라 **氣口成寸**하니 **以決死生**이라此는 脈之所由來也라 氣口亦名寸口오 百脈之大要會也라 馬註에 與魚際相去一寸이라 故名成寸이라하니라 張註에 分尺爲寸也라하니 按컨대 脈前爲寸 後爲尺 中爲關하니 此云成寸은 盖兼關尺而言之也라 醫者由此察脈하야 知病以決人之死生也라

에서 津液을 옮기는 것은 반드시 樹皮를 經由하는 것과 같다. **皮毛와 脈이 精을 合하여 府에 氣를 行하게 하고,**府는 王冰註에서 膻中이라고 하였으니 宗氣가 모이는 곳이다. 張志聰註에서는 六腑라고 하였다.

六腑의 精과 神明이 四藏에 머물고,六腑의 精氣와 神明이 위로 肺에 輸送되어 心肝脾腎의 四藏을 기른다.

氣가 權衡에 歸屬하니 權衡으로써 均衡을 잡아,肺는 治節을 주관하고 分布하고 氣化하여 四藏으로 하여금 安定되게 한다. 三焦가 均平하면 上下中外가 각각 자신의 일을 하게 된다.

氣口는 寸을 이루니 氣口로 死生을 決定한다.이것은 脈의 由來가 된다. 氣口는 또한 寸口라고 이름 짓고 百脈이 크게 모이는 곳이다. 馬蒔註에 魚際穴에서의 거리가 一寸이 된다. 그러므로 成寸이라고 이름 지었다고 하였다. 張志聰註에 尺部를 나누어 寸이 된다고 하였으니 생각해 보건대 脈前이 寸이고 後가 尺이고 中이 關이 되니 여기에서 成寸이라고 말한 것은 대개 關尺을 兼하여 말한 것이다. 醫者가 이로 말미암아 察脈하여 病을 알아 사람의 死生을 判別할 수 있다.

10 『全書本』에 '定'이 '全'으로 되어 있다.

飮入于胃하야此段專言飮하니 與上文食入[11]相對라 故此下有通調水道 水精四布之文이라 東垣丹溪改作飮食入胃하고 後人宗之하니 失經旨矣라 **游溢精氣**하야 **上輸于脾**하고 **脾氣散精**하야 **上歸于肺**하고 脾主爲胃行其津液하니 所謂上焦如霧 中焦如漚也라 **通調水道**하야 **下輸膀胱**이라肺行下降之令하야 轉輸而入膀胱하니 所謂下焦如瀆也라

飮이 胃에 들어와이 文段은 오로지 飮을 말하였으니 앞 문장의 食氣가 들어온다는 것과 서로 對比된다. 그러므로 이 아래에 通調水道 水精四布의 文章이 있다. 東垣과 丹溪가 飮食入胃라고 고치고 後人들이 이를 따르니 經旨를 잃었다. 精氣가 흐르고 넘쳐 위로 脾에 輸送되고 脾氣가 精을 分散시켜 위로 肺에 歸屬하게 되고,脾는 胃를 위하여 津液을 運行하니 이른바 上焦는 안개와 같고 中焦는 거품과 같은 것이다. 水道를 疏通시켜 調和롭게 하여 아래로 膀胱에 輸送하니,肺가 肅降의 命令을 내려 轉輸하여 膀胱에 들어가게 되니 이른바 下焦는 도랑과 같다.

水精四布에 **五經幷行**하야 **合于四時**하니脈道之行이 因時而呈其狀일새라 **五藏陰陽**은禮記에 飮以養陽하고 食以養陰이라하니 此는 合飮食而言之也라 **揆度**으로 **以爲常**[12]**也**라病能論에 揆者는 言切求其脈理也오 度者는 得其病處에 以

水精이 四方으로 分布함에 五經에 아울러 운행하게 되어 四時에 附合하게 되니,脈道의 運行이 四時로 인하여 그 形狀을 드러내기 때문이다. 五藏과 陰陽은『禮記』에 飮으로 陽을 기르고 食으로 陰을 기른다고 하였으니 이는 飮食을 합하여 말한 것이다. 揆度으로써 法度를 삼는다.『素問·病能論』에 揆라는 것은 그 脈理를 간절히 구하는 것이고, 度이라는 것은 病處를 구함에 四時로써 헤아리는 것이라고 하였다. 醫者는 이로 인

11 『全書本』에 '入'이 '之'로 되어 있다.
12 맥을 잡는 방법을 말함.

四時度之也라하니라 醫者因此揆而度之하야 以知病情으로 爲常法也라

하여 간절히 구하고 헤아려 病情을 아는 것으로 恒常된 法度로 삼아야 한다.

11. 『素問·脈要精微論』

夫脈者는 **血之府也**니 榮行脈中일새라 刺志論曰 脈實血實하고 脈虛血虛라하니라 **長則氣治**하고長爲氣足일새라 **短則氣病**하고 短爲不足일새라 **數則煩心**하고數疾爲熱일새라 **大爲病進**하고大爲邪盛일새라 **上盛**하면寸口라 **則氣高**하고 **下盛**尺中이라 馬註謂寸下는 卽關也라 蓋以脹滿屬中部라하니라 昂按컨대 胃亦有脹이라 **則氣脹**하고 胃者는 胃之關이니 關門不利라 故脹이라 **代則氣衰**하고動而中止 曰代라 **細則氣少**하고 **澀則心痛**이라澀爲血少라

무릇 脈이라는 것은 血의 府가 되니榮氣가 脈中을 운행하기 때문이다. 『素問·刺志論』에 脈實하면 血實하게 되고 脈虛하면 血虛하게 된다고 하였다. 脈이 長하면 氣가 잘 다스려지고,長은 氣가 充足하기 때문이다. 脈이 短하면 氣가 病들고,短은 不足하기 때문이다. 脈이 數하면 煩心하고,數疾한 것은 熱이 나기 때문이다. 脈이 大하면 病이 進行되고,大한 것은 邪氣가 盛하기 때문이다. 上盛하면上은 寸口를 말한다. 즉 氣가 높은 곳에 있고, 下盛하면下는 尺中을 말한다. 馬蒔註에 이르되 寸下는 즉 關을 말한다. 대개 脹滿은 中部에 속한다고 하였다. 내가 생각해 보건대 胃 또한 脹滿이 있다. 즉 氣脹하고,胃은 胃의 關門이 되니 關門이 이롭지 못한 것이므로 脹하게 된다. 脈이 代하면 氣衰하고,脈動이 있다가 중간에 그치는 것을 代라고 말한다. 脈이 細하면 氣少하고 脈이 澀하면 心痛이 된다. 澀은 血少하기 때문이다.

渾渾革至如涌泉하면 甲乙脈經 皆作渾渾革革 至如涌泉이라하니라 病進而色弊하고 綿綿其去如弦絶하면 死라脈微而復絶이라

脈이 廣大한 모습으로 갑자기 이르는 것이 涌泉과 같으면『甲乙經』과『脈經』에서는 모두 渾渾革革 至如涌泉이라고 하였다. 病이 진행되어 色弊하게 되고 脈이 綿綿하여 줄이 끊어지는 것과 같으면 죽게 된다.脈이 微弱하면서 다시 끊어지는 것이다.

12.『素問 · 通評虛實論』

何謂虛實이오 曰 邪氣盛則實하고 精氣奪則虛라 虛實何如오 曰 氣虛者는 肺虛也오肺主氣일새라 氣逆者는 足寒也니上盛下虛일새라 非其時則生하고非相克之時라 當其時則死하니遇相克之時라 餘藏皆如此라 所謂重實者는 言大熱病에 氣熱脈滿을 是謂重實이라 經絡皆實은 是寸脈急而尺緩也니 寸急爲陽經實하고 尺緩爲陰絡實이라 王註에 陰分主絡하

무엇을 虛實이라고 말하는가? 가로대 邪氣가 旺盛한 것을 實이라 하고 精氣가 奪盡한 것을 虛라고 한다. 虛實은 어떤가? 가로대 氣虛는 肺虛이고肺主氣하기 때문에 氣虛가 肺虛이다. 氣逆한 것은 足寒하니上盛下虛하기 때문에 足寒이 나타난다. 그 때가 아니면 즉 살게 되고相克하는 때가 아닌 것을 말한다. 그때에 當하면 죽게 되니 相克하는 때를 만나면 죽게 된다. 나머지 五藏도 이와 같다. 이른바 重實이라는 것은 大熱病에 氣熱하고 脈滿한 것을 重實이라고 말한다. 經絡이 모두 實한 것은 이는 寸脈이 急하고 尺脈이 緩하니寸脈이 急한 것은 陽經이 實한 것이고, 尺脈이 緩한 것은 陰絡이 實한 것이다. 王冰註에 陰分은 絡을 주관하고 陽

고 陽分主經이라하니라 滑則從하고 澀則逆也라 故五藏骨肉滑利하면 可以長久也라凡物死則枯澀일새라

分은 經을 주관한다고 하였다. 滑하면 順從하게 되고 澀하면 拒逆하게 된다. 그러므로 五藏과 骨肉이 滑利하면 오랫동안 살 수 있다.무릇 事物이 죽게 되면 마르고 깔깔해지기 때문이다.

絡氣不足하고 經氣有餘者는 脈口熱寸口라 而尺寒也라 秋冬爲逆하고 春夏爲從이니 治主病者라春夏陽氣高라 故脈口宜熱하고 尺中宜寒하니 當察其何經何絡所主而治之라

絡氣가 不足하고 經氣가 有餘한 경우는 脈口가 熱이 나고脈口는 寸口를 말한다. 尺部가 차게 된다. 秋冬에는 逆이 되고 春夏에는 從이 되니 각각 主病을 治療한다.春夏에는 陽氣가 올라가게 된다. 그러므로 脈口가 마땅히 熱이 나고 尺中이 마땅히 차게 되니 마땅히 어떤 經과 絡에서 주관하는가를 살펴서 治療하여야 한다.

經虛絡滿者는 尺脈滿하고 脈口寒澀也니 此春夏死하고 秋冬生也라秋冬陽氣下라 故尺中宜熱하고 脈口宜寒이라

經虛絡滿한 경우는 尺脈이 滿하고 脈口가 寒澀하니 이는 春夏에는 죽게 되고 秋冬에는 살게 된다.가을과 겨울에는 陽氣가 내려간다. 그러므로 尺中이 마땅히 熱나고 脈口가 마땅히 차게 된다.

何謂重虛오 曰 脈氣上虛尺虛를 是謂重虛라寸尺皆虛라

무엇을 重虛라고 말하는가? 가로대 脈氣가 上虛하고 尺虛한 것을 이를 重虛라고 말한다.寸尺 모두가 虛하다.

如此者는 滑則生하고

이와 같은 경우에 滑하면 살게 되고 澀

澀則死也라 腸澼便血은 何如오腸風下痢를 皆名腸澼이라 此問似專指下痢하니 觀下文可見이라 便血은 純血也니 爲熱傷血分일새라

하면 죽게 된다. 腸澼과 便血은 어떤가?腸風下痢를 모두 腸澼이라고 命名한다. 여기서는 오직 下痢만을 質問한것 같으니 아래 文章을 보면 알 수 있다. 便血은 純血이니 熱이 血分을 損傷시켰기 때문에 나타난다.

身熱則死하고 寒則生이라 腸澼[13]下白沫은 何如오非膿非血 而下白沫이니 爲熱傷氣分일새라 脈沉則生하고 脈浮則死라浮爲陰症이로대見陽脈하니 大抵痢疾에 忌身熱脈浮라

몸에 熱이 나면 죽게 되고 몸이 차면 살게 된다. 腸澼하고 白沫을 보는 경우는 어떤가?膿이나 血이 아니라 白沫을 보게 되니 熱이 氣分을 손상시켰기 때문에 나타난다. 脈沉하면 살게 되고 脈浮하면 죽게 된다.浮는 陰症이로대 陽脈이 나타나니, 大抵 痢疾에 身熱 脈浮한 경우를 禁忌하여야 한다.

腸澼下膿血은 何如오赤白相兼은 氣血俱傷이라 脈懸絶則死하고 滑大則生이라滑爲陰血이오 大爲陽氣일새라

腸澼에 膿血을 보는 경우는 어떤가?赤白이 서로 兼하여 나타나는 경우는 氣血이 모두 損傷된 것이다. 脈이 懸絶하면 죽게 되고 滑大하면 살게 된다.脈滑은 陰血이고 脈大는 陽氣이기 때문이다.

癲疾은 何如오 脈搏大滑이 久自已하고陽證得陽脈일새라 脈小堅急하면 死不治라陽證得陰脈일새라

癲疾은 어떤가? 脈搏 大滑이 오래되면 스스로 낫게 되고陽證에 陽脈이 나타나기 때문이다. 脈小하면서 堅急하면 죽게 되어 治療되지 않는다.陽證에 陰脈이 나타나기 때문이다.

13 大便에 피고름이 섞여 나오는 것을 말함.

癲疾之脈의 虛實은 何如오 虛則可治하고 實則死라實爲邪盛일새라

癲疾이 있을 경우 脈의 虛實은 어떤가? 虛하면 가히 治療가 될 수 있고 實하면 죽게 된다.脈實한 것은 邪盛하기 때문이다.

消癉의胃熱消穀善飢라 虛實은 何如오 脈實大하며 病久하면 可治하고血氣尙盛일새라 脈懸小堅하며 病久하면 不可治라

消癉의消癉은 胃熱하여 消穀善飢한다. 虛實은 어떤가? 脈이 實大하며 病이 오래되면 가히 치료가 될 수 있고血氣가 오히려 盛하기 때문이다. 脈이 懸하고 小堅하며 病이 오래되면 가히 治療하지 못하게 된다.

13.『問・平人氣象論』

寸口之脈이 中手短者를 曰頭痛이오 中手長者를 曰足脛痛이라王註에 短爲陽不足이라 故病在頭하고 長爲陰太過이라 故病在足이라하니라

寸口의 脈이 손에 닿는 것이 짧은 경우를 頭痛이 된다고 하고, 손에 닿는 것이 긴 경우를 足脛痛이 된다고 한다.王冰註에 짧다는 것은 陽不足이므로 病이 머리에 생기고, 길다는 것은 陰太過이므로 病이 다리에 생긴다고 하였다.

寸口脈이 中手促上擊者를 曰肩背痛이오陽盛于上일새라 寸口脈이 沉而堅者를 曰病在中이

寸口脈이 손에 닿는 것이 促急하면서 위로 튕기는 경우를 肩背痛이 된다고 하고,陽이 上部에서 盛하기 때문이다. 寸口脈이 沉하면서 堅한 경우를 病이 안에 있다

오 浮而盛者를 曰病在外오 寸口脈이 沉而橫을 曰脅下有積이니 腹中有橫積痛이오 寸口脈이 沉而喘을 曰寒熱이라沉爲陰이오 喘爲陽이니 當寒熱往來라

고 하고, 浮하면서 盛한 경우를 病이 밖에 있다고 하고, 寸口脈이 沉하면서 橫하는 경우를 脅下에 積이 있으니 腹中에 橫積痛이 있다고 하고, 寸口脈이 沉하면서 喘한 경우를 寒熱이 있다고 한다.沉은 陰이고 喘은 陽이니 마땅히 寒熱往來가 생기게 된다.

脈盛滑堅者를 曰病在外오 脈小實而堅者를 曰病在內오 脈小弱以澀을 謂之久病이오小弱爲氣虛오 澀爲血虛일새라 脈滑浮而疾者를 謂之新病이오氣足陽盛일새라 脈急者를 曰疝瘕 少腹痛이오急爲寒 爲痛일새라 脈滑을 曰風이오滑爲陽脈이오 風亦陽邪일새라 脈澀을 曰痹오澀爲無血이라 故痹라 緩而滑을 曰熱中이오胃熱일새라 盛而緊을 曰脹이라緊爲寒脹일새라

脈이 盛滑堅한 경우를 病이 밖에 있다고 하고, 脈이 小實하면서 堅한 경우를 病이 안에 있다고 하고, 脈이 小弱하면서 澀한 경우를 病이 오래 되었다고 하고,脈小弱은 氣虛이고 脈澀은 血虛이기 때문이다. 脈이 滑浮하면서 疾한 경우를 新病이라고 하고,氣足하며 陽盛하기 때문이다. 脈急한 경우를 疝瘕 少腹痛이라고 하고,脈急은 寒 또는 痛인 경우에 나타나기 때문이다. 脈滑을 風이라고 하고,脈滑은 陽脈이고 風 또한 陽邪이기 때문이다. 脈澀을 痹라고 하고,脈澀하면 無血한 경우이므로 痹가 된다. 脈緩하면서 滑한 경우를 熱中이라고 하고,胃熱하기 때문이다. 脈盛하면서 緊한 경우를 脹이라고 한다.脈緊하면 寒脹하기 때문이다.

尺脈緩澀을 謂之解㑊

尺脈이 緩澀한 경우를 解㑊이라 하고,

이오張註에 懈墮라하니라 安臥脈盛을 謂之脫血이오安臥脈應微而反盛하니 血去而氣無所主일새라 尺澀脈滑을 謂之多汗이오血少而陽有餘일새라 尺寒脈細를 謂之後泄이오腎主二便하니 虛寒則不能禁固[14]일새라 尺粗常熱者를 謂之熱中이라王註에 中謂下焦라하니라

解㑊을 張志聰註에서는 懈墮라고 하였다. 편안히 누워 자고 脈盛한 경우를 脫血이라고 하고,편안히 누워 자면 脈이 마땅히 微하여야 하지만 도리어 盛하니 血去하여 氣가 의지할 곳이 없어졌기 때문이다. 尺部가 澀하며 脈이 滑한 경우를 多汗이라고 하고,血少하면서 陽有餘하기 때문이다. 尺部가 차며 脈이 細한 경우를 後泄이라고 하고,腎이 二便을 주관하니 虛寒하면 禁固하지 못하기 때문이다. 尺部가 粗하면서 항상 熱이 나는 경우를 熱中이라고 한다.王冰註에 中을 일러 下焦라고 하였다.

14.『素問・脈要精微論』

心脈이 摶堅而長하면 當病舌卷不能言하고脈擊手曰摶이오 舌爲心苗니 心火盛이라 故然이라 其耎而散者는 當消還自已라王註에 諸脈耎散은 爲氣實血虛라 消謂消散이오 還謂還周[15]라하니라 張註에 消謂消

心脈이 摶堅하면서 長하면 마땅히 病은 舌卷하고 말을 하지 못하게 되고,脈이 손을 치는 것을 摶이라고 말하고 舌은 心苗가 되니 心火가 盛하므로 혀가 말려 말을 하지 못하게 된다. 脈이 耎하면서 散하는 경우는 마땅히 사그라지고 주위를 돌아 스스로 낫게 된다.王冰註에 脈이 耎散한 경우는 氣實血虛한 것이다. 消는 消散이고, 還은 還周라고 하였다. 張志聰註에 消는 消渴

14 가두어 둠.
15 周圍를 도는 것을 말함.

渴이라하니 非라

을 말한다고 하였으니 이는 잘못되었다.

肺脈이 **搏堅而長**하면 **當病唾血**하고 血隨火而逆上일새라 **其耎而散者**는 **當病灌汗**하야 **至令** 一作今이라 **不復散發也**라 脈虛多汗하면 將懼亡陽하니 不能更任發散이라 馬註에 作一散之則病已라하니 非라

肺脈이 搏堅하면서 長하면 마땅히 唾血의 病이 생기게 되고 血이 火氣를 따라서 逆上하기 때문이다. 脈이 耎하면서 散하는 경우는, 마땅히 땀이 많이 나는 病이 되어 이러한 경우에 이르게 되면 令이 어떤 책에서는 今으로 되어 있다. 다시 散發시키지 말아야 한다. 脈이 虛할 때 땀이 많이 나면 장차 亡陽이 될까 두려운 것이니 능히 다시 任意로 發散시키면 안된다. 馬蒔註에 한번 發散시키면 病이 낫는다고 하였으니 잘못되었다.

肝脈이 **搏堅而長**하고 **色不青**하면 **當病墜若搏**하야 墜墮搏擊所傷이니 色不應脈은 病在外傷일새라 **因血在脅下**하야 **令人喘逆**하고 肝主脅하니 損傷血積脅下하야 上薰于肺하면 則喘逆이라 **其耎而散**하며 **色澤者**는 **當病溢飮**하니 **溢飮者**는 **渴暴多飮**하야 **而易入肌皮 腸胃之外也**라 血虛中濕하고 水液不消일새라

肝脈이 搏堅하면서 長하고 色이 푸르지 않으면 마땅히 病은 떨어지거나 맞아서 떨어지거나 맞아서 생긴 損傷이니 色과 脈이 맞지 않는 것은 病이 外傷으로 생겼기 때문이다.
그로 인하여 血이 脅下에 생겨 사람으로 하여금 喘逆하게 하고, 肝은 脅을 주관하니 損傷되어 血이 脅下에 쌓여 위로 肺를 薰蒸하면 喘逆이 생기게 된다. 脈이 耎하면서 散하며 色이 潤澤한 경우는 마땅히 溢飮의 病이 되니 溢飮은 渴症이 나서 갑자기 많은 물을 마셔 쉽게 肌皮와 腸胃의 바깥에 들어가게 된다. 血虛한데 내부가 濕하고 水液이 막혀 없어지지 못하였기 때문이다.

胃脈이 搏堅而長하고 其色赤하면 當病折髀하고胃脈下髀라 故髀如折이라 其耎而散者는 當病食痺라胃虛라 故痺悶難消라

胃脈이 搏堅하면서 長하고 그 色이 赤色이면 마땅히 折髀하는 病이 생기고,足陽明胃經脈이 넓적다리로 내려간다. 그러므로 넓적다리가 끊어지는 듯한 痛症이 생기게 된다. 胃脈이 耎하면서 散하는 경우는 마땅히 食痺의 病이 된다.胃虛하므로 답답하고 消和가 어렵게 된다.

脾脈이 搏堅而長하고 其色黃하면 當病少氣하고脾不和하고 肺無所養이라 故少氣라 其耎而散하고 色不澤者는 當病足胻腫이 若水狀也라脾主四肢하고 脈下足胻이라 脾虛不運이라 故腫이라

脾脈이 搏堅하면서 長하고 그 色이 黃色이면 마땅히 少氣의 病이 생기고,脾가 調和되지 못하고 肺가 기르는 바가 없게 되므로 少氣하게 된다. 脈이 耎하면서 散하고 色이 潤澤하지 못한 경우는 마땅히 다리와 종아리가 부어 水腫과 유사한 病이 된다.脾는 四肢를 주관하고 足太陰脾經脈이 足과 胻으로 내려간다. 脾虛하여 運化하지 못하므로 붓게 된다.

腎脈이 搏堅而長하고 其色黃而赤者는 當病折腰하고王註에 色黃而赤은 是心脾干腎이라 腰爲腎府라 故如折이라하니라 其耎而散者는 當病少血하야 至令一作今이라 不復也라 粗大者는 陰不足陽有餘니 爲熱中也오 來疾去徐하며 上實下

腎脈이 搏堅하면서 長하고 그 色이 黃하면서 赤色인 경우는 마땅히 折腰의 病이 생기고,王冰註에 色이 黃하면서 赤色인 경우는 이는 心脾가 腎을 侵犯한 상태이다. 허리는 腎의 곳집이 되므로 허리가 끊어질 듯 아프다고 하였다. 脈이 耎하면서 散하는 경우는 마땅히 血少한 病이 되어, 이러한 경우에 이르게 되면令이 어떤 책에서는 今으로 되어 있다. 恢復하지 못하게 된다. 粗大한 경우는 陰不足하고 陽有餘한 상태이니 熱中이 되

虛는上實故來疾하고 下虛故去遲라 爲厥巓疾이오邪氣上實爲眴仆 及巓頂之疾이라 來徐去疾하며 上虛下實은 爲惡風也라 故中惡風者는 陽氣受也라風爲陽邪오 上虛故先受라 有脈이 俱沉細散者는 少陰厥也오沉細爲腎脈하고 數爲熱이라 王註에 尺脈不當見數이로대 沉細而數하니 當爲熱厥이라 沉細數散者는 寒熱也오沉細爲陰하고 數散爲陽하니 當病寒熱이라 浮而散者는 爲眴仆[16]라浮爲虛하고 散爲無神이라 故眩仆라

고, 오는 것이 빠르고 가는 것이 느리며 위는 實하고 아래는 虛한 경우는上實하므로 오는 것이 빠르고 下虛하므로 가는 것이 느리다. 厥과 巓疾이 되고,邪氣가 위에서 實하면 어지러워 넘어지는 것과 巓頂에 疾病이 생기게 된다. 오는 것이 느리고 가는 것이 빠르며 위가 虛하고 아래가 實한 경우는 惡風이 된다. 그러므로 惡風에 的中되는 경우는 陽氣를 받은 것이다.風은 陽邪이고 上虛하므로 먼저 받게 된다. 脈이 모두 沉細散한 경우는 少陰의 厥이고, 沉細는 腎脈이고 脈數은 熱이다. 王冰註에 尺脈에 數脈이 나타나는 것은 마땅하지 않지만 沉細하면서 數하니 마땅히 熱厥이 된다. 沉細數散한 경우는 寒熱이 되고,沉細는 陰이고 數散은 陽이니 마땅히 寒熱의 病이 된다. 浮하면서 散한 경우는 眴仆가 된다.浮는 虛이고 散은 神이 없으므로 어지러워 넘어지게 된다.

諸浮不躁者는雖浮而未至躁라 皆在陽 則爲熱이오浮爲陽이오 浮而不躁는爲陽中之陰이니 其病在足陽經일새라 其有躁者는 在手하고若兼躁하면 則火

모든 浮하지만 躁하지 않는 경우는비록 浮하지만 躁에는 이르지 않은 경우이다. 모두 陽에 있으니 熱이 되고,浮는 陽이 되고 浮하면서 躁하지 않는 것은 陽中의 陰이니 그 病은 足陽明胃經에 있기 때문이다. 그 躁가 있는 경우는 손에 있는 것이고,만약 躁를 겸하면 火가 上升하니 陽

16 어지러워 넘어지는 증상.

上升하니 爲陽中之陽이오 病在手經矣라 躁卽浮之甚也라

中의 陽이고 病이 手經에 있다. 躁는 浮가 더욱 심한 것을 말한다.

諸細而沉者는 **皆在陰**이니 **則爲骨痛**이오沉細爲陰脈이오 陰主骨하고 主痛일새라 **其有靜者**는 **在足**이라深[17]沉之甚也니 則病在下部足陰經矣라

모든 細하면서 沉한 경우는 모두 陰에 있으니 骨痛이 되고,沉細는 陰脈이고 陰은 骨을 주관하고 痛症을 주관하기 때문이다.
靜이 있는 경우는 足에 있는 것이다.深沉이 심한 것이니 즉 病이 下部의 足陰經에 있다.

數動一代者는 **病在陽之脈也**니 **泄及便膿血**이라代爲氣衰로대 然有積者도 亦脈代라 故主泄利[18]便血이라 馬註에 數字讀作入聲하야 數爲熱이라 故便血이라하니 非라

數動하면서 한번 쉬는 경우는 病이 陽의 脈에 있으니 泄瀉와 便膿血이 된다.代脈은 氣衰한 것이지만 積이 있는 경우에도 또한 脈代이 나타난다. 그러므로 泄利와 便血을 주관한다. 馬蒔註에 數字는 入聲으로 읽어야 한다. 그러므로 便血이 된다고 하였으니 이는 잘못되었다.

澀者는 **陽氣有餘也**오 **滑者**는 **陰氣有餘也**니 **陽氣有餘**하면 **爲身熱無汗**하고氣多血少일새라 **陰氣有餘**하면 **爲多汗身寒**하고陽虛陰盛일새라 **陰陽有餘**하면 **則無汗**

澀은 陽氣가 有餘한 것이고, 滑은 陰氣가 有餘한 것이니 陽氣가 有餘하면 身熱無汗하고,氣多血少하기 때문이다.

陰氣가 有餘하면 多汗身寒하고,陽虛陰盛하기 때문이다.
陰陽이 모두 有餘하면 無汗하면서 寒

17 『全書本』에 '深'이 '靜'으로 되어 있다.
18 『全書本』에 '利'가 없다.

而寒이라陽有餘 故無汗하고 陰有餘 故身寒이라

하게 된다.陽有餘하므로 땀이 나지 않고 陰有餘하므로 身寒하게 된다.

15.『素問 · 大奇論』

心脈滿大하면 癇瘛筋攣하고癇瘛는 音酣異라 火盛生風 而眩仆抽掣也라 肝脈小急하면 癇瘛筋攣하고血虛故小하고 受寒故急이라 血虛火盛爲癇瘛[19]하고 急爲筋攣이라 肝脈騖暴하면馳騖暴亂이라 有所驚駭하고 脈不至하고 若瘖하면 不治自已라驚駭則脈阻而氣壅이라 故不能言하니 氣復自已라

心脈이 滿大하면 癇瘛와 筋攣이 되고, 癇瘛는 音이 酣異이다. 火盛하여 風이 생겨 어지러워 넘어지고 抽掣하게 된다. 肝脈이 小急하면 癇瘛와 筋攣이 되고,血虛하므로 脈故하고 寒을 받았으므로 脈急하다. 血虛火盛하면 癇瘛가 되고 急하면 筋攣하게 된다.

肝脈이 騖暴하면騖暴는 달리고 사납고 어지러운 것을 말한다. 驚駭한 바가 있고, 脈이 이르지 않고 벙어리같이 소리가 나지 않으면 治療하지 않아도 스스로 낫게 된다.놀라면 脈이 막혀 氣壅하게 되므로 말을 하지 못하게 되니 氣가 恢復되어 스스로 낫게 된다.

腎脈小急하고 肝脈小急하고 心脈小急하고 不鼓는 皆爲瘕라小急하면 爲虛寒하고 不鼓하면 爲血不流라 故內凝爲瘕라

腎脈이 小急하고 肝脈이 小急하고 心脈이 小急하고 鼓하지 않는 경우는 모두 瘕病이 된다.小急하면 虛寒하고, 鼓하지 않으면 血이 흐르지 않는다. 그러므로 안에서 凝滯되어 瘕가 된다.

19『全書本』에 '瘛'이 '黄'으로 되어 있다.

腎肝幷沉하면 **爲石水**하고沉爲在裏니 小腹堅脹如石이라 **幷浮爲風水**하고浮爲在表니 蓄水胃風이 發爲浮腫이라 **幷虛爲死**하고腎爲五藏之根이오 肝爲生發之主일새라 **幷小弦**하면 **欲驚**이라弦小爲虛일새라

腎肝이 함께 沉하면 石水가 되고沉脈은 안에 있으니 아랫배가 돌같이 단단히 붓는다.
함께 浮하면 風水가 되고浮는 表에 있으니 蓄水와 胃風이 發하여 浮腫이 된다.
함께 虛하면 죽게 되고腎은 五藏의 根源이 되고 肝은 生發을 주관하기 때문이다.
함께 小弦하면 놀라고자 한다.脈이 弦小한 것은 虛하기 때문이다.

腎脈大急沉하고 **肝脈大急沉**하면 **皆爲疝**이라瘕疝은 皆寒氣之所結聚라 脈大爲虛하고 急爲寒하고 沉爲在裏라 故前小急者爲瘕하고 此大急沉者도 亦爲疝也라

腎脈이 大急沉하고 肝脈이 大急沉하는 경우에는 모두 疝症이 된다.瘕症과 疝症은 모두 寒氣가 結聚되어 생긴다. 脈大는 虛가 되고 急은 寒이 되고 沉은 裏에 있다. 그러므로 앞의 小急은 瘕症이 되고 여기의 大急沉도 또한 疝症이 된다.

心脈이 **搏滑急**하면 **爲心疝**이오脈要精微論에 心脈急爲心疝이라하니 有形在于少腹하야 其氣上搏于心이라 **肺脈**이 **沉搏**하면 **爲肺疝**이오肺脈當浮로대 今沉而搏하면 爲寒氣薄于藏이라 **三陽**이 **急**하면 **爲瘕**오 **三陰**이 **急**하면 **爲疝**이라三陽은 太陽膀胱이오 三

心脈이 搏滑急하면 心疝이 되고『素問·脈要精微論』에 心脈이 急하면 心疝이 된다고 하니 아랫배에 形體가 있어 그 氣運이 위로 心으로 치닫는다.

肺脈이 沉搏하면 肺疝이 되고肺脈은 마땅히 浮하지만, 지금 沉하면서 搏하면 寒氣가 藏에 侵犯한 것이다.
三陽이 急하면 瘕症이 되고 三陰이 急하면 疝症이 된다.三陽은 太陽膀胱이고 三陰은 太陰脾이다. 王冰註에 寒氣를 받아 血이 모이면 瘕症

陰은 太陰脾也라 王註에 受寒血聚爲瘕하고 氣聚爲疝라하니라 馬註에 二病皆氣血相兼이라하니라

二陰이 **急**하면 **爲癎厥**이오 **二陽**이 **急**하면 **爲驚**이라二陰은 少陰腎이오 二陽은 陽明胃也니 皆爲寒이라

脾脈이 **外鼓沉**하면 **爲腸澼**이니 **久自已**오吳註에 沉爲在裏오 外鼓는 有出表之象이라 **肝脈**이 **小緩**하면 **爲腸澼**이니 **易治**오緩爲脾脈하고 脾乘肝爲微邪니 小緩爲脈漸和라 **腎脈**이 **小搏沉**하면 **爲腸澼下血**이오小爲陰氣不足이오 搏爲陽熱乘之오 沉爲在下라故下血이라 **血溫身熱者**는 **死**하고凡下痢下血下沫은 皆名腸澼이니 俱忌身熱이라 **心肝澼**은 **亦下血**하니心生血하고 肝藏血하니 移熱于腸而澼[20]이라 **二藏同病者**는 **可治**오木火相生

이 되고 氣가 모이면 疝症이 된다고 하였다. 馬蒔註에 二病은 모두 氣血이 서로 兼하여 나타난다고 하였다.

二陰이 急하면 癎厥이 되고 二陽이 急하면 驚症이 된다.二陰은 少陰腎이고 二陽은 陽明胃이니 모두 寒이 된다.

脾脈이 안에서 밖으로 表出되어 나타나면 腸澼症이 되니 오래되면 스스로 낫게 되고,吳崐註에 沉은 裏에 病이 있고 外鼓는 밖으로 出表되는 形狀이 있는 것이다. 肝脈이 小緩하면 腸澼症이 되니 易治하고,緩은 脾脈이 되고 脾乘肝한 것은 微邪가 되니 小緩은 脈이 점차 和하게 된다. 腎脈이 小搏沉하면 腸澼 下血이 되고,小는 陰氣가 不足하고 搏은 陽熱이 乘하고 沉은 아래에 있는 것이다. 그러므로 下血하게 된다.

血溫 身熱한 경우는 죽게 되고,무릇 下痢 下血 下沫은 모두 腸澼이라고 이름지으니 모두 身熱을 꺼린다.

心肝의 腸澼은 또한 下血이 있으니心은 生血하고 肝은 藏血하니 心肝의 熱이 腸에 轉移되어 腸澼이 생기게 된다. 心肝의 二藏이 함께 病된 경우는 가히 治療가 되고,心肝은 木火로

일새라 **其脈이 小沉澀하면 爲腸澼**이니心肝二脈이 小而沉澀하면 亦爲寒澼이라

相生하기 때문이다. 그 脈이 小沉澀하면 腸澼이 되니心肝의 二脈이 小하면서 沉澀하면 또한 寒澼이 된다.

其身熱者는 死라陰氣內絶하야 虛陽外脫일새라

몸에 熱이 있는 경우는 죽게 된다.陰氣가 안에서 끊겨 虛陽이 밖에서 虛脫하였기 때문이다.

胃脈沉鼓澀하고沉不當鼓하고 鼓不當澀하니 是血虛而有火也라 **胃外鼓大**하고是陽盛而陰不足也일새라

胃脈이 沉鼓澀하고沉하면 마땅히 鼓하지 못하고 鼓하면 마땅히 澀하지 못하니 이는 血虛하면서 火가 있다. 胃脈이 크게 밖으로 表出되어 나타나고이것은 陽盛하여 陰이 不足하기 때문이다.

心脈小堅急하면小爲血虛하고 堅爲不和하고 急爲寒盛이라 **皆膈偏枯**니人身前齊鳩尾로 後齊十一椎에 有膈膜하니 所以遮隔[21]濁氣하야 使不上薰心肺라 今膈有病하면 則隔拒飮食이라 故卽以膈名病也라 偏枯者는 半身不遂하고 血氣不能周通하니 胃病則不能納穀하고 心病則不能生血이라 故爲膈症偏枯也라

心脈이 小堅急하면小는 血虛이고 堅은 和하지 못한 것이고 急은 寒盛한 것이다. 모두 膈症과 偏枯가 되니,사람 몸의 앞면 鳩尾穴 部位로부터 뒷면 十一椎 部位에까지 膈膜이 있으니 濁氣를 막아 위로 心肺에 薰蒸되지 못하게 한다. 이제 膈膜에 病이 있으면 飮食을 먹는 것이 막히게 되므로 膈이라는 用語로 名病을 삼았다. 偏枯라는 것은 半身不遂하고 血氣가 두루 疏通되지 못하니 胃病이 있으면 飮食을 納穀하지 못하고 心病이 있으면 生血하지 못한다. 그러므로 膈症과 偏枯가 생기게 된다.

男子發左하고 **女子發右**하며 **不喑舌轉**하면 **可治**라少陰之脈俠舌本

男子는 左側에 나타나고 女子는 右側에 나타나며 말소리가 나지 않더라도 혀를 움직일 수 있으면 治療가 가능하

20 『全書本』에 '澼'이 '澱'으로 되어 있다.
21 『全書本』에 '隔'이 '蓋'로 되어 있다.

하니 邪未入腎하면 猶可治라

다. 足少陰腎經脈이 舌本을 끼고 가니 邪氣가 腎藏에 들어가지 않았으면 治療가 될 수 있다.

脈至而搏하니 血衄身熱者는 死하고 鼻血曰衄이오 亡血陰虛는 脈最忌搏하고 身最忌熱이라 脈來懸鉤浮하면 爲常脈이라 爲邪在表니 乃衄家之常脈일새라

脈이 이르러 搏하니 血衄 身熱한 경우는 죽게 되고, 코에서 피가 나는 것을 衄이라고 하고 亡血하여 陰虛한 경우는 脈이 搏하는 것이 가장 위험한 常況이고 몸에 熱이 나는 것을 가장 피하여야 한다. 脈이 오는 것이 懸鉤浮하면 常脈이 된다. 邪氣가 表에 있으니 이에 衄家의 常脈이 되기 때문이다.

16.『靈樞 · 玉版』

諸病皆有逆順하니 可得聞乎오 腹脹 身熱하고 脈大가 是一逆也오 腹鳴而滿 四肢淸冷이라 泄하고 其脈大가 是二逆也오 衄而不止하고 脈大가 是三逆也오 皆爲陰症에 見陽脈일새라 咳且溲小便이라 血 脫形하고 其脈小勁이小不宜勁일새라 是四逆也오 咳脫形 身熱하고 脈小

諸病에 모두 逆順이 있으니 이에 대하여 들을 수 있는가? 腹脹 身熱하고 脈大한 것이 一逆이고, 腹鳴하면서 滿하고 四肢가 차면서淸은 찬 것을 말한다. 泄瀉하고 脈大한 것이 二逆이고, 衄하면서 그치지 않고 脈大한 것이 三逆이고, 이는 모두 陰症에 陽脈이 나타나기 때문이다. 咳嗽하고 또 小便에溲는 小便을 말한다. 피가 나타나고 脫形하고 脈이 小勁한 것이脈小하면 脈勁하지 않기 때문이다. 四逆이고, 咳嗽하고 脫形 身熱하고 脈이 小疾한 것이脈小하면 脈疾하지 않기 때문이다. 五逆이니, 이

以疾이小不宜疾일새라 是謂五逆也니 如是者는 不過十五日而死矣라

러한 경우는 十五日을 넘기지 못하고 죽게 된다.

其腹大脹 四末淸 脫形泄甚이 是一逆也오 腹脹便血 其脈大時絶이 是二逆也오 咳上이라 溲血下라 形肉脫外라 脈搏이內라 是三逆也오 嘔血 胸滿引背 脈小而疾이虛而火盛일새라 是四逆也오 咳嘔上이라 腹脹中이라 且飧泄하고下라 其脈絶이 是五逆也니 如是者는 不及一時而死矣라

腹大脹 四末淸 脫形泄甚한 것이 一逆이고, 腹脹便血 脈大時絶한 것이 二逆이고, 咳嗽할 때와위로 咳嗽할 때 出血이 있다. 小便볼 때 出血이 있으며아래로 小便볼 때 出血이 있다. 살이 빠지고外形的으로 살이 빠진다. 脈이 搏한 것이안으로 脈이 치는 것이다. 三逆이고, 嘔血 胸滿引背 脈이 小하면서 疾한 것이虛하면서 火盛하기 때문이다. 四逆이고, 咳嘔하고위로 기침과 嘔吐한다. 腹脹하고안으로 腹脹이 있다. 또 飧泄하고아래로 飧泄한다. 그 脈이 끊어지는 것이 五逆이니, 이와 같은 경우는 一時도 못 미쳐 죽게 된다.

17.『靈樞·五禁』

何謂五逆이오 熱病脈靜하고陽症見陰脈이라 汗已出이로대 脈盛躁가病不爲汗衰라 是一逆也

무엇을 五逆이라고 하는가? 熱病에 脈靜하고陽症에 陰脈이 나타난다. 땀을 이미 냈지만 脈이 盛躁함이病勢가 땀을 따라 衰弱해지지 않은 것이다. 一逆이오, 病이 泄瀉하는

오 病泄 脈洪大가 是二逆也오 着痹不移 䐃肉破 身熱 脈偏絶이 是三逆也오 淫而奪形 身熱 色夭然白 及後下血衃凝黑[22]이라 血衃重篤이 是謂四逆也오 寒熱奪形 脈堅搏이 眞藏脈見이라 是謂五逆也라

데 脈이 洪大한 것이 二逆이오, 着痹가 움직이지 않고 䐃肉이 마르고 身熱하고 脈이 치우쳐 끊어진 경우가 三逆이오 放蕩하여 奪形하며 身熱하고 顔色이 夭然하게 白色이며 大便에 血衃가 보이고血衃는 검게 뭉쳐 있는 것이다. 血衃가 重篤한 것이 四逆이오, 寒熱로 奪形하며 脈이 堅搏한 것이眞藏脈이 나타난 것이다. 五逆이다.

18.『靈樞 · 邪氣藏府病形』

諸急者는 脈急이라 多寒하고 緩者多熱하고按컨대 熱當屬數이라 大者多氣少血하고 小者氣血皆少하고 滑者陽氣盛微有熱하고 澀者多血少氣按컨대 澀當爲血少라 微有寒하고 諸小者 陰陽形氣俱不足이라

뭇 急脈은脈急한 것을 말한다. 寒이 많고, 緩脈은 熱이 많고,생각건대 熱하면 마땅히 數脈에 속한다. 大脈은 多氣少血하고, 小脈은 氣血이 모두 적고, 滑脈은 陽氣가 盛하며 약간 熱이 있고, 澀脈은 多血少氣하며 생각건대 澀脈은 마땅히 血少한 것이다.

약간 寒이 있고, 小脈은 陰陽의 形氣가 모두 不足한 것이다.

22 『全書本』에 '黑'이 '血'로 되어 있다.

19. 『靈樞 · 根結』

一日一夜五十營에晝行陽二十五度하고 夜行陰二十五度라 以營五藏之精하니 不應數者를 名曰狂生이라猶言幸生[23]이라

하루 밤과 낮에 五十번을 돌음에낮에는 陽分을 二十五回 돌고 밤에는 陰分을 二十五回 돈다. 五藏의 精氣를 運營하니, 이 숫자에 相應하지 못하는 경우를 狂生이라고 말한다.幸生이라는 말과 같다.

所謂五十營者는 五藏皆受氣니 持其脈口하야 數其至也라 五十動而不一代者는 五藏皆受氣오動而中止爲代라 四十動一代者는 一藏無氣오 三十動一代者는 二藏無氣오 二十動一代者는 三藏無氣오 十動一代者는 四藏無氣오 不滿十動一代者는 五藏 無氣니 予之短期라知其將死라

이른바 五十營이라는 것은 五藏이 모두 氣를 받으니, 脈口를 잡아 그 脈動을 세는 것이다. 脈이 五十動하면서 한 번도 쉬지 않는 것은 五藏이 모두 受氣하는 것이고,脈動이 뛰다가 중간에 그치는 것을 代라고 한다. 四十動할 때 한 번 쉬는 것은 一藏이 氣가 없는 것이고, 三十動할 때 한 번 쉬는 것은 二藏이 氣가 없는 것이고, 二十動할 때 한 번 쉬는 것은 三藏이 氣가 없는 것이고, 十動할 때 한 번 쉬는 것은 四藏이 氣가 없는 것이고, 十動도 되지 않아 한 번 쉬는 것은 五藏에 氣가 없는 것이니 죽을 기간이 얼마 남지 않았다.장차 죽게 될 것을 알게 된다.

23 僥倖하게도 苟且하게 살아가는 것을 말함.

20.『素問・至眞要大論』

脈從而病反者는 **其診何如**오 **曰 脈至而從**에 **按之不鼓**하니 **諸陽皆然**이라此는 陽盛格陰之症也라 內熱甚而脈反不鼓는 是陽盛極하야 格陰于外니 非眞寒也라 王註에 此作非熱也하고 下[24]作非寒也하니 似與經文顚倒라	脈은 從하지만 病이 反하는 경우에 診斷을 어떻게 하는가? 가로대 脈이 이르러 從할 때에 脈을 눌러 잡아도 뛰지 않으니 諸陽이 다 그렇다. 이것은 陽盛格陰의 症狀이다. 內熱이 甚하면서 脈이 도리어 鼓하지 않는 것은 陽이 盛極하여 外部에서 陰을 막으니 眞寒이 아니다. 王冰註에 여기에서는 非熱이라고 하였고 아래에 非寒이라고 하였으니 經文과 더불어 바뀐 것 같다.
諸陰之反은 **其脈何如**오 **曰 脈至而從**에 **按之鼓甚而盛也**라此는 陰盛格陽之症也라 內寒而脈反鼓甚은 是陰盛極하야 格陽于外니 非眞熱也라 二症最爲惑人하니 醫者愼之라	뭇 陰에 反하는 경우는 그 脈이 어떤가? 가로대 脈이 이르러 從할 때에 脈을 눌러 잡아서 뛰는 것이 심하고 盛한 것이다. 이것은 陰盛格陽의 症狀이다. 內寒하면서 脈이 도리어 鼓甚한 것은 이는 陰이 盛極하여 외부에서 陽을 막으니 眞熱이 아니다. 이 두 가지 症狀이 가장 사람을 眩惑하게 하니 醫者는 愼重하여야 한다.

21.『素問・六節藏象論』

人迎一盛하면 **病在少**	人迎이 一盛하면 病이 少陽에 있고, 二

24 『全書本』에 '下'가 '不'로 되어 있다.

陽이오 **二盛病在太陽**이오 **三盛病在陽明**이오左手寸口脈名人迎이니 主手足六陽經府病이라 **四盛以上爲格陽**이라一盛은 人迎大于氣口一倍也라 仲景云 格則吐逆이라하니라 王註에 陽盛之極하면 格拒食不得入이라하니라 東垣云 格者는 甚寒之氣라하니라 馬註에 格은 六陰在內하야 使不得出이라하니라

盛하면 病이 太陽에 있고, 三盛하면 病이 陽明에 있고,左手의 寸口脈을 人迎이라고 이름하니 手足六陽經과 腑病을 주관한다.

四盛以上하면 格陽이 된다.一盛은 人迎이 氣口보다 一倍 크다. 仲景이 이르되 格하면 吐逆하게 된다고 하였다. 王冰註에는 陽盛이 極하면 막아서 飮食을 들이지 못하게 된다고 하였다. 東垣이 이르되 格이라는 것은 매우 차가운 氣라고 하였다. 馬蒔註에 格은 六陰이 안에 있어 밖으로 나가지 못하게 한다고 하였다.

寸口一盛하면 **病在厥陰**이오 **二盛病在少陰**이오 **三盛病在太陰**이오 **四盛以上爲關陰**이라右手寸脈名寸口니 主手足六陰經藏病이라 一盛은 寸口大于人迎一倍也라 仲景云 關則不得小便이라하니라 王註에 陰盛之極하면 關閉溲不得通이라하니라 東垣云 關者는 甚熱之氣라하니라 馬註에 關은 六陽在外하야 使不得入이라하니라

寸口가 一盛하면 病이 厥陰에 있고, 二盛하면 病이 少陰에 있고, 三盛하면 病이 太陰에 있고, 四盛以上하면 關陰이 된다.右手寸脈을 寸口라고 이름하니 手足六陰經과 藏病을 주관한다. 一盛은 寸口가 人迎보다 一倍 큰 것이다. 仲景이 이르되 關은 小便을 보지 못하는 것이라고 하였다. 王冰註에 陰盛이 극에 달하면 막혀서 小便이 通하지 못한다고 하였다. 東垣이 이르되 關이라는 것은 심한 熱의 氣라고 하였다. 馬蒔註에 關은 六陽이 바깥에 있어 안으로 들어가지 못하게 하는 것이라고 하였다.

人迎與寸口俱盛 四倍以上하면 **爲關格**이니 **關格之脈羸**하야 **不能極于天地之精氣**하면 **則死矣**라新校正云 羸當作盈이니 乃盛極也오 非羸[25]弱也라하니라 靈樞禁服篇에 寸口主中하고 人迎主外하야 兩者相應에 俱往俱來가 若引繩하야 大小齊等이로대 春夏人迎微大하고 秋冬寸口微大하니 名曰平人이라하니라 又終始篇에 人迎一盛하면 病在足少陽하고 一盛而躁하면 病在手少陽이오 人迎二盛하면 病在足太陽하고 二盛而躁하면 病在手太陽이오 人迎三盛하면 病在足陽明하고 三盛而躁하면 病在手陽明이오 人迎四盛하고 且大且數하면 名曰溢陽이니 溢陽爲外格이라 脈口一盛하면 病在足厥陰하고 一盛而躁하면 在手心主오 脈口二盛하면 病在足少陰

人迎과 寸口가 모두 盛하여 四倍以上이 되면 關格이 되니 關格의 脈이 羸하여 天地의 精氣를 다하지 못하면 죽게 된다. 新校正에 이르되 羸는 마땅히 盈으로 하여야 하니 盛極이지 羸弱한 것이 아니라고 하였다. 『靈樞·禁服』篇에 寸口는 中을 주관하고 人迎은 外를 주관하여, 이 두 가지가 相應함에 모두 가고 옴에 줄을 당기는 것과 같아 그 크기의 大小가 고르게 되어야 하지만, 春夏에는 人迎이 微大하고 秋冬에는 寸口가 微大하니 이를 平人이라 말한다고 하였다. 또 『靈樞·終始』篇에 人迎이 一盛하면 病이 足少陽에 있고, 一盛하면서 躁하면 病이 手少陽에 있고, 人迎이 二盛하면 病이 足太陽에 있고, 二盛하면서 躁하면 病이 手太陽에 있고, 人迎이 三盛하면 病이 足陽明에 있고, 三盛하면서 躁하면 病이 手陽明에 있고, 人迎이 四盛하고 또 大하며 數하면 溢陽이라고 하니 溢陽은 外格이 된다. 脈口가 一盛하면 病이 足厥陰에 있고, 一盛하면서 躁하면 在이 手心主에 있고, 脈口二盛하면 病이 足少陰에 있고, 二盛하면서 躁하면 病이 手少陰에 있고, 脈口三盛하면 病이 足太陰에 있고, 三盛하면서 躁하면 在이 手太陰에 있고, 脈口四盛하고 또 大하며 數한 경우는 溢陰이라고 하니 溢陰은 內關이 된다. 內關하여 疏通되지 않으면 治療되지 않아 죽게 된다. 人迎과 太陰脈口가 모두 四倍以上 盛한 것을 關格이라고 말

25 『全書本』에 '羸'이 없다.

하고 二盛而躁하면 在手少陰이오 脈口三盛하면 病在足太陰하고 三盛而躁하면 在手太陰이오 脈口四盛하고 且大且數者는 名曰溢陰이니 溢陰爲內關이라 內關不通하면 死不治라 人迎與太陰脈口俱盛 四倍以上命曰關格이니 關格者는 與之短期라하니라 王冰素問註에 言足經而不及手經하고 仲景東垣丹溪가 皆以關格爲病症하고 馬玄臺非之 而以關格爲脈體하고 昂謂若以爲病症하면 當不止于膈食便閉二症이오 若以爲脈體하면 則內經脈經及諸家經論이 幷無所依据하고 且有是脈者는 必有是病하니 馬氏何不實指其病爲何等乎아	하니 關格의 경우는 살 期間 얼마 남지 않았다고 하였다. 王冰의 『素問註』에 足經을 말하고 手經을 언급하지 않았다고 하였고 仲景東垣丹溪가 모두 關格을 病症이라고 하였고 馬玄臺가 그것이 아니라 關格은 脈體라고 하였고 나는 만약 病症이라고 하면 마땅히 膈食과 便閉의 二症에 그치지 않을 것이고 만약 脈體라고 하였으면 『內經』과 『脈經』과 諸家經論에 根據할 바가 없고 또 이러한 脈에는 반드시 이러한 病症이 있어야 하니 馬氏가 어찌 실제로 그 病을 가리키지 않았다고 하겠는가?

22.『素問·腹中論』

何以知懷子之且生也오 身有病而無邪脈也	무엇으로 뱃속의 아이를 受胎하고 또 出生하는지를 아는가? 몸에 이상이 있

라病字는 王註解作經閉라 昂按컨대 婦人懷子하면 多有嘔惡頭痛諸病이라 然이나 形雖病而脈不病하니 若經閉其常耳오 非病也라

는데 불구하고 邪脈이 없는 것이다. 病이라는 것은 王冰註에 經閉라고 解說하였다. 내가 생각해 보건대 婦人이 아이를 가지면 대부분 嘔惡 頭痛 등의 症狀이 나타난다. 그러나 몸은 비록 病든 것 같으나 脈은 病들지 않았으니, 經閉와 같은 症狀들은 正常的인 常態이지 病이 아니다.

23. 『素問·平人氣象論』

婦人手少陰脈動甚者는 妊子也라 王註에 解作有子라하니라 馬註에 解作男妊이라하니라 昂按컨대 此當指欲娩身時而言也라 手少陰은 言手中之少陰이니 乃腎脈이오 非心脈也라

婦人의 手少陰心經脈이 動甚한 경우는 아이를 임신한 경우이다. 王冰註에 有子라고 解說하였다. 馬蒔註에 男子아이를 姙娠하였다고 解說하였다. 내가 생각해 보건대 이는 마땅히 몸 풀 때를 가리켜 말한 것이다. 手少陰은 手中의 少陰을 말하니 腎脈이지 心脈이 아니다.

24. 『靈樞·動輸』

經脈十二 而手太陰足少陰陽明이 **獨動不休**하니 **何也**오 肺之太淵과 腎之太溪와 胃之人迎이 皆動

十二經脈에서 手太陰肺經과 足少陰腎經과 足陽明胃經이 홀로 움직여 쉬지 않으니 무엇인가? 手太陰肺經의 太淵穴과 足少陰腎經의 太溪穴과 足陽明胃經의 人迎穴이 모두 홀로

不休하니 按胃之動脈이라 馬註에 作足之衝陽이로대 然下文幷未說到足上하고 惟云上衝頭하야 幷下人迎하야 別走陽明이라하니 似當以人迎爲是라 **曰 是明胃脈也**일새라先明胃脈이라야 方知肺脈이라 故脈中有胃氣者는 生이라

脈動이 뛰어 쉬지 않으니, 생각해 보건대 이들은 모두 胃의 動脈이다. 馬蒔註에 足의 衝陽이라고 하였지만, 그러나 아래 문장에서 모두 발에 이른다는 말이 없고 오직 위로 머리에 相衝하여 함께 人迎으로 내려와 별도로 陽明에 간다고 하였으니 人迎이 옳다고 보아야 한다. 가로대 이는 분명 胃脈이기 때문이다. 먼저 胃脈을 明確하게 알아야 바야흐로 肺脈을 알 수 있게 된다. 그러므로 脈中에 胃氣가 있는 경우는 살게 된다.

胃爲五藏六府之海니 **其淸氣上注于肺**하고 受水穀而化精微之氣가 以上注于肺일새라 **肺氣從太陰而行之**하니此는 營氣也라 營行脈中하니 從手太陰始 而遍行于五藏六府라 **其行也ㅣ 以息往來**라 **故人一呼脈再動**하고 **一吸脈亦再動**하고 **呼吸不已**라 **故動而不止**라十二經脈이 皆會于寸口라 故動而不休니 卽手太陰肺之太淵穴也는 在掌後陷中이라 九鍼篇曰 陽中之少陰肺也오 其原出于太淵이라하니라

胃는 五藏六腑의 海가 되니 그 淸氣는 위로 肺에 注入되고水穀을 받아 精微로운 氣로 變化되어 위로 肺에 注入되기 때문이다.

肺氣는 太陰을 따라서 行하게 되니이는 營氣를 말한다. 營氣가 脈中을 行하니 手太陰을 따라서 始作하여 두루 五藏六腑를 運行한다.

營氣의 運行은 숨을 따라서 往來한다. 그러므로 사람이 한 번 숨을 내쉴 때 脈이 두 번 뛰고 한 번 숨을 들이쉴 때 脈이 두 번 뛰어 呼吸할 동안에도 쉬지 않는다. 그러므로 動而不止라고 한다.十二經脈이 모두 寸口에서 모인다. 그러므로 항상 움직여 쉬지 않으니, 즉 手太陰肺經의 太淵穴은 掌後의 陷沒된 가운데에 位置한다. 『靈樞 · 九鍼』篇에서 陽中의 少陰은 肺이고 그 原은 太淵에서 나온다고 하였다.

足之陽明은 何因而動이오 曰 胃氣上注于肺로대此는 前段行于肺之營氣라 其悍氣上衝頭者는此는 言 胃中慓悍之衛氣라 循咽하야 上走空竅 循眼系하고 入絡腦循足太陽膀胱經睛明穴하고 上絡于腦라 出顑[26]하야同頷이라 下客主人足少陽膽經穴로 耳前起骨上廉이라 循牙車하야卽頰車니 胃經이라 合陽明하고陽明胃經이라 幷下人迎하니胃經穴로 俠結喉兩旁一寸五分動脈이라 此胃氣ㅣ 別走于陽明者也라胃府之氣가 循三陽而別走陽明之經하니 此雖爲衛氣로대 實本胃內之氣而行이라

다리의 陽明(足陽明胃經)은 무엇으로 인하여 動하는가? 가로대 胃氣가 위로 肺에 注入되는데이것은 前段에서 肺로 運行한 營氣이다. 그 가운데 悍氣로 위로 머리에 上衝한 氣는이것은 胃中에 慓悍한 衛氣를 말한다. 咽喉를 돌아 위로 空竅로 가서 眼系를 돌고 들어가 絡腦하고足太陽膀胱經의 睛明穴을 돌고 위로 腦에 絡한다.
턱으로 나와顑은 頷과 같다.
客主人穴로 내려가客主人穴은 足少陽膽經穴로 귀 앞에 뼈가 突起된 곳의 윗 部分이다. 牙車를 돌아즉 頰車穴이니 足陽明胃經穴이다. 足陽明胃經과 合하게 되고足陽明胃經을 말한다. 함께 人迎穴로 내려가니人迎穴은 足陽明胃經穴로 結喉의 兩旁 一寸五分되는 곳에 脈이 뛰는 部分이다.
이 胃氣가 別途로 足陽明胃經에 들어간다.胃腑의 氣가 三陽을 돌아 別途로 陽明經에 走行하니 이것은 비록 衛氣이지만 실제로는 胃氣에 根本하여 運行한다.

故陰陽上下가 其動也若一이라或行于陰하고 或行于陽하고 或升于上하고 或

그러므로 陰陽上下가 그 拍動이 모두 한결 같다.或 陰分을 運行하고, 或 陽分을 運行하고, 或 上部를 運行하고, 或 下部에 내려가 그 形體가

26 『全書本』에 '顑'이 '慎'으로 되어 있다.

降于下하야 而形爲弦鉤毛石等脈이 雖各不同이나 然이나 其合于時하고 應于藏이 其動也則若一矣라

弦鉤毛石 등으로 나타나 각기 같지 않지만 그 脈이 時에 附合하고 藏에 相應하는 것이 그 拍動은 하나와 같다.

故陽病而陽脈小者爲逆이오陽症脈宜浮大로대 小爲陽症見陰脈이라 **陰病而陰脈大者爲逆**이라陰症脈宜沉細로대 大爲陰症見陽脈이라

그러므로 陽病에 陽脈이 작은 경우는 逆症이고陽症에 脈은 마땅히 浮大하여야 하지만 脈小한 것은 陽症에 陰脈이 나타난 것이다. 陰病에 陰脈이 큰 경우는 逆症이 된다.陰症에 脈은 마땅히 沉細하여야 하지만 脈大한 것은 陰症에 陽脈이 나타난 것이다.

故陰陽俱靜俱動하야 **若引繩**이어니와 **相傾者**는 **病**이라言陰陽動靜은 當如引繩平等이니 所謂脈有胃氣者生也오 若相傾則病矣라 馬註에 作引繩以相傾이라하니 謬라

그러므로 陰陽이 모두 靜하거나 動하여 줄을 당기는 것과 같아야 하는데 한쪽으로 치우친 경우는 病이 된다.陰陽動靜은 마땅히 줄을 당겨 서로 平等하니 이른바 脈에 胃氣가 있으면 살게 된다는 것이고, 만약 한쪽으로 치우치게 되면 病이 된다. 馬蒔註에 줄을 당겨 한쪽으로 치우치게 된다고 하였으니 잘못되었다.

足少陰은 **何因而動**이오 **曰 衝脈者**는 **十二經之海也**니 **與少陰之大絡**으로足少陰腎이라 **起于腎下**하야 **出于氣街**하야卽陽明胃經氣衝穴이니

足少陰은 무엇으로 因하여 搏動하는가? 가로대 衝脈은 十二經의 海가 되니 少陰의 大絡으로 더불어足少陰腎經의 絡脈을 말한다. 腎下에서 始作되어 氣街穴로 나가氣街穴은 즉 足陽明胃經의 氣衝穴이니 배꼽을 끼고 서로의 거리가 四寸되는 곳으로 脈動이 손에 느

侠臍相去四寸의 動脈應手라

循陰股內廉하야 邪[27]入膕中하고膝後曲處라 循脛骨內廉하야 幷少陰之經하고腎經이라 下入內踝之後하야 入足下라涌泉穴이라

껴지는 곳이다.

넓적다리의 안쪽을 따라 비스듬히 내려가 膕에 들어가고膕은 무릎 뒤 굽은 곳으로 오금이라고 한다. 脛骨의 안쪽을 따라 足少陰腎經과 합하게 되고少陰은 足少陰腎經이다. 아래로 內踝의 뒤쪽으로 들어가 足下에 들어가게 된다.足下는 涌泉穴을 말한다.

其別者는 邪入踝하고脛兩旁이라 出屬跗上하야足面이라 入大指之間하야据與腎脈幷行하니 當作小趾[28]라 注諸絡하야 以溫足脛하니 此는 脈之常動者也라按컨대 諸篇俱言衝脈上衝이로대 惟此篇及順逆肥瘦論에 言衝脈幷腎脈下行이라하니라 馬註云 由此觀之하면 肺脈之動不休者는 以營氣隨肺氣而行諸經하야 諸經之脈이 朝于肺也오 胃脈之動不休者는 以衛氣由胃循三陽 而行不已也오 腎脈之動不休者는 以與衝脈幷行

그 別脈은 비스듬히 踝에 들어가고 脛骨의 兩旁을 말한다. 나와서 발등에 이어져跗上은 발등을 말한다. 엄지발가락의 사이로 들어가足少陰腎經과 합하게 되어 運行하니 마땅히 새끼발가락으로 고쳐야 한다. 諸絡에 注入되어 足脛을 따듯하게 하니 이는 脈이 恒常 搏動하는 것이다.생각해 보건대 諸篇에서 모두 衝脈은 上衝한다고 하였지만, 오직 이 篇과 『靈樞·逆順肥瘦』에 衝脈이 腎脈과 합하여 아래로 내려간다고 하였다. 馬蒔註에서는 이로 보아 肺脈이 搏動하여 쉬지 않는 것은 營氣가 肺氣를 따라 諸經에 運行하여 諸經의 脈이 肺에 모이는 것이고, 胃脈이 搏動하여 쉬지 않는 것은 衛氣가 胃로부터 三陽을 돌아 쉬지 않고 運行하는 것이고, 腎脈이 搏動하여 쉬지 않는 것은 衝脈과 함께 運行하여 諸絡에 灌漑하여 쉬지 않기 때문이라고 하였다.

27 『全書本』에 '邪'는 '斜'와 같다고 하였다.
28 『全書本』에 '据與腎脈幷行 當作小趾'가 '腎脈幷行者作小趾'로 되어 있다.

하야 灌諸絡而行不已也라

25.『素問·至眞要大論』

論言 人迎與寸口相應하야 **若引繩小大齊等**를 **命曰平**이라하니見靈樞禁服篇이라 **陰之所在**에 **寸口**는 **如何**오王註에 陰之所在는 脈沉不應하니 引繩齊等은 其候頗乖이라하고 張註에 陰은 手足少陰也라하니라

論에 人迎과 寸口가 相應하여 줄을 당겨 크기가 비슷하게 되는 것을 平이라고 말한다고 하니,『靈樞·禁服』篇에 있다. 陰이 있는 곳에 寸口는 어떤가?王冰註에 陰之所在는 脈이 沉하여 應하지 못하니 둘을 당겨 가지런한 것은 그 脈候가 자못 어그러진 것이라고 하였고 張志聰註에 陰은 手少陰과 足少陰이라고 하였다.

曰 視歲南北하면 **可知之矣**라甲己二歲爲南政하고 餘八歲爲北政이라 五運以甲己土運爲尊하고 六氣以少陰君火爲尊[29]이라 張註에 五運之中에 惟少陰不司氣化라하니라

가로대 그 해의 南政과 北征을 보면 가히 알 수 있다.甲己二歲는 南政이 되고 나머지 八歲는 北政이 된다. 五運은 甲己土運이 尊貴하고 六氣는 少陰君火가 尊貴하다. 張志聰註에 五運 가운데 오직 少陰이 氣化를 맡지 않는다고 하였다.

北政之歲에 **少陰在泉**하면 **則寸口不應**하고北政은 面北以定其上下하니

北政의 해에 少陰이 在泉하면 寸口가 應하지 않고北政은 北面하여 그 上下를 정하니 尺이 司天을 주관하고 寸이 在泉을 주관하게 된다. 少

29『全書本』에 '尊'은 '皐'의 古字로 보았다.

則尺主司天하고 寸主在泉이라 少陰在泉하면 則寸口不應하니 不以尺爲主 而以寸爲主者는 從君而不從臣也라 **厥陰在泉**하면 **則右不應**하고少陰間氣在右故일새라 **太陰在泉**하면 **則左不應**이오少陰間氣在左故일새라 **南政之歲**에 **少陰司天**하면 **則寸口不應**하고南政은 面南以定其上下하니 則寸主司天하고 尺主在泉이라 少陰司天하면 則寸口不應하고 **厥陰司天**하면 **則右不應**하고 **太陰司天**하면 **則左不應**하니左右는 與前義同이라 **諸不應者**는 **反其診則見矣**라王註에 不應은 皆爲脈沉이라 仰手而沉이로대 覆其手하면 則沉爲浮하고 細爲大也라하니라 馬註에 諸不應者는 卽南北二政 而相反以診之하면 則南政主在寸者하면 北政主在尺하고 南政主在尺者하면 北政主在寸이니 其脈自明

陰이 在泉하면 寸口가 應하지 않으니 尺으로 爲主하지 않고 寸으로 爲主하는 것은 임금을 따르지 臣下를 따르지 않는다.

厥陰이 在泉하면 右가 應하지 않고少陰의 間氣가 右側에 있기 때문이다.

太陰이 在泉하면 左가 應하지 않고少陰의 間氣가 左側에 있기 때문이다.

南政의 해에 少陰이 司天하면 寸口가 應하지 않고南政은 南面하여 그 上下를 정하니 寸이 司天을 주관하고 尺이 在泉을 주관한다. 少陰이 司天하면 寸口가 應하지 않고

厥陰이 司天하면 右側이 應하지 않고 太陰이 司天하면 左側이 應하지 않으니左右는 앞의 뜻과 같다.

뭇 應하지 않는 경우는 그 診斷方法을 돌이키면 나타나게 된다.王冰註에 不應이라는 것은 모두 脈沉이 된다. 仰手하면 沉하지만 그 손을 뒤집으면 沉脈이 浮脈이 되고 細脈이 大脈이 된다고 하였다. 馬蒔註에 뭇 應하지 않는 경우라는 것은 즉 南北의 二政을 相反되게 診察하면 南政에 寸脈이 주관하면 北政때 尺脈이 주관하고 南政때 尺脈이 주관하면 北政때에 寸脈이 주관하니 그 脈이 自明할 것이다. 무릇 左右二間엔 그 相反되는 것이 尺寸으로 더불어 같다고 하였다. 吳崐註에 反은 變化이다. 診은

矣리라 凡左右二間엔 其相反與尺寸同이라하니라 吳註에 反은 變也라 診은 候也라 諸不應者는 歲運經候之常也니 今乃見者는 其候變也라 變則不應者가 斯應矣라

살핌이다. 뭇 應하지 않는 경우는 歲運에 나타나는 證候의 항상됨이니 지금 이에 나타난다는 것은 그 證候가 變化한다는 것이다. 변화하면 應하지 못하는 것이 이에 相應하는 것이라고 하였다.

尺候는 何如오 曰 北政之歲에 三陰在下則寸不應하고 三陰在上 則尺不應이오司天曰上하고 在泉曰下라 **南政之歲에 三陰在天 則寸不應하고 三陰在泉則尺不應하니 左右同이라**吳註에 惟少陰所在則不應하니 以少陰君也일새라 有端拱無爲之象이라 然善則不見하고 惡者可見하야 猶無道而失君象也라

尺候는 어떤가? 가로대 北政의 해에는 三陰이 아래에 있으면 寸이 應하지 못하고 三陰이 위에 있으면 尺이 應하지 못하고司天을 上이라 말하고 在泉을 下라고 말한다. 南政의 해에 三陰이 在天하면 寸이 應하지 못하고 三陰이 在泉하면 尺이 應하지 못하니 左右가 같다.吳崐註에 오직 少陰이 있는 곳은 應하지 못하니 少陰은 임금이기 때문이다. 단정하게 손을 모아 無爲의 形象이다. 그러한 즉 잘하면 나타나지 않고 잘못하면 가히 드러나게 되어 無道하여 임금의 形象을 잃은 것이라고 하였다.

26.『素問·大奇論』

脈至浮合하니 浮合은 如數하니 一息十至以

脈이 이르는 것이 浮하고 合하니 浮合은 數脈과 비슷하니 한 번 숨 쉴 때 脈

上이니 是經氣予不足也니 微見九十日에 死라 脈至如火薪然하니 瞥瞥不定이라 是는 心精之予奪也니 草乾而死라 脈至如散葉하니 是肝氣予虛也니 木葉落而死라 脈至如省客하니省問之客이 倏去倏來라 省客者는 脈塞而鼓니 是는 腎氣予不足也니 懸去棗華而死라棗華于夏라

動이 十回 이상인 경우이니, 이는 經氣의 공급이 不足한 경우이니 이러한 脈象이 약간 나타나면 九十日이 되어 죽게 된다. 脈이 이르는 것이 땔나무가 타는 것과 같으니火薪은 瞥瞥하여 安定되지 못하는 모양이다. 이는 心精의 공급이 빼앗긴 경우이니 풀이 마르게 되면 죽게 된다. 脈이 이르는 것이 흩어지는 落葉과 같으니, 이는 肝氣가 주는 것이 虛한 경우이니 나뭇잎이 떨어질 때에 죽게 된다. 脈이 이르는 것이 손님을 마중하는 것과 같으니,問候를 살피는 손님이 갑자기 가고 갑자기 오는 것과 같은 것이다. 省客이라는 것은 脈이 막히기도 하고 鼓動치기도 하는 것이니, 이는 腎氣가 주는 것이 不足한 경우이니 대추가 榮華롭고 잎이 떨어질 여름에 죽게 된다.대추는 여름에 榮華롭게 된다.

脈至如丸泥하니 是는 胃精予不足也니 楡莢落而死라秋深이라

脈이 이르는 것이 알이 진창으로 있는 것과 같으니, 이는 胃精이 주는 것이 不足한 경우이니 느릅의 열매가 떨어질 때에 죽게 된다.가을이 깊어진 때를 말한다.

脈至如橫格하니 是는 膽氣予不足也니 禾熟而死라 脈至如弦縷하니 是는 胞精予不足也

脈이 이르는 것이 가로로 막는 것과 같으니, 이는 膽氣가 주는 것이 不足한 경우이니 벼가 익을 때에 죽게 된다. 脈이 이르는 것이 활의 줄과 같으니, 이는 胞

니 **病善言**하면 **下霜而死**하고 **不言**하면 **可治**라王註에 胞脈系于腎하고 腎脈挾舌本하니 胞氣不足하면 當不能言이로대 今反[30]善言은 是는 眞氣內絶而外出也일새라하니라

精이 주는 것이 不足한 경우이니 病이 들어 말을 잘하면 서리가 내릴 때에 죽게 되고 말을 하지 못하면 治療가 될 수 있다.王冰註에 胞脈은 腎에 連繫되고 腎脈은 舌本을 끼고 있으니 胞氣가 不足하면 마땅히 말을 하지 못하게 되지만 지금 도리어 말을 잘하는 것은 眞氣가 안에서 끊겨 밖으로 나갔기 때문이라고 하였다.

脈至如交漆하니交는 當作絞라 **交漆者**는 **左右旁至也**니 **微見三十日**에 **死**라脈至如涌泉하야有出無入이라 **浮鼓肌中**하면 **太陽氣予不足也**라 **少氣味**하니 **韭英而死**라氣不足而口無味하고 長夏韭英이라 馬註에 以少氣爲句하고 味韭英而死爲句하니 謬라

脈이 이르는 것이 옻을 칠하는 것과 같으니,交는 마땅히 絞로 바꿔야 한다. 交漆은 左右의 곁에서 脈動이 나타나는 것이니 이러한 脈象이 나타나면 三十日에 죽게 된다. 脈이 이르는 것이 샘솟는 샘물과 같아脈至如涌泉은 나오기는 하지만 들어가지 못하는 것이다. 肌肉에서 떠서 鼓動치면 太陽氣가 주는 것이 不足한 경우이다. 氣運과 입맛이 없어지니 부추가 꽃피는 長夏에 죽게 된다.氣가 不足하여 입맛이 없고 長夏에 부추가 꽃핀다. 馬蒔註에 少氣로 句讀하고 味韭英而死로 句讀하니 잘못되었다.

脈至如頹土之狀하야 **按之不得**하면 **是肌氣予不足也**라 **五色**에 **先見黑**하고 **白壘發**하면

脈이 오는 것이 땅이 무너진 상태와 같아 깊이 눌러도 脈이 잡히지 않으면 이는 肌氣가 주는 것이 不足한 경우이다. 五色에 먼저 黑色이 나타나고 등나무에

30 『全書本』에 '反'이 '僅'으로 되어 있다.

死라癰疹見于肌上

서 흰 꽃이 피는 것처럼 되면 죽게 된다.白壘發은 癰疹이 肌上에 나타나는 것을 말한다.

脈至如懸雍하니人上齶을 名懸雍이라 懸雍者는 浮揣하고 切之益大하니 是는 十二俞之予不足也니背有十二經之俞穴이라 水凝而死라 脈至如偃刀하니 偃刀者는 浮之小急하고 按之하면 堅大急하니 五藏이 菀鬱熱이라 熱에 寒熱이 獨幷于腎也니 如此면 其人不得坐니 立春而死라 脈至如丸滑하야 不直手하니 不直手者는 按之不可得也니 是大腸氣予不足也니 棗葉生而死라初夏라

脈이 오는 것이 매달린 것과 같으니사람의 上齶을 懸雍이라고 말한다. 懸雍이라는 것은 浮하게 잡아야 하고 누르면 더욱 커지니 이는 十二俞가 주는 것이 不足한 경우이니 등에 十二經의 背俞穴이 있다. 물이 얼을 때에 죽게 된다. 脈이 이르는 것이 칼이 넘어진 것 같으니 偃刀라는 것은 浮하게 손을 대면 小急하고 누르면 堅大急한 것이니 五藏이 鬱熱을 말한다. 鬱熱되어 寒熱이 홀로 腎에 아우르게 된 것이니 이와 같으면 그 사람이 앉아 있지 못하게 되니 立春이 되면 죽게 된다. 脈이 이르는 것이 알이 매끄러운 것과 같아 손을 바로 대지 못하니 直手하지 못한다는 것은 눌렀을 때에도 脈이 잡히지 않는 것이니, 이는 大腸氣가 주는 것이 不足한 경우이니 대추 잎이 생길 초여름에 죽게 된다.대추 잎이 생길 때는 초여름이다.

脈至如華者는虛弱之意라 令人善恐하야 不欲坐臥하고 行立常聽하면小腸脈入耳中일새라 是小腸氣予不足也니 季

脈이 이르는 것이 화려한 경우는華는 虛弱하다는 의미이다. 사람으로 하여금 잘 두려워하게 하여 앉거나 눕지 못하고 다니거나 서 있을 때에도 항상 들리는 것이 있으면,手太陽小腸經의 脈이 耳中으로 들어가

秋而死라此篇脈名脈狀은 不必强解오 以意會之可也라

기 때문이다. 이는 小腸氣가 주는 것이 不足한 경우이니 季秋가 되면 죽게 된다. 여기서의 脈名과 脈狀은 억지로 解釋하지 말고 意味로만 理解하는 것이 옳다.

診候第五

診은 非獨脈也니 有自脈言者하고 有自證言者하고 有自形言者하고 有自色言者하고 有自聲言者[1]하니 經中五過四失은 皆言診也라 故分診候另爲一門이라 此篇皆出素問이라 故文上不加別識이라

診察은 脈診만을 말하는 것은 아니니 脈으로부터 말하는 경우가 있고, 證狀으로부터 말하는 경우가 있고, 形體로부터 말하는 경우가 있고, 色彩로부터 말하는 경우가 있고, 聲音으로부터 말하는 경우가 있으니, 『內經』의 五過와 四失은 모두 診察을 말하였다. 그러므로 診候를 나누어 따로 一門으로 만들었다. 여기서는 모두 『素問』의 文章이다. 그러므로 文章의 앞에 별다른 표시를 하지 않는다.

1. 『素問·脈要精微論』

診法은 **常以平旦**에 **陰氣未動**하고 **陽氣未散**하며 **飮食未進**하야 **經脈未盛**하고 **絡脈調勻**

診察하는 方法은 항상 平旦에는 陰氣가 아직 動하지 않고, 陽氣가 아직 活動하지 않으며, 飮食을 아직 먹지 않아 經脈이 盛하지 않고, 絡脈이 고르고 氣

1 『全書本』에 '脈言 證言 形言 色言 聲言'이 '言脈 言證 言形 言色 言聲'으로 되어 있다.

하고 氣血未亂 故乃可診有過之脈이니過는 差也니 卽病也라 切脈動靜脈診이라 而視精明호대神診이니 精氣神明[2]이라 王註에 作目眦睛明穴이라하나未确이라 察五色하며色診이라 觀五藏有餘不足과 六府强弱과證診이라形之盛衰하니形診이라以此參伍하야 決死生之分이라 萬物之外와六合之內에 天地之變과 陰陽之應이여 彼春之暖이 爲夏之暑하고陽生而之盛이라 彼秋之忿이 爲冬之怒하니陰少而至壯이라 四變之動에脈與之上下하니脈因時變일새라 以春應中規하고圓滑이라 夏應中矩하고方大라 秋應中衡하고濇平[3]이라 冬應中權이라沉石이라

血가 混亂하지 않은 常態이다. 그러므로 이때에 허물이 있는 脈을 診脈할 수 있다.過는 차이가 있는 것이니 卽 病을 말한다. 脈의 動靜을 잘 살피고이는 脈診을 말한다. 精明을 살펴보는데神을 診察하는 것이니 精氣와 神明을 살핀다. 王冰註에 目眦睛明穴이라고 하였으나 明確하지는 않다. 五色을 觀察하며色을 診察하는 것이다. 五藏의 有餘不足과 六腑의 强弱과證을 診察하는 것이다. 形의 盛衰를 살피니,形을 診察하는 것이다. 이것들을 섞고 정리하여 死生의 區分을 決定하는 것이다. 萬物의 外와 六合의 內에 天地의 變化와 陰陽의 應함이여 저 봄날의 따듯함이 여름의 더위가 되고陽氣가 發生하여 壯盛하는 것이다.

저 가을의 忿함이 겨울의 怒가 되니,陰氣가 적은 것으로부터 많아지게 된다.

四時의 變化가 動함에 脈이 더불어 오르고 내리니,脈이 四時로 인하여 變化하기 때문이다. 봄에는 相應하는 것이 規가 되고,規는 圓滑한 것이다. 여름에는 相應하는 것이 矩가 되고,矩는 方大한 것이다. 가을에는 相應하는 것이 衡이 되고,衡은 濇平한 것이다. 겨울에는 相應하는 것이 權이 된다.

---

2 『全書本』에 '神診 精氣神明'이 '精氣神明 神診'으로 되어 있다.
3 『全書本』에 '平'이 '毛'로 되어 있다.

權은 沉石한 것이다.

陰陽有時하니 與脈爲期라 期而相失하면 知脈所分하고 分之有期라 故知死時라脈與時不相應하고 與藏不相應者를 皆曰相失이라 分其生克之期日하면 則可以知死時矣라

陰陽에 때가 있으니 脈과 더불어 期約함이 된다. 期約하였지만 서로 잃게 되면 脈의 分野를 알고 각 分野에 期約함이 있다는 것을 알게 된다. 그러므로 죽을 때를 알게 된다.脈이 四時와 더불어 相應하지 못하고 藏과 더불어 相應하지 못하는 것을 모두 相失이라고 말한다. 그 生克의 期日을 區分하면 죽을 때를 알 수 있게 된다.

微妙在脈하니 不可不察이오 察之有紀하니 從陰陽始오 始之有經하니 從五行生이오 生之有度하니 四時爲宜니 補瀉勿失하야 與天地如一하고 得一之情하야 以知死生이라 是故로 聲合五音하고 色合五行하고 脈合陰陽하니 持脈有道하니 虛靜爲保라心欲虛하고 神欲靜이라

微妙함이 脈에 있으니 반드시 잘 살펴야 한다. 觀察하는데 基準이 있으니 陰陽을 따라서 始作하여야 한다. 始作하는 데 법칙이 있으니 五行을 따라서 生하여야 한다. 生함에 法度가 있으니 四時가 마땅함이 되니 補瀉를 잃지 않아 天地와 더불어 하나 같게 되고 그 하나의 情況을 얻어 死生을 알 수 있게 된다. 그러므로 聲이 五音에 附合하고 色이 五行에 附合하고 脈이 陰陽에 附合하게 되니 脈을 집는 데 道理가 있으니 虛靜한 상태를 保存하여야 한다.마음은 비우고자 하고 정신은 고요하고자 하여야 한다.

春日에 浮하니 如魚之

봄날에는 浮하니 물고기가 물의 파도에

游在波하고 夏日에 在膚하니 泛泛[4]乎萬物有餘하고 秋日에 下膚하니 蟄蟲將去하고以[5]氣漸降하니 如蟲之欲蟄藏이라

서 노는 듯하고 여름에는 皮膚에 있으니 泛泛하게 萬物이 有餘한 듯하고 가을에는 皮膚아래로 내려가니 蟄蟲이 장차 숨으려 하는 것 같고氣가 점차 下降하게 되니 벌레들이 蟄藏하여 숨고자 하는 것과 같다.

冬日에 在骨하니 蟄蟲周密하고 君子居室이라 知內者는 按而紀之하고內而在藏在府라 知外者는 終而始之하니外而在表來經이라 此六者는 持脈之大法이라四時表裏를 必須明辨이라 王註에 知外는 謂知色象이니 似與持脈不合이라하니라

겨울에는 骨에 있으니 蟄蟲이 周密하고 君子가 집에 居處하려는 것 같은 것이다. 內部를 알고 있다는 것은 按壓하는 것으로 벼리를 삼고안으로 藏과 腑에 있다. 外部를 알고 있다는 것은 마침으로 始作하게 되니밖으로 表와 經에 있다. 이 여섯 가지는 脈을 잡는 大法이 된다.四時表裏를 반드시 明確하게 辨別하여야 한다. 王冰註에 知外라는 것은 色과 象을 아는 것을 말하니 脈을 잡는다는 것과는 合致하지 않는 것 같다고 하였다.

尺內兩旁이 則季脅也라肋骨盡處名季脅이라 季脅은 近腎하며 尺主之일새라

尺內의 兩旁이 즉 季脅이다.肋骨의 끝나는 곳을 季脅이라고 한다. 季脅은 腎藏에 가깝게 있으며 尺이 주관하기 때문이다.

尺外以候腎하고 尺裏以候腹하며少腹이라 王註에 外謂外側이오 裏謂內側이

尺外로 腎을 살피고 尺裏로 腹을 살피며腹은 아랫배를 말한다. 王冰註에 外는 外側을 裏는 內側을 말한다고 하였다. 李士材가 가로대 外는 前半

4 물이 넘치는 모습.
5 『全書本』에 '以'가 '陽'으로 되어 있다.

라하니라 李士材曰 外謂前半部오 裏謂後半部라하니라

部를 裏는 後半部를 말한다고 하였다.

中附上中部는 關脈이라 **左**는 **外以候肝**하고 **內以候膈**하며左手關脈이라 膈謂膈中이라 **右**는 **外以候胃**하고 **內以候脾**오 右手關脈이라 **上附上**上部寸脈이라 **右**는 **外以候肺**하고 **內以候胸中**하며右手寸脈이라 **左**는 **外以候心**하고 **內以候膻中**하며左手寸脈이라 **前以候前**하고 **後以候後**오 關前以候前하고 關後以候後라 吳註에 前指候前하고 後指候後라하니 亦此義也라

中의 附上에서中部는 關脈이다.
左手는 밖으로 肝을 살피고 안으로 膈膜을 살피며左手의 關脈이다. 膈은 膈中을 말한다. 右手는 밖으로 胃를 살피고 안으로 脾를 살피고,右手의 關脈이다.
上의 附上에서上部의 寸脈이다.
右手는 밖으로 肺를 살피고 안으로 胸中을 살피며右手의 寸脈이다.
左手는 밖으로 心을 살피고 안으로 膻中을 살피며左手의 寸脈이다.
앞으로는 前面을 살피고 뒤로는 後面을 살피고,關前으로 前面을 살피고 關後로 後面을 살핀다. 吳崐註에 前은 前面을 살피고 後는 後面을 살피는 것을 指稱한다고 하였으니 또한 이러한 의미이다.

上竟上者는由尺至寸이라 **胸喉中事也**오 **下竟下者**는自寸至尺이라 **少腹腰股膝脛足中事也**라 此는 內經診法也라 吳註曰 尺外以候腎하고 內以候腹하니 小腸膀胱은 居少腹也오 左外以候肝하고 內以候膈하니 不及膽者는 寄于肝也일새

上의 竟上은尺으로부터 寸에 이르기까지이다.
喉中의 일을 살피는 것이고, 下의 竟下는寸으로부터 尺에 이르기까지이다. 少腹 腰 股 膝 脛 足의 일을 살피는 것이다.이는 『內經』의 診法이다. 吳崐註에 尺의 外로 腎을 살피고 內로 腹을 살피니 小腸과 膀胱은 아랫배에 있고 左의 外로 肝을 살피고 內로 膈膜을 살피니 膽을 언급하지 않은 것은 肝에 붙어 있기 때문이다. 寸의 左의 外로 心을 살피고 內로 膻中을 살피니 膻中은 즉 心包라고 하

라 左外以候心하고 內以候膻中하니 膻中卽心包也라하니라 高陽生以大小腸列于寸에 三焦配于左尺하고 命門列于右尺 而膻中則不與焉하니 特以心與小腸爲表裏하고 肺與大腸爲表裏耳라하니 不知經絡雖爲表裏 而大小腸皆在下焦하니 焉能越中焦而見脈于寸上乎아하니라 滑伯仁以左尺主小腸膀胱前陰之病하고 右尺主大腸後陰之病하니 可稱隻[6]眼이라하니라 又靈樞云 宗氣出于上焦하고 營氣出于中焦하고 衛氣出于下焦하니 上焦在于膻中하고 中焦在于中脘하고 下焦在臍下陰交라 故寸主上焦하야 以候胸中하고 關主中焦하야 以候膈中하고 尺主下焦하야 以候腹中[7]이라하니라 今列三焦于右尺하니 不亦妄乎아 又腎雖一藏 而有左右兩枚하고 命門穴在督脈第七椎兩腎之間하니 一

였다. 高陽生은 大小腸을 寸에 三焦를 左尺에 命門을 右尺에 配列하면서 膻中을 配列하지 않았으니 특별히 心과 小腸이 表裏가 되고 肺와 大腸이 表裏가 되기 때문이라고 하였으니 이는 經絡으로는 비록 表裏가 되지만 大小腸이 모두 下焦에 位置하니 어찌 中焦를 넘어 脈이 寸上에 나타나겠는가라고 하였다. 滑伯仁은 左尺으로 小腸膀胱前陰의 病을 주관하고 右尺으로 大腸後陰의 病을 주관한다고 하였으니 남다른 眼目이라고 일컬을 수 있다고 하였다. 또『靈樞』에 宗氣는 上焦로 나오고 營氣는 中焦로 나오고 衛氣는 下焦로 나온다고 하니 上焦는 膻中에 있고 中焦는 中脘에 있고 下焦는 배꼽아래 陰交에 있다. 그러므로 寸은 上焦를 주관하여 胸中을 살피고 關은 中焦를 주관하여 膈中을 살피고 尺은 下焦를 주관하여 腹中을 살핀다고 하였다. 지금 三焦를 右尺에 配合하니 이 또한 妄靈된 것이 아니겠는가? 또 腎은 비록 一藏이지만 左右로 두 개이고 命門穴이 督脈의 第七椎에 兩腎의 사이에 있으니 一陽이 二陰의 가운데에 居處하니 坎卦의 形象을 이룬다.『內經』에서 命門의 經脈이 없으니 어찌 經脈을 따라 脈이 寸口에 나타나겠는가?

6『全書本』에 '隻'이 '只'로 되어 있다.
7『全書本』에 뒤에 '此定論也'가 더 있다.

陽居二陰之中하니 所以成乎坎也라 內經幷無命門之經하니 何以循經而見脈于寸口乎리오

推而外之호대 **內而不外**하면 **有心腹積也**오 吳註에 浮取之而脈沉하니 爲病在裏라 **推而內之**호대 **外而不內**하면 **身有熱也**오 沉取之而脈浮하니 爲病在表라 **推而上之**호대 **上而不下**하면 **腰足淸也**오 上部盛而下無陽氣니 升而不降이라 故腰足冷이라 **推而下之**호대 **下而不上**하면 **頭項痛也**오 下部盛而上無陽氣하니 降而不升이라 故頭項痛이라 甲乙經에 作推而上之 下而不上 推而下之 上而不下라하니 文尤順而義同이라 昻按컨대 此는 卽五常政大論所謂上取下取內取外取하야 以求其過라하니 是也라 **按之至骨**호대 **脈氣少者**는 **腰脊痛而**

脈을 미루어 바깥에서 찾으려 하지만 안에서 있어 나오려 하지 않으면 心腹積이 있고, 吳崐註에 가볍게 脈을 잡으려 하였으나 脈沉하니 病이 안에 있다. 脈을 미루어 안에서 찾으려 하지만 바깥에 있어 안에서 찾지 못하면 몸에 熱이 있고, 脈을 깊게 잡으려 하였으나 脈浮하니 病이 바깥에 있다. 脈을 미루어 위에서 찾으려 하였을 때 脈이 위에만 있고 아래에 있지 않으면 腰足이 차고, 上部는 盛하면서 下部에 陽氣가 없으니 上昇하여 下降하지 못한다. 그러므로 腰足冷하게 된다. 脈을 미루어 아래에서 찾으려 하였을 때 脈이 아래에만 있고 위에 있지 않으면 頭項痛이 있고, 下部가 盛하여 上部에 陽氣가 없으니 下降하여 上昇하지 못한다. 그러므로 頭項痛하게 된다. 『甲乙經』에서는 미루어 위에서 찾으려 하였지만 아래에 있어 올라가지 않으며, 미루어 아래에서 찾으려 하였지만 위에만 있어 아래로 내려가지 않는다고 하였으니 文脈으로 보아 더욱 뜻이 맞는다. 내가 생각해 보건대 이것은 즉 『素問·五常政大論』에서 위와 아래와 안과 밖에서 찾아 그 過失이 있는 곳을 찾아야

身有痹也라脈少血少라故有腰痛脊痛 不仁不用等病이라	한다고 하였으니 옳은 것이다. 세게 눌러 뼈가 있는 곳까지 잡았는데, 脈氣가 적은 경우는 腰脊痛하고 몸에 痹證이 있다.脈과 血이 모두 적은 경우이다. 그러므로 허리와 척추가 아프고 감각이 없거나 쓰지 못하는 등의 病症이 생기게 된다.

2.『素問·五藏生成論』

診病之始에 **五決爲紀**하고以五藏之脈으로 爲決生死之綱紀라 **欲知其始**인대 **先建其母**니始는 病源也라 母는 應時旺[8]氣也라	疾病을 診察하는 처음에 五決이 벼리가 되고,五藏의 脈으로 生死를 決定하는 綱紀로 삼는다. 그 始作을 알고자 하면 먼저 그 근본을 바로 세워야 하니,始는 病源을 말한다. 母는 때에 相應하는 旺盛한 氣를 말한다.
所謂五決者는 **五脈也**라卽五藏之脈[9]이라	이른바 五決이라는 것은 五脈을 말한다.卽 五藏의 脈이다.
夫脈之小大滑澀浮沉을 **可以指別**하고 **五藏之象**을 **可以類推**하면 **五藏相音**을相은 猶色也라	무릇 脈의 小大滑澀浮沉을 손가락으로 區別하고 五藏의 形象을 類推하면 五藏의 色과 音을相은 色과 같다.
可以意識하고 **五色**	意識할 수 있고, 五色의 微妙한 診斷을

8『全書本』에 '旺'이 '主'로 되어 있다.
9『全書本』에 '卽五藏之脈'의 註文이 없다.

微診을 可以目察하니 能合脈色이라야 可以萬全이라 赤色赤이라 脈之至也에 喘脈來喘急이라 而堅하면 診曰 有積氣在中하야 時害于食하니 名曰心痺니心肺藏高라 故皆言喘이라 喘爲心氣不足이오 堅爲病氣有餘오 痺者는 藏氣不宣行也라 得之外疾과 思慮而心虛라 故邪從之라 白脈之至也에 喘而浮하며 上虛下實하면 驚하며 有積氣在胸中하고 喘而虛하면 名曰肺痺寒熱이니金火相戰일새라 得之醉而使內也라酒味辛熱하야助火克金하고 加之使內하면則腎氣虛하니 虛必盜母氣以自養하니 肺金益衰 而不能行氣라 故氣積于胸中也라

눈으로 觀察할 수 있으니 能히 脈과 色을 相合하여야 萬全하게 된다. 顔色이 赤色이고顔色이 赤色인 것이다. 脈이 오는 것이 급하면서脈이 오는 것이 喘急한 것이다. 단단하면 診斷할 때 積氣가 안에 있어 때때로 飮食을 妨害하니, 이를 心痺라고 말하니心肺는 藏腑 중 높은 곳에 位置한다. 그러므로 모두 喘을 이야기한다. 喘은 心氣가 不足한 것이고 堅은 病氣가 有餘한 것이고 痺는 藏氣가 宣行하지 못하는 것이다. 外疾과 思慮하여 心虛한 것으로부터 생겨나므로 邪氣가 좇아 들어오게 된 것이다. 顔色이 白色이고 脈이 오는 것이 급하면서 浮하며 上部가 虛하고 下部가 實하면 놀라게 되는 것이며, 積氣가 胸中에 있고 맥이 급하면서 虛하면 肺痺寒熱이라고 말하니金火가 서로 다투기 때문이다. 醉하여 房事를 하였기 때문에 생겨난다.술은 味辛하고 熱이 있어 火를 도와 克金하게 하고, 여기에 房事를 하게 되면 腎氣가 虛하게 되니, 虛하면 반드시 母氣를 힘입어 自養하게 되니 肺金이 더욱 衰弱하게 되어 行氣하지 못하게 된다. 그러므로 氣가 胸中에 積滯된다.

靑脈之至也에 長而左右彈하면長而彈手는 爲弦緊爲寒이라 有積氣在心

顔色이 靑色이고 脈이 오는 것이 길면서 左右로 튕기면脈이 길면서 손가락을 튀기는 것은 弦緊 또는 寒이 된다. 積氣가 心下支胠에

下支胠하니支主胠脅하고 肝主脅하고 脅近心이라 故曰心下라 **名曰肝痹**니 **得之寒濕**이오 **與疝同法**하니肝脈絡陰器라 故疝亦屬肝病이라 **腰痛足清頭痛**이라肝脈所過라 陰脈者는 下行極而上이라 故頭痛이라

있으니支는 胠脅을 주관하고 肝은 脅을 주관하고 脅은 心에 가깝게 있다. 그러므로 心下라고 말한다. 肝痹라고 말하니 寒濕으로부터 생기고, 治法은 疝症과 동일하게 하니足厥陰肝經脈이 陰器에 絡한다. 그러므로 疝症 또한 肝病에 屬한다. 허리가 아프고 발이 차고 머리가 아픈 것이다.허리와 발과 머리는 모두 足厥陰肝經脈이 지나는 部分이다. 陰脈은 下行하는 것이 極에 달하면 上行한다. 그러므로 頭痛이 생긴다.

黃脈之至也에 **大而虛**하면 **有積氣在腹中**이오 **有厥氣**하면 **名曰厥疝**이라王註에 若腎氣逆上하면 則爲厥疝이오 不上則但爲脾積이라

顏色이 黃色이고 脈이 오는 것이 大하면서 虛하면 積氣가 腹中에 있는 것이고 厥氣가 있으면 厥疝이라고 말한다.王冰註에 만약 腎氣가 逆上하면 厥疝이 되고 逆上하지 않으면 단지 脾積이 된다.

女子同法하니女子亦有疝이로대 但不名疝而名瘕라 **得之疾使四肢**하야 **汗出當風**이라脾主四肢하고 風木克土일새라

女子도 같은 治療法을 使用하여야 하니,女子도 또한 疝症이 있지만 疝이라고 하지 않고 瘕라고 命名한다. 四肢를 빠르게 움직여 땀을 내고 風邪에 的中하였기 때문에 생긴다.脾는 四肢를 주관하고 風木이 克土하기 때문이다.

黑脈之至也에 **上堅而大**하면上字未詳[10]이라 馬註

顏色이 黑色이고 脈이 오는 것이 上堅하면서 大하면上字는 明確하지 않다. 馬蒔註에

10 『全書本』에 '詳'이 '釋'으로 되어 있다.

에 尺脈之上이 堅而且大라하니라 有積氣在少腹與陰하니陰器라 名曰腎痹니 得之沐浴淸水而臥라濕氣趨下하야 必歸于腎일새라

尺脈의 위가 堅하고 또 大하다고 하였다.

積氣가 少腹과 陰에 있으니陰은 陰器를 말한다. 腎痹라고 말하니 찬 물에 沐浴하고 잠을 자서 생긴다.濕氣가 아래로 내려가 반드시 腎藏에 돌아가기 때문이다.

3.『素問·三部九候論』

天地之至數를 合于人形氣血하야 通決死生하노니 爲之奈何오 曰 天地之至數는 始于一終于九焉하니九爲奇數之極이라 一者天이오 二者地오 三者人이니 因而三之하면 三三者九하야 以應九野라 故人有三部하고 部有三候하야 以決死生하며 以處百病하며 以調虛實而除邪疾이라 上部天은 兩額之動脈이오額兩旁動脈이라 王註에 足少陽脈

天地의 至極한 理致를 人形과 氣血에 合하여 全般的인 死生을 決定할 수 있으니 어떻게 하는가? 가로대 天地의 至極한 理致는 一에서 始作하여 九에서 끝나니九는 奇數의 至極한 것이다.

一은 天이고 二는 地이고 三은 人이니 三을 세 배로 하면 三곱하기 三으로 九가 되어 九野에 相應하게 된다. 그러므로 사람에게는 三部가 있고 各 部에는 三候가 있어, 死生을 決定하며 百病에 對處하며 虛實을 調節하여 邪疾을 除去할 수 있다. 上部의 天은 兩額의 動脈이고이마 兩旁의 動脈이다. 王冰註에 足少陽膽經의 脈氣가 있는 곳이라고 하였다.

氣所在라 **上部地**는 **兩頰之動脈**이오鼻之兩旁에近巨髎之分動脈으로 足陽明脈氣所行이라 **上部人**은 **耳前之動脈**이라耳前陷中動脈으로 手少陽脈氣所行이라

上部의 地는 兩頰의 動脈이고코의 兩旁에 巨髎穴 附近의 動脈으로, 足陽明胃經의 脈氣가 運行하는 곳이다.

上部의 人은 耳前의 動脈이다.귀 앞의 陷沒된 곳의 動脈으로 手少陽三焦經의 脈氣가 運行하는 곳이다.

中部天은 **手太陰也**오謂肺也니 寸口中經渠穴動脈이라 **中部地**는 **手陽明也**오謂大腸이니 手大指次指岐骨間의 合谷之分動脈이라 **中部人**은 **手少陰也**라謂心脈이니 掌後銳骨之下의神門之分動脈이라

中部의 天은 手太陰이고手太陰은 肺를 말하니, 寸口中의 經渠穴의 脈이 뛰는 곳이다.

中部의 地는 手陽明이고手陽明은 大腸을 말하니 엄지와 검지손가락 사이의 岐骨間의 合谷穴 部分에 脈이 뛰는 곳이다.

中部의 人은 手少陰이다.手少陰은 心脈을 말하니, 손바닥 뒤 銳骨 아래의 神門穴 부분에 脈이 뛰는 곳이다.

下部天은 **足厥陰也**오謂肝脈이니 毛際外羊矢下一寸半陷中의 五里之分陰股中動脈이라 女子取太衝하니 在足大趾本節後二寸陷中이라 **下部地**는 **足少陰也**오謂腎脈이니 足內踝後跟骨上陷中의 太溪之分動脈이라 **下部人**은 **足太陰也**라 謂脾脈

下部의 天은 足厥陰이고足厥陰은 肝脈을 말하니, 陰毛際의 바깥 羊矢穴아래 一寸半에 陷沒된 곳의 五里穴의 部分으로 넓적다리 안쪽의 脈이 뛰는 곳이다. 女子는 太衝穴을 取하니 엄지발가락의 本節 뒤 二寸에 陷沒된 곳에 있다.

下部의 地는 足少陰이고足少陰은 腎脈을 말하니, 足內踝後 跟骨上의 陷沒된 곳의 太溪穴의 部分脈이 뛰는 곳이다. 下部의 人은 足太陰이다.足太陰은 脾脈을 말하니, 다리의 魚腹上의 兩筋 사이

이니 足魚腹上 越兩筋間의 陰股內箕門之分動脈이라

넓적다리 안쪽 箕門穴 부분의 脈이 뛰는 곳이다.

故下部之天은 以候肝하고 地以候腎하고 人以候脾胃之氣라 中部天은 以候肺하고 地以候胸中之氣하고腸胃라 人以候心이라 上部天은 以候頭角之氣하고 地以候口齒之氣하고 人以候耳目之氣라 三而成天하고 三而成地하고 三而成人하야 三而三之하면 合則爲九라 九分爲九野하고 九野爲九藏이라 故神藏五오 形藏四니 合爲九藏이라王註에 肝藏魂 肺藏魄 心藏神 脾藏意 腎藏志하니 是謂神藏五오 一頭角 二耳目 三口齒 四胸中하니 是謂形藏四라하니라 張註에 形藏四는 謂胃大小腸膀胱은 藏有形之物也하고 膽無出無入하고 三焦有名無形하니 皆不

그러므로 下部의 天은 肝을 살피고 地는 腎을 살피고 人은 脾胃의 氣를 살핀다. 中部의 天은 肺를 살피고 地는 胸中의 氣를 살피고胸中之氣는 腸胃를 말한다.

人은 心을 살핀다. 上部의 天은 頭角의 氣를 살피고 地는 口齒의 氣를 살피고 人은 耳目의 氣를 살핀다. 三으로 天을 이루고 三으로 地를 이루고 三으로 人을 이루어 三을 세 배 하면 九가 된다. 아홉 部分은 九野가 되고 九野는 九藏이 된다. 그러므로 神藏은 다섯 가지이고 形藏은 네 가지이니 합하여 九藏이 된다.王冰註에 肝藏魂하고 肺藏魄하고 心藏神하고 脾藏意하고 腎藏志하니 이것을 神藏이 다섯 가지라고 하고, 一頭角하고 二耳目하고 三口齒하고 四胸中하니 이것을 形藏이 네 가지라고 하는 것이라고 하였다. 張志聰註에 形藏四는 胃 大腸 小腸 膀胱은 有形의 事物을 貯藏하고, 膽은 들어오고 나가는 것이 없고, 三焦는 이름은 있지만 形體가 없다고 하니, 모두 形體가 있는 事物을 貯藏하지 않으니 理致에 맞지만 다만 本文에는 一貫性이 缺如되었다고 하였다. 馬蒔註에 古人의 診脈에 頭面手足의 動脈을 診脈하지 않는 것이

藏有形者也니 于理亦通이로대 但于本文欠貫이라하니라 馬註에 古人診脈에 凡頭面手足之動脈을 無不診之하니 猶傷寒論多以趺陽脈言之也니 其九候法도 亦以三部中有天地人이니 與後世之浮中沉으로 不同也니 頗得古義[11]라

없다고 하였으니, 『傷寒論』에 대부분 趺陽脈으로 말한 것과 같으니, 九候法도 또한 三部가운데 天地人이 있으니 後世의 浮中沉과 더불어 같지 않은 것이니 자못 古義를 얻었다고 하였다.

必先度其形之肥瘦하야大抵肥人脈沉하고 瘦人脈浮라 **以調其氣之虛實**이니肥人血實氣虛하고 瘦人氣實血虛라 **實則瀉之**하고 **虛則補之**호대此言刺法이니 統肥瘦而言이라 **必先去其血脈**하고刺去留邪라 **而後調之**니 **無問其病**하고 **以平爲期**라 **形盛脈細**하며 **少氣不足以息者**는 **危**하고 **形瘦脈大**하며 **胸中多氣**喘滿이라 **者**는 **死**하고形氣不相得일새라 **形氣相得**

반드시 먼저 그 形體의 肥瘦를 헤아려 대개 肥人은 脈沉하고 瘦人은 脈浮한다. 그 氣의 虛實을 調節하여야 하니,肥人은 血實氣虛하고 瘦人은 氣實血虛한다. 實하면 瀉하게 하고 虛하면 補하게 하되이것은 刺法을 말한 것이니 肥人과 瘦人을 統合하여 말하였다. 반드시 먼저 그 血脈을 제거하고刺鍼하여 머물러 있는 邪氣를 除去하는 것이다. 그 후에 調理하여야 하니, 그 病이 무엇인지를 不問하고 平常으로 되는 것을 期約하여야 한다. 形盛 脈細하며 少氣하여 숨쉬기가 어려운 경우는 危險하고, 形瘦 脈大하며 胸中에 多氣한 경우는胸中에 多氣한 경우는 喘滿을 말한다. 죽게 되고,形과 氣가 서로 調和를 얻지 못하였기 때문이다. 形과 氣

11 『全書本』에 '頗得古義'가 없다.

者는 生하고 參伍不調者는 病하고 三部九候皆相失者는 死하고 目內陷者는 死라諸脈皆屬于目일새라

가 서로 調和를 이룬 경우는 살게 되고, 參伍가 調和롭지 못한 경우는 病이 되고, 三部九候가 모두 相失한 경우는 죽게 되고, 눈이 안으로 陷沒된 경우는 죽게 된다.모든 脈이 모두 눈에 屬하기 때문에 눈이 陷沒되면 죽게 된다.

察九候하면 獨小者도 病이오九部之中에 一部獨小니 下[12]同이라 獨大者도 病이오 獨疾者도 病이오 獨遲者도 病이오 獨熱者도 病이오 獨寒者도 病이오 獨陷下者도吳註에 沉伏이라하니라 病이라此九候中에 又有七診之法이라

九候를 診察하면 홀로 적은 경우도 病이고九部 가운데 一部가 홀로 적은 것을 말하니 아래 文章도 이와 같다. 홀로 큰 경우도 病이고 홀로 빠른 경우도 病이고 홀로 느린 경우도 病이고 홀로 熱한 경우도 病이고 홀로 寒한 경우도 病이고 홀로 陷下한 경우도吳崐註에는 陷下를 沉伏이라고 하였다. 病이 된다.이 九候 가운데 또 七診의 方法이 있는 것이다.

九候之脈이 皆沉細懸絶者는 爲陰 主冬이라故以夜半死하고 盛躁喘數者는 爲陽 主夏라故以日中死하니 寒熱病者는 以平旦死하고吳註에 寒死夜半하고 熱死日

九候의 脈이 모두 沉細懸絶한 경우는 陰으로 겨울을 주관하므로 夜半에 죽게 되고, 盛躁喘數한 경우는 陽으로 여름을 주관하므로 日中에 죽게 되니 寒熱病이 있는 경우는 平旦에 죽게 되고,吳崐註에 寒하면 夜半에 죽게 되고 熱하면 日中에 죽게 된다고 하였으니 平旦은 陰陽이 交會하기 때문이라고

12 『全書本』에 ‘下’가 ‘不’로 되어 있다.

中이라하니 平旦爲陰陽交會之中일새라하니라 **熱中及熱病者**는 **以日中死**하고火旺于午일새라 **病風者**는 **以日夕死**하고風屬卯木하고 日入申酉로 屬金이니 金克木일새라 **病水者**는 **以夜半死**하고水旺[13]亥子일새라 **其脈乍疏乍數**하며 **乍遲乍疾者**는 **日乘四季死**하고辰戌丑未는 土日이니 脾絶故也일새라 **形肉已脫**하면 **九候雖調**라도 **猶死**라 **七診**이 **雖見**이나 **九候皆從者**는 **不死**니 **所言不死者**는 **風氣之病**과 **及經月之病**이 **似七診之病而非也**라 **故言不死**라風病之脈은 有獨大獨疾者하고 經血不足은 有獨小獨遲者라

하였다.

熱中과 熱病이 있는 경우는 日中에 죽게 되고,火가 日中인 午時에 旺盛하기 때문이다. 病風이 있는 경우는 日夕에 죽게 되고,風은 卯木에 屬하고 日入은 申酉로 金에 屬하니 金克木하기 때문이다. 病水가 있는 경우는 夜半에 죽게 되고,水가 夜半인 亥子時에 旺盛하기 때문이다. 그 脈이 느렸다 빨라지는 것처럼 乍疏乍數하며 乍遲乍疾한 경우는 날이 四季를 타는 봄 여름 가을 겨울의 사이에 죽게 되고,辰戌丑未는 土日이니 脾絶하였기 때문에 四季節의 사이에 죽게 된다. 形肉이 이미 虛脫하면 九候가 비록 調節되었을지라도 죽게 된다. 七診이 비록 보이나 九候가 모두 따르는 경우는 죽지 않게 되니 죽지 않게 된다는 말은 風氣의 病과 經月의 病이 七診의 病과 類似하지만 아닌 것이다. 그러므로 죽지 않는다고 말한다.風病의 脈은 홀로 大하고 홀로 疾한 것이고 經血이 不足한 것은 홀로 小하고 홀로 遲한 것이다.

若有七診之病하고 **其脈候亦敗者**는 **死矣**니

만약 七診의 病이 있고 그 脈候가 또한 敗한 경우는 죽게 되니 반드시 噦噫가

13 『全書本』에 ‘旺’이 ‘主’로 되어 있다.

必發噦噫라 胃爲噦이니 呃逆也라 心爲噫니 噯氣也라

생기게 된다. 胃에서 생기는 것은 噦이 되니 呃逆이다. 心에서 생기는 것은 噫가 되니 噯氣이다.

4. 『素問·皮部論』

色多青則痛하고 多黑則痹하고 黃赤則熱하고 多白則寒하고 五色皆見하면 則寒熱也라

만약 七診의 病이 있고 그 脈候가 또한 敗한 경우는 죽게 되니 반드시 噦噫가 생기게 된다. 胃에서 생기는 것은 噦이 되니 呃逆이다. 心에서 생기는 것은 噫가 되니 噯氣이다.

5. 『素問·經脈別論』

人之居處와 動靜勇怯에 脈亦爲之變乎잇가 曰 凡人之驚恐恚勞動靜에 皆爲變也라 是以夜行하면 則喘出于腎하야 淫氣病肺하고子病及母라 有所墮恐하면 喘出于肝하야 淫氣害脾하고木邪克土라 有所驚恐하면 喘出于肺하

사람의 居處와 動靜勇怯에 따라 脈이 또한 變化하는가? 가로대 무릇 사람의 驚恐恚勞動靜에 있어 모두 變化한다.
그러므로 夜行하면 腎에서 喘이 나와 淫氣가 肺를 病들게 하고,子病이 母에 影響을 준다.
墮恐하게 되면 肝에서 喘이 나와 淫氣가 脾를 害하고,木邪가 克土한 것이다.
驚恐하게 되면 肺에서 喘이 나와 淫氣가 心을 傷하고,놀라면 氣亂하여 神이 의지할

야 **淫氣傷心**하고驚則氣亂하야 神無所依라 故喘出肺而傷心이라 **度水跌仆**하면 **喘出于腎與骨**이라 水氣通腎일새라

곳이 없게 된다. 그러므로 肺에서 喘이 나와 心을 傷하게 된다.

물을 건너다 넘어지면 腎과 骨에서 喘이 나오게 된다.水氣가 腎에 通하기 때문이다.

當是之時하야 **勇者**는 **氣行則已**하고 **怯者**는 **則着而爲病也**라 **故曰 診病之道**는 **觀人勇怯**과 **骨肉皮膚**하야 **能知其情**하야 **以爲診法也**라 **故飮食飽甚**하면 **汗出于胃**하고 **驚而奪精**하면 **汗出于心**하고 **持重遠行**하면 **汗出于腎**하고 **疾走恐懼**하면 **汗出于肝**하고 **搖體勞苦**하면 **汗出于脾**라 **故春秋冬夏**과 **四時陰陽生病**이 **起于過用**하니 **此爲常也**라

이러한 때에 용감한 사람은 氣行하여 낫게 되고 겁이 많은 사람은 氣가 붙어서 病이 된다. 그러므로 診病의 方法은 사람의 勇怯과 骨肉皮膚를 보아 그 情況을 把握하여 診法으로 삼아야 한다고 하였다. 그러므로 飮食은 너무 배불리 먹으면 胃로 땀이 나게 되고, 놀라서 奪精하게 되면 心으로 땀이 나게 되고, 무거운 것을 둘러 멀리 다니면 腎으로 땀이 나게 되고, 빠르게 달리고 두려워하면 肝으로 땀이 나게 되고, 몸을 흔들어 勞苦하면 脾로 땀이 나게 된다. 그러므로 春秋冬夏과 四時陰陽에 病이 생기는 것은 過用하는 것에 起因하니 이것이 常法이 된다.

6.『素問・疏五過論』

凡未診病者는 必問嘗貴後賤하니 雖不中邪로대 病從內生하니 名曰脫營이오心志不樂하고 營血不生이라 嘗富後貧을 名曰失精이니富則膏粱하고 貧則藜藿하야 藏[14]液不生이라 五氣留運하야 病有所幷하니 醫工診之에 不在藏府하고 不變軀形하니內無可求하고 外無可驗이라 診之而疑하야 不知病名하고 身體日減하며 氣虛無精하고 病深無氣하고 灑灑[15]然惡寒之貌라 時驚하니 病深者는 以其外耗于衛하고 內奪于營이라王註에 血爲憂煎하고 氣隨悲減이라하니라

무릇 診察을 하지 않았을 때에는 반드시 옛날에 尊貴하였다 나중에 貧賤하게 되었나를 물어야 하니, 비록 邪氣에 的中되지 않았지만 病이 안으로부터 생기게 되니 이를 脫營이라고 말하고,心志가 즐겁지 못하고 營血이 생기지 않게 된다. 옛날에는 富者였다가 나중에 가난해지는 것을 失精이라고 말하니,富者는 膏粱珍味를 먹고 가난하면 藜藿을 먹어 藏液이 생기지 못한다. 五氣가 머무르고 연결되어 病이 아우르는 경우가 있으니 醫工이 診察함에 藏腑에 있지 않고 몸의 形體에 變化가 나타나지 않으니,안으로 구하여도 症狀이 없고 밖으로도 徵驗할 症狀이 없는 것이다. 診察을 하였는데 疑心스러워 病名을 알지 못하고 身體는 나날이 瘦瘠해지며 氣虛하여 精이 없게 되고 病이 깊어져 氣力이 없고 灑灑하게灑灑는 惡寒의 모습을 말한다. 때때로 놀라니, 病이 깊은 경우는 밖으로 衛氣가 耗損되고 안으로 榮氣가 虛脫하게 된 것이다.王冰註에 血은 근심함으로 인하여 끓게 되고

14『全書本』에 '藏'이 '精'으로 되어 있다.
15 으슬으슬 추운 모습.

氣는 悲哀함으로 인하여 減少하게 된다고 하였다.

良工所失이 不知病情하니 此治之一過也라 凡欲診病者는 必問飮食居處니 暴樂暴苦와 始樂後苦가 皆傷精氣하니 精氣竭絶하면 形體毁沮하고 暴怒傷陰하고 暴喜傷陽하야 厥氣上行하면 滿脈去形하니逆氣上行하야 滿于經絡하야 使神氣離散이라 愚醫治之에 不知補瀉하고 不知病情하야 精華日脫하고 邪氣乃幷하니 此治之二過也라 善爲脈者는 必以比類와 奇恒과病能論에 奇恒者는 言奇病也라하니라 從容으로 知之니 爲工而不知道[16]면 此診之不足貴니 此治之三過也라 診有三常하니 必問貴賤

良工이 失手한 바가 病情을 알지 못하니 이는 治療에 있어서 一過이다. 무릇 診病하고자 하는 者는 반드시 飮食과 居處를 물어야 하니 갑자기 즐거워하고 갑자기 고통스러운 것과 처음에는 즐거웠다가 나중에 苦痛스러운 것이 모두 精氣를 損傷하게 하는 것이니, 精氣가 竭絶하게 되면 形體가 毁沮하게 되고 갑자기 화를 내면 陰氣를 損傷시키고 갑자기 기뻐하여 陽氣를 損傷하여 厥氣가 上行하게 되면 脈을 가득하게 하여 精神이 몸을 떠나게 되니,逆氣가 上行하여 經絡에 가득하게 되어 神氣로 하여금 離散하게 된다.

愚醫가 治療함에 補瀉를 알지 못하고 病情을 알지 못하여 精華가 나날이 虛脫하게 되고, 邪氣가 이에 아우르게 되니 이는 治療에 있어서 二過이다. 脈을 잘 보는 사람은 반드시 比類와 奇恒과『素問·病能論』에 奇恒은 奇病을 말한다고 하였다. 從容으로 알게 되는 것이니, 醫師가 道를 알지 못하면 이는 診斷에 尊貴하지 못한 것이니 이는 治療에 있어서 三過이다. 診

16 醫學理論과 臨床技術을 말함.

과 封君敗傷과失勢라 及欲侯王이니妄念이라 故舊也라 貴脫勢하면 雖不中邪로대 精神內傷하야 身必敗亡하고 始富後貧하면 雖不傷邪라도 皮焦筋屈하야 痿躄爲攣하니不得志而氣血傷하야 筋骨攣이라 醫不能嚴하야 不能動神하야 外爲柔弱하야委曲隨順이라 亂至失常하고 病不能移하니 此治之四過也라 凡診者는 必知終始니 有知餘緒라吳註에 始病今病으로 以及餘事라

斷에 三常이 있으니 반드시 貴賤과 封君의 敗傷과封君敗傷은 失勢를 말한다. 侯王이 되고자 하는 것이니侯王이 되고자 하는 妄念을 말한다. 옛날에故는 옛것을 말한다. 尊貴하였다가 脫勢하게 되면 비록 邪氣에 的中되지 않았지만 精神이 안에서 損傷되어 몸이 반드시 敗亡하게 되고, 처음에는 富者였다가 나중에 가난하게 되면 비록 邪氣에 損傷되지 않았더라도 皮膚가 憔悴하게 되고 筋이 굽어 痿躄이 되어 痙攣하게 되니,자신의 뜻대로 되지 않아 氣血이 損傷되어 筋骨이 痙攣하게 된다. 醫師가 嚴重하지 못하여 患者의 神을 움직이지 못하여 밖으로는 柔弱하여柔弱은 시들고 굽고 順함을 따르는 것이다. 混亂하여 失常하는 데 이르고 病을 고치지 못하니 이는 治療에 있어서 四過이다. 무릇 診斷이라는 것은 반드시 終始를 알아야 하니 나머지 실마리를 알아야 한다.吳崐註에 처음에 나타난 病과 지금의 病으로 나머지 症狀의 變化를 알 수 있다고 하였다.

切脈問名에 當合男女라王註에 男陽氣多하니 左大爲順이오 女陰氣多하니 右大爲順이라하니라

切脈하고 病名을 探問함에 마땅히 男女에 附合되어야 한다.王冰註에 男子는 陽氣가 많으니 左側脈이 큰 것이 順이고 女子는 陰氣가 많으니 右側脈이 큰 것이 順이 된다고 하였다.

離絶菀鬱이라 結하며 憂恐喜怒하면王註에 離는 間其親愛也오 絶은 斷其所懷也오 菀은 思慮鬱積也오 結은 怫鬱不解也오 憂則志苦하고 恐則氣下하고 喜則憚散하고 怒則逆亂이라하니라

五藏空虛하고 血氣離守하니 工不能知하면 何術之語리오 當富大傷하면 斬筋絶脈하니 身體復行하나 令澤不息하니身雖復舊 而色澤尙未滋息이라 故 舊也라 傷敗結하야 留薄歸陽하면王註에 謂陽經及六府라하고 張註에 由陰傷而及于陽이라하니라 膿積寒炅하니內積膿血하고 外爲寒熱이라 粗工治之에 亟刺陰陽하야不別陰陽 而妄刺之라 身體解散하고 四肢轉筋하야 死日有期어늘 醫不能明하니 此治之五過也라 故曰 聖人之治病也에 必知天地陰

떠나고 끊어지고 鬱滯되고 菀은 鬱滯된 것이다. 맺히며 근심하고 두려워하고 기뻐하고 화내면王冰註에 離는 그 親愛하는 것과 사이를 두는 것이고, 絶은 그 품은 바를 끊는 것이고, 菀은 思慮하여 鬱積된 것이고, 結은 怫鬱하여 풀리지 않는 것이고, 근심하면 意志가 고통스럽고 두려워하면 氣下하고 기뻐하면 神이 흩어지고 화내면 氣가 逆亂하게 된다고 하였다. 五藏이 空虛하게 되고 血氣가 지키지 못하고 떠나게 되니, 醫師가 이를 알지 못하면 어찌 이를 醫術이라고 말하겠는가? 마땅히 부자가 크게 損傷되면 筋脈이 끊기게 되니 身體가 회복되었으나 色澤이 회복되지 않으니몸은 비록 옛날의 常態로 恢復되었으나 色澤은 오히려 좋아지지 않았다. 예전에故는 舊와 같다. 傷敗한 것이 맺혔다가 陽分에 돌아가 머무르게 되면王冰註에서는 陽經에서 六腑로 傳變된 것이라고 하였고, 張志聰註에서는 陰分이 損傷된 것이 陽分에까지 미치게 되었다고 하였다. 膿이 쌓이고 寒熱하게 되니안으로 膿血이 쌓이고 밖으로 寒熱이 생긴다. 粗工이 治療함에 陰陽을 아무렇게나 刺鍼하여陰陽을 區別하지 않고 妄靈되게 刺鍼하는 것이다. 몸이 늘어지게 되고 四肢에 轉筋이 생겨 죽게 될 날을 기약할 수 있으나, 醫師가 이를 알지 못하니 이는 治療에 있어서 五過이다. 그러므

陽과 四時經紀와 五藏六府와 雌雄表裏와 刺灸砭石과 毒藥所主하야 從容人事하야 以明經道하고 貴賤貧富를 各異品理하고 問年少長과 勇怯之理하고 審于分部하야 知病本始라야 八正九候 診必副矣라 八正神明論 八正者는 所以候八風之虛邪하야 以時至者[17]也라하고 九候는 見前篇이라

로 聖人이 治病함에 반드시 天地의 陰陽과 四時의 經紀와 五藏六腑와 雌雄表裏와 刺灸砭石과 毒藥이 주관하는 바를 알아 人事에 잘 따라 經道를 밝히고 貴賤貧富를 각각 品理를 달리하고 나이와 勇怯의 理致를 묻고 각 部分을 살펴 疾病의 根本을 알지라야 八正九候가 診察한 것과 맞게 될 것이다.『素問·八正神明論』에 八正은 八風의 虛邪를 살펴 때가 이르는 것이라고 하였고, 九候는 앞 篇에서 보인다.

17 『全書本』에 '者'가 '得'으로 되어 있다.

運氣第六

按컨대 運氣一書를 後世有信其說者하고 有不信其說者라 愚伏讀其書하니 析理淵深하고 措辭奇瑋하며 上窮天文하고 下察地氣하고 中究人事하야 入理之處가 确不可易하니 非深于天人之際에 性命之微者면 孰能創是鴻篇乎리오 所以歷百世而咸宗之하야 卒不可廢也라 今量取其精要說理者는 至其圖說錯綜하야 纖悉言數者를 不能盡錄이라 欲深造者는 當統觀其全書可也니라

생각해 보건대 運氣라는 書籍을 後世에 그 學說을 믿는 사람이 있고 또 믿지 않는 사람도 있다. 내가 그 책을 삼가 읽어보니 理致를 分析한 것이 深淵하고 말하는 것이 기이한 옥과 같으며, 위로는 天文을 窮究히 하고 아래로 地氣를 觀察하고 가운데로 人事를 研究하여 理致에 들어가는 곳이 確實하여 바꿀 수 없으니, 하늘과 사람의 사이에 性命의 微妙함에 깊이 造詣가 있는 사람이 아니면 누가 능히 이처럼 위대한 篇을 만들 수 있는가? 이른바 百世를 내려오면서 모두 이 運氣를 으뜸으로 삼아 마침내 없애지 못하게 되었다. 지금 그 精密하고 重要한 說理를 헤아려 취하려는 사람은 그 圖說이 錯綜한 데 이르러 세밀하고 모두 말한 여러 가지를 능히 모두를 記錄하지 못한다. 醫學에 대하여

더욱 깊은 硏究를 하려는 사람은 마땅히 運氣의 全書를 統觀하여야 한다.

1.『素問·天元紀大論』

夫五運陰陽者는 天地之道也오金木水火土爲五運이오 風寒暑濕燥火爲六氣라 萬物之綱紀오 變化之父母오 生殺之本始오 神明之府也니 可不通乎라 故物生을 謂之化오 物極을 謂之變이오 陰陽不測을 謂之神이오 神用無方을 謂之聖이라 夫變化之爲用也는 在天爲玄이오 在人爲道오 在地爲化니 化生五味하고 道生智하고 玄生神이라 神이 在天爲風은 在地爲木이오 在天爲熱은 在地爲火오 在天爲濕은 在地爲土오 在天爲燥는

무릇 五運陰陽은 天地의 道이고金木水火土가 五運이고 風寒暑濕燥火가 六氣이다.

萬物의 綱紀이고, 變化의 父母이고, 生殺의 本始이고, 神明의 府가 되니, 이 陰陽에 通達하여야 된다. 그러므로 事物이 生하는 것을 化라고 말하고, 事物이 極하는 것을 變이라고 말하고, 陰陽을 헤아리지 못하는 것을 神이라고 말하고, 神을 써서 일정한 방향이 없는 것을 聖이라고 말한다. 무릇 變化가 쓰임이 되는 것은 하늘에서는 玄이고 사람에서는 道이고 땅에서는 化가 되니, 化는 五味를 낳고 道는 智를 낳고 玄은 神을 낳는다. 神이 하늘에 있어 風이 되는 것은 땅에 있어 木이 되고, 하늘에 있어 熱이 되는 것은 땅에 있어 火가 되고, 하늘에 있어 濕이 되는 것은 땅에 있어 土가 되고, 하늘에 있어 燥가 되는

在地爲金이오 在天爲寒은 在地爲水라 故在天爲氣오 在地成形하니 形氣相感하야 而化生萬物矣라 然이나 天地者는 萬物之上下也오 左右者는 陰陽之道路也오陽은 左旋하고 陰은 右旋이라 水火者는 陰陽之徵兆也오火陽이고 水陰이라 金木者는 生成之終始也니春木發生하고 秋金成實이라 氣有多少하고 形有盛衰하니 上下相召 而損益이 彰矣라太過不及이 昭然可見이라

것은 땅에 있어 金이 되고, 하늘에 있어 寒이 되는 것은 땅에 있어 水가 된다. 그러므로 하늘에 있어서는 氣가 되고 땅에 있어서는 形體를 이루니 形과 氣가 相感되어 萬物을 化生하게 된다. 그러나 天地는 萬物의 上下이고 左右는 陰陽의 道路이고陽은 左側으로 돌고 陰은 右側으로 돈다.

水火는 陰陽의 徵兆이고火는 陽이고 水는 陰이다.

金木은 生成의 終始이니春木은 發生하는 것이고 秋金은 열매를 이루는 것이다.

氣에 多少가 있고 形에 盛衰가 있으니 上下가 서로 불러 損益이 드러나게 된다.太過와 不及이 환하여 가히 볼 수 있다.

何謂氣有多少 形有盛衰오 曰 陰陽之氣가 各有多少라 故曰三陰三陽也라王註에 太陰爲正陰하고 太陽爲正陽하며 次少者爲少陰少陽하고 又次少者爲厥陰陽明也라

무엇을 氣에 多少가 있고, 形에 盛衰가 있는 것이라고 하는가? 가로대 陰陽의 氣가 각각 多少가 있는 것이다. 그러므로 三陰三陽이라고 한다.王冰註에 太陰은 正陰이 되고 太陽이 正陽이 되며 다음으로 적은 것이 少陰과 少陽이 되고 그 다음으로 적은 것이 厥陰과 陽明이 된다.

形有盛衰는 謂五行之治니 各有太過不及也라 故其始也에 有餘而往하면 不足隨之하고 不足而往하면 有餘從之하니 言盈虧無常이니 不足卽伏于有餘之中에 所以有勝復之相乘也일새라 知迎知隨하면 氣[1]可與期니 運有盛衰하고 氣有虛實하니 更相迎隨하야 以司歲也라 甲己之歲에 土運統之하고 甲己化土라 乙庚之歲에 金運統之하고 乙庚化金이라 丙辛之歲에 水運統之하고 丙辛化水라 丁壬之歲에 木運統之하고 丁壬化木이라 戊癸之歲에 火運統之하고 戊癸化火라 子午之歲에 上見少陰하고 上謂司天이니 少陰司天하면 則陽明在泉이라 丑未之歲에 上見太陰하고 太陰司天하면 太陽在

形에 盛衰가 있다는 것은 五行의 다스려짐이라고 말하니 각각 太過不及이 있다. 그러므로 그 始作함에 有餘하여 가면 不足이 따르고, 不足하여 가면 有餘가 따르니, 盈虧가 無常함을 말한 것이니 不足하면 즉 有餘한 가운데 숨어 勝復이 서로 乘하기 때문이다.

迎을 알고 隨를 알면 氣를 가히 예측할 수 있게 되니, 運에 盛衰가 있고 氣에 虛實이 있으니 이들이 번갈아 서로 迎隨하여 그 해를 관장하게 된다. 甲己의 해에는 土運이 統括하고, 甲己年은 土에 속한다.

乙庚의 해에는 金運이 統括하고, 乙庚年은 金에 속한다.

丙辛의 해에는 水運이 統括하고, 丙辛年은 水에 속한다.

丁壬의 해에는 木運이 統括하고, 丁壬年은 木에 속한다. 戊癸의 해에는 火運이 統括하고, 戊癸年은 火에 속한다.

子午의 해에는 위로 少陰이 보이고, 上은 司天을 말하니 少陰이 司天하면 陽明이 在泉한다.

丑未의 해에는 위로 太陰이 보이고, 太陰이 司天하면 太陽이 在泉한다.

1 여기서는 六氣를 말함.

泉이라 **寅申之歲**에 **上見少陽**하고少陽司天하면 厥陰在泉이라 **卯酉之歲**에 **上見陽明**하고陽明司天하면 少陰在泉이라 **辰戌之歲**에 **上見太陽**하고太陽司天하면 太陰在泉이라

巳亥之歲에 **上見厥陰**하니厥陰司天하면 少陽在泉이라 **少陰**은 **所謂標也**오 **厥陰**은 **所謂終也**라 自子午少陰始하야 至巳亥厥陰終이라

寅申의 해에는 위로 少陽이 보이고, 少陽이 司天하면 厥陰이 在泉한다.

卯酉의 해에는 위로 陽明이 보이고, 陽明이 司天하면 少陰이 在泉한다.

辰戌의 해에는 위로 太陽이 보이고, 太陽이 司天하면 太陰이 在泉한다.

巳亥의 해에는 위로 厥陰이 보이니, 厥陰이 司天하면 少陽이 在泉한다.

少陰은 이른바 標이고 厥陰은 이른바 終이다. 子午少陰으로부터 시작하여 巳亥厥陰에서 마치게 된다.

厥陰之上에 **風氣主之**하고風木이라 **少陰之上**에 **熱氣主之**하고熱火이라 **太陰之上**에 **濕氣主之**하고濕土라 **少陽之上**에 **相火主之**하고火熱이라 **陽明之上**에 **燥氣主之**하고燥金이라 **太陽之上**에 **寒氣主之**하니寒水라 **所謂本也**니六氣爲三陰三陽之本이라 六微旨大論에 言天者求之本이라하니라

厥陰의 위에 風氣가 주관하고, 風木을 말한다. 少陰의 위에 熱氣가 주관하고, 熱火를 말한다.

太陰의 위에 濕氣가 주관하고, 濕土를 말한다. 少陽의 위에 相火가 주관하고, 火熱을 말한다.

陽明의 위에 燥氣가 주관하고, 燥金을 말한다. 太陽의 위에 寒氣가 주관하니, 寒水를 말한다.

이른바 本을 말하니 六氣는 三陰三陽의 根本이 된다. 『素問·六微旨大論』에 天은 根本을 구하는 것이라고 하였다.

是謂六元이라是는 眞元一氣가 化而爲六也라

이를 六元이라고 말한다. 이것은 眞元의 一氣가 變化되어 여섯 가지로 되었다.

應天爲天符오如木運之歲에 上見厥陰하고 火運之歲에 上見少陽하니 歲運與司天相合이라 故曰天符라 **承歲爲歲直**이오如木運臨寅卯하고 火運臨巳午하니 運氣與地支年辰相直라 故曰歲直이오 亦曰歲會라 **三合爲治라**如火運之歲에 上見少陰하고 年辰臨午니 卽戊午歲也라 土運之歲에 上見太陰하고 年辰臨丑未하니 卽己丑己未歲也라 金運之歲에 上見陽明하고 年辰臨酉니 卽乙酉歲也라 天氣運氣年辰俱會라 故曰三合이라

天에 相應하는 것이 天符가 되고, 예를 들어 木運의 해에 위로 厥陰이 보이고 火運의 해에 위로 少陽이 보이니 歲運과 司天이 相合한다. 그러므로 이를 天符라고 말한다. 해를 繼承하는 것이 歲直이고, 예를 들어 木運이 寅卯에 臨하고 火運이 巳午에 臨하니 運氣와 地支의 年辰이 相直하게 된다. 그러므로 歲直이라고 말하고 또한 歲會라고 말한다. 三合이 다스림이 된다. 예를 들어 火運의 해에 위로 少陰이 보이고 年辰은 午에 臨하니, 즉 戊午의 해이다. 土運의 해에 위로 太陰이 보이고 年辰은 丑未에 臨하니, 즉 己丑 己未의 해이다. 金運의 해에 위로 陽明이 보이고 年辰은 酉에 臨하니, 즉 乙酉의 해이다. 이들은 天氣와 運氣와 年辰이 모두 모이므로 三合이라고 말한다.

運氣書凡七篇이 俱見下라 馬註에 六節藏象論但論五運하고 不及六氣로대 但論主時하고 不及治歲라

運氣書 무릇 七篇이 모두 아래에 나타난다. 馬蒔註에 「六節藏象論」에 단지 五運만을 論하고 六氣에 미치지 못하였지만 主時를 論하였고 治歲는 論하지 못하였다.

2.『素問・五運行大論』

夫變化之用은 天垂象하고 地成形하니 七曜는 緯虛하고日月五星이라 五行은 麗地라 地者는 所以載生成之形類也오 虛者는 所以列應天之精氣也니 形氣之動이 猶根本之與枝葉也라 仰觀其象하면 雖遠可知也라太過不及을 可觀象而知之라

무릇 變化의 쓰임은 하늘이 象을 드리우고 땅이 形體를 이루니, 七曜는 虛空을 가로지르고七曜는 日月과 五星을 말한다. 五行은 땅에 매달려 있다. 地는 生成하는 形類를 싣고 있는 것이고 虛는 하늘에 相應하는 精氣를 列擧하는 것이니 形氣의 움직임이 根本하는 것과 枝葉이 되는 것과 같다. 머리를 들어 그 象을 보면 비록 멀리 있더라도 가히 알 수 있는 것이다.太過와 不及을 그 象을 보고서 알 수 있다.

地爲人之下오 太虛之中者也라 帝曰 馮乎아有凭着否라 曰 大氣擧之也라 燥以乾之하고 暑以蒸之하고 風以動之하고 濕以潤之하고 寒以堅之하고 火以溫之라 故風寒在下하고 燥熱在上하고 濕氣在中하고 火游行其間하니 寒暑六入이라此句는

地는 사람의 아래 太虛의 가운데에 있다. 黃帝가 가로대 믿을 만한가?기대어 붙어 있는지 아닌지를 묻는 것이다. 가로대 大氣가 들고 있는 것이다. 燥로 마르게 하고 暑로 찌고 風으로 움직이게 하고 濕으로 潤澤하게 하고 寒으로 堅固하게 火로 따듯하게 한다. 그러므로 風寒이 아래에 있고 燥熱이 위에 있고 濕氣가 가운데 있고 火가 그 사이를 游行하니 寒暑의 六氣가 땅으로 들어간다.이 句節은 여러 가지 解說이 正確하지 않다. 내가 생각해 보건대 寒暑

諸解未确이라 昂按컨대 寒暑二字乃省文이니 蓋兼六氣而言者也라 張註에 六者之氣[2]가 皆入于地中이라 故令有形之地오 受無形之虛氣 而化生萬物也라하니라 又按컨대 此卽乾坤專任六子니 旣成萬物之義라

二字는 文章을 省略하였으니 대개 六氣 모두를 兼하여 말한 것이다. 張志聰註에 여섯 가지의 氣가 모두 땅속으로 들어간다. 그러므로 有形의 地가 되고 無形의 虛氣를 받아 萬物을 化生한다고 하였다. 또 생각해 보건대 이는 乾坤이 六子에게 맡긴 것이니 이니 萬物이 이루어졌다는 意味가 있다.

故로 令虛而化生也라

化生萬物은 賴此六氣니 惟亢害然後爲病이라 故下文言其太過라하니라

그러므로 虛로 하여금 化生하게 한다.

萬物을 化生하는 것은 이 六氣에 힘입는 것이니 오직 亢盛하여 被害가 있은 뒤에 病이 된다. 그러므로 아래 文章에서 太過라고 하였다.

故로 燥勝則地乾하고 暑勝則地熱하고 風勝則地動하고山崩地震이라 **濕勝則地泥하고 寒勝則地裂하고 火勝則地固矣라**猶土得火 而成瓦埴하니 此는 六入而太過者也라

그러므로 燥勝하면 땅이 마르고 暑勝하면 땅이 뜨겁고 風勝하면 땅이 흔들리고地動은 散이 무너지고 땅에 地震이 생기는 것이다. **濕勝하면 땅이 진흙처럼 끈적이고 寒勝하면 땅이 갈라지고 火勝하면 땅이 단단히 굳게 된다.**땅이 火氣를 만나면 점토기와인 瓦埴가 되니 이는 여섯 가지가 들어가 太過하게 된다.

天地之氣를 何以候之오 曰 天地之氣의 勝復之作은 不形于診也니 脈法曰 天地之變은

天地의 氣를 무엇으로 살피는가? 가로대 天地의 氣가 勝復하는 作用은 診斷에 나타나지 않으니 脈法에 가로대 天地의 變化는 脈診하지 못한다고 하였으

2 『全書本』에 '六者之氣'가 '是之'로 되어 있다.

無以脈診이니 此之謂也라言 司天在泉과 勝復之氣는 皆歲運主之니 不形于脈中이라 王註에 當以形症觀察之라하니라

니 이것을 말한다.말하되 司天 在泉과 勝復의 氣는 모두 歲運이 주관하니 脈象으로 나타나지 않는다. 王冰註에 마땅히 形症으로 觀察하여야 한다고 하였다.

五氣更立에 各有所先하니應運之氣라 非其位則邪오水居火位와 金居木位之類라 當其位則正이라本位라

五氣가 번갈아 세워짐에 각기 먼저 하는 바가 있으니運에 相應하는 氣를 말한다. 그 位置가 아니면 邪이고水가 火位에 居處하는 것과 金이 木位에 居處하는 무리이다. 그 位置에 마땅하면 바른 것이다.바르다는 것은 本位를 말한다.

氣相得則微하고子居母位하고 母居子位라 不相得則甚이라勝己者와 與己所勝者라

氣가 서로 얻으면 微하고相得은 子가 母位에 居處하고 母가 子位에 居處하는 것이다. 氣가 서로 얻지 못하면 甚한 것이다.不相得은 자기를 이기는 것과 내가 이기는 것이다.

氣有餘하면 則制己所勝하고 而侮所不勝하며如木旣克土 而反侮金之類라 其不及하면 則己所不勝이 侮而乘之하고 己所勝은 輕而侮之하니如金旣克木 而土反凌木之類라 侮反受邪는始于侮彼求勝이로대 終則己反受邪

氣가 有餘하면 내가 이기는 바를 制壓하고 내가 이기지 못하는 바를 업신여기며예를 들면 木克土하고 또 반대로 木侮金하는 것이다. 그 不及하면 내가 이기지 못하는 것이 업신여겨 乘하고 내가 이기는 바는 가벼이 여겨 侮하게 되니예를 들면 이미 金克木하고 또 土가 반대로 凌木하는 것이다.
侮하는 것이 도리어 邪氣를 받는 것은 처음에는 侮하여 그에게 이기려 하지만 마지막에는 자

라 **侮而受邪**하야 **寡于畏也**라畏는 謂克制也라 五行之氣가 必有所畏憚하야 乃能守位니 卽下文承制之義라

신이 邪氣를 받는 것이다. 侮하여 邪氣를 받아 두려워하는 것이 적어진다.畏는 克制하는 것을 말한다. 五行의 氣가 반드시 畏憚하는 바가 있어 이에 능히 그 자리를 지키는 것이니, 즉 아래 文章의 承制의 뜻이다.

3.『素問·六微旨大論』

願聞地理之應과 **六節氣位**하니 **何如**오 **曰 顯明之右**는 **君火之位也**니日出顯明이라 卯地之右로 屬東南方하고 時應春分하며 六步退行하야 至東北止라

地理의 應함과 六節의 氣位를 듣고자 하니 어떤가? 가로대 顯明의 右側은 君火의 자리이니君火의 자리는 해가 뜨는 자리로 顯明이다. 卯의 右側으로 東南方에 속하고 때는 春分에 相應하며 六步를 물러나 東北에 이르러 그친다.

君火之右에 **退行一步**하면 **相火治之**하고 **復行一步**하면 **土氣治之**하고 **復行一步**하면 **金氣治之**하고 **復行一步**하면 **水氣治之**하고 **復行一步**하면 **木氣治之**하고 **復行一步**하면 **君火治之**라地之四方을 分爲六步니 一歲之中에 更治時令하

君火의 右側에 一步 물러나면 相火가 다스리고, 다시 一步 行하면 土氣가 다스리고, 다시 一步 行하면 金氣가 다스리고, 다시 一步 行하면 水氣가 다스리고, 다시 一步 行하면 木氣가 다스리고, 다시 一步 行하면 君火가 다스린다.땅의 四方을 나누어 六步로 하였으니 一歲 동안에 번갈아 時令이 다스려 하늘 바깥의 여섯 마디 氣位의 다스림에 相應한다.

야 以應天外六節氣位之治라

相火之下에 **水氣承之**하고夏相火極하야 水生承之니 從微漸化하야 至冬而著라 下同이라 **水位之下**에 **土氣承之**하고 **土位之下**에 **風氣承之**하고風木이라 **風位之下**에 **金氣承之**하고 **金位之下**에 **火氣承之**하고 **君火之下**에 **陰精承之**라馬註에 其說與陰陽家[3]水胎于午 金胎于卯와 略同하니 皆循還相承하야 以爲胎也라하니라

相火의 아래에 水氣가 繼承하고여름에 相火가 極하게 되어 水가 생겨나 繼承하게 되니 微弱한 것으로 부터 점차 化하게 되어 至冬가 되어 顯著하게 된다. 아래도 이와 같다. 水자리의 아래에 土氣가 繼承하고, 土자리의 아래에 風氣가 繼承하고,風氣는 風木을 말한다. 風자리의 아래에 金氣가 繼承하고, 金자리의 아래에 火氣가 繼承하고, 君火의 아래에 陰精이 繼承한다.馬蒔註에 그 말과 陰陽家의 水가 午에서 胎가 되고 金이 卯에서 胎가 된다는 것과 대략 같으니 모두 돌아 相承하여 胎가 된다고 하였다.

亢則害하고 **承乃制**라六氣各專一令하니 專令者常太過라 故各有所承하야 以制其過하야 不使亢甚爲害也라

亢盛하면 被害가 되고 계승하는 것이 이에 制壓을 하게 된다.六氣가 각각 하나의 時令을 全擔하니 全擔한 時令이 항상 太過한 것이다. 그러므로 각각 계승하는 바가 있어 그 지나친 것을 制壓하여 亢盛한 것이 甚한 것으로 하여금 被害가 되지 않게 한다.

制則生化하야 **外列盛衰**하고外列은 卽損益彰矣之

制壓을 받으면 生化하게 되어 밖으로 盛衰가 드러나고外列은 즉 損益이 드러난다는

3 『全書本』에 '家'가 없다.

義라 按컨대 古文作制生則化는 言有制之者하야 生于其間하면 則亢害者가 可化爲和平하니 如甲己化土 乙庚化金之化也라 後人改作制則生化하니 似可不必이라 **害則敗亂**하야 **生化大病**이라此段은 言運氣有生克 而又有制化也라 盖五行之理는 不獨貴于相生 而尤妙于相克하니 有克之者가 以制其太過하면 則亢害者는 可化爲和平 而盛衰之라 故로 昭然外列而可見이라 若一于亢害하면 必至于敗亂 而生化之原이 由此大病矣라 盖生克者는 運氣之常數而制之化之오 又所以轉五運而調六氣也라 聖人作經에 參贊化育하니 義專在此오 數句實爲全經之要義라 王氏略而不註하고 林氏河間引證紛然하야 求明而反晦하고 惟馬註云 六位之氣過極하면 則必害作하고 承氣乃生于下하야 制之使不過也라하니 只照本文解로대 反覺明白直捷이라

의미이다. 생각해 보건대 古文에 制生則化라고 한 것은 制壓하려고 하는 것이 있어 그 사이에서 生하면, 즉 亢盛하여 被害를 입히게 되는 者가 可히 變化하여 和平하게 되니 甲己化土 乙庚化金의 化이다. 後人은 制則生化라고 고쳤으니 반드시 그렇지 못하는 것과 類似하다. **被害를 입으면 敗亂하게 되어 生化가 크게 病들게 된다.** 이 文段은 運氣에 生克이 있고 또 制化가 있음을 말하였다. 대개 五行의 理致는 相生만 貴重한 것이 아니고 相克이 더욱 奧妙하니 克하는 것이 너무 지나치게 制壓을 하면, 즉 亢盛하면 被害를 주게 되는 것은 가히 變化되어 和平하게 되어 盛衰가 있게 된다. 그러므로 밝게 밖으로 드러나 보일 수 있게 된다. 만약 한번 亢害하면 반드시 敗亂한 데에 이르게 되어 生化의 根源이 이로 말미암아 大病이 된다. 대개 生克이라는 것은 運氣의 恒常된 原理로 制壓하고 變化하게 하고 또 五運을 굴려 六氣를 고르게 한다. 聖人이 經書를 지음에 化育하는 데 參與하고 도움을 주게 하였으니 그 의미가 專하여 여기에 있게 되었고, 몇몇 句節은 실제로 전체 經書의 重要한 의미가 되었다. 王氏는 이를 省略하여 註釋을 달지 않았고, 林氏와 河間은 引證이 紛然하여 그 意味를 밝히고자 하였으나 오히려 더 混亂하게 하였고, 오직 馬蒔註에서 六位의 氣가 지나치게 極하면 반드시 被害를 입게 되고 承氣가 이에 아래에서 發生하여 制壓하여 너무 지나치지 못하게 한다고 하였으니, 단지 本文에 비추어 文章을 解釋하였지만 도리어 明白하고 바름을 알

수 있다.

盛衰何如오 **曰 非其位則邪**하고 **當其位則正**이니 **邪則變甚**하고 **正則微**라 **何謂當位**오 **曰 木運**이 **臨卯**하고丁卯歲라 **火運**이 **臨午**하고戊午歲라 **土運**이 **臨四季**하고甲辰甲戌己丑己未歲라 **金運**이 **臨酉**하고乙酉歲라 **水運**이 **臨子**하면丙子歲라 **所謂歲會**니 **氣之平也**라天干之化運 與地支之主歲가 相合하야 爲歲會라

盛衰는 어떤가? 가로대 그 地位가 아니면 邪이고 그 地位에 맞으면 正이니, 邪인즉 變이 甚하고 正인즉 變이 微한 것이다. 무엇을 地位에 맞는다고 하는가? 가로대 木運이 卯에 臨하고丁卯年이다. 火運이 午에 臨하고戊午年이다.
土運이 四季에 臨하고甲辰年 甲戌年 己丑年 己未年이다.
金運이 酉에 臨하고乙酉年이다.
水運이 子에 臨하면丙子年이다.
이른바 歲會이니 氣가 平한 것이다.天干의 化運과 地支의 主歲가 相合하여 歲會가 된다.

非位何如오 **曰 歲不與會也**라則有過不及之氣矣라

非位는 무엇인가? 가로대 歲가 運과 더불어 만나지 못하는 것이다.즉 過하거나 不及한 氣가 있는 것이다.

土運之歲에 **上見太陰**[4]하고己丑己未歲이오 上謂司天이라 **火運之歲**에 **上見少陽** 戊寅戊申歲라 **少陰**하고戊子戊午歲라 **金**

土運의 해에 위로 太陰이 보이고土運之歲는 己丑年과 己未年이다. 上은 司天을 말한다.
火運의 해에 위로 少陽과戊寅年과 戊申年이다.
少陰이 보이고戊子年과 戊午年이다. 金運의

4 司天이다.

運之歲에 **上見陽明**하고乙卯乙酉歲라 **木運之歲**에 **上見厥陰**하고丁巳丁亥歲라 **水運之歲**에 **上見太陽**하니 丙辰丙戌歲라 **天之與會也**라 **故曰天符**라司天與運氣相會라

해에 위로 陽明이 보이고乙卯年과 乙酉年이다. 木運의 해에 위로 厥陰이 보이고丁巳年과 丁亥年이다.
水運의 해에 위로 太陽이 보이니丙辰年과 丙戌年이다.
司天이 運天과 만나게 되므로 天符라고 한다.司天과 運氣가 서로 만나는 것이다.

天符歲會何如오 **曰 太一天符之會也**라天符歲會中之己丑己未戊午乙酉는 乃天符歲會相同이니 又名太乙天符라 太一者는 至尊無二之稱이니 卽天元紀大論所謂三合爲治니 一者天會오 二者歲會오 三者運會라

天符歲會는 무엇인가? 가로대 太一天符가 만나는 것이다.天符歲會의 己丑年 己未年 戊午年 乙酉年은 天符와 歲會가 서로 같으니 또 太乙天符라고 한다. 太一은 지극히 尊貴하여 두 가지 呼稱이 있을 수 없으니, 즉『素問·天元紀大論』에서 말한 셋이 합하여 다스림이 된다고 하였으니 첫째는 天會이고 둘째는 歲會이고 셋째는 運會이다.

其貴賤何如오 **曰 天符爲執法**이오 **歲位爲行令**이오 **太一天符爲貴人**이라 **邪之中也**는 **奈何**오 **中執法者**는 **其病速而危**하고 **中行令者**는 **其病徐而持**하고 **中貴人者**는 **其病暴而死**라謂以天符歲會太一之日

그 貴賤은 어떤가? 가로대 天符는 執法이 되고 歲位는 行令이 되고 太一天符는 貴人이 된다. 邪氣에 的中됨은 어떤가? 執法에 的中된 경우는 그 病이 빠르면서 危險하고 行令에 的中된 경우는 그 病이 느리면서 持續되고 貴人에 的中된 경우는 그 病이 사나우며 죽게 된다.天符와 歲會와 太一의 날에 病을 얻은 것을 말한다.

得病이라

六氣應五行之變은 **何如**오 **曰 位有終始**하고 **氣有初中**하니 **上下不同**에 **求之亦異也**라張註에 位有終始者는 謂厥陰風木主初氣하고 君相二火主二氣三氣하고 太陰濕土主四氣하고 陽明燥金主五氣하고 太陽寒水主六氣니 此主時之五行하야 守定位而不移者也라 氣有初中者는 謂加臨之六氣하야 始于地之初氣 而終于天之中氣也라 上下不同者는 謂客氣加于上하야 主氣主于下하야 應各不同也라

六氣가 五行의 變化에 相應함은 어떤가? 가로대 六氣의 자리에 終始가 있고 각각의 氣에 初中이 있으니 上下가 같지 않음에 求하는 것이 또한 다른 것이다. 張志聰註에 位有終始라는 것은 厥陰風木이 初氣를 주관하고 君相二火가 二氣三氣를 주관하고 太陰濕土가 四氣를 주관하고 陽明燥金이 五氣를 주관하고 太陽寒水가 六氣를 주관하니 이는 時의 五行을 주관하여 定位를 지켜 移動하지 않는다. 氣有初中이라는 것은 加臨하는 六氣가 地의 初氣에서 始作하여 天의 中氣에서 마친다. 上下不同이라는 것은 客氣가 위에 더하고 主氣가 아래에서 主하여 應함이 각기 다른 것을 말한다고 하였다.

求之奈何오 **曰 天氣始于甲**하고天干이라 **地氣始于子**하니地支라 **子甲相合**을 **命曰歲立**이라從甲子歲始하야 推之有六十甲子라

이를 求하는 것은 어떤가? 가로대 天氣는 甲에서 始作하고甲은 天干을 말한다. 地氣는 子에서 始作하니子는 地支를 말한다. 子甲相合을 歲立이라고 말한다.甲子年으로부터 始作하여 미루어 六十甲子가 된다.

謹候其時하면 **氣可與期**라先立其歲하야 以候其時

삼가 그 때를 살피면 六氣를 가히 豫測할 수 있는 것이다.먼저 그 해를 세워 그 때를

하면 則加臨之氣를 可期而定矣라 **言天者**는 **求之本**하고風寒暑濕燥火의 六元本氣라 **言地者**는 **求之位**라三陰三陽 五行之步位라

살피면 加臨하는 六氣를 豫測하여 定할 수 있게 된다.

天을 말하는 경우는 本에서 구하고風寒暑濕燥火의 六元本氣이다.

地를 말하는 경우는 位에서 구한다.三陰三陽과 五行의 步位이다.

言人者 求之氣交 何謂氣交 曰 上下之位 氣交之中에 **人之居也**라 **故曰天樞之上**에 **天氣主之**하고 **天樞之下**에 **地氣主之**하고 **氣交之分**에 **人氣從之**하야 **萬物由之**하니 **此之謂也**라天樞는 臍旁穴名이니 胃經이라

人을 말하는 경우는 氣交에서 구한다. 무엇을 氣交라고 말하는가? 가로대 上下의 자리와 氣交의 가운데 사람이 居處한다. 그러므로 天樞의 위에 天氣가 주관하고 天樞의 아래에 地氣가 주관하고 氣交의 나눔에 人氣가 따르니 萬物이 이로 말미암게 되니 이것을 말한다. 天樞穴은 배꼽 주위의 穴名이니 足陽明胃經에 속한다.

初中何也오 **初者地氣也**오 **中者天氣也**라王註에 初之氣는 天用事하니 則地氣上騰于太虛之內하고 氣之中은 地主之하니 則天氣下降于有質之中이라하니라

初中은 무엇인가? 初는 地氣이고 中은 天氣이다.王冰註에 初之氣는 天이 用事하니 地氣가 太虛의 안으로 上騰하고 氣之中은 地가 주관하니 天氣가 바탕이 있는 가운데로 下降하는 것이라고 하였다.

氣之升降은 **天地之更用也**라 **升已而降**하니

氣의 升降은 天地가 번갈아 使用하는 것이다. 上升한 뒤에 下降하니 내려가

降者謂天이오 降已而升하니 升者謂地라 天氣下降에 氣流于地하고 地氣上升에 氣騰于天이라 故高下相召하며 升降相因 而變作矣라因是而有勝復之變이라

는 것을 天이라고 말하고 下降한 뒤에 上升하니 올라가는 것을 地라고 말한다. 天氣가 下降함에 氣가 땅에 흐르게 되고, 地氣가 上升함에 氣가 하늘로 올라간다. 그러므로 高下가 서로 부르며 升降이 서로 原因이 되어 變化가 생기게 된다.天地氣運의 升降으로 인하여 勝復의 變化가 생긴다.

夫物之生은 從于化하고 物之極은 由乎變하니 變化之相薄이 成敗之所由也라 故氣有往復하고 用有遲速하니 四者之有에 而化而變은 風之來也라化則正風生하고 變則邪風生이라

무릇 事物이 생겨나는 것은 化로 말미암는 것이고 事物이 極에 달하는 것은 變으로 말미암으니 變化가 相薄하는 것이 成敗의 말미암는 바가 된다. 그러므로 氣에는 往復이 있고 用에는 遲速이 있으니 往復遲速의 네 가지가 있음에 化하기도 하고 變하기도 하는 것은 風이 오게 되는 原因이 된다.化하게 되면 正風이 生하고 變하게 되면 邪風이 生하게 된다.

成敗倚伏이 生乎動하니 動而不已 則變作矣라 出入廢하면 則神機化滅하고 升降息하면 則氣立孤危라五常政大論에 根于中者를 命曰神機니 神去則機息이오 根于外者를 命曰氣立이니 氣止則化絶이라하니라

成敗의 倚伏이 動에서 생기니 動하여 쉬지 않으면 變이 일어난다. 出入이 닫히면 神機의 變化가 없어지고 升降이 그치면 氣立이 외롭고 危殆롭게 된다.『素問·五常政大論』에 가운데를 根本으로 하는 것을 神機라고 말하니 神이 없어지면 機가 쉬게 되고 外部를 根本으로 하는 것을 氣立이라고 말하니 氣가 그치게 되면 變化가 끊어지게 된다고 하였다.

故非出入이면 則無以生長壯老已오 非升降이면 則無以生長化收藏이니 是以로 升降出入이 無器不有라有情無情에 皆有四者라

그러므로 出入이 아니면 生長壯老할 수가 없고 升降이 아니면 生長化收藏할 수가 없으니 이로써 升降出入이 그를 담는 그릇이 없으면 생기지 않는 것이다. 有情이든 無情이든 간에 모두 네 가지가 있다.

故器者는 生化之宇니凡有形者를 皆謂之器라 器散則分之하야 生化息矣라人之生也有涯라 故器散而分하면 則陽歸于天하고 陰反于地而生化息矣라

그러므로 器라는 것은 生化의 집이 되니무릇 形體가 있는 것을 모두 器라고 말한다. 器가 흩어지면 나누어지게 되어 生化가 사라지게 된다.사람의 生命은 끝이 있으므로 器가 흩어져 나누어지면 陽이 하늘로 돌아가게 되고 陰이 땅으로 돌아가게 되어 生化가 사라지게 된다.

故無不出入하며 無不升降하니 化有小大하고小物大物이라 期有遠近이라小年大年이라

그러므로 出入하지 못하는 것이 없으며 升降하지 못하는 것이 없으니 化에는 小大가 있고小大는 小物과 大物을 말한다. 期限에는 멀고 가까운 것이 있다.原根은 小年과 大年을 말한다.

四者之有는升降出入이라 而貴常守니 反常則災害至矣라 故曰 無形無患이라하니道德中之粹語라 此之謂也라 曰 有不生不化乎아 與道合同은 惟眞人也라經以合

네 가지가 있다는 것은升降出入의 네 가지이다. 恒常 지키는 것이 貴하니 正常에 반대가 되면 災害가 이르게 된다. 그러므로 形體가 없으면 근심이 없다고 말하였으니道德에서의 精粹가 되는 말이다. 이를 말한다. 가로대 生하지도 않고 化하지도 않는 사람이 있는가? 道와 더불어 合하

道 眞人爲至라하니 非神聖이면 其孰能與于此리오

여 같데 된 사람은 오직 眞人이다.經에 써 道에 합한 眞人이 이를 수 있다고 하였으니 神聖이 아니면 그 누가 능히 이와 함께 하겠는가?

4.『素問・五常政大論』

平氣何如而名이오 **木曰敷和 火曰升明 土曰備化 金曰審平 水曰靜順**이라 **其不及奈何**오 **木曰委和 火曰伏明 土曰卑監 金曰從革 水曰涸流**라 **太過何謂**오 **木曰發生 火曰赫曦 土曰敦阜 金曰堅成 水曰流衍**이라 **不恒其德**하면恃己而凌犯他位라 **則所勝來復**하고所勝者가 必來復仇라

平氣를 무엇으로 命名하는가? 木을 敷和, 火를 升明, 土를 備化, 金을 審平, 水를 靜順이라고 한다. 不及은 무엇인가? 木을 委和, 火를 伏明, 土를 卑監, 金을 從革, 水를 涸流라고 한다. 太過는 무엇을 말하는가? 木을 發生, 火를 赫曦, 土를 敦阜, 金을 堅成, 水를 流衍이라고 한다. 그 德이 떳떳하지 못하면 자신을 믿어 남의 자리를 凌犯하는 것이다.

勝하는 바가 와서 報復하고勝하는 것이 반드시 와서 원수를 갚는다.

政恒其理하면 **則所勝同化**라若不肆威刑하고 政理和恒하면 則勝己與己所勝者가 皆同治化라 由是言之하면 則醫道與治道가 亦有相會

政事가 恒常 그 理致에 맞으면 즉 勝하는 바도 함께 化하게 된다.만약 放恣하게 威脅하거나 刑罰을 주지 않고 政事의 道理가 調和롭고 恒常되면 자기를 이기는 것과 내가 이기는 것 모두가 함께 다스려져 化하게 된다. 이로 말미암아 말하면 醫

通者矣라

道와 治道가 또한 서로 會通함이 있다.

故氣主有所制하고五運主氣가 各有克制라 歲立有所生하니每歲年辰이 各有生化라 地氣는 制己勝하고在泉之氣가 制己所勝者라 天氣는 制勝己하고吳註에 司天在上은 義不可勝이라 故制勝己라하니라 天制色하고天虛 故制色之盛衰라 地制形이라地實 故制形之盛衰라

그러므로 氣가 주관하는 것에는 制約하는 바가 있고五運의 主氣가 각각 克制가 있다. 해를 세우는 데 生하는 바가 있으니매 해의 年辰이 각각 生化가 있다. 地氣는 자신이 이기는 것을 制壓하고在泉의 氣가 내가 이기는 바를 制壓한다. 天氣는 나를 이기는 것을 制壓하고吳崐註에 司天在上은 意味가 맞지 않는다. 그러므로 制勝己로 바꾸어야 한다고 하였다. 하늘은 色을 制御하고하늘은 비어 있으므로 色의 盛衰를 調節한다. 땅은 形體를 制御한다.땅은 物質로 가득 차 있으므로 形의 盛衰를 調節한다.

五類衰盛이 各隨其氣之所宜也라五類는 毛羽鱗介倮也라 倮蟲屬土 毛蟲屬木 羽蟲屬火 鱗蟲屬水 介蟲屬金하니 各隨氣運之生克하야 以爲成耗也라

五類의 衰盛이 각각 그 氣의 마땅함을 따른다.五類는 毛羽鱗介倮를 말한다. 倮蟲은 土에 屬하고, 毛蟲은 木에 屬하고, 羽蟲은 火에 屬하고, 鱗蟲은 水에 屬하고, 介蟲은 金에 屬하니 각각 氣運의 生克을 따라 이루어지기도 하고 없어지기도 한다.

故有胎孕不育하며 治之不全하니 此는 氣之常也라雖治之亦不能全하니 此는 氣化之常이오 非治之過라

그러므로 胎孕하였지만 기르지 못하며 다스리지만 온전하지 못하니 이것은 氣의 떳떳함이다.비록 다스리지만 完全하지 못하니 이것은 氣化에서 恒常나타나는 것이지 다스림의 過失이 아닌 것이다.

所謂中根也는 凡血氣之屬이 中必有根하고 成耗之理가 皆根于中하니 在人則兩腎中間에 命門之元陽也라 **根于外者亦五**라 如五味五色之類니 凡有生而無知者라

이른바 中根이라는 것은 무릇 血氣에 屬하는 것들이 가운데 반드시 根本이 있고 이루어지고 버리는 理致가 모두 가운데 根本이 있으니 사람에 있어서는 兩腎의 中間에 命門이라는 元陽이다. 바깥에 根本하는 것도 또한 다섯 가지이다. 예를 들어 五味나 五色 등이니 무릇 목숨은 있으나 知覺이 없는 것이다.

故生化之別이 **有五氣五味五色五類五宜也**라 **根于中者**는 **命曰神機**니 **神去則機息**하고 稟乎天者는 以神爲主니 神爲機發之本이라 **根于外者**는 **命曰氣立**이니 **氣止則化絶**이라 稟于地者는 以氣爲主니 氣爲生化之原이라

그러므로 生化를 나누는 것이 五氣, 五味, 五色, 五類, 五宜가 있다. 가운데에 根本하는 것을 神機라고 命名하니 神이 사라지면 機가 쉬게 되고 하늘로부터 稟賦받은 것은 神이 爲主가 되니 神은 機가 생겨나는 根本이 된다. 바깥에 根本하는 것을 氣立이라고 命名하니 氣가 그치면 化가 끊어지게 된다. 땅으로 부터 稟賦받은 것은 氣가 爲主가 되니 氣는 生化의 根源이 된다.

故各有制하고 **各有勝**하고 **各有生**하고 **各有成**이라 **故曰 不知年之所加**와 五運六氣之加臨이라 **氣之同異**면 主客勝負之同異이라 **不足以言生化也**라

그러므로 각각 制壓하는 것이 있고 각각 이기는 것이 있고 각각 이루어지는 것이 있다. 그러므로 해에 加하는 바와 年之所加는 五運六氣의 加臨을 말한다. 氣의 同異를 알지 못하면 主客勝負의 같음과 다름을 말한다. 능히 生化를 말할 수 없는 것이다.

5. 『素問 · 至眞要大論』

六氣分治에 司天地者는 其至何如오 曰 厥陰司天에 其化以風이오 少陰司天에 其化以熱이오 太陰司天에 其化以濕이오 少陽司天에 其化以火요 陽明司天에 其化以燥오 太陽司天에 其化以寒이니 以所臨藏位로 命其病者也라王註에 肝木位東方하고 心火位南方하고 脾土位中央及四維하고 肺金位西方하고 腎水位北方하니 是五藏定位나 然이나 五運御六氣所至하니 氣相得則和하고 不相得則病이라 故先以六氣所臨하고 後言五藏之病也라

六氣가 司天과 在泉으로 나누어 다스림에 天地를 맡는 者는 그것이 올 때는 어떤가? 가로대 厥陰이 司天함에 氣는 風으로 化하고 少陰이 司天함에 氣는 熱로 化하고 太陰이 司天함에 氣는 濕으로 化하고 少陽이 司天함에 氣는 火로 化하고 陽明이 司天함에 氣는 燥로 化하고 太陽이 司天함에 氣는 寒으로 化하니 臨하는 藏의 位置로 그 病을 命名한다.王冰註에 肝木은 東方에 位置하고 心火는 南方에 位置하고 脾土는 中央과 四維에 位置하고 肺金은 西方에 位置하고 腎水는 北方에 位置하니 이것이 五藏定位이다. 그러나 五運이 六氣가 이르는 바를 制御하니 氣를 서로 얻으면 調和롭게 되고 氣를 서로 얻지 못하면 病이 된다. 그러므로 六氣가 臨하는 바를 앞으로 하고 나중에 五藏의 病을 言及하였다.

地化奈何오在泉地化 曰 司天同候하고 間氣皆然이라雖易位而治法皆同

地化는 어떤가?在泉하는 것이 地化이다. 가로대 司天과 같이 살피고 間氣도 모두 그러하다.비록 자리를 바꾸었지만 治法은 모두 같다.

間氣何謂오 曰 司左右者를 是謂間氣也라

歲有六氣하야 以一氣司天하고 一氣在泉하고 餘四[5]氣는 一爲司天左間하고 一爲右間하고 一爲在泉左間하고 一爲右間이라 五運行大論에 諸上見厥陰하면 左少陰 右太陽하고 見少陰하면 左大陰 右厥陰하고 見大陰하면 左少陽 右少陰하고 見少陽하면 左陽明 右大陰하고 見陽明하면 左太陽 右少陽하고 見太陽하면 左厥陰 右陽明하니 所謂面北而命其位也라하니라 諸厥陰等在泉에 左右間氣亦同하니 所謂面南而命其位也라

間氣는 무엇을 말하는가? 가로대 左右를 맡는 것을 間氣라고 말한다. 歲에는 六氣가 있어 一氣가 司天하고 一氣가 在泉하고 나머지 四氣는 하나는 司天의 左間이 되고 하나는 右間이 되고 하나는 在泉의 左間이 되고 하나는 右間이 된다. 『素問·五運行大論』에 뭇 위에서 厥陰이 보이면 왼쪽은 少陰 오른쪽은 太陽이 되고, 少陰이 보이면 왼쪽은 大陰 오른쪽은 厥陰이 되고, 大陰이 보이면 왼쪽은 少陽 오른쪽은 少陰이 되고, 少陽이 보이면 왼쪽은 陽明 오른쪽은 大陰이 되고, 陽明이 보이면 왼쪽은 太陽 右오른쪽은 少陽이 되고, 太陽이 보이면 왼쪽은 厥陰 오른쪽은 陽明이 되니 이른바 북쪽을 향하여 보고 그 位置를 命名한 것이라고 하였다. 뭇 厥陰 等이 在泉할 때에 左右間氣 또한 위와 같으니 이른바 남쪽을 향하여 보고 그 位置를 命名한 것이다.

何以異之오 主歲者는 紀歲하고 間氣者는 紀步也라司天在泉이 主一歲之氣하고 間氣가 分主四時之氣하고 以一歲分爲六步하니 周流循環하야 更治時令하고

主歲와 間氣가 무엇이 다른가? 主歲는 紀歲하고 間氣는 紀步하는 것이다. 司天과 在泉이 一歲의 氣를 주관하고 間氣가 四時의 氣를 나누어 주관하고 一歲가 나뉘어 六步가 되니 두루 흐르고 循環하여 번갈아 時令을 다스리고 六節氣位의 다스림에 相應하게 된다. 每步는 六十日을 다스리고

5 『全書本』에 '四'가 없다.

以應六節氣位之治라 每步治六十日하고 餘八十七刻半하니 積六步而成歲하면 則三百六十五日有奇也라 六微旨大論에 君火之右에 退行一步하면 相火治之하고 復行一步하면 土氣治之하고 復行一步하면 金氣治之하고 復行一步하면 水氣治之하고 復行一步하면 木氣治之하고 復行一步하면 君火治之하니 六氣循天右轉하야 以應六節也라하니라

歲厥陰在泉에寅申之年이라 **風淫所勝**하니 **民病洒洒振寒**하며傷風故寒이라 **善伸數欠**하며甲乙經作胃病이라 **心痛肢滿**하며 **兩脇裏急**하며肝病이라 **飮食不下**하며 **膈咽不通**하야 **食則嘔**하며 **腹脹**脾病이라 **善噫**라가風木干心일새라 **得後與氣**大便噯氣라 **則快然如衰**하며木氣得暢일새라 **身體皆重**이라厥陰主筋하

나머지는 八十七刻半이 되니 六步가 쌓여 해를 이루면 三百六十五日하고 약간 남는 것이 있다. 『素問·六微旨大論』에 君火의 右側에 一步 물러나면 相火가 다스리고 다시 一步 물러나면 土氣가 다스리고 다시 一步 물러나면 金氣가 다스리고 다시 一步 물러나면 水氣가 다스리고 다시 一步 물러나면 木氣가 다스리고 다시 一步 물러나면 君火가 다스리니 六氣가 하늘을 따라 우측으로 돌아 六節에 相應한다고 하였다.

厥陰이 在泉하는 해에寅申年이다.
風淫이 이기는 바가 되니 民病은 으슬으슬 추워 떨며傷風되었으므로 추운 것이다.
기지개를 켜며 자주 하품하며『甲乙經』에서는 胃病이라고 하였다. 心痛 肢滿하며 兩脇이 裏急하며肝病이다.
飮食이 消和되지 않으며 橫膈膜과 咽喉가 疏通되지 않아 飮食을 먹으면 嘔하며 腹脹하며脾病이다. 트림을 자주 하다가風木이 心을 侵犯하였기 때문에 나타난다. 大便과 방귀를 뀌게 되면大便을 보는 것과 방귀를 끼는 것이다. 爽快하게 사라지는 것 같으며木氣가 暢通하게 되었기 때문이다. 身體가 모두

니 筋弱則身重이라 大要는 風木干脾土爲病이라

무겁다. 厥陰은 筋을 주관하니 筋弱하면 몸이 무겁게 된다. 大要는 風木이 脾土를 侵犯하여 病이 된 것이다.

歲少陰在泉에 卯酉之年이라 **熱淫所勝**하니 **民病**은 **腹中常鳴**하며 **氣上衝胸**하야 **喘**火克肺大腸金이라 **不能久立**하며 骨病이라 **寒熱皮膚痛**하며火熱乘肺라 **目瞑**少陰病은 但欲寐일새라 **齒痛**하며 火乘陽明라 **䪼腫**하며目下曰䪼이라 少陰有水氣라 **惡寒發熱 如瘧**하고金火相戰일새라 **少腹中痛**하며 **腹大**라熱在中下二焦라

少陰이 在泉하는 해에卯酉年이다. 熱淫이 이기는 바가 되니 民病은 腹中常鳴하며 氣가 胸으로 上衝하여 喘하며火가 肺大腸金을 相克하는 것이다. 오랫동안 서 있지 못하며오래 서 있지 못하는 것은 骨病이다. 寒熱하고 皮膚痛이 있으며 火熱이 肺에 乘한 것이다. 눈이 침침하고少陰病은 但欲寐하기 때문이다. 齒痛이 있으며火가 陽明을 乘한 것이다. 광대뼈가 부으며눈 아래 광대뼈를 䪼이라고 한다. 少陰에 水氣가 있는 것이다. 瘧처럼 惡寒하였다가 發熱하고金火가 서로 다투기 때문이다. 아랫배가 아프며 腹大한다.熱이 中下의 二焦에 있는 것이다.

歲太陰在泉에 辰戌之年이라 **濕淫所勝**하니 **民病飮積**하며 **心痛耳聾**하며吳註에 火遇濕則畏하고 竅遇濕則障이라하니라 **嗌腫喉痺**하며 **陰病血見**하며濕變熱而動血하고 又脾虛不能統血일새라 **少腹痛腫**하며 **不得小便**하며

太陰이 在泉하는 해에辰戌年이다. 濕淫이 이기는 바가 되니 民病은 飮이 쌓이며 心痛 耳聾하며吳崐註에 火가 濕을 만나면 두려워하게 되고 竅에 濕이 있으면 막힘이 있게 된다고 하였다. 목이 붓고 喉痺하며 前後陰病으로 出血이 있으며濕이 熱로 變하여 動血하게 되고 또 脾虛하여 統血하지 못하기 때문에 나타난다. 아랫배가 아프고 부으며 小便을 보지 못하며 衝頭痛이 있으며土가 膀胱 水를

病衝頭痛하며土克膀胱水하야 太陽經氣不能下行이라 故上衝頭痛이라 目似脫하며 項似拔하며 腰似折하며 髀不可以回하며 膕如結하며 腨如別이라膝後爲膕이오 足肚爲腨이니 皆膀胱經脈所爲오 爲濕土傷太陽寒水라

克하여 太陽經氣가 下行하지 못하므로 衝頭痛이 생긴다.

눈이 빠질 듯하며 목을 빼는 것 같으며 허리가 끊어지는 것 같으며 넓적다리를 돌리지 못하며 오금이 맺힌 것 같으며 장딴지가 갈라지는 것 같게 된다.무릎 뒤가 오금이고 다리의 배에 해당하는 장딴지가 腨이니 모두 足太陽膀胱經脈이 흘러가는 部位이고 濕土가 太陽寒水를 損傷시킨 것이 된다.

歲少陽在泉에乙亥之年이라 火淫所勝하니 民病注泄赤白하며火甚則水來復 故寒熱便至라 熱傷血하니 泄赤하고 傷氣하니 泄白이라 少腹痛하며 溺赤하고 甚則血便하니 少陰同候라少陰熱淫與火淫同이라

少陽이 在泉하는 해에乙亥年이다.

火淫이 이기는 바가 되니民病은 赤白의 泄瀉를 하며火甚하면 水가 와서 報復하므로 寒熱이 번갈아 이르게 된다. 熱이 血을 損傷시키니 붉은 피를 泄下하고 氣를 損傷시키니 흰 거품을 泄下한다. 아랫배가 아프며 小便이 赤色이 되고 甚하면 血便이 생기니 少陰과 證候가 같다.少陰에서 熱淫과 火淫의 證候가 같다.

歲陽明在泉에子午之年이라 燥淫所勝하니 民病喜嘔하야 嘔有苦하며金乘甲膽 故嘔苦라 善太息하며 心脇痛하며 不能反側하고 甚則嗌乾

陽明이 在泉하는 해에子午年이다.

燥淫이 이기는 바가 되니 民病은 자주 嘔하여 쓴 것을 嘔하며金이 甲膽을 乘하였으므로 嘔苦한다. 한숨을 잘 쉬며 心脇痛하며 누워서 몸을 돌리지 못하고 甚하면 嗌乾 面塵하며 몸에 膏澤이 없으며모두 乾

面塵하며 身無膏澤하며皆燥之故라 足外反熱이라靈樞 以諸症爲少陽膽病하고 嗌乾面塵爲厥陰肝病이라하니 皆金勝木也라

燥하게 되었기 때문이다. 발 등이 도리어 熱이 난다.『靈樞』에 이상의 모든 症狀은 少陽膽病이고 嗌乾 面塵은 厥陰肝病이라고 하였으니 모두 金이 木을 이긴 것이다.

歲太陽在泉에丑未之年이라 寒淫所勝하니 民病 少腹控睾하며音皐오腎子라 引腰脊하며 上衝心痛하야水上淩火일새라 血見하며 嗌痛 頷腫이라靈樞 以嗌痛頷腫爲小腸病이라하니 皆水克火也라

太陽이 在泉하는 해에丑未年이다. 寒淫이 이기는 바이니 民病은 아랫배가 睾丸까지 당기며睾는 音이 皐이고 腎子이다. 腰脊가지 당기며 위로 上衝하는 心痛이 되어水가 위로 淩火하기 때문이다. 出血되며 嗌痛 頷腫한다.『靈樞』에 嗌痛 頷腫은 小腸病이라고 하였으니 모두 水가 火를 克한 것이다.

厥陰司天에乙亥之年이라 風淫所勝하니 民病胃脘當心而痛하야胃土受病이라 上支兩脇하며木盛肝病이라 膈咽不通하며 飮食不下하며 舌本强하며脾脈連舌本일새라 食則嘔하며 冷泄腹脹하며 溏泄瘕하니脾不運而成瘕라 病本于脾니皆木勝而土病이라 衝陽足背[6]上

厥陰이 司天할 때에乙亥年이다. 風淫이 이기는 바가 되니 民病은 胃脘에서 心 部分까지 아파胃土가 病을 받은 것이다. 위로 兩脇까지 지탱하며木盛하여 肝病인 것이다. 咽喉가 막혀 疏通되지 않으며 飮食이 消和되지 않으며 舌本이 뻣뻣하여脾脈이 舌本에 連結되었기 때문이다. 飮食을 먹으면 嘔하며 冷泄 腹脹이 있으며 溏 泄 瘕하게 되니脾가 運化하지 못하여 瘕가 된다. 病의 根本은 脾에 있으니모두 木이 勝하여 생긴 土病이다. 衝陽이발등 위의 動脈

動脈이니 胃之氣也라 絶하면 死不治라

이니 胃의 氣이다. 끊기면 不治로 죽게 된다.

少陰司天에子午之年이라 熱淫所勝하니 民病胸中煩熱하며 嗌乾하며少陰火라 右胠滿하며肺主右脅일새라 皮膚痛하며肺主皮膚하고 熱不得越而痛이라 寒熱欬喘하고 唾血하며 血泄하며火克大腸이라 鼽衄하며鼻流淸涕曰鼽니 音求오 鼻血曰衄이니 音女六切이라 鼻爲肺竅라 嚔嘔하며 溺色變하며肺熱이라 甚則瘡瘍胕腫하며肺主皮膚故瘡瘍하고 肺不能通調水道故胕腫[7]이라 心痛하며心脈上肺이라 肺䐜하며音嗔이고 脹也라 腹大滿하며 膨膨而喘欬하니 病本于肺니皆火盛克金이라 尺澤肘內廉大紋中動脈이니 肺之氣也라 絶하

少陰이 司天할 때에子午年이다.

熱淫이 이기는 바가 되니 民病은 胸中煩熱하며 嗌乾하며少陰火로 인하여 생긴다.

右側 겨드랑이가 가득하며肺가 右脅을 주관하기 때문이다. 皮膚가 아프며肺가 皮膚를 주관하고 熱이 넘어가지 못하여 아프게 된다.

寒熱 欬喘하고 唾血하며 血泄하며火가 大腸을 克하여 나타나는 症狀이다.

鼽衄하며코에서 맑은 콧물이 흐르는 것을 鼽라고 하니 音은 求이고 코에서 피가 나는 것을 衄이라고 하니 音은 女六切이다. 코는 肺竅가 된다.

재채기와 嘔吐하며 小便色이 變하며肺熱로 인하여 나타나는 症狀이다. 甚하면 瘡瘍胕腫하며肺가 皮膚를 주관하므로 瘡瘍이 되고 肺가 通調水道하지 못하므로 胕腫이 된다. 心痛이 있으며心脈이 肺로 올라간 것이다. 肺가 부어오르며䐜은 音이 嗔이고 膨脹한 것이다. 腹大하여 가득 차며 膨膨하여 喘欬하니 病의 根本은 肺에 있으니모두 火盛하여 金을 克한 것이다. 尺澤이尺澤은 팔꿈치 內廉의 커다란 주름에 있는 動脈이니 肺의 氣이다. 끊어지면 不治로 죽

6 『全書本』에 '背'가 없다.
7 발등이 붓는 것을 말함.

면 死不治라

게 된다.

太陰司天에丑未之年이라 濕淫所勝하니 胕腫하며腎爲土克하야 不能行水라 骨痛 腎主骨일새라 陰痺하니 陰痺者는 按之不得이오知라 腰脊頭項痛하며腎主督脈이라 時眩하며下元不足일새라 大便難하며腎病亡[8]液이라 陰氣不用하며不擧라 饑不欲食하며胃熱消穀善饑하고 脾虛又不欲食이라 欬唾則有血하며腎損일새라 心如懸하니水不濟火라 病本于腎이니皆土勝克水라 太谿足內踝後跟骨上動脈이니 腎之氣也라 絶하면 死不治라

太陰이 司天할 때에 丑未年이다. 濕淫이 이기는 바가 되니 胕腫하며腎이 土의 克함을 받아 行水하지 못하는 것이다. 骨痛하고腎이 骨을 주관하기 때문이다. 陰痺가 되니 陰痺는 눌러서 알 수 있는 것이 아니고得은 안다는 것이다. 腰脊頭項이 아프며腎이 督脈을 주관하므로 위의 症狀이 나타난다. 때때로 眩氣症이 나며下元이 不足하기 때문에 나타난다. 大便을 보기 어려우며腎病으로 亡液하여 나타난다. 陰氣를 使用하지 못하게 되며陰莖이 勃起되지 않는 것이다. 배가 고프지만 飮食을 먹으려 하지 않으며胃熱하면 飮食을 잘 消和시키고 자주 배가 고프게 되고, 脾虛하면 또 飮食을 먹으려고 하지 않는다. 欬唾하면 피가 섞여 나오며腎이 損傷되었기 때문이다. 心이 매달려 있는 것 같으니水가 濟火하지 못한 것이다. 病의 原因은 腎에 있으니모두 土가 勝하여 水를 克한 것이다. 太谿가足內踝 뒤 跟骨 위의 動脈이니 腎의 氣이다. 끊어지면 不治로 죽게 된다.

少陽司天에寅申之年이라

少陽이 司天할 때에寅申年이다.

8 『全書本』에 '亡'이 '乏'으로 되어 있다.

火淫所勝하니 民病頭痛하며 發熱惡寒而瘧하며少陽居半表半裏 故寒熱相並爲瘧이라 熱上皮膚痛하며肺主皮毛라 色變黃赤하고 傳而爲水하며肺不能通調水道하고 少陽相火衝逆而上하니 水隨火溢하야 散于陰絡而爲水腫이라 故本篇又云 諸病胕腫은 皆屬于火也라하니라 身面胕腫하며 腹滿仰息하며 泄注赤白하며 瘡瘍하며熱傳肌膚라 欬唾血하며 煩心하며煩出于肺하니 火克金也라 胸中熱하고 甚則鼽衄하니 病本于肺니皆火勝克[9]金이라 天府腋下三寸의 臂臑內廉動脈이니 肺之氣也라 絶하면 死不治라

火淫이 이기는 바가 되니 民病은 頭痛하며 發熱 惡寒하면서 瘧이 되며少陽이 半表半裏에 居處하므로 寒熱이 서로 竝存하여 瘧이 된다. 熱이 올라 皮膚痛하며肺가 皮毛를 주관한다. 色이 變하여 黃赤色이 되고 傳하여 水腫이 되며肺가 通調水道하지 못하고 少陽相火가 上衝하여 逆上하니 水가 火의 넘침을 따라 陰絡에 흩어져 水腫이 된다. 그러므로 本篇에서 모든 胕腫은 모두 火에 屬한다고 하였다.

身面이 부으며 腹滿하며 仰息하며 赤白의 泄瀉를 하며 瘡瘍하며瘡瘍은 熱이 肌膚로 전하여진 것이다. 기침과 침에 피가 섞여 나오며 煩心하며煩은 肺에서 나오는 것이니 火가 金을 克하는 것이다.
胸中에 熱이 나고 甚하면 鼽衄하니 病의 根本은 肺에 있는 것이니모두 火가 이겨 金을 克한 것이다. 天府가겨드랑이 아래 三寸 되는 곳의 臂臑 안쪽의 動脈이니 肺의 氣이다.
끊어지면 不治로 죽게 된다.

陽明司天에卯酉之年이라 燥淫所勝하야 筋骨內

陽明이 司天할 때에卯酉年이다.
燥淫이 이기는 바가 되어 筋骨이 內變

9『全書本』에 '克'이 '過'로 되어 있다.

變하니 民病左胠脇痛하며肝居左일새라 寒淸于中하야 感而瘧하니瘧乃肝膽之邪라 大涼革候하면 欬하고 腹中鳴하며凉氣內伏이라 注泄鶩溏하고如鴨之溏이라 名木斂하며 生菀鬱也라 于下하야木之生氣가 不得暢達 故有下文諸症이라 心脇暴痛하며 不可反側하며 嗌乾面塵腰痛하며 丈夫㿗疝하고 婦人少腹痛하며 目昧眥傷하며 瘡痤癰하고 蟄蟲來見하니 病本于肝이니皆金勝而木病 太衝足大指本節後二寸動脈이니 肝之氣也라 絶하면 死不治라

하니 民病은 左側 胠脇이 아프며肝이 左側에 居處하기 때문이다. 寒淸한 기운이 侵犯하여 感觸되어 瘧이 되니瘧은 肝膽의 邪氣이다. 매우 서늘한 氣運이 氣候를 바꾸면 欬하고 腹中鳴하며凉氣가 안으로 侵伏하는 것이다. 注泄鶩溏하고오리 똥과 같은 溏泄이다. 커다란 나무인 名木이 죽게 되며 生氣가菀은 鬱滯된 것이다. 아래에서 鬱滯되어木의 生氣가 暢達하지 못하므로 아래 文章의 여러 症狀이 나타난다. 心脇이 暴痛하며 몸을 옆으로 돌리지 못하며 嗌乾 面塵 腰痛하며 丈夫는 㿗疝이 되고 婦人은 少腹痛하며 目昧하며 眥傷하며 瘡痤癰이 생기고 蟄蟲이 나타나게 되니 病의 根本은 肝에 있으니모두 金이 勝하여 木이 病든 것이다.

太衝이엄지발가락 本節 뒤의 二寸 되는 곳의 動脈이니 肝의 氣이다.
끊어지면 不治로 죽게 된다.

太陽司天에辰戌之年이라 寒淫所勝하니 血變于中하야 發爲癰瘍하고諸痛癢瘡은 皆屬心火라 民病厥心痛하며 嘔血 血泄하며 鼽衄 善悲하며心主

太陽이 司天할 때에辰戌年이다.
寒淫이 이기는 바가 되니 血이 가운데서 變化되어 癰瘍이 생기고뭇 痛症과 癢瘡은 모두 心火에 속한다. 民病은 厥心痛하며 嘔血 血泄하며 鼽衄 善悲하며心은 喜樂을 주관하니 心氣가 不足하면 슬퍼하게 된다.

喜樂하니 不足則悲라 **時眩仆**하며 **運火炎烈**하면王註에 若乘火運而炎烈이라하니라 馬註에 以時眩仆運爲句하고 火類烈爲句라하니라 昂按컨대 既云眩仆하니 何必又加運字乎아

때때로 眩仆하며 歲運이 火가 過度하여 炎烈하면王冰註에 火運에 乘하여 炎烈이라고 하였다. 馬蒔註에 時眩仆運으로 句讀하고 火類烈로 句讀하였다고 하였다. 내가 생각해 보건대 이미 眩하다고 하였으니 어찌 또 運字를 더하겠는가?

胸腹滿하며 **手熱**心包脈行手心이라 **肘攣掖腫 心澹澹大動**水上凌火라 **胸脅胃脘不安 面赤目黃 善噫**心爲噯라 **嗌乾**하며 **甚則色炲**하며音台오 黑色象水라 **渴而欲飮**하니 **病本于心**하니皆水勝而火病이라 **神門絶**하면 **死不治**라手掌後銳骨之端動脈이니 心之氣也라

胸腹滿하며 손에 熱이 나며手厥陰心包經脈이 手心을 運行한다. 肘攣 掖腫하며 心이 두근두근 크게 뛰며水가 위로 火를 凌蔑하는 것이다. 胸脅과 胃脘이 不安하며 面赤目黃하며 善噫하며心이 噯가 된다.
嗌乾하며 甚하면 顏色이 검게 그을리며炲는 音이 台이고 黑色은 水를 形象한다.
渴症이 나서 물을 마시고자 하니 病의 根本은 心에 있으니모두 水勝하여 火가 病이 된 것이다. 神門이 끊어지면 不治로 죽게 된다.손바닥 뒤 銳骨의 끝 動脈이니 心의 氣이다.

身半以上은 **其氣三矣**오 **天之分也**니 **天氣主之**하고 **身半以下**는 **其氣三矣**오 **地之分也**니 **地氣主之**라馬註에 少陰君火應心小腸 陽明燥金應肺大腸 少陽相火應心包三焦하

몸을 半으로 나누어 위는 그 氣가 셋이고 天에 相應하는 곳이니 天氣가 주관하고 몸의 半 아래는 그 氣가 셋이고 地에 相應하는 곳이니 地氣가 주관한다.馬蒔註에 少陰君火가 心小腸에 相應하고 陽明燥金이 肺大腸에 相應하고 少陽相火가 心包三焦에 相應하니 天의 分野이고 太陰濕土가 脾胃에 相應하고 厥陰風木이

니 爲天之分이오 太陰濕土應脾胃 厥陰風木應肝膽 太陽寒水應腎膀胱하니 爲地之分이라하니라 昂按컨대 天氣三은 謂司天及左右二間氣也오 地氣三은 謂在泉及左右二間氣也라 本篇後文云 初氣終三氣는 天氣主之하고 四氣盡終氣는 地氣主之라하니 亦上下各三氣也라 若大腸小腸이 皆在下部하니 何以能應身半以上之天氣乎아

肝膽에 相應하고 太陽寒水가 腎膀胱에 相應하니 地의 分野가 된다고 하였다. 내가 생각해 보건대 天氣三은 司天과 左右의 二間氣를 말하는 것이고 地氣三은 在泉과 左右의 二間氣를 말한다. 本篇의 뒷 文章에 初氣終의 三氣는 天氣가 주관하고 四氣에서 終氣까지는 地氣가 주관한다고 하였으니 또한 上下에 각각 三氣이다. 大腸과 小腸이 모두 下部에 있으니 어찌 몸의 상부인 天氣에 相應하겠는가?

以名命氣하고 **以氣命處 而言其病**하니 **半**은 **所謂天樞也**라 天樞穴은 在臍兩旁이니 爲身上下之分하야 以厥陰陽明等名 而命其氣하고 以氣屬某經某府某藏 而命其處하니 合氣與處 而言其屬某病也라

三陰三陽의 이름으로 六氣를 命名하고 六氣로 場所를 命名하여 그 病을 말하니 半은 이른바 天樞穴을 말한다. 天樞穴은 배꼽의 兩旁에 있으니 몸을 上下로 구분하여 厥陰陽明 等의 이름이 있어 그 氣를 命名하고 氣가 某經某腑 某藏에 속하는 가로 그 場所를 命名하니 氣와 場所를 합하여 그것이 어느 病에 屬한다는 것을 말한다.

故上勝而下俱病者는 **以地名之**하고 **下勝而上俱病者**는 **以天名之**라 王註에 彼氣旣勝하면 此未

그러므로 上部가 이겨서 下部가 함께 病이 된 경우는 地로써 이름하고 下部가 이겨서 上部가 함께 病이 된 경우는 天으로써 이름한다. 王冰註에 저 氣가 이미 이

能復하니 行無所進하고 退而怫鬱이라 上勝下病하야 地氣鬱也하니 以地名之하고 下勝上病하야 天氣塞也하니 以天名之라하니라 六元正紀大論에 上勝則天氣降而下하고 下勝則地氣遷而上이 是也라

기면 이 氣運이 아직 復하지 못하니 行함에 나아가지 못하고 退함에 怫鬱하게 된다. 上部가 이겨 下部에 病이 되어 地氣가 鬱滯하게 되니 地로써 이름하고, 下部가 이겨 上部에 病이 되어 天氣가 막히게 되니 天으로 이름한다고 하였다. 『素問・六元正紀大論』에 上이 勝하면 天氣가 내려가게 되고 下勝하면 地氣가 위로 올라가게 된다고 하였으니 이를 말한다.

所謂勝至는 報氣屈伏而未發也오勝氣已至 而報復之氣가 尙[10]伏而未發이라 **復至則不以天地**로 **異名**하니 **皆如復氣爲法也**라病有天地異名 而治勝復之法則無異라

이른바 勝至라는 것은 報氣가 屈伏하여 發하지 않은 것이고勝氣가 이미 이르렀는데 報復하는 氣가 아직 숨어 發하지 않은 것이다. 復氣가 이르면 天地에 따라서 이름을 달리하지 못하니 모두 復氣와 같이 法度를 삼는다.病에 天地의 異名이 있고 勝復을 治療하는 法度가 다르지 않은 것이다.

勝復之動에 **時有常乎**며 **氣有必乎**아 **曰 時有常位**하고 **而氣無必也**라時位有常이로대 氣之發動은 難定이라

勝復이 動함에 時에는 恒常하는 것이 있으며 氣에는 이를 반드시 그러한 것이 있는가? 가로대 時에는 常位가 있고 氣는 반드시 그렇지는 않다.때와 자리는 떳떳하여 恒常됨이 있지만 氣가 發動하는 것은 定하기 어려운 것이다.

初氣終三氣는 **天氣主之**니 **勝之常也**오司天이

初氣에서 三氣가 끝날 때까지는 天氣가 주관하니 勝이 恒常하는 것이고司天이 그

10 『全書本』에 '尙'이 없다.

主上半歲라 **四氣盡終氣**는 **地氣主之**니 **復之常也**라在泉이 主下半歲라 如上半歲之木火勝하면 則下半歲之金水來復이라

해의 앞 半年을 주관한다. 四氣에서 終氣가 다 할 때까지는 地氣가 주관하니 復이 恒常하는 것이다. 在泉이 그 해의 뒤 半年을 주관한다. 예를 들면 上半歲에 木火가 勝하면 下半歲에 金水가 와서 報復한다.

有勝則復하고 **無勝則否**라所以氣不可必이라

勝이 있으면 復하고 勝이 없으면 復하지 못한다. 이른바 氣는 期必하지 못하기 때문이다.

復已而勝은 **何如**오 **曰 勝至則復**이로대 **無常數也**하야 **衰乃止耳**오 王註에 勝微則復微하고 勝甚則復甚로대 無有定數라 至其衰謝하면 則勝復이 皆自止也라 **復已而勝**하고 **不復則害**하니 **此傷生也**라 有勝而不能復은 是眞氣傷敗而生意盡矣니 言勝之不可無復也라 **復而反病**은 **何也**오 **居非其位**하야 **不相得也**니 **大復其勝**하면 **則主勝之 故反病也**니王註에 舍己宮觀하고 適于他邦하니 己力已衰하야 主不相得하니 怨隨其後라 故

復이 다하였는데도 勝이 생기는 것은 무엇인가? 가로대 勝이 이르게 되면 復하게 되는 것이지만 일정한 법도가 없어 쇠퇴하게 되어야 그치게 될 따름이고王冰註에 勝이 微弱하면 復도 微弱하고 勝이 甚하면 復도 甚하지만 일정한 原則은 없다. 그 衰弱하고 물러나는 것에 이르면 勝復이 모두 스스로 그치게 된다. 復氣가 물러나 勝氣가 생겼는데 復氣가 생기지 않으면 被害가 생기니 이는 生氣가 損傷된 것이다. 勝氣가 있지만 復氣가 생기지 않는 것은 眞氣가 傷敗하여 生意가 다하는 것이니 勝하게 하면 반드시 復이 생긴다는 것을 말한다. 復하였는데 도리어 病이 되는 것은 무엇인가? 그 자리가 아닌데 居處하여 서로 얻지 못하니 그 勝을 크게 復하면 主가 勝하게 되므로 반대로 病이 되니 王冰註에 자신의 宮觀을 버리고 다른 지역에 가니 자

力極而復하고 主反襲之하야 反自病也라하니라 **所謂火燥熱也**라王註에 少陽火也 陽明燥也 少陰熱也라 少陰少陽在泉하면 爲火居水位하고 陽明司天하면 爲金居火位하고 金復其勝하면 則火主勝之하고 火復其勝하면 則水主勝之라하니라 馬註에 此正居非其位하야 氣不相得하니 大復其勝하면 則主反勝之로대 惟火燥熱三氣乃爾也라하니라

신의 힘이 이미 衰退하여 主가 이를 얻지 못하니 怨望함이 그 뒤를 따르게 된다. 그러므로 힘을 다하여 報復하고 主도 반대로 이를 엄습하여 도리어 스스로 病이 된다고 하였다. **이른바 火 燥 熱이다.** 王冰註에 少陽은 火이고 陽明은 燥이고 少陰은 熱이다. 少陰少陽이 在泉하면 火가 水位에 자리하고 陽明이 司天하면 金이 火位에 자리하고 金이 그 勝을 復하면 火主가 勝하게 되고 火가 그 勝을 復하면 水主가 勝하게 된다고 하였다. 馬蒔註에 이는 그 자리가 아닌 데에 居處하여 氣가 相得하지 못니 그 勝을 크게 復하면 주가 도리어 勝하게 되지만 오직 火燥熱의 三氣가 그러할 것이라고 하였다.

6.『素問・六元正紀大論』

天地之數는 **起于上而終于下**하니起于司天하야 終于在泉이라 **歲半之前**은 **天氣主之**하고大寒至小暑니 司天主之라 **歲半之後**는 **地氣主之**하고 大暑至小寒이니 在泉主之라

天地의 數는 위에서 始作하여 아래에서 끝나니 司天에서 始作하여 在泉에서 끝난다.

한 해의 前半은 天氣가 주관하고 歲半之前은 大寒에서 小暑에 이르기까지이니 司天이 주관한다.

한 해의 後半은 地氣가 주관하고 歲半之後는 大暑에서 小寒에 이르기까지이니 在泉이 주관한다.

上下交互는 **氣交主之**라上下之中에 又有互體라

上下가 서로 사귀는 것은 氣交가 주관한다. 上下의 가운데에 또 서로의 氣運이 交叉하는

五體가 있다.

春氣始于下하고 秋氣始于上하고 夏氣始于中하고由中而長이라 冬氣始于標라由標而斂于本이라

봄기운은 아래에서 始作하고 가을기운은 위에서 始作하고 여름기운은 가운데서 始作하고夏氣는 가운데로부터 자란다. 겨울기운은 標에서 시작한다.겨울기운은 標로부터 시작하여 本으로 收斂한다.

故至高之地에 冬氣常在하고 至下之地에 春氣常在라西北高燥故多寒하고 東南卑濕故常溫이라 五常政大論曰 崇高則陰氣治之하고 汚下則陽氣治之라하니라

그러므로 지극히 높은 땅에 冬氣가 恒常 存在하고 지극히 낮은 땅에 春氣가 恒常 存在한다.西北地域은 높고 乾燥하므로 寒이 많고 東南地域은 낮고 濕이 많으므로 항상 따듯하다.『素問・五常政大論』에 崇高한 지역은 陰氣가 다스리고 汚下한 地域은 陽氣가 다스린다고 하였다.

厥陰所至에俱主歲氣言이라 爲裏急하고 爲支痛[11]하고支格而痛이라 爲緛軟이라 戾하고厥陰主筋하고 寒則急하고 熱則弛일새라 爲脅痛嘔泄하니木邪克土일새라 病之常也오 少陰所至에 爲瘍胗心火일새라 身熱하고 爲驚

厥陰이 올 때에모두 歲氣를 주로 말하였다. 裏急後重이 되고 支痛이 되고옆구리가 결리고 아픈 것이다. 緛緛은 軟한 것이다. 몸에 痙攣이 나 굽어지는 緛戾가 되고厥陰은 筋을 주관하고 寒하면 急하게 되고 熱하면 弛緩되기 때문이다. 脅痛과 嘔泄이 되니木邪가 克土하기 때문이다. 病의 恒常됨이오, 少陰이 올 때에 瘍胗이 있으며心火 때문에 瘍胗이 생긴다. 몸에 熱이 나고, 驚惑 惡寒 戰栗 譫妄

11 옆구리가 아픈 것을 말함.

惑 惡寒戰栗譫妄하고 妄言妄見이라 爲悲妄皆心氣不足일새라 衄衊하고 爲語笑하니皆心火일새라 病之常也오 太陰所至에 爲積飮痞隔하고濕土爲病일새라 爲稸滿하고 爲中滿脾土不運일새라 霍亂吐下하고中宮不和일새라 爲重胕腫하니濕勝일새라 病之常也오 少陽所至에 爲嚔嘔하고 爲瘡瘍하고 爲驚躁膽主驚일새라 瞀昧[12]暴病하고皆火邪일새라 爲喉痹相火일새라 耳鳴嘔涌하고 爲暴泄火泄일새라 瞤肉動이라 瘛抽掣라 暴死하니皆火病也라 病之常也오 陽明所至에 爲浮虛하고 爲鼽鼻流清涕니 大腸病이라 尻苦高切이오 臀也라 陰股膝髀腨音善이오 足肚라 胻足病하고胃病일

하고,妄言과 妄見이다.

슬퍼하며 妄靈되고모두 心氣不足하여 생기는 것이다. 코피가 나고, 말이 많아지고 웃음이 많아지게 되니모두 心火 때문에 생기는 것이다. 病의 항상됨이오, 太陰이 올 때에 積飮과 痞隔이 되고,濕土가 病이 되기 때문이다. 稸滿이 되고, 中滿이 되며脾土가 運化하지 못하여 생기는 것이다.

霍亂 吐下하게 되고,中宮이 和하지 못하기 때문이다. 심한 胕腫이 되니濕이 많기 때문이다. 病의 항상됨이오, 少陽이 올 때에 嚔와 嘔가 되하고, 瘡瘍이 되고, 驚躁하며膽이 놀라는 것을 주관하기 때문이다.

瞀昧 暴病이 되고모두 火邪 때문에 생기는 것이다. 喉痹가 되며相火 때문에 생기는 것이다. 耳鳴 嘔涌이 되고, 暴泄하며火泄하기 때문이다. 쥐가 나며筋肉이 움직이는 것이다. 瘛가 되며끌어 당겨 오그라지는 것이다. 갑자기 죽게 되니모두 火病이다. 이는 病이 반드시 그렇게 되는 것이고, 陽明이 올 때에 浮虛가 되고, 콧물이 나며鼽는 코에서 맑은 콧물이 나는 것이니 大腸病이다. 꼬리뼈尻는 苦와 高의 半切音으로 엉덩이 뼈를 말한다. 陰股와 膝과 髀와 腨과腨은 音이 善이고 足肚를 말한다. 胻과

12 精神이 昏懜하고 어두운 것을 말함.

새라 **爲脅痛皴揭**하고金燥일새라 **爲鼽嚔**하니 **病之常也**오 **太陽所至**에 **爲屈伸不利**하고 **爲腰痛**하고脈行腰脊頭項이라 故不利而痛이라 **爲寢汗**夢中盜汗이니 表虛일새라 **痙**하고頭項强直이니 乃屈伸不利而甚者라 **爲流泄禁止**하니流泄은 象水오 禁止는 象寒이라 **病之常也**라此段病形은 分經幷合하야 未依原文이로대 因于文理無碍하야 用以便人觀覽也라

足에 病이 되고,胃病이기 때문에 나타나는 것이다. 脅痛하며 皮膚가 거칠고 갈라지는 皴揭가 되고,金燥하기 때문이다. 鼽嚔가 되니 이는 病이 반드시 그렇게 나타나고, 太陽이 올 때에 屈伸不利가 되고, 腰痛이 되고,脈이 腰脊頭項을 따라 가기 때문에 이롭지 못하고 아픈 것이다. 잠 잘때 땀이 나는 寢汗과寢汗은 잠 잘 때 생기는 盜汗이니 表虛하기 때문에 나타나는 것이다. 痙이 생기고,頭項이 뻣뻣하게 强直한 것이니 屈伸이 잘 안 된다. 小便을 失禁하는 流泄과 小便을 보지 못하는 禁止가 되니流泄은 水를 形象한 것이고 禁止는 寒을 形象한 것이다. 이는 病이 반드시 그렇게 나타나는 것이다.여기서의 病形은 각각 六經에 따라 幷合하여 原文과는 다르지만 文理에 막힘이 없어 사람들이 보기에 便利하게 하였다.

氣高則高하고 **氣下則下**하고 **氣後則後**하고 **氣前則前**하고 **氣中則中**하고 **氣外則外**하니 **位之常也**라王註에 手陰陽位高하고 足陰陽位下라 太陽行身後하고 陽明行身前하고 太陰少陰厥陰在中하고 少陽行身側하야 各隨其位하니

氣가 높은 곳에 있으면 病도 높은 데 있고, 氣가 아래에 있으면 病도 아래에 있고, 氣가 뒤에 있으면 病도 뒤에 있고, 氣가 앞에 있으면 病도 앞에 있고, 氣가 가운데 있으면 病도 가운데 있고, 氣가 밖에 있으면 病도 밖에 있으니 그 位置의 항상됨이다.王冰註에 手陰陽은 위에 位置하고 足陰陽은 아래에 位置한다. 太陽은 몸 뒤를 循行하고 陽明은 몸 앞을 循行하고 太陰少陰厥陰은 가운데

以言病象이라하니라

에 있고 少陽은 몸의 側面을 循行하여 각각 그 자리를 지키니 病의 形象을 말한다고 하였다.

故風勝則動하고 熱勝則腫하고 燥勝則乾하고 寒勝則浮하고 濕勝則濡泄하고 甚則水閉胕腫하니 隨氣所在하야 以言其變耳라察六氣勝復所在하야 以言病變也라

그러므로 風勝하면 움직이게 되고 熱勝하면 붓게 되고 燥勝하면 乾燥하게 되고 寒勝하면 붓게 되고 濕勝하면 濡泄하게 되고 甚하면 물이 막혀 胕腫하게 되니 氣의 所在를 따라 그 變化를 말할 따름이다. 六氣 勝復이 있는 곳을 觀察하여 病變을 말한다.

7. 『素問·氣交變大論』

歲木太過하면 風氣流行하야 脾土受邪하니 民病飧泄하고 食減體重煩冤하고 腸鳴腹支滿하고皆木盛克土일새라 上應歲星이오木盛則木星光明이라 甚則忽忽善怒하고 眩冒巓頂이라疾하고 反脅痛而吐甚하고肝實自病하면 金來爲母復仇하니 木又制乎金也라 上應太白星이라金星光

木이 太過한 해가 되면 風氣가 流行하여 脾土가 邪氣를 받게 되니 民病은 飧泄하고 飮食을 잘 먹지 못하여 몸이 무거우며 답답하고 腸鳴이 있고 배가 가득 찬 느낌이 있으니모두 木이 盛하여 克土하기 때문에 생긴다. 위로 歲星에 相應하고木盛하면 木星이 光明하게 된다. 甚하면 갑자기 화를 잘 내게 되고 어지럽고 머리에머리 꼭대기를 말한다. 疾病이 생기고 반대로 脅痛이 있으며 심하게 吐하게 되고肝實하여 스스로 病이 들면 金이 와서 母를 위하여 원수를 갚으니 木이 또 金의 制壓을 받는 것이다. 위로 太白星

明이라

이 相應한다. 金星이 光明하게 된다.

歲火太過하면 炎暑流行하야 金肺受邪하니 民病瘧하며金火相戰일새라 少氣壯火食氣라 咳喘하고火氣乘肺라 血溢血出上竅라 血泄하고血出二便이라 注下하야火入大腸而泄이라 嗌燥火炎[13]肺系일새라 耳聾하며耳爲腎竅오火盛則水衰[14]라 中熱하고胸中이라 肩背熱하니背者는 胸中之府라 上應熒惑星이오火星光明이라 甚則胸中痛하고 脅支滿하고 脅痛膺背肩髀間痛하고 兩臂內痛하고皆心主經脈所過라 藏氣法時論에言心病與此同이라하니라

火가 太過한 해가 되면 炎暑가 流行하여 金肺가 邪氣를 받으니 民病은 瘧하며金火가 서로 다투기 때문에 瘧이 생긴다. 少氣하고壯火는 氣를 消耗한다. 咳喘하고火氣가 乘肺하여 나타나는 症狀이다. 血溢하고上七竅로 出血하는 것이다. 血泄하고大小便으로 出血하는 것이다. 아래로 注瀉하여火가 大腸에 들어가 泄瀉하는 것이다. 목구멍이 乾燥하고肺系에 火炎이 있기 때문이다. 耳聾하며귀는 腎竅이고 火盛하면 水衰하기 때문에 耳聾이 된다. 中熱하고中은 胸中을 말한다. 肩背熱하니등은 胸中의 府이다. 위로 熒惑星에 相應하고火星이 光明하게 된다. 甚하면 胸中痛하고 脅支滿하고 脅痛膺背肩髀의 사이가 아프고 양 팔의 안쪽이 아프고모두 手厥陰心包經脈이 지나는 곳이다. 『素問·藏氣法時論』에 心病이 이와 같다고 하였다.

身熱骨痛 而爲浸淫하니玉機眞藏論作 身熱膚痛이라하니 肺主皮膚라 上應辰星이라水星爲母復仇라

身熱 骨痛하며 浸淫이 되니『素問·玉機眞藏論』에 身熱膚痛이라고 하였으니 肺主皮膚하기 때문이다. 위로 辰星이 相應한다. 水星이 母를 위하여 원수를 갚는 것이다.

13 『全書本』에 '炎'이 '尖'으로 되어 있다.
14 『全書本』에 '衰'가 '耗'로 되어 있다.

歲土太過하면 雨濕流行하야 腎水受邪하니 民病腹痛하고濕勝일새라 淸厥足逆冷이라 意不樂하고脾不運行일새라 體重濕勝이라 煩冤하니藏氣法時論에 腎病者는 身重하고 腎虛者는 大小腹痛 淸厥 意不樂이라하니라 上應鎭星이오土星이라 甚則肌肉痿하고土主肌肉일새라 足痿不收하고 行善瘈하고 脚下痛하고胃脈在足일새라 飮水飮이라 發中滿土不制水일새라 食減하고 四肢不擧하며脾主四肢일새라 腹滿溏泄하고 腸鳴하고 反下甚하니皆本經自病이라 上應歲星이라木復仇而刑土라

土가 太過한 해가 되면 雨濕이 流行하여 腎水가 邪氣를 받으니 民病은 腹痛하고濕勝하기 때문이다. 淸厥하며淸厥은 足이 逆冷한 것이다. 마음이 기쁘지 않고脾가 運行하지 못하기 때문에 意不樂하게 된다. 몸이 무겁게 느껴지며濕勝하였기 때문에 體重한 것이다. 煩冤하니『素問·藏氣法時論』에 腎病은 身重하고 腎虛는 大小腹痛하고 淸厥하고 意不樂한다고 하였다. 위로 鎭星이 相應하고鎭星은 土星을 말한다. 甚하면 肌肉이 마르고土가 肌肉을 주관하기 때문이다.

다리에 힘이 없어 거두어들이지 못하고 다닐 때 瘈가 잘생기고 脚下痛하고足陽明胃經脈이 다리에 있기 때문이다. 飮이 있으며水飮을 말한다. 中滿이 생기며土가 制水하지 못하기 때문에 생기게 된다. 먹는 것이 줄어들고 四肢를 들지 못하며脾가 四肢를 주관하기 때문이다. 腹滿 溏泄하고 腸鳴하고 도리어 泄瀉가 甚하게 되니모두 木經의 自病이다. 위로 歲星이 相應하게 된다.木이 원수를 갚아 土를 벌주는 것이다.

歲金太過하면 燥氣流行하야 肝木受邪하니 民病兩脅下少腹痛하고肝脈行脅하야 抵小腹일새라 目赤痛 眦瘍하고目爲

金이 太過한 해가 되면 燥氣가 流行하여 肝木이 邪氣를 받으니 民病은 兩脅下少腹痛하고 足厥陰肝經脈이 脅을 行하여 小腹에 다다르기 때문이다.

目赤痛하며 眦瘍하고눈은 肝竅가 되기 때문이

肝竅일새라 **耳無所聞**하고肝藏血하고 耳得血而能聽이라 藏氣法時論에 肝虛則目䀮䀮無所見하고 耳無所聞이라하니라	다. 귀에 들리는 바가 없고肝은 藏血하고 귀는 血을 얻을지라야 능히 들을 수 있다. 『素問·藏氣法時論』에 肝虛하면 눈이 䀮䀮하여 보이는 것이 없고 귀에 들리는 바가 없는 것이라고 하였다.
肅殺而甚 則體重肝主筋하고 筋衰則身重이라	肅殺하고 甚하면 體重하며肝은 筋을 주관하고 筋衰하면 身重하게 된다.
煩冤하고 **胸痛引背**하고 **兩脅滿**하고 **且痛引少腹**하니玉機眞藏論에 肝脈不及하면 則胸痛引背하고 下則兩脅胠滿이라하니라	煩冤하고 胸痛引背하고 兩脅滿하고 痛症이 아랫배까지 당기니『素問·玉機眞藏論』에 肝脈이 不及하면 胸痛引背하고 아래로 兩 脅胠가 그득하게 된다고 하였다.
上應太白星이오金星克木이라 **甚則喘咳逆氣**하고 **肩背痛**하고 **尻陰股膝髀腨䯒足**이 **皆病**하니火來復仇 而金反病이라 下部皆痛은 母病及子也라 藏氣法時論에 言肺病同이라하니라	위로 太白星이 相應하고金星이 木을 克하는 것이다. 甚하면 喘咳逆氣하고 肩背痛하고 尻陰股膝髀腨䯒足이 모두 病이 되니火가 와서 원수를 갚으려 하였지만 金이 도리어 病든 것이다. 下部가 모두 아픈 것은 母病이 子에 影響을 주었기 때문이다. 『素問·藏氣法時論』에 肺病과 같다고 말하였다.
上應熒惑星이라火星復仇라 **收氣峻**하고 **生氣下**하면 **病反暴痛胠脅**하야 **不可反側**하고金盛刑木일새라 **咳逆**하고 **甚而血溢**하니肺金自病이라 **上應太白星**이라金星이라	위로 熒惑星이 相應한다.火星이 원수를 갚는 것이다. 收斂하는 氣運이 峻嚴하고 生氣가 내려가면 病이 도리어 갑자기 胠脅이 아프게 되어 몸을 돌아누울 수 없고金盛하여 木을 刑罰하기 때문이다. 咳逆하고 甚하게 되면 血溢하게 되니肺金 스스로 생겨나는 病이다. 위로 太白星이 相應한다.太白星은 金星을 말한다.

歲水太過하면 寒氣流行하야 邪害心火하니 民病身熱煩心하고 躁悸하고躁는 煩甚也오 悸는 心動也라 火屬于水則躁하고 火畏水則悸라 陰厥陰盛厥逆이라 上中下寒하며外熱內寒이라 譫妄妄言妄見이라 心痛하니 上應辰星이오水星이라 甚則腹大하고 脛腫喘咳하고腎脈起足下하야 貫膈하고 入肺일새라 寢汗出하고 憎風하니陰盛陽虛일새라 藏氣法時論에 言腎病同이라하니라

水가 太過한 해가 되면 寒氣가 流行하여 邪氣가 心火를 해치게 되니 民病은 身熱煩心하고 躁悸하고躁는 煩甚한 것이고, 悸는 두근두근 가슴이 뛰는 것이다. 火가 水에 屬하면 躁하게 되고 火가 水를 두려워하면 두근거리게 된다. 陰厥하고陰盛하여 厥逆하게 된다. 上中下가 寒하게 되며바깥은 熱나고 안은 찬 것이다. 譫妄하고譫妄은 妄靈되게 말하고 妄靈되게 보는 것이다. 心痛이 생기니 위로 辰星이 相應하고辰星은 水星을 말한다. 甚하면 腹大하고 脛腫 喘咳하고足少陰腎經脈이 足下에서 始作되어 橫膈膜을 뚫고 肺에 들어가기 때문에 이러한 症狀들이 생긴다. 잠을 잘 때 땀이 나고 바람을 싫어하니陰盛陽虛하기 때문이다. 『素問·藏氣法時論』에 腎病과 같다고 하였다.

上應鎭星이오土復仇而乘水라 濕氣土라 變物하고 病反腹滿하고 腸鳴溏瀉 食不化하고土氣來[15]復하니 反見脾病일새라 渴而妄冒하니脾不能行津液而渴하고 火被濕鬱而妄冒라 上應熒惑辰星이라火星減耀하고 水星明瑩이라 按컨

위로 鎭星에 相應하고土가 원수를 갚아 水를 乘한 것이다. 濕氣가濕氣는 土이다. 事物을 變化하게 하고 病이 도리어 腹滿하고 腸鳴溏瀉하며 飮食이 消和되지 않고土氣가 와서 報復하니 도리어 脾病이 나타나기 때문이다. 渴症이 있으며 머리에 무엇을 뒤집어쓴 듯한 妄冒가 생기니脾가 津液을 運行하지 못하여 渴症이 생기고 火가 濕鬱을 받아 妄冒하게 된다. 위로 熒惑星과 辰星에 相應하게 된다.火星은

15 『全書本』에 '來'가 '未'로 되어 있다.

대 五運六氣의 太過不及과 勝復淫鬱은 經文言之至爲詳悉하니 本集不能多錄이나 然이나 大旨略同이라 故量取數段하야 可以槪其餘矣라

빛나는 것이 덜하게 되고 水星은 더욱 밝게 된다. 생각해 보건대 五運六氣의 太過不及과 勝復淫鬱은 經文에서 아주 詳悉하게 말하였으니 여기서는 능히 많이 記錄하지는 않았으나 大旨는 大略 같다. 그러므로 몇 文段을 헤아리고 생각하여 나머지를 槪括할 수 있을 것이다.

歲運太過하면 **畏星失色 而兼其母**하고借母氣以自助라 **不及 則色兼其所不勝**이라爲所凌侮而兼其色이라

歲運이 太過하여 畏星이 色을 잃어 母氣를 兼하게 되고母氣를 빌려 스스로를 돕는 것이다. 不及하면 그 이기지 못하는 氣運의 色을 兼하게 된다.凌侮하는 바가 되어 그 色을 兼하게 된다.

8.『素問·宝命全形論』

木得金而伐하고 **火得水而滅**하고 **土得木而達**하고昂按컨대 木樹根于土하니 是土爲生木之母니 何以木反克土乎아 盖土竭其膏液하야 以榮養乎木하니 若或克之耳오 使土而無木하면 則無花葉之菁葱하고 無果穀之成熟하고 人民無所資養하고 天地黯淡無章하야 不過頑然壘

木이 金을 만나 征伐당하고 火가 水를 만나 사라지고 土가 木을 만나 到達하고내가 생각해 보건대 나무는 땅에 뿌리를 두니 이는 土가 나무를 살리는 母가 되니 어찌 木克土라고 하는가? 대개 땅은 그 膏液을 다하여 나무에 榮養을 하니 만약 혹 克하는 것 같을 따름이오, 땅은 있지만 나무가 없으면 꽃과 잎의 아름다움이 없고 과실과 곡식의 成熟도 없고 百姓들이 資養할 것도 없어지고 天地가 黯淡하여 밝음이 없어 頑然한 덩어리에 불과할 따름이니 土가 어떠한 이익이 있겠는가? 木은 土의 氣를 疏通시

塊而已니 土何利之有焉이리오 木者는 所以疏土之氣하고 又以成土之德也라 故經文獨言達 而不同于伐滅缺絶四條也라 趙養葵曰 世人皆言木克土 而余獨升[16]木以培土라하니 其有會于斯旨也歟인저

키고 또 土德을 만들어지게 하므로 經文에 홀로 達이라고 하여 伐滅缺絶이라는 四條와는 다르다. 趙養葵가 가로대 世人들이 모두 木克土라고 하지만 나는 홀로 木氣를 올려 土氣를 培養한다고 생각하니 이러한 뜻에 會合함이 있다.

金得火而缺하고 **水得土而絶**이라 **萬物盡然**하니 **不可勝竭**이라

金이 火를 만나 禁忌가 부족하게 되고 水가 土를 만나 끊어지게 된다. 萬物이 모두 그러하니 너무 많이 다하는 것을 이기지 못한다.

16 『全書本』에 '升'이 '作'으로 되어 있다.

審治第七

本篇盡出素問 末附靈樞一則

本篇은 모두 『素問』에서 나오고, 끝에 『靈樞』 一則을 붙여 놓았다.

1. 『素問 · 至眞要大論』

諸風掉眩은 皆屬于肝하고風木動搖일새라 諸寒收引은 皆屬于腎하고寒性縮急일새라 諸氣膹鬱은 皆屬于肺하고肺主氣일새라 諸濕腫滿은 皆屬于脾하고脾不運行일새라 諸痛痒瘡은 皆屬于心하고瘡瘍은 皆屬心火[1]니 火微則痒하고 火甚則痛이라

뭇 風으로 인하여 흔들리고 어지러운 것은 모두 肝에 屬하고, 風木은 動搖하기 때문이다. 뭇 寒으로 인하여 수렴하고 이끌어 오는 것은 모두 腎에 屬하고, 寒性은 收縮되고 急하기 때문이다. 뭇 氣로 인하여 막히고 鬱滯되는 것은 모두 肺에 屬하고, 肺主氣하기 때문이다. 뭇 濕으로 인한 붓고 그득차게 되는 것은 모두 脾에 屬하고, 脾가 運行하지 못하기 때문이다. 뭇 痛症과 痒症과 瘡症은 모두 心에 屬하고, 瘡瘍은 모두 心火에 屬하니 火微하면 가렵고 火甚하면 아프게 된다.

1 『全書本』에 '瘡瘍 皆屬心火'가 없다.

諸厥固泄은 **皆屬于下**하고吳註에 下謂腎也라 兼水火之司하니 陰精水衰하면 則有熱厥하고 命門火衰하면 則有寒厥이라 腎開竅于二陰하니 水衰火實하면 則二便不通而爲固하고 火衰水實하면 則二便不禁而爲泄이라하니라

諸痿喘嘔는 **皆屬于上**하고上은 謂肺也라 肺主氣하니 肺熱葉焦하면 則諸藏無所稟氣 故有肺痿 及筋脈骨肉諸痿라 喘嘔亦屬上焦라 **諸熱瞀**音茂라 **瘛**는昏亂抽掣라 **皆屬于火**라 **諸禁**慄이라 **鼓栗 如喪神守**는 **皆屬于火**하고內熱而外反寒이라 蓋火性就[2]燥하야 內熱旣甚하니 衛外之陽이 皆湊入內라 故[3]外反鼓栗也라 **諸逆衝上**은 **皆屬于火**하고 **諸躁狂越**은 **皆屬于火**하고 **諸病胕腫**과熱盛于內하야 水隨火溢이라 **酸**

뭇 厥症과 二便不通과 二便不禁은 모두 아래인 腎에 屬하고,吳崐註에 下는 腎을 말한다고 하였다. 水火를 맡고 있으니 陰精의 水가 衰하면 熱厥이 되고 命門의 火가 衰하면 寒厥이 된다. 腎은 二陰에 開竅하니 水衰火實하면 대소변을 보지 못하여 固가 되고 火衰水實하면 대소변을 가리지 못하여 泄이 된다고 하였다.

뭇 痿症과 喘症과 嘔症은 모두 上인 肺에 屬하고,上은 肺를 말한다. 肺主氣하니 肺熱하여 肺葉이 타게 되면 모든 藏腑가 氣를 稟賦받지 못하게 되므로 肺痿하고 筋脈骨肉이 마르게 된다. 喘症과 嘔症 또한 上焦에 屬한다. 뭇 熱症과 瞀症과瞀는 音이 茂이다. 瘛症은昏亂하고 끌고 당기는 것이다. 모두 火에 屬한다. 뭇 禁하고추워서 떠는 모습이다. 떨며 神守를 잃은 것 같은 경우는 모두 火에 屬하고,안은 熱이 나면서 밖은 도리어 찬 것이다. 대개 火性은 燥하게 되어 안의 熱이 이미 심하게 되었으니 밖을 護衛하는 陽이 모두 안으로 모여들게 된다. 그러므로 바깥이 도리어 떨게 된다. 뭇 逆上하여 위로 上衝하는 경우는 모두 火에 屬하고 뭇 躁症과 狂症과 越症은 모두 火에 屬하고, 뭇 胕腫과胕腫은 안에서 熱盛하여 水가 火를 따라 넘치게 된다. 酸痛과 驚駭는 모두 火에 屬하고, 뭇 脹滿

2 『全書本』에 '就'가 '乾'으로 되어 있다.
3 『全書本』에 '故'가 '熱'로 되어 있다.

痛驚駭는 皆屬于火하고 諸脹腹大는 皆屬于熱하고熱鬱于內爲熱脹이오 亦有寒鬱而生寒脹者라 東垣曰 大抵熱脹少하고 寒脹多라 故立中滿分消丸治熱脹하고 中滿分消湯治寒脹이라하니라 諸病有聲腸鳴이라 鼓之如鼓는鼓脹이라 皆屬于熱하고李士材曰 二病多有屬寒者라하니라 諸轉反戾와轉筋之類라 水液渾濁은小便이라 皆屬于熱하고 諸嘔吐酸과 暴注下迫은火爲裏急일새라 皆屬于熱하고 諸痓項强은 皆屬于濕하고濕甚而兼風木之化일새라 諸暴强直은 皆屬于風하고風性勁急하니 二證相類 而一屬濕하고 一屬風이라 諸病水液 澄徹淸冷은吐溺이라 皆屬于寒이라 故大要曰 謹守病機하야 各司其屬하니 有者求之하고或有熱有濕하고 或有風有

과 腹大는 모두 熱에 屬하고,熱이 안에서 鬱滯되면 熱脹이 되고 또한 寒이 鬱滯되어 寒脹이 생기게 된다. 東垣이 가로대 대개 熱脹은 적고 寒脹이 많다. 그러므로 中滿分消丸으로 熱脹을 治療하고 中滿分消湯으로 寒脹을 治療한다고 하였다.

뭇 病에 소리가 나고소리가 난다는 것은 腸鳴을 말한다. 두드렸을 때 북과 같은 경우는북을 두드리는 것과 같다는 것은 鼓脹을 말한다. 모두 熱에 屬하고,李士材는 이 두 가지 病이 寒에 屬하는 것이 많다고 하였다. 뭇 轉反戾症과轉 反 戾는 모두 轉筋의 무리이다. 水液인 소변이 渾濁한 것은水液은 小便을 말한다. 모두 熱에 屬하고, 뭇 신물을 嘔吐하는 것과 暴注下迫하는 것은火가 쏟아져 裏急하기 때문이다. 모두 熱에 屬하고, 뭇 痓 項强은 모두 濕에 屬하고,濕이 甚하여 風木의 化함을 兼하였기 때문에 痓項强이 나타난다. 뭇 갑자기 强直해지는 것은 모두 風에 屬하고,風의 성질은 勁急하니 두 가지 證候가 서로 類似하면서 하나는 濕에 속하고 다른 하나는 風에 屬한다. 뭇 病에 水液이 맑고 淸冷한 것은水液은 吐物과 小便을 말한다. 모두 寒에 屬한다. 그러므로 大要에 가로대 삼가 病機를 잘 지켜 각각 그 續成에 맡겨야 하니 病이 있으면

寒이라 **無者求之**하고或無水하고 或無火하고 或非熱하고 或非寒이라 **盛者責之**하고 **虛者責之**하야河間著原病式에 用病機十九條而未及十六字하니 似屬缺典이라 **必先五勝**하야五行勝氣라 **疏其血氣**하야 **令其調達 而致和平**이라하니 **此之謂也**라此段次序稍易니 以火從火하고 以熱從熱하야 用便觀覽하고 因于文義無害라 故敢爾也라 昂按컨대 病機十九條 而火居其五하고 熱居其四하니 可見諸病火熱爲多라 蓋風寒暑濕은 皆能爲火爲熱也라 宇宙間天地萬物이 皆賴此陽火하야 以爲生發之本하니 若無此火하면 則天地或几乎息矣라 莊子所謂火傳不知其盡 而釋氏相宗하니 亦以煖與議[4]幷擧也로대 但平則爲恩하고 亢則爲害니 生殺之機가 互相倚伏하니

여기에서 求하고或 熱이 있거나 濕이 있고 或風이 있거나 寒이 있다. 없는 경우에도 다시 求하고,或 水가 없고 或 火가 없고 或 熱도 아니고 或 寒도 아닌 것이다. 盛한 것을 責하고 虛한 것도 責하여河間이 著述한 『素問玄機原病式』에 病機十九條를 使用하였지만 이 十六字를 언급하지 않았으니 經典에서 빼놓은 것 같다. 반드시 五勝을 앞세워五勝은 五行의 勝氣를 말한다. 그 血氣를 疏通시켜 調達하게 하여 和平에 이르게 된다고 하니 이것을 말한다.이 부분은 次序대로 하여야 좀 쉽게 되니 火를 火에 따르게 하고 熱을 熱에 따르게 하여 보기에 便利하게 하고 文章의 意味파악에 害가 되지 않는다. 그러므로 감히 이렇게 하였다. 내가 생각해 보건대 病機十九條에 火가 다섯 부분이고 熱이 네 부분이니 모든 病에 火熱이 많이 있다. 대개 風寒暑濕은 모두 능히 火로 인하여 熱이 된다. 宇宙間의 天地萬物이 모두 이런 陽火에 힘입어 生發의 根本이 되니 만약 이러한 火가 없으면 天地가 거의 멈추게 될 것이다. 莊子는 火가 傳하여지는 것이 그 다함을 알지 못하겠다는 말과 釋迦도 이를 으뜸으로 삼았으니 또한 따듯함과 議論함을 함께 列擧하였지만 다만 平溫하면 恩惠가 되고 亢盛하면 被害가 되니 生殺의 機轉이 서로 의지하고 숨어 있으니 모든 事物이 다 그러한 것이다. 그러므로 火는 能히 사람을 살리

4 『全書本』에서는 '議'가 '常'으로 되어 있다.

凡物皆然이라 故火能生人 而亦能殺人也라

諸氣在泉에 司天略同이로대 稍有異者니 詳[5]本註中에 經文在泉은 每居司天之前이라 **風淫于內**는 **治以辛涼**하며 **佐以苦甘**하고舊本無甘字하고 司天有甘字라 **以甘緩之**하고 **以辛散之**오金能勝木 故治以辛涼이라 辛過甚하면 恐傷氣라 故佐以苦甘이라 苦勝辛하고 甘益氣也라 木性急 故甘以緩之하고 木喜條達 故辛以散之라 司天多酸以瀉之라하고 無辛散句라 **熱淫于內**는 **治以鹹寒**하며 **佐以甘苦**하고 **以酸收之**하고 **以苦發之**오水勝火 故治以鹹寒이라 甘勝鹹하니 佐之所以防其過也라 心苦緩 故以酸收之라 熱鬱于內 故以苦發之라 司天無苦發句라 **濕淫于**

고 또한 능히 사람을 죽일 수 있는 것이다.

뭇 氣가 在泉함에 司天과 대략 같지만 약간의 差異가 있으니 本 註에 詳細하게 되어 있다. 經文에 在泉은 매번 司天의 앞에 있다.
風이 안에서 넘치는 경우는 辛涼으로 治療하며 苦甘으로 돕고舊本에 甘字가 없고 司天에는 甘字가 있다.
甘味로 緩和시키고 辛味로 發散시키고,金은 能히 勝木하므로 辛涼으로 治療하는 것이다. 辛味가 너무 심하면 氣를 損傷시킬 위험이 있으므로 苦甘으로 佐藥을 삼는다. 苦는 勝辛하고 甘味는 益氣시킨다. 木性이 急하므로 甘味로 緩和시키고 木은 條達하기를 좋아하므로 辛味로 發散시킨다. 司天에 대부분 辛味로 瀉한하고 하였고 辛味로 發散시킨다는 文句는 없다. 熱이 안에서 넘치는 경우는 鹹寒으로 治療하며 甘苦로 돕고 酸味로 收斂시키고 苦味로 發散시키고,水는 勝火하므로 鹹寒으로 治療한다. 甘은 勝鹹하니 그 過함을 막는 것으로 돕는다. 心은 苦緩하므로 酸味로 收斂시킨다. 熱이 안에서 鬱滯되었으므로 苦味로 發散시키다. 司天에 苦味로 發散시킨다는 文句는 없다.
濕이 안에서 넘치는 경우는 苦熱로 治

5 『全書本』에 '詳'이 '譯'으로 되어 있다.

內는 **治以苦熱**하며 **佐以酸淡**하고司天作酸辛이라 又云 濕上甚而熱은 治以苦溫하며 佐以甘辛하니 以汗爲故而止라 **以苦燥之**하고 **以淡泄之**오苦熱能燥濕하고 酸木能制土하고 淡能利水라 吳註에 使酸而非淡하면 則味厚滋濕矣라하니라 泄은 滲與汗也라 **火淫于內**는 **治以鹹冷**하며 **佐以苦辛**하고司天作苦甘이라 相火畏火也 故治以鹹冷이라 苦能泄熱하고 辛能散能潤이라 **以酸收之**하고 **以苦發之**오與治熱淫同이라 **燥淫于內**는 **治以苦溫**하며 **佐以甘辛**하고司天[6]作酸辛이라 **以苦下之**오火能勝金 故治以苦溫이라 甘辛能潤燥하니 燥熱內結은 以苦瀉之可也라 **寒淫于內**는 **治以甘熱**하며 **佐以苦辛**하고司天作平以辛熱이라

療하며 酸淡으로 돕고司天에 酸辛이라고 되어 있다. 또 濕이 위에서 甚하고 熱이 있으면 苦溫으로 治療하며 甘辛으로 도우니 땀이 나게 되어 예전으로 恢復되면 治療를 그쳐야 한다.

苦味로 乾燥하게 하고 淡味로 滲泄시키고,苦熱은 能히 燥濕시키고 酸木이 能히 制土하고 淡味는 能히 利水시킨다. 吳崐註에 酸味를 使用하되 淡白하지 않으면 味厚하여 濕이 불어나게 된다고 하였다. 泄은 滲泄시키는 것과 發汗시키는 것이다.

火가 안에서 넘치는 경우는 鹹冷으로 治療하며 苦辛으로 돕고司天에는 苦甘이라고 되어 있다. 相火는 火를 두려워하므로 鹹冷으로 治療한다. 苦味는 能히 泄熱하고 辛味는 能히 潤澤하게 한다.

酸味로 收斂시키고 苦味로 發散시키고,熱淫을 治療하는 것과 같다. 燥가 안에서 넘치는 경우는 苦溫으로 治療하며 甘辛으로 돕고司天에는 酸辛이라고 되어 있다.

苦味로 瀉下시키고,火가 能히 勝金하므로 苦溫으로 治療한다. 甘辛이 能히 潤燥시키니 燥熱이 안에서 結滯된 경우는 苦味로 瀉下시킴이 옳다.

寒이 안에서 넘치는 경우는 甘熱로 治療하며 苦辛으로 돕고司天에는 辛熱로 平定시킨다고 되어 있다. 甘苦로 돕는다.

6 『全書本』에 '四川' 뒤에 '在'가 있다.

佐以甘苦라 **以鹹瀉之**하고 **以辛潤之**하고 **以苦堅之**라 土能制水하고 熱能勝寒 故治以甘熱이라 苦而辛은 亦熱品也라 傷寒內熱者는 以鹹瀉之라 腎苦燥하니 以辛潤之오 腎欲堅하니 以苦堅之라

鹹味로 瀉下시키고 辛味로 潤澤하게 하고 苦味로 堅固하게 한다. 土가 能히 制水하고 熱이 能히 勝寒하므로 甘熱로 治療한다. 苦하면서 辛한 것은 또한 熱이 있는 藥品이다. 傷寒에 內熱이 있는 경우는 鹹味로 瀉下시킨다. 腎은 乾燥한 것을 싫어하니 辛味로 潤澤하게 하여야 하고 腎은 堅固하고자 하니 苦味로 堅固하게 하여야 한다.

治諸勝復에 **寒者熱之**하고 **熱者寒之**하고 **溫者清**凉이라 **之**하고 **清者溫之**하고 **散者收之**하고 **抑**鬱이라 **者散之**하고 **燥者潤之**하고 **急者緩之**하고 **堅者耎**軟이라 **之**하고 **脆者堅之**하고 **衰者補之**하고 **强者瀉之**하야 **各安其氣**하야 **必清必靜**하면 **則病氣衰去**하야 **歸其所宗**하니 **此治之大體也**라 **氣之勝也**에 **微者隨之**하고 **甚者制之**하고 **氣之復也**하고 **和者平之**하고 **暴者溫之**니 **皆隨勝氣**하야勝復之氣라 **安其**

뭇 勝復을 治療함에 寒하면 熱나게 하고 熱나면 寒하게 하고 溫하면 서늘하게淸은 서늘한 것이다. 하고 淸하면 溫하게 하고 흩어지면 거두어들이게 하고 抑鬱되면抑은 鬱滯된 것이다. 흩어지게 하고 건조하면 濕潤하게 하고 急하면 緩하게 하고 堅하면 연하게耎은 軟弱한 것이다. 하고 脆하면 堅하게 하고 衰하면 補하게 하고 强하면 瀉하게 하여, 각각 그 氣運에 便安하게 하여 반드시 맑고 반드시 깨끗하면 病氣가 물러나 그 根本에 돌아가게 되니, 이것이 治療의 大體이다. 氣가 이김에 微微하면 따르게 하는 것이고 甚하면 制壓하고, 氣가 恢復됨에 和合하는 것이 平溫하게 되고 暴惡한 것이 溫和하게 되니, 모두 勝氣를 따라勝氣는 勝復의 氣를 말한다. 그 屈伏하는 것에 安住하니屈伏하는 氣이

屈伏하니屈伏之氣라 無問其數하고 以平爲期니 此其道也라 寒者熱之하고 熱者寒之하고 微者逆之하고 甚者從之하고王註에 微者猶人火也니 可以濕伏하고 可以水折이오 甚者猶龍火也니 激則愈焰하니 當順其性而散之라하니라 按컨대 此與上文 微者隨之甚者制之相反 而各有其妙라

다. 그 이치를 묻지 않고 平溫함을 期約하여야 하니 이것이 그 道理가 된다. 寒하면 덥게 하고 熱하면 차게 하고 微하면 거스르게 하고 甚하면 따르게 하고王冰註에 微微한 경우에는 人火와 같으니 濕으로 屈伏시키고 물로 꺾을 수 있고, 甚한 경우에는 龍火와 같으니 激烈해지면 더욱 불이 타오르게 되는 것과 같으니 마땅히 그 性質에 順應하여 흩어야 하는 것이라고 하였다. 생각해 보건대 이 文章과 위 文章의 微者隨之 甚者制之와 相反되지만 각각 그 奧妙함이 있다.

堅者削之하고 客者除之하고 勞者溫之하고溫養이라 結者散之하고 留者攻之하고 燥者濡之하고 急者緩之하고 散者收之하고 損者益之하고 逸者行之하고 驚者平之하고 上之吐라 下之하고瀉라 摩之浴之하고 薄之漸磨라 劫之하고 開之發之하고 適事爲故라 何謂逆從이오申明上文逆之從之二義 曰 逆者正治오 從者反治니以寒治熱과 以熱

堅하면 깎고 客으로 侵犯하면 除去하고 勞苦하였으면 따듯하게 溫養하고溫은 溫養이다. 結하면 흩어지게 하고 留하면 攻擊하고 燥하면 축축하게 하고 急하면 緩慢하게 하고 散하면 모이게 하고 損하면 더해 주고 逸하면 움직이게 하고 驚하면 平定하게 하고, 올라가게 하기도 하며올라가게 한다는 것은 吐하게 하는 것이다. 내려가게 하기도 하고내려가게 하는 것은 瀉하게 하는 것이다. 按摩하고 沐浴하게 하고 薄하게 하고薄은 점점 좋아지는 漸磨를 말한다. 빼앗고 열어 주고 펴 주고 하여 그 일에 適切하게 하는 것을 緣故로 하여야 한다. 무엇을 일러 逆從이라고 하는가?위 文章의 逆之와 從之의 두 意味를 거듭 밝혔다.

治寒과 逆病氣者를 謂之正治오 以寒治熱而佐以熱藥과 以熱治寒而佐以寒藥과 順病氣者를 謂之反治라 **從少從多**는 **觀其事也**라視病之輕重하야 爲藥之多少라

가로대 逆이라는 것은 正治이고 從이라는 것은 反治이니寒으로 熱을 治療하는 것과 熱로 寒을 治療하는 것과 病氣에 拒逆하는 것을 正治라고 말하고, 寒으로 熱을 治療하되 熱藥으로 돕는 것과 熱로 寒을 治療하되 寒藥으로 돕는 것과 病氣에 順應하는 것을 反治라고 말한다. 적은 것을 따르는 것과 많은 것을 따르는 것은 그 일을 보고하는 것이다.病의 輕重을 보아 藥의 多少를 결정한다.

反治는 **何謂**오反治爲治法玄微라 故再三辨詰[7]이라 **曰 熱因寒用**하고 **寒因熱用**하고 **塞因塞用**하고 **通因通用**하야 **必伏其所主**所主之病이라 **而先其所因**이니所因之法이라 **其始則同**이로대 **其終則異**니 **可使破積**이며 **可使潰堅**이며 **可使氣和**이며 **可使必已**라 王林註曰 熱因寒用者는 如大寒內結하면 以熱攻除로대 寒甚格熱하야 熱不得前하면 則以熱藥冷服하야 下嗌之後에

反治는 무엇을 말하는가?反治는 治法에 있어 玄微하므로 두 번 세 번 반복하여 分別하고 물었다. 가로대 熱로 因하여 병이 생기면 寒藥을 使用하고, 寒으로 因하여 병이 생기면 熱藥을 使用하고, 塞으로 因하여 병이 생기면 막는 藥을 使用하고, 通으로 因하여 병이 생기면 通하는 藥을 使用하여, 반드시 그 주요한 것을 屈伏시키며주된 것은 主된 疾病을 말한다. 그 原因이 되는 것을 먼저 治療하여야 하니,原因이 되는 바를 治療한다. 그 始作은 같지만 그 마지막 끝나는 것은 다르니, 가히 積을 깨트리며 堅固한 것을 무너트리며 氣를 和하게 하며 반드시 나아서 그치게 한다.王冰과 林億의 註에 가로대 熱因寒用은 大寒이

7 『全書本』에 '微'와 '詰'이 '立'과 '證'으로 되어 있다.

冷體既消라야 熱性便發하야 情且不違 而致大益하니 是熱因寒用之例也라 寒因熱用者는 如大熱在中하면 以寒攻治則不入하고 以熱攻治則病增하니 乃以寒藥熱服하야 入腹之後에 熱氣既消라야 寒性遂行하야 情且協和 而病以減하니 是寒因熱用之例也라 五常政大論에 治熱以寒은 溫而行之하고 治寒以熱은 涼而行之라하니 卽此義也라 塞因塞用者는 如下焦虛乏하야 中焦氣壅하고 胠脅滿盛할새 欲散滿則益虛其下하고 欲補下則滿甚于中하야 病人告急하니 不救其虛하고 且攻其滿하야 藥入則減이로대 藥過依然이라 故中滿下虛하야 其病益甚이오 不知疏啓其中하고 峻補其下하니 少服則資壅하고 多服則宣通하야 下虛既實하고 中滿自除니 此塞因塞用也라 通因通用者는 如大熱內結하야 注瀉不止할새 以熱澀之하면 結復未除하고 以寒下之하면

內結하면 熱藥으로 攻除하여야 하는데 寒이 甚하여 熱이 막아서 熱이 앞으로 나가지 못하면, 즉 熱藥을 차갑게 服用하여 목을 넘겨 차가운 것이 없어진 뒤에 熱性이 發할 수 있어 病情과 어긋나지 않아 크게 이롭게 되니 이것이 熱因寒用의 例이다. 寒因熱用은 大熱이 안에 있을 때 차게 攻治하면 藥의 效果가 나타나지 않고 뜨겁게 攻治하면 病이 더욱 심하게 되니, 寒藥을 뜨겁게 服用하여 뱃속에 들어간 후에 熱氣가 없어져야 寒性이 드디어 活動하게 되어 病情과 協和하여 病이 줄어들게 되니 이것이 寒因熱用의 例이다. 『素問・五常政大論』에 熱을 寒으로 治療하는 것은 따듯하게 服用시키고 寒을 熱로 治療하는 것은 차갑게 服用시켜야 한다고 하였으니 이러한 뜻이다. 塞因塞用은 下焦가 虛乏하야 中焦의 氣가 壅閉하고 胠脅이 滿盛할 때 그득 찬 것을 흩으려고 하면 그 아래가 더욱 虛하게 되고 아래를 補하고자 하면 가운데가 더욱 그득 차게 되어 病人이 急하다고 하니 그 虛함을 治療하지 못하고 또 그득함을 攻擊하지 못하여 藥을 服用하면 그득함이 減少되지만 藥效가 떨어지면 그대로 있게 된다. 그러므로 中滿下虛하여 그 病이 더욱 甚하게 되고 內部를 疏啓하고 아래를 峻補하니 조금 服用하면 더욱 막히고 많이 服用하면 宣通하게 되어, 下虛가 實하게 되고 中滿이 스스로 없어지게 되니 이것이 塞因塞用이다. 通因通用은 大熱이 內結하여 注瀉가 그치지 않을 때 더운 것으로 막으려고 하면 맺힌 것이 다시 사라지지 않고 찬 것으로 몰아내면 맺힌 것이 흩어지고 泄利가

結散利止하니 此通因通用也라 其積寒久瀉는 以熱下之니 同此法이라

그치게 되니 이것이 通因通用이다. 寒氣가 쌓여서 생긴 오래된 泄瀉는 熱로 瀉下시켜야 하니 이러한 方法과 같다.

平氣何如오 **曰 謹察陰陽所在而調之**하야 **以平爲期**니 **正者正治**하고 **反者反治**라 王註에 陰病陽不病과 陽病陰不病은 是爲正病이니 則以寒治熱하고 以熱治寒하니 正治也라 如陰位見陽脈과 陽位見陰脈은 是謂反病이니 則以寒治寒하고 以熱治熱하니 此反治也라

平氣는 어떤가? 가로대 삼가 陰陽이 있는 곳을 살펴 調節하여 고른 것을 期約하여야 하니 正者는 正治하고 反者는 反治한다. 王冰註에 陰은 病들었지만 陽이 病들지 않은 것과, 陽은 病들었지만 陰이 病들지 않은 것은 正病이니, 찬 藥物로 熱을 治療하고 뜨거운 藥物로 寒을 治療하니 正治이다. 예를 들어 陰의 部位에 陽脈이 나타나는 것과, 陽의 部位에 陰脈이 나타나는 것은 反病이니, 찬 藥物로 寒을 治療하고 뜨거운 藥物로 熱을 治療하니 이것이 反治이다.

論言治寒以熱하고 **治熱以寒**이라 **方士不能廢繩墨而更其道也**하야 **有病熱者**를 **寒之而熱**하고 **有病寒者**를 **熱之而寒**하야 **二者皆在**하고 **新病復起**하니 寒熱二症皆在할새 因服寒熱之藥하야 反增新病이라 **奈何治**오 欲依標格[8]하면 則病勢不除하고 若廢繩墨하면 則更

論하여 말하기를 熱로써 寒을 治療하고 寒으로 熱을 治療한다. 方士가 원칙이 되는 繩墨을 버리고 그 方道를 바꾸지 못하여, 病에 熱이 있는 경우에 찬 藥物을 사용하였으나 熱이 나고 病에 寒이 있는 경우에 더운 藥物을 使用하였으나, 두 가지가 여전히 남아 있고 새로운 病이 다시 생기게 되니, 寒熱의 두 症狀이 있을 때에 寒熱의 藥物을 服用하여 오히려 새로운 疾病이 생기게 된 것이다. 어떻게 治療하는가? 標格에 依支하고자 하면 病勢가 除去되지 않고, 만약 繩墨

無新法이라 **曰 諸寒之而熱者**는 **取之陰**하고 **熱之而寒者**는 **取之陽**하니 **所謂求其屬也**라 王註에 言益火之原하야 以消陰翳하고 壯水之主하야 以制陽光이라하니 故曰求其屬也라 又曰 藏府之源이 有寒熱溫涼之主하니 取心者不必齊以熱하고 取腎者不必齊以寒하니 但益心之陽이라도 寒亦通行하고 强腎之陰이라도 熱之猶可니 觀斯之故하야 或治熱以熱하고 治寒以寒하면 萬擧萬全하니 孰知其意리오

인 原則을 버리면 새로운 方法으로 고치지 못하는 것이다. 가로대 뭇 차게 하였으나 熱이 나는 경우는 陰에서 取하고, 뜨겁게 하였으나 寒하게 되는 경우는 陽에서 取하니, 이른바 그 屬하는 것을 求하는 것이다. 王冰註에 火의 根源을 도와 陰翳를 없애고 水의 主張함을 健壯하게 하여 陽光을 制壓한다고 하였으니 그 屬하는 것을 求하는 것이라고 하였다. 또 가로대 藏腑의 根源이 寒熱溫涼의 주관함이 있으니 心을 取할 경우에는 모두 熱이라고 할 필요가 없고 腎을 取할 때에도 모두 寒이라고 할 必要가 없으니 다만 心陽을 도울지라도 차게 하는 것도 또한 같이 施行하고 腎陰을 强하게 할지라도 뜨겁게 하는 것도 좋으니, 이러한 理由를 살펴 熱로써 熱을 治療하고 寒으로써 寒을 治療하면 만 가지를 들어도 모두 完全하게 되니 누가 그 意味를 알겠는가?

服寒而反熱하고 **服熱而反寒**은 **其故何也**오 **曰 治其旺氣**니 **是以**로 **反也**라 氣當旺之時 而復補助之라 馬註[9]에 或熱太過而

찬 藥物을 服用하였는데 도리어 熱이 나고 더운 藥物을 服用하였는데 도리어 차게 되는 것은 왜 그런가? 가로대 그 旺氣를 治療니 이로써 反對가 된다. 氣가 旺盛할 때가 되어 다시 補助한다. 馬蒔註에 熱이 太過

8 겉으로 드러난 格式을 말함.

9 『全書本』에 "不治旺而然者는 何也오 曰 不治五味屬也니 夫五味入胃하야 各歸其所喜攻하니 酸先入肝하고 苦先入心하고 甘先入脾하고 辛先入肺하고 鹹先入腎하니 久而增氣는 物化之常也오 氣增而久는 夭之由也라 方制君臣은 何謂也오 主病之謂君이오 佐君之謂臣이오 應臣之謂使니 非上下三品之謂也라 氣有多少하고 病有盛衰하고 治有緩急하고 方有大小하니

水不生 故雖用寒藥而熱不去하고 或寒太過而火不生 故雖用熱藥而寒不去라

하여 水가 생기지 않으므로 비록 寒藥을 使用하였지만 熱이 낫지 않고, 或 寒이 太過하여 火가 생기지 않으므로 비록 熱藥을 使用하였지만 寒이 낫지 않다.

不治旺而然者는 **何也**오 **曰 不治五味屬也**니 五味各有所屬이라 **夫五味入胃**하야 **各歸其所喜攻**하니 **酸先入肝**하고 **苦先入心**하고 **甘先入脾**하고 **辛先入肺**하고 **鹹先入腎**하니 **久而增氣**는助其藏氣라 **物化之常也**오 **氣增而久**는 **夭之由也**라久而增氣라 王註云 如久服黃連苦參反熱之類

旺盛한 氣運을 治療하지 않았는데도 그러한 경우는 왜 그런가? 가로대 五味에 屬하는 것으로 治療하지 않았으니五味에 各各 屬하는 바가 있다. 무릇 五味가 胃에 들어가 각각 그 좋아하고 專攻하는 곳으로 돌아가게 되니 酸味는 먼저 肝에 들어가고, 苦味는 먼저 心에 들어가고, 甘味는 먼저 脾에 들어가고, 辛味는 먼저 肺에 들어가고, 鹹味는 먼저 腎에 들어가니 오래되어 藏氣를 늘리는 것은그 藏氣를 돕는 것이다. 物化의 떳떳함이고 藏氣가 늘어나 오래되는 것은 夭折하는 理

奈何오 曰 氣有高下하고 病有遠近하고 證有中外하고 治有輕重하니 適其至所爲故也라 大要曰 君一臣二는 奇之制也오 君二臣四는 偶之制也오 君二臣三은 奇之制也오 君二臣六은 偶之制也라 故曰 近者奇之하고 遠者偶之하며 汗者不以奇하고 下者不以偶하며 補上治上엔 制以緩하고 補下治下엔 制以急하니 急則氣味厚하고 緩則氣味薄하야 適其至所하니 此之謂也라 是故平氣之道는 近而奇偶에 制小其服也오 遠而奇偶에 制大其服也니 大則數少하고 小則數多하니 多則九之오 少則二之라 奇之不去則偶之니 是謂重方이오 偶之不去則反佐以取之니 所謂寒熱溫涼을 反從其病也라 病之中外는 何如오 曰 調氣之方은 必別陰陽하야 定其中外하고 各守其鄕하야 內者內治하고 外者外治하며 微者調之하고 其次平之하고 盛者奪之하니 汗者下之하야 寒熱溫涼을 衰之以屬하야 隨其攸利라"의 原文과 註文이 빠져 있다.

하야 氣增不已하면 則藏有偏勝하고 偏勝則藏有偏絶이라 故致暴夭라 生氣通天論所謂味過于酸하면 肝氣以津하야 脾氣乃絶이라하니 卽其義也라

由가 된다. 오래되면 藏氣가 늘어나게 된다. 王冰註에 가령 黃連 苦參 등 熱을 없애는 藥物들을 오래 服用하여 藏氣가 늘어나는 것이 그치지 않으면, 藏腑가 偏勝하게 되고 藏腑가 偏勝하게 되면 藏腑가 偏絶하게 되므로 갑자기 죽게 될 수 있다고 하였다. 『素問・生氣通天論』에서 酸味가 지나치게 되면 肝氣가 津津하게 넘쳐 脾氣가 끊어지게 된다고 하였으니 즉 그 뜻이다.

方制君臣은 **何謂也**오 **主病之謂君**이오 主治是病者가 爲君藥이라 **佐君之謂臣**이오 **應臣之謂使**니 佐應者가 爲臣使藥이라 **非上下三品之謂也**라 神農制本草할새 以上藥一百二十品爲君하고 中藥一百二十品爲臣하고 下藥一百二十五品爲佐使라

方制에서 君臣은 무엇을 말하는가? 病을 주로 治療하는 것을 君이라고 하고, 이 病을 主治하는 것이 君藥이 된다. 君藥을 補佐하는 것을 臣이라고 하고 臣藥에 相應하여 돕는 것을 使라고 하니, 돕고 相應하는 것이 臣藥과 使藥이 된다. 上中下 三品을 말하는 것이 아니다. 神農이 本草를 만들 때에 할새 上藥 一百二十品을 君으로 삼고 中藥 一百二十品을 臣으로 삼고 下藥 一百二十五品을 佐使로 삼았다.

氣有多少하고 **病有盛衰**하고 **治有緩急**하고 **方有大小**하니 **奈何**오 **曰 氣有高下**하고 馬註에 司天在泉이라하니라 觀下文補上治上二句하면 當屬上部下部라 **病有遠近**하고 久病新病과 位遠位近이라 **證**

氣에 多少가 있고 病에 盛衰가 있고 治療에 緩急이 있고 處方에 大小가 있으니 무엇인가? 가로대 氣에 高下가 있고, 高下는 馬蒔註에 司天과 在泉이라고 하였다. 아래 文章의 補上治上의 두 句節을 보면 마땅히 上部와 下部에 속하게 된다.

病에는 오래된 病과 새로운 病이 있고, 久病과 新病, 그리고 멀리 있는 病과 가깝게 있는 病

有中外하고內傷 外感이라 **治有輕重**하니輕劑 重劑라 **適其至所爲故也**라 治以適至其所爲節하니 如病高而治下하고 病遠而治近하고 病中而治外하고 病重而治輕은 皆爲藥病不相當也라

이다. 證候에는 안과 밖이 있고, 內傷과 外感이다. 治療에는 輕重이 있으니 輕劑와 重劑이다. 그 治療하는 바에 適合한 것을 緣故로 삼는다. 治療에 그 治療하는 效果에 適切하게 함을 節度로 삼으니 예를 들면 病高할 때 아래에서 治療하고 病遠할 때 가까운 데서 治療하고 病中할 때 外部에서 治療하고 病重할 때 가볍게 治療하는 것은 모두 藥과 病이 서로 相當하지 못한 것이다.

大要曰 君一臣二는 **奇之制也**오 **君二臣四**는 **偶之制也**오 **君二臣三**은 **奇之制也**오 **君二臣六**은 **偶之制也**라王註에 奇는 古之單方이오 偶는 古之復方이라하니라

大要에 가로대 君一臣二는 奇의 處方이고 君二臣四는 偶의 處方이고, 君二臣三은 奇의 處方이고 君二臣六은 偶의 處方이라고 하였다. 王冰註에 奇는 옛날의 單方이고 偶는 옛날의 復方이다.

故曰 近者[10]**奇之**하고 **遠者**[11]**偶之**하며 **汗者不以奇**하고 **下者不以偶**하며 **補上治上**엔 **制以緩**하고恐其下迫일새라 **補下治下**엔 **制以急**하니恐其力微일새라 **急則氣味厚**하고用氣厚味厚之藥이

그러므로 近者는 單方인 奇로 處方하고, 遠者는 複方인 偶로 處方하며, 땀이 나는 경우는 單方인 奇로 處方하지 말고, 瀉下하는 경우는 複方인 偶로 處方하지 말며, 上部를 補하거나 治療할 때에는 緩慢하게 處方하고, 그 아래로 急迫하게 될까 걱정되기 때문이다. 下部를 補하거나 治療할 때에는 急하게 處方하니, 藥力이

10 病이 생긴 지 얼마 되지 않은 것을 말함.
11 病이 생긴 지 오래된 것을 말함.

라 緩則氣味薄하야用氣薄味薄之藥이라 適其至所하니 此之謂也라 是故平氣之道는 近而奇偶에 制小其服也오心肺位近하니 或補或汗에 宜小其服이라 遠而奇偶에 制大其服也니肝腎位遠니 或補或下에 宜大其服이라 大則數少하고 小則數多하니 多則九之오味多而分兩輕이라 少則二之라味少而分兩重이라

微弱할까 걱정되기 때문이다. 急한 處方은 氣味가 厚하고,急制는 氣厚味厚한 藥物을 使用하는 것이다. 緩한 處方은 氣味가 薄하여,緩制는 氣薄味薄한 藥物을 使用하는 것이다. 그 다다르고자 하는 目的에 適合하여야 하니 이를 말한다. 그러므로 氣를 고르게 하는 方法은 近病을 單方과 複方의 奇偶를 使用할 때에 그 處方을 작게 하는 것이고心과 肺는 서로 가깝게 있으니 或 補하거나 或 發汗시킬 때에 마땅히 服用하는 處方을 작게 하여야 한다. 遠病을 單方과 複方의 奇偶를 使用할 때에 그 處方을 크게 하여야 하니,肝腎이 서로 멀리 떨어져 있으니 或 補하거나 或 瀉下시킬 때에 마땅히 處方을 크게 하여야 한다. 處方이 크면 藥物의 가짓수가 적고, 處方이 작으면 藥物의 가짓수가 많으니, 많은 것은 아홉 가지로 하는 것이고藥味의 가짓수는 많지만 藥의 무게가 가벼운 것이다. 적은 것은 두 가지로 하는 것이다.藥味의 가짓수가 적지만 藥의 무게가 무거운 것이다.

奇之不去則偶之니 是謂重方이오卽復方이니 不能少而奇하면 寧多而偶하니 所謂逆者正治也라 偶之不去則反佐以取之니 所謂寒熱溫涼을 反從其

單方인 奇制로 邪氣가 除去되지 않으면 複方인 偶制를 使用하여야 하니 이것을 重方이라 말하고,重方은 卽 復方을 말하니 능히 작고 單方인 奇制로 治療되지 않으면 차라리 藥의 用量이 많으면서 複方인 偶制로 治療하여야 하니 이른바 逆한 경우에는 正治하여야 한다는 것이다.

病也라馬註에 取藥味之寒熱溫凉하야 反同于病之寒熱溫凉者以佐之라하니 乃因其性而利導之하니 所謂從者反治也라

複方인 偶制로 邪氣가 除去되지 않으면 反佐로 治療하여야 하니 이른바 寒熱溫凉을 反對로 하여 그 病情에 따라 治療하는 것이다.馬蒔註에 藥味의 寒熱溫凉을 取하여 반대로 病의 寒熱溫凉과 같게 하여 補助한다고 하였으니 그 性質에 따라 순조롭게 引導하는 것이니 이른바 從者反治이다.

病之中外는 何如오 曰 調氣之方은 必別陰陽하야 定其中外하고 各守其鄕하야 內者內治하고陰經裏證이라 外者外治하며陽經表證이라 微者調之하고 其次平之하고 盛者奪之하니 汗者者當作之라 下之하야 寒熱溫凉을 衰之以屬하야 隨其攸利라王註에 假如小寒之氣는 溫以和之하고 大寒之氣는 熱以取之하고 甚寒之氣는 則下奪之하니 奪之不已하면 則逆折之하고 折之不盡하면 則求其屬以衰之라 小熱之氣는 凉以和之하고 大熱之氣는 寒以取之하고 甚熱

病의 中外는 어떤가? 가로대 調氣의 方法은 반드시 陰陽을 區別하여 그 中外를 定하고 각각 그 故鄕인 根本을 지켜, 안에 있는 것은 안을 治療하고陰經과 裏證이다. 밖에 있는 것은 밖을 治療하며, 陽經과 表證이다. 微弱하면 調理하고 그 다음은 고르게 하고 盛하면 빼앗아야 하니, 땀을 내고汗者에서 者는 마땅히 之로 고쳐 땀을 낸다고 하여야 한다. 瀉下시켜 寒熱溫凉을 屬하는 것으로 衰弱하게 하여 그 이로운 바를 따른다.王冰註에 假令 小寒한 氣는 溫하게 하여 和解시키고, 大寒한 氣는 뜨겁게 하여 取하여 治療하고, 매우 찬 氣는 瀉下하여 빼앗아야 하니, 奪하였는데 낫지 않으면 반대로 꺾게 하여야 하고, 꺾어 내렸는데 다하지 못하면 그 屬하는 것을 求하여 衰弱하게 한다. 小熱한 氣는 凉하게 하여 和解시키고, 大熱한 氣는 차게 하여 取하여 治療하고, 매우 熱한 氣는 땀으로 發散시켜야 하니, 發散이 다하지 못하면

之氣는 則汗發之하니 發之不盡하면 則逆制之하고 制之不盡하면 則求其屬以衰之라하니라

반대로 제압하게 되고, 制壓하는 것이 다하지 못하면 그 屬하는 것을 求하여 衰弱하게 한다고 하였다.

病之中外는 **何如**오 **曰 從內之外者**는 **調其內**하고皆先治其本하고 後治其標라 **從外之內者**는 **治其外**하며 **從內之外而盛于外者**는 **先調其內而後治其外**하고 **從外之內而盛于內者**는 **先治其外而後調其內**하고 **中外不相及 則治主病**이라中不出外하고 外不入中하면 則治其本病이라

病의 中外는 어떤가? 가로대 안으로부터 밖으로 가는 것은 그 안을 調節하고 모두 먼저 그 根本을 治療하고 나중에 그 標를 治療하는 것이다. 밖으로부터 안으로 들어가는 것은 바깥을 먼저 치료하며, 안으로부터 밖으로 가서 外部가 盛한 경우는 먼저 그 안을 調理하고 나중에 바깥을 治療하고, 외부로부터 안으로 들어가서 안이 盛한 경우는 먼저 그 바깥을 治療하고 나중에 그 안을 調理하고, 中外가 서로 미치지 못한 경우는 主病을 治療한다.안에서 밖으로 나가지 못하고 밖에서 안으로 들어가지 못하면 根本이 되는 病을 治療하여야 한다.

五味陰陽之用은 **何如**오 **辛甘發散爲陽**하고 **酸苦涌泄**涌吐 泄下라 **爲陰**하며 **鹹味涌泄爲陰**하고 **淡味滲泄爲陽**하니利小便이라 **六者或收**하며酸이라 **或散**하며辛이라 **或緩**하며甘이라 **或**

五味와 陰陽의 作用은 어떤가? 辛甘은 發散하여 陽이 되고 酸苦는 涌泄하여涌泄은 涌吐와 泄下를 말한다. 陰이 되며 鹹味는 涌泄하여 陰이 되고 淡味는 滲泄하여 陽이 되니滲泄은 利小便하는 것이다. 이 여섯 가지가 或 收斂하며酸味의 作用이다. 或 發散하며辛味의 作用이다. 或 緩慢하게 하며甘味의 作用이다. 或 急하

急하며鹹苦라 或燥하며苦라 或潤하며辛이라 或耎하며鹹이라 或堅하니苦라 以所利而行之하야 調其氣하야 使其平也라

게 하며鹹苦味의 作用이다. 或 乾燥하게 하며苦味의 作用이다. 或 潤澤하게 하며辛味의 作用이다. 或 柔軟하게 하며鹹味의 作用이다. 或 堅固하게 하니 苦味의 作用이다. 利로운 性質로 하여금 運行시켜 그 氣를 調節하여 그 氣로 하여금 고르게 한다.

2. 『素問・五常政大論』

補上下者從之하고 治上下者逆之하니王註에 上下는 謂司天在泉也라 氣不及하면 則順其味以和之하고 氣太過하면 則逆其味以折之라하니라 以所在寒熱盛衰而調之라地有寒熱異宜하고 人有盛衰異質이라

上下를 補하고자 하면 從治하고 上下를 治療하고자 하면 逆治하니王冰註에 上下는 司天과 在泉을 말한다. 氣가 不及하면 그 味를 따라서 和하게 하고, 氣가 太過하면 그 味에 거슬러 꺾어야 한다고 하였다.

그곳의 寒熱盛衰에 따라서 調節하여야 한다.땅에는 寒熱이 있어 마땅함이 다르고 사람에 盛衰가 있어 그 바탕이 다른 것이다.

故曰 上取涌吐니 一曰頭面胸喉라 下取泄利니 一曰少腹脛足하고 一曰二便通塞이라 內取藥餌니 一曰切脈虛實하고 一曰沉以候裏라 外取에形色이니 一曰按摩

그러므로 위에서 取하거나涌吐시키는 것이니 어느 곳에서는 頭面胸喉라고 하였다. 아래에서 取하거나泄利시키는 것이니 어느 곳에서는 少腹脛足이라고 하였고 다른 곳에서는 二便이 막힌 것을 뚫어준다고 하였다. 안에서 取하거나藥餌를 말하니 어느 곳에서는 脈의 虛實을 診察하는 것이라고 하

鍼灸하고 一日[12]漬形[13]爲汗하고 一日[14]浮以候表라 **以求其過**라 **能**耐라 **毒者以厚藥**하고 **不勝毒者以薄藥**이라 視其人之强弱이라

였고 다른 곳에서는 깊이 눌러 안을 살피는 것이라고 하였다. **밖에서 取함에** 形色을 말하니 어느 곳에서는 按摩 鍼灸라고 하였고 다른 곳에서는 漬形하여 땀을 내는 것이라고 하였고 또 다른 곳에서는 가볍게 診脈하여 밖을 살피는 것이라고 하였다. **그 허물인 病因을 求하는 것이다.** 能은 견디는 것이다. **毒을 견디는 경우에는 厚藥을 使用하고 毒을 이기지 못하는 경우에는 薄藥을 使用한다.** 그 사람의 强弱을 살펴야 한다.

氣反者는 **病在上**하면 **取之下**하고 通其下而上病愈라 **病在下**하면 **取之上**이오 升其上而下病愈라 **病在中**은 **旁取之**라 病在中 而經脈行于左右하니 鍼灸熨藥而旁取之라 靈樞終始篇에 病在上者下取之하고 病在下者高取之하고 病在頭者取之足하고 病在腰者取之膕이라하니 此言刺法이라 然이나 藥餌亦有此理라 李東垣曰 靈樞曰 頭有疾에 取之足은 謂陽病取陰也오 足有疾에 取之

氣가 反하는 경우에는 病이 上部에 있으면 아래에서 取하고, 그 아래를 疏通하게 하여 上部의 病을 治療한다. **病이 下部에 있으면 위에서 取하고,** 그 위를 上升하게 하여 下部의 病을 治療한다. **病이 가운데 있으면 곁에서 取한다.** 病이 가운데 있고 經脈이 그 左右를 運行하니 鍼灸와 熨藥도 곁에서 取하여야 한다. 『靈樞·終始』篇에 病이 上部에 있으면 아래에서 取하고, 病이 下部에 있으면 위에서 取하고, 病이 머리에 있으면 다리에서 取하고, 病이 허리에 있으면 오금에서 取하라고 하였으니 이는 刺法을 말한 것이다. 그러나 藥餌 또한 이러한 理致가 있다. 李東垣이 가로대 『靈樞』에 머리에 疾病이 있음에 다리에서 取하는 것은 陽病은 陰部에서 取하고, 다리에 疾病이 있음에 위에서 取하

12 『素問·陰陽應象大論』.
13 湯液이나 熏蒸藥物에 몸을 담가 땀을 내게 하는 治療法이다.
14 『三指禪·卷一·九候解』.

上은 是陰病取陽也오 中有疾에 旁取之는 中者는 脾胃也오 旁者는 少陽甲膽也니 甲膽風木也오 東方春也라 胃中穀氣者가 便是風化也니 胃中濕勝[15]而成泄瀉하니 宜助甲膽하니 風勝以克之라 又是升陽하니 助清氣上行之法也라 하니라

는 것은 陰病은 陽部에서 取하고, 가운데 疾病이 있음에 곁에서 旁하는 것은 가운데는 脾胃이고 곁은 少陽甲膽이니 甲膽은 風木이고 東方 春이다. 胃中의 穀氣가 문득 風化가 되니 胃에 濕勝하여 泄瀉가 되니 甲膽을 돕는 것이 마땅하니 風이 이겨 克하게 한다. 또 升陽하게 하니 清氣가 上行하는 것을 돕는 方法이라고 하였다.

治熱以寒에 **溫而行之**하고寒藥熱服이라 **治寒以熱**에 **涼而行之**하며熱藥涼服하니 二者爲反治라 **治溫以清**에 **冷而行之**하고清藥冷服이라 **治清以溫**에 **熱而行之**라溫藥熱服하니 二者爲正治라

熱을 寒으로 治療함에 따듯하게 服用시키고찬 藥物은 덥게 服用시킨다. 寒을 熱로 治療함에 서늘하게 服用시키며더운 藥物은 서늘하게 服用시키니 이 두 가지는 反治가 된다. 溫을 찬 藥物로 治療함에 차게 하여 服用시키고찬 藥物을 차게 服用시키는 방법이다. 清을 따듯한 藥物로 治療함에 뜨겁게 하여 服用시킨다.따듯한 藥物을 뜨겁게 服用시키니, 이 두 가지는 正治가 된다.

故消之 削之 吐之 下之 補之 瀉之에 **久新同法**이라 **病有久新**하고 **方有大小**하고 **有毒無毒**하니藥之有毒無毒者라

그러므로 消導시키고 削除시키고 催吐시키고 瀉下시키고 補하게 하고 瀉하게 함에, 오래되었거나 새롭게 생긴 것이나 같은 方法으로 使用한다. 病에는 오래된 것과 새로운 것이 있고, 處方에는

15 『全書本』에 中濕勝이 風으로 되어 있다.

固宜常制度라 矣라 大毒治病에 十去其六하고過之則傷正氣일새라 常毒治病에 十去其七하고 小毒治病에 十去其八하고 無毒治病에 十去其九라張子和曰 凡藥皆毒也하니 雖苦參甘草라도 不可不謂之毒이라 久服必偏勝爲害라하니라

큰 것과 작은 것이 있고 毒이 있는 것과 毒이 없는 것이 있으니,藥에 毒이 있는 것과 毒이 없는 것을 말한다. 진실로 마땅히 恒常된 法度가 되어야制는 度로 法度를 말한다. 한다. 大毒으로 治病함에 열 가지 중에서 여섯 가지만 除去하고,지나치면 正氣를 損傷시키기 때문이다. 常毒으로 治病함에 열 가지 중 일곱 가지만 除去하고, 小毒으로 治病함에 열 가지 중 여덟 가지만 除去하고, 無毒으로 治病함에 열 가지 중 아홉 가지를 除去한다.張子和가 가로대 무릇 藥物은 모두 毒이 있으니 비록 苦參이나 甘草라도 불가불 毒이라고 불려야 한다. 오랫동안 服用하면 반드시 偏勝하게 되어 被害를 입히게 된다.

穀肉果菜를 食養盡之로대飮食調養하야 以盡病邪라 藏氣法時論에 毒藥攻邪 五穀爲養 五果爲助 五畜爲益 五菜爲充이라하니라 無使過之니 傷其正也라 不盡하면 行復如法이라餘邪未盡하면 復行前法이라

穀肉果菜를 먹어 調養하여 邪氣를 없애야 하는데,飮食을 먹어 調養하여 病邪를 다 없애야 한다. 『素問·藏氣法時論』에 毒藥으로 邪氣를 攻擊하고 五穀으로 保養하고 五果로 도움을 삼고 五畜으로 이익이 되고 五菜로 補充한다고 하였다. 너무 지나치게 먹지 말아야 하니 그 正氣를 損傷시킬 수 있다. 邪氣가 다 나가지 않았으면 이러한 方法을 다시 施行하여야 한다.남아 있는 邪氣가 다 없어지지 않았으면 앞의 方法을 다시 施行한다.

必先歲氣하야 無伐天和라必察歲運時令之氣하니

반드시 먼저 歲氣를 살펴 天和를 攻伐하지 말아야 한다.반드시 歲運과 時令의 氣를

逆之則傷天和[16]라

無盛盛하고 **無虛虛**하니當瀉而補爲盛盛이오 當補而瀉爲虛虛라 **而遺人天殃**이라 **無致邪**하고 **無失正**하니助邪氣하고 伐正氣라 **絶人長命**이라 **天不足西北**하니 **左寒而右涼**하고 **地不滿東南**하니 **右熱而左溫**이라하니 **其故何也**오 **曰 陰陽之氣 高下之理**는 **太少**一作大小라 **之異也**라 **東南方陽也**니 **陽者**는 **其精降于下 故右熱而左溫**하고陽生于東而盛于南이라 故東溫而南熱이라 **西北方陰也**니 **陰者**는 **其精奉于上 故左寒而右涼**이라陰生于西 而盛于北이라 故西涼而北寒이라

살펴야 하니 이에 拒逆하면 天和가 損傷된다.

盛한 것을 더욱 盛하게 하지 말고 虛한 것을 더욱 虛하게 하지 말아야 하니,마땅히 瀉下하여야 하는데 반대로 補하는 것이 盛盛이고, 마땅히 補養하여야 하는데 반대로 瀉하는 것이 虛虛이다. 사람에 天殃을 남기게 된다. 邪氣를 이르지 않게 하고 正氣를 잃지 말아야 하니邪氣를 돕고 正氣를 攻伐하는 것이다. 사람의 긴 壽命을 끊는 것이다. 하늘은 西北쪽이 不足하니 左側이 춥고 右側은 서늘하고, 땅은 東南쪽이 차지 못하니 右側이 뜨겁고 左側이 따듯하다고 하였으니 그 이유는 무엇인가? 가로대 陰陽의 氣와 高下의 理致는 太少의太少를 어느 곳에서는 大小라고 하였다. 差異이다. 東南方은 陽이니 陽은 그 精微가 아래로 내려가므로 右側이 뜨겁고 左側이 따듯하고陽이 동쪽에서 나타나 남쪽에서 旺盛하다. 그러므로 동쪽이 따듯하고 남쪽이 뜨거운 것이다. 西北方은 陰이니 陰은 그 精微가 위로 올라가므로 左側이 추우며 右側이 서늘한 것이다.陰이 서쪽에서 타나나 북쪽에서 旺盛하다. 그러므로 서쪽이 서늘하고 북쪽이 추운 것이다.

16 하늘기운, 사람의 元氣.

是以地有高下하고 氣有溫凉하니 高者氣寒하고 下者氣熱 故適寒凉者脹感陰寒而成脹이라之하고 溫熱者瘡하니感濕熱而生瘡이라 下之則脹已하고 汗之則瘡已라 此腠理開閉之常이오 太少之異耳라 陰精所奉에 其人壽하고 陽精所降에 其人夭하니 西北之氣가 散而寒之하고 東南之氣가 收而溫之하니 所謂同病異治也라王註에 西北人腠理密而食熱 故宜散宜寒하고 東南人腠理疏而食冷 故宜收宜溫라하니라 吳註에 西北氣寒하니 寒固于外하면 則熱鬱于內 故宜散其外寒하니 淸其內熱이라 東南氣熱하니 熱則氣泄于外하고 寒生于內 故宜收其外泄하니 溫其內寒하니 是以有病同而治異者라 盖天氣與地宜不同也라하니라

이로써 땅에는 高下가 있고 氣에는 溫凉이 있으니 높은 곳은 氣寒하고 낮은 곳은 氣熱하므로, 寒凉한 곳에서는 脹滿하게 되고陰寒에 感觸되어 脹滿하게 된다. 溫熱한 곳에서는 부스럼이 생기니濕熱에 感觸되어 부스럼이 생기게 된다. 瀉下시키면 脹滿이 그치게 되고 發汗시키면 부스럼이 사라지게 된다. 이는 腠理가 열리고 닫히는 常法이고 太少의 차이일 따름이다. 陰精이 받드는 곳은 그 사람들이 오래 살고 陽精이 내리는 곳은 그 사람들이 夭折하니 西北의 氣가 흩어져 차게 되고 東南의 氣가 모여 따듯하게 되니 이른바 같은 疾病이더라도 다르게 治療하는 것이다.王冰註에 西北의 사람들은 腠理가 緻密하고 뜨거운 것을 먹으므로 마땅히 發散시키고 차게 하여야 하고, 東南의 사람들은 腠理가 성글고 찬 것을 먹으므로 마땅히 收斂시키고 따듯하게 하여야 한다고 하였다. 吳崑註에 西北은 氣寒하니 寒氣가 外部를 堅固하게 하면 熱이 안에서 鬱滯되므로 그 外部의 寒氣를 發散시켜야 하니 그 內部의 熱을 식히는 것이다. 東南은 氣熱하니 熱하면 氣가 밖으로 排泄되고 寒이 안에서 생기게 되므로 그 밖으로 排泄되는 것을 收斂하여야 하니 그 찬 內部를 따듯하게 하여야 하니 이로써 疾病은 같지만 治療는 달리하는 것이다. 대개 天氣와 地宜가 같지 않다는 것이라고 하였다.

故曰 氣寒氣凉은 治以寒凉하고 行水漬之하며藥治其內하고 湯漬其外라 氣溫氣熱은 治以溫熱하고二義解者俱欠明确이라 豈卽上文所謂西北散而寒之하고 東南收而溫之之意乎아 强其內守하야 必同其氣하면卽氣寒氣凉을 治以寒凉之義라 可使平也오 假者反之라或有反此爲治者니 乃假借之하야 以爲反治也라

그러므로 氣가 차고 氣가 서늘한 것은 寒凉한 藥物로 治療하고 흐르는 물에 담그게 하며,藥物로 그 內部를 治療하고 끓는 물로 그 外部를 담근다. 氣가 차고 氣가 뜨거운 것은 溫熱한 藥物로 治療하고두 意味를 解釋한 것이 모두 明確하지는 않다. 어찌 上文에서 西北은 發散시키고 차게 하고, 東南은 收斂시키고 따듯하게 한다는 의미이겠는가? 억지로라도 그 안을 지켜 그 氣運을 같게 하면즉 氣寒한 것과 氣凉한 것을 寒凉으로 治療한다는 뜻이다. 가히 고르게 될 것이고, 假證이면 반대로 하여야 한다.혹 이에 반대로 하여 治療하는 것이 있으니 이에 假借하여 反治하는 것이다.

3.『素問・六元正紀大論』

木鬱[17]達之하고宣吐라 火鬱[18]發之하고升散이라 土鬱[19]奪之하고瀉下라 金鬱[20]泄之하고解表 利小便이라 水鬱[21]折之라

木鬱은 達하게 하고宣吐시키는 것이다.
火鬱은 發하게 하고升散시키는 것이다.
土鬱은 奪하게 하고瀉下시키는 것이다.
金鬱은 泄하게 하고解表시키고 利小便시키는 것이다. 水鬱은 折하게 한다.그 衝逆함을 抑制

17 木邪가 몸에 鬱積되어 있는 것.
18 熱邪가 몸에 鬱積되어 있는 것.
19 土邪가 몸에 鬱積되어 있는 것.
20 金邪가 몸에 鬱積되어 있는 것.

制其衝逆이라 **然調其氣**하야 **過者折之**하니 **以其畏也**니 **所謂瀉之**라 過는 太過也라 折之 以其所畏는 卽瀉之니 是也라 王註에 鹹瀉腎하고 酸瀉肝하고 辛瀉肺하고 甘瀉脾하고 苦瀉心이라하니라

하는 것이다. 그러나 그 氣를 調節하여 과하게 지나친 것을 꺾으니 이로써 그 두려워하게 되니 이른바 瀉하게 하는 것이다. 過는 太過한 것이다. 折하게 하여 그 두려워하게 된다는 것은 卽 瀉法이 된다. 王冰註에 鹹味는 瀉腎하고 酸味는 瀉肝하고 辛味는 瀉肺하고 甘味는 瀉脾하고 苦味는 瀉心한다고 하였다.

必折其鬱氣할새 **先資其化源**하고吳註에 如寒水司天하면 則火受鬱하야 火失其養하니 則資其木也라 **抑其運氣**하고主運勝氣라 **扶其不勝**하야 **無使過暴 而生其疾**이라 **論言熱無犯熱**하고 **寒無犯寒**하니時熱病熱하면 無犯熱藥하고 時寒病寒하면 無犯寒藥이라 **余欲不遠寒**하고 **不遠熱**하니 **奈何**오 **曰 發表不遠熱**하고 **攻裏不遠寒**이라吳註에 發表利用熱하니 夏月發表도 不遠熱

반드시 그 鬱氣를 꺾을 때 먼저 그 化源을 滋養하고吳崐註에 만일 寒水가 司天하면 火가 鬱滯되어 火가 滋養하지 못하게 되니, 즉 木을 도와주어야 한다. 運과 氣를 抑制하고主運과 勝氣이다. 그 이기지 못하는 것을 도와 너무 지나치게 暴惡하여 그 疾病이 생기지 않게 한다. 論하여 말하기를 熱은 熱을 犯하지 말고 寒은 寒을 犯하지 말 것이니날씨가 더울 때 病도 熱이 있으면 熱藥을 犯하지 말고, 날씨가 추울 때 病도 寒하면 寒藥을 犯하지 말라는 것이다. 내가 寒藥을 멀리하지 않고 熱藥도 멀리하지 않고자 하니 어떻게 하는가? 가로대 表를 發散할 때 熱藥을 멀리하지 않고, 裏를 攻擊할 때 寒藥을 멀리하지 않는다.吳崐註에 發表시킬

21 水邪가 몸에 鬱積되어 있는 것.

也라 攻裏利用寒하니 冬月攻裏도 不遠寒也라하니라

때 熱藥을 使用하는 것이 이로우니 여름철에 發表시키는 것도 熱藥을 멀리하지 않아야 한다. 攻裏할 때 寒藥을 使用하는 것이 이로우니 겨울철에 攻裏하는 것도 寒藥을 멀리하지 말아야 한다.

熱無犯熱하고 **寒無犯寒**이로대 **及勝其主則可犯**하니 **以平爲期 而不可過**하니 **是謂邪氣反勝者**라邪氣勝主氣는 如夏應熱 而反寒甚하면 則可以熱犯熱하니 餘准此라

熱은 熱을 犯하지 말고 寒은 寒을 犯하지 말아야 하지만 主氣를 이기게 되면 가히 犯할 수 있으니 고르게 되는 것을 期約하여 지나치지 않아야 하니 이를 邪氣가 도리어 이긴 것이라고 말한다. 邪氣가 主氣를 이겼다는 것은 여름은 마땅히 뜨거워야 하는데 도리어 寒이 甚하면 熱로 熱을 犯할 수 있으니 나머지도 이에 依據한다.

故曰 無失天信[22]하고 **無逆氣宜**[23]하고 **無翼其勝**하고 **無贊其復**하니 **是謂至治**라吳註에 天信은 春溫夏熱秋凉冬寒也오 氣宜는 治溫以淸하고 治熱以寒也오 翼勝贊復은 禁助邪也라하니라

그러므로 天信을 잃지 말고 氣宜를 拒逆하지 말고 그 이기는 것을 도와주지 말고 그 服從하는 것을 돕지 말아야 하니 이것을 至治라고 말한다. 吳崐註에 天信은 봄에 따듯하고 여름에 덥고 가을에 서늘하고 겨울에 찬 것이고, 氣宜는 따듯한 것을 서늘한 것으로 治療하며 뜨거운 것을 찬 것으로 治療하는 것이고, 翼勝과 贊復은 邪氣를 돕지 말라는 것이라고 하였다.

婦人重身할새 懷妊이라 **毒之何如**오可用毒藥否아 **曰 有故無殞**하고 **亦無**

婦人이 아이를 姙娠하여 몸이 무거울 때에姙娠한 것이다.
가로대 緣故가 있으면 毒藥을 사용해도

22 하늘의 믿음으로 자연계의 정상적인 기후변화를 말함.
23 氣의 마땅함으로 더우면 차게 하고 차면 덥게 하는 등을 말함.

殞也라有故는 如下文大積大聚가 是也라 內旣有故하면 則毒藥自病當之라 故母與胎가 皆無患也라

妊婦가 죽지 않고, 아이 또한 죽지 않는다. 有故는 아래 文章의 大積 大聚를 말한다. 안에 이미 理由가 있으면 毒藥을 使用하는 것이 病에 的當한 것이므로 어미와 胎兒가 모두 걱정이 없게 된다.

其故는 何謂也오 大積大聚는 其可犯也로대 衰其大半[24]而止니 過者死라積聚는 必須攻以毒藥이로대 太過則眞氣被傷이라

緣故는 무엇을 말하는가? 大積 大聚는 毒藥을 使用할 수 있지만 그 大半이 없어지면 그쳐야 하니 너무 지나치면 죽게 된다. 積聚는 반드시 毒藥으로 攻擊하여야 하지만 너무 지나치게 使用하면 眞氣가 損傷을 입게 된다.

4.『素問·標本病傳論』

有其在標 而求之于標하고 有其在本 而求之于本하고 有其在本 而求之于標하고 有其在標 而求之于本이라 故治有取標而得者하고 有取本而得者하고 有逆取而得者하고 有從取而得者라 治反爲逆하고 治得爲從이라

邪氣가 標에 있을 때 標에서 治療하는 경우가 있고 邪氣가 本에 있을 때 本에서 治療하는 경우가 있고, 邪氣가 本에 있을 때 標에서 治療하는 경우가 있고 邪氣가 標에 있을 때 本에서 治療하는 경우가 있다. 그러므로 治療에 標를 取하여 얻는 경우가 있고 本을 取하여 얻는 경우가 있고, 逆을 取하여 얻는 경우가 있고 從을 取하여 얻는 경우가 있다. 治療를 반대로 하면 逆이 되고, 治療를

24 2/3를 말함.

小大不利하면謂二便이라靈樞有便字라 治其標하고 小大利하면 治其本하고 病發而有餘하면 本而標之하니 先治其本하고 後治其標오 病發而不足하면 標而本之하니 先治其標하고 後治其本하니 謹察間甚[25]하야 以意調之라靈樞病本篇略同이라

얻으면 從이 된다. 小大便이 不利하면 大小는 二便을 말한다. 『靈樞』에는 '便'字가 있다. 標인 大小便不利를 治療하고 大小便을 보면 그 根本을 먼저 治療하며, 病이 생겨 有餘하게 되면 根本을 먼저 治療하고 나중에 標證을 治療하니 根本을 먼저 治療하고 나중에 標證을 治療하는 것이고, 病이 생겨 不足하게 되면 標인 不足을 먼저 治療하고 나중에 根本을 治療하니 먼저 標를 治療하고 나중에 本을 治療하는 것이니 疾病의 間甚을 잘 살펴 뜻에 맞게 調治하여야 한다.『靈樞·病本』篇과 大略 같다.

5.『素問·玉機眞藏論』

凡治病에 察其形氣色澤과 脈之盛衰와 病之新故하고 乃治之니 無後其時라 形氣相得을形盛氣盛하고 形虛氣虛라 謂之可治오 色澤以浮를 謂之易已오 脈從四

무릇 治病에 患者의 形氣와 色澤과 脈의 盛衰와 病의 新故를 觀察하여 살핀 후에 治療하여야 하니 그 때를 뒤로하지 말아야 한다. 形과 氣가 相得한 것을 形體가 旺盛하면 氣도 旺盛하고 形體가 虛弱하면 氣도 虛弱하다. 治療할 수 있다고 말하고, 色澤이 떠서 위로 나타나는 것을 쉽게 낫

25 증상이 호전되는 것과 악화되는 것을 말함.

時를 謂之可治오春弦 夏鉤 秋浮 冬營이라 脈弱以滑은 是有胃氣니 謂之易治니 取之以時라合于時令하니 又勿後時라

는다고 말하고, 脈이 四時를 따르는 것을 治療할 수 있다고 말하고,봄에 弦脈, 여름에 鉤脈, 가을에 浮脈, 겨울에 營脈이다. 脈이 弱하면서 滑한 것은 胃氣가 있는 것이니 쉽게 치료된다고 하니 때에 따라서 取하여야 한다.時令에 合當하여야 하니 時令보다 뒤로하지 말아야 한다.

形氣相失을 謂之難治하고形盛氣虛하고 形虛氣盛이라 色夭不澤을 謂之難已하고 脈實以堅을邪盛일새라 謂之益甚하고 脈逆四時는 爲不可治라 所謂逆四時者는 春得肺脈하고 夏得腎脈하고 秋得心脈하고 冬得脾脈하니皆五行相克이라 其至皆懸絶沉澀者를 命曰逆四時라하니라

形과 氣가 서로 調和롭지 못한 것을 治療하기 어렵다고 말하고,形體는 旺盛한데 氣가 虛弱하고 形體가 虛弱한데 氣가 旺盛한 것이다. 色이 끊어져 潤澤하지 못한 것을 낫기 어렵다고 말하고, 脈이 實하면서 堅固한 것을脈이 實하면서 堅固한 것은 邪氣가 旺盛하기 때문이다. 病勢가 더욱 심하게 된다고 말하고, 脈이 四時에 拒逆하는 것을 治療하지 못한다고 한다. 이른바 四時에 拒逆한다는 것은 봄에 肺脈이 나타나고, 여름에 腎脈이 나타나고, 가을에 心脈이 나타나고, 겨울에 脾脈이 나타나니,모두 五行의 相克關係이다. 그 脈이 懸絶沉澀한 것을 四時에 拒逆하는 것이라고 하였다.

6.『素問 · 陰陽應象大論』

善治者治皮毛하고邪在表而淺이라 其次治肌膚하고 其次治筋脈하고 其次治六府하고 其次治五藏하니 治五藏者는 半死半生也라邪入藏하면 則深且重矣라

治療를 잘하는 사람은 皮毛에서 治療하고,邪氣가 表淺部位에 있는 것이다. 그 다음은 肌膚에서 治療하고, 그 다음은 筋脈에서 治療하고, 그 다음은 六腑에서 治療하고, 그 다음은 五藏에서 治療하니, 五藏에서 治療하는 경우에는 반은 살리고 반은 죽게 된다.邪氣가 五藏에 들어가면 病이 깊고 危重한 것이다.

故天之邪氣感하면六氣八風이라 則害人五藏하고 水穀之寒熱感하면飮食不節과 寒熱失時라 則害于六府하고 地之濕氣感하면 則害皮肉筋脈이라濕自下受하니 先入皮肉하고 濕流關節하니 則傷筋脈이라

그러므로 하늘의 邪氣에 感觸되면六氣와 八風이다. 사람의 五藏을 損傷시키고, 水穀의 寒熱에 感觸되면飮食을 節制하지 못한 것과 寒熱이 때를 잃은 것이다. 六腑에 被害를 입히고, 땅의 濕氣에 感觸되면 皮肉筋脈에 被害를 입힌다.濕邪를 아래로부터 받게 되니 먼저 皮肉에 들어가고 濕이 關節에 흘러가니 筋脈이 損傷된다.

善診者는 察色按脈하야 先別陰陽하고脈症聲色에 各有陰陽이라 審淸濁而知部分하고藏府有病하면 皆形于身面之部分하

診察을 잘하는 醫師는 顔色을 살피고 脈을 진찰하여 먼저 陰陽을 區別하고,脈과 症과 聲과 色에 各各 陰陽이 있는 것이다. 淸濁을 審察하여 病든 部分을 알고,藏腑에 病이 있으면 모두 몸과 얼굴에 드러나니 氣色을 觀察하

니 可以觀氣色而得之라 視喘息 聽音聲 而知所苦하고 觀權衡規矩[26] 而知病所主하고 言脈春應中規하고 夏應中矩하고 秋應中衡하고 冬應中權이라

여 알 수 있다. 喘息하는 것을 살피고 音聲을 들어 아픈 곳을 찾고, 權衡規矩를 觀察하여 病이 주관하는 바를 알게 되고, 脈이 봄에 規脈에 相應하고 여름에 矩脈에 相應하고 가을에 衡脈에 相應하고 겨울에 權脈에 相應한다는 것을 말한다.

按尺寸觀浮沉滑澀 而知病所生하야 以治無過하고 以診則不失矣라 故曰 病之始起也에 可刺而已오 其盛에 可待衰而已라 故因其輕而揚之하고 汗而散之하야 不使傳變이라 因其重而減之하고 病之重者는 藥難猝去니 當以漸而減之하니 卽衰其半之意라 因其衰而彰之라 正氣偏衰하니 濟而彰之라

尺寸의 脈을 잡아 浮沉滑澀을 살펴 病이 생긴 곳을 알아 治療하면 過失이 없고, 이것으로 診察하면 失手가 없을 것이다. 그러므로 病이 시작할 때에 刺鍼할 따름이고, 病이 盛함에 衰弱해지기를 기다릴 따름이다. 그러므로 病勢가 가벼우면 흩어지게 하여 떨쳐내고, 땀을 내어 흩어지게 하여 傳變되지 않게 한다. 病勢가 嚴重하면 邪氣를 덜어내고, 病이 嚴重한 경우는 藥物로 한번에 除去하기 어려우니 마땅히 漸進的으로 덜어내야 하니, 즉 반으로 衰弱하게 한다는 意味이다. 病勢가 衰弱하면 正氣를 드러나게 한다. 正氣가 치우쳐 衰弱하니 正氣를 救濟하여 북돋는 것이다.

形不足者는 溫之以氣하고 精不足者는 補之

形體가 不足한 경우는 氣로 따듯하게 하고, 精이 不足한 경우는 味로 補하며,

---

26 저울추와 저울대, 그림쇠와 곱자를 말하는 것으로, 일상생활에서 지켜야 할 법도이다. 여기에서는 春夏秋冬의 四時에 正常的으로 나타나는 脈象을 말함.

以味하며氣以養陽하고 味以養陰이라 二句卽彰之之義라 **其高者因而越之**하고升之 吐之라 **其下者引而竭之**하고利其二便이라 **中滿者瀉之于內**라實滿者는 以下藥瀉之하고 虛滿者는 補之卽所以瀉之라

其有邪者는 **漬形以爲汗**하고如布桃枝煎湯液하야以蒸浴之하니 汗難出者는 每用此法이라 **其在皮者**는 **汗而發之**하고 **其慓悍者**는 **按而收之**라按摩收引이라

其實者는 **散而瀉之**하고表實散之하고 裏實瀉之라 **陽病治陰**하고 **陰病治陽**하야王註에 卽本篇從陰引陽하고 從陽引陰하고 以右治左하고 以左治右之義라하고 吳註에 濟所不勝이라하니라

定其血氣하고 **各守其鄕**이라 **血實宜決之**하고行之라 **氣虛宜掣引之**라導實濟虛라

氣로 陽을 補養하고 味로 陰을 補養한다. 이 두 句節은 드러낸다는 것의 의미를 말하였다.

邪氣가 높은 곳에 있는 경우에는 邪氣의 位置에 따라 發越시키고,上升시키거나 吐하게 하는 것이다. 邪氣가 낮은 곳에 있는 경우에는 아래로 이끌어 다하게 하고, 大小便을 通하게 하는 것이다. 가운데가 가득 찬 경우에는 안에서 瀉한다.實滿한 경우는 瀉下藥으로 瀉하고 虛滿한 경우는 補하는 것이, 즉 瀉하게 하는 方法이다. 邪氣가 있는 경우에는 몸을 뜨거운 물에 담가 땀을 내고,베에 쌓은 복숭아 가지를 끓인 물에 蒸浴을 하니 땀이 잘 나지 않는 사람은 매일 이러한 方法을 活用한다. 邪氣가 皮에 있는 경우에는 땀을 내어 發散시키고, 邪氣가 慓悍한 경우는 按摩하여 거두어들여야 한다.按摩로 거두어들이고 당기는 것이다. 그 實한 경우는 發散하며 瀉下하게 하고,表實하면 發散하고 裏實하면 瀉下한다. 陽病은 陰分에서 治療하고, 陰病은 陽分에서 治療하여王冰註에 本篇의 陰을 좇아 陽을 이끌고 陽을 좇아 陰을 이끌고 右를 좇아 左를 이끌고 左를 좇아 右를 이끈다는 意味라고 하였고 吳崐註에 이기지 못하는 것을 救濟하는 것이라고 하였다. 그 血氣를 定하고 각각 그 原因이 되는 故鄕을 지켜야 한다. 血實하면 마땅히 터주어야 하고血實을 터준다는 것은

運行하게 하는 것이다. 氣虛하면 마땅히 이끌어 주어야 한다.實을 引導하고 虛를 救濟하는 것이다.

7.『素問·藏氣法時論』

毒藥攻邪하고攻邪則用毒藥이라 蘇子瞻曰 藥能治病이로대 不能養人하고 食能養人이로대 不能治病이라하니라 **五穀爲養**하고稻麻豆麥黍라 **五果爲助**하고棗杏桃李栗이라 **五畜爲益**하고牛羊犬豕鷄라 **五菜爲充**하니葵藿葱薤韭라 **氣味合而服之**하면 **以補益精氣**라 **此五者**는 **有辛酸甘苦鹹**하니前五物이 應五行하고 各具一味라 **各有所利**하야 **或散**하고辛이라 **或收**하고酸이라 **或緩**하고甘이라 **或急**하고苦라 **或堅**하고苦라 **或耎**이라鹹이라

毒藥은 邪氣를 攻擊하고邪氣를 攻擊할 때에는 毒藥을 使用하여야 한다. 蘇子瞻이 가로대 藥은 能히 疾病을 治療하지만 사람을 補養하지 못하고 飮食은 能히 사람을 補養하지만 能히 疾病을 治療하지는 못한다고 하였다. 五穀이 기르는 것이 되고벼 삼 콩 보리 기장이다. 五果가 도와주는 것이 되고대추 은행 복숭아 배 밤이다. 五畜이 利益이 되는 것이고소 양 개 돼지 닭이다. 五菜가 補充하는 것이 되니해바라기 콩잎 파 염교 부추이다. 氣味를 合하면 服用하면 精氣를 補益시키게 된다. 이 다섯 가지는 辛酸甘苦鹹의 五味가 있으니앞의 다섯 가지 事物들이 모두 五行에 相應하고 각각 一味씩을 가지고 있다. 각각 이로운 바가 있어 或 發散시키고辛味는 發散시킨다. 或 收斂시키고酸味는 收斂시킨다. 或 緩和시키고甘味는 緩和시킨다. 或 急하게 하고苦味는 急하게 한다. 或 堅固하게 하고苦味는 또한 堅固하게도 한다. 或

四時五藏病이 隨五味所宜也라 肝苦急하니 肝者는 怒生之氣오 又血燥則肝急이라 急食甘以緩之하고 心苦緩하니 緩爲心虛니 則神氣散逸이라 急食酸以收之하고 脾苦濕하니 濕則不運일새라 急食苦以燥之하고 肺苦氣上逆하니 火盛克金일새라 急食苦以泄之하고 腎苦燥하니 腎脂枯則燥일새라 急食辛以潤之하야 開腠理하고 致津液하고 通氣也라 三語는 有專主辛潤解者라 昂謂當通結上文이라하니라

柔軟하게 한다. 鹹味는 柔軟하게 한다.

四時五藏의 病이 五味의 마땅한 바를 따르는 것이다. 肝은 急한 것을 싫어하니 肝은 화내는 것이 생겨나는 氣運이고 또 血이 燥하면 肝이 急하게 된다. 빨리 甘味를 먹어 緩和하게 하여야 하고 心은 緩한 것을 싫어하니 緩하면 心虛하게 되니 神氣가 흩어져 없어지게 된다. 빨리 酸味를 먹어 收斂시켜야 하고 脾는 濕을 싫어하니 濕하면 運行하지 못하기 때문이다. 빨리 苦味를 먹어 乾燥하게 하여야 하고 肺는 氣가 上逆하는 것을 싫어하니 火盛하여 克金하기 때문이다. 빨리 苦味를 먹어 泄下하게 하여야 하고 腎은 燥를 싫어하니 腎脂가 마르면 乾燥해지기 때문이다. 빨리 辛味를 먹어 潤澤하게 하여 腠理를 열고 津液을 이르게 하고 氣를 疏通시켜야 한다. 開腠理 致津液 通氣也의 세 文段은 오로지 辛味로 潤澤하게 한다는 것에 대한 解釋이다. 나는 마땅히 위 文章을 通結한 것이라고 생각한다.

肝欲散하니 急食辛以散之니 用辛補之하고 酸瀉之오 木喜條達이라 故以散爲補하고 收爲瀉라 心欲耎하니 火藏炎燥라 急食鹹以耎之니 用鹹補之하고 甘瀉之오 心屬火

肝은 發散하고자 하니 빨리 辛味를 먹어 發散시키니 辛味로 補하고 酸味로 瀉하는 것이고, 木은 條達함을 좋아한다. 그러므로 發散하는 것으로 補를 삼고 收斂하는 것으로 瀉를 삼는다. 心은 柔軟하고자 하니 불에는 활활 타오르고 건조하게 하는 意味가 담겨 있다. 빨리 鹹味를 먹어 柔軟하게 하여야 하니 鹹味

하고 鹹屬水하야 水能克火而云補者는 取既濟之義也라 心苦緩 故以甘爲瀉라 **脾欲緩**하니土德和緩이라 **急食甘以緩之**니 **用苦瀉之**하고 **甘補之**오 **肺欲收**하니 **急食酸以收之**니 **用酸補之**하고 **辛瀉之**오辛散酸收라 **腎欲堅**하니 堅固 則無狂蕩之患이라 **急食苦以堅之**니 **用苦補之**하고苦能堅腎일새라 **鹹瀉之**라鹹能軟堅하고 能滲津이라 故云瀉라 然이나 鹹爲腎本味 故補腎藥用鹹爲引이라 五藏生成論曰 腎欲鹹은 未可專言瀉也오 甘能傷腎은 土克水也라

로 補하고 甘味로 瀉하고,心은 火에 屬하고 鹹味는 水에 屬하여 水克火하는데 補한다고 하는 것은 水火既濟의 뜻을 取한 것이다. 心은 緩慢한 것을 싫어하므로 甘味로 緩和하게 하는 것이 瀉가 된다. 脾는 緩和하고자 하니土德은 和緩한 것이다. 빨리 甘味를 먹어 緩和하게 하여야 하니 苦味로 瀉하고 甘味로 補하고, 肺는 收斂하고자 하니 빨리 酸味를 먹어 收斂시켜야 하니 酸味로 補하고 辛味로 瀉하고,辛味는 發散하고 酸味는 收斂하는 것이다. 腎은 堅固하고자 하니堅固하면 狂蕩하는 根尋이 없어지게 된다. 빨리 苦味를 먹어 堅固하게 하여야 하니 苦味로 補하고苦味는 能히 腎을 堅固하게 하기 때문이다. 鹹味로 瀉한다.鹹味는 堅固한 것을 軟弱하게 하고 津液을 滲出시킨다. 그러므로 瀉라고 하였다. 그러나 鹹味는 腎의 本味이므로 補腎藥에 鹹味를 使用하여 引經시킨다.『素問·五藏生成論』에 腎은 鹹味를 탐낸다는 것은 가히 오로지 瀉를 말한 것은 아니다. 甘味가 腎을 損傷시킨다는 것은 土克水하는 것이다.

8.『素問·宣明五氣論』

五味所禁이라 **辛走氣**

五味가 禁하는 바이다. 辛味는 氣로

하니 **氣病無多食辛**하고靈樞五味論에 辛入胃하면 其氣入于上焦하고 上焦者는 受氣而營諸陽者也니 辛與氣俱行 故辛入而與汗俱出이라하니라 **鹹走血**하니滲津이라 **血病無多食鹹**하고靈樞曰 血與鹹相得則凝하고 凝則胃中汁[27]注之하고 注之則胃中竭하고 渴則咽路焦라 故舌本乾而善渴이라하니라 **苦走骨**하니 **骨病無多食苦**하고 **甘走肉**하니 **肉病無多食甘**하고骨得苦則陰益甚하야 重而難擧하고 肉得甘則壅氣하야 臚腫益甚이라 靈樞二義無當이라 故不錄이라 **酸走筋**하니 **筋病無多食酸**이라靈樞曰 酸氣澀[28]以收하니 膀胱得酸則縮踡하야 約而不通하야 水道不行이라 故癃이라 陰者는 積筋[29]之所終也라 故酸入而

가니 氣病은 辛味를 많이 먹지 말아야 하고『靈樞·五味論』에 辛味가 胃에 들어가면 그 氣가 上焦로 들어가게 되고 上焦는 氣를 받아 모든 陽을 運營하니 辛味와 氣가 함께 運行하므로 辛味가 들어가 땀과 함께 나간다고 하였다.

鹹味는 血로 가니鹹味는 津液을 스며나오게 한다. 血病에는 鹹味를 많이 먹지 말고『靈樞·五味論』에 血과 鹹味가 서로 만나면 凝滯되고 凝滯되면 胃汁이 흘러가고 胃汁이 흘러가면 胃가 枯渴되고 渴하면 咽喉가 타게 된다. 그러므로 舌本이 마르면서 자주 渴症이 나게 된다고 하였다.

苦味는 骨로 가니 骨病은 苦味를 많이 먹지 말아야 하고, 甘味는 肉으로 가니 肉病은 甘味를 많이 먹지 말아야 하고 骨病에 苦味를 먹으면 陰이 더욱 심하게 되어 무거워 들기 어려워지고, 肉病에 甘味를 먹으면 氣가 막히게 되어 살이 붓는 것이 더욱 심하게 된다. 『靈樞』에 두 意味에 合當한 것이 없으므로 記錄하지 않는다. 酸味는 筋으로 가니 筋病에 酸味를 많이 먹지 말아야 한다.『靈樞·五味論』에 酸味의 氣는 澀하면서 收斂되니 膀胱이 酸味를 만나면 縮踡하게 되어 約束하여 疏通되지 않아 水道가 運行하지 못하게 된다. 그러므로 小便不通한 癃이 된다. 陰이라는

27 『全書本』에 '汁'이 '汗'으로 되어 있다.
28 『全書本』에 '澀'이 '濇'으로 되어 있다.
29 宗筋, 『靈樞懸解』에 "前陰者, 積筋之所終也"라고 하였다.

走筋矣라하니라

것은 積筋이 끝나는 곳이므로 酸味가 들어와 筋으로 가게 된다고 하였다.

9.『素問·五藏生成論』

多食鹹하면 **則脈凝泣**濇이라 **而變色**하고脈은 卽血也라 心合脈하니 水克火라 **多食苦**하면 **則皮槁而毛拔**하고肺合皮毛니 火克金이라 **多食辛**하면 **則筋急而爪枯**하고肝合筋하고 爪者는 筋之餘니 爲金克木이라 按컨대 肝喜散 故辛能補肝이로대 惟多則爲害라 **多食酸**하면 **則肉胝䐢而唇揭**하고脾合肉하고 其華在脣이라 木克土라 胝는 音支오 皮厚也라 **多食甘**하면 **則骨痛而髮落**하니腎合骨하고 其華在髮이라 土克水라 **此**는 **五味之所傷也**라

鹹味를 많이 먹으면 脈이 凝泣하게 되어凝泣은 凝滯되어 깔깔한 것이다. 顔色이 變하게 되고,脈은 즉 血이다. 心이 脈에 合하니 水克火하는 것이다. 苦味를 많이 먹으면 皮膚가 마르고 털이 떨어지고,肺가 皮毛와 合하니 火克金하는 것이다. 辛味를 많이 먹으면 筋急하면서 손톱과 발톱이 마르게 되고,肝은 筋에 合하고 손톱은 筋의 나머지이니 金克木하는 것이다. 생각해 보건대 肝은 發散을 좋아하므로 辛味가 능히 補肝하지만 오직 많이 使用하면 被害를 입히게 된다. 酸味를 많이 먹으면 肌肉에 굳은살과 주름살이 생기며 입술이 들리고,脾는 肉에 合하고 그 榮華는 입술에 있다. 木克土한 것이다. 胝는 音이 支이고 皮膚가 두꺼운 것이다. 甘味를 많이 먹으면 骨痛이 있으면 머리카락이 빠지게 되니,腎은 骨에 合하고 그 榮華는 毛髮에 있다. 土克水한 것이다. 이것은 五味가 損傷시키는 것이다.

10.『素問・生氣通天論』

陰之所生은 **本在五味**하고味能養陰이라 **陰之五宮**도 **傷在五味**라 **味過于酸**하면 **肝氣以津**하야酸能生津이라 **脾氣乃絶**하고木克土라 **味過于鹹**하면 **大骨氣勞**하고 **短肌**鹹入骨하야 能軟縮肌膚라 **心氣抑**하고水克火라 然이나 藏氣法時論又云 鹹補心이라하니라 **味過于甘**하면 **心氣喘滿**甘性留滯일새라 **色黑**하야 **腎氣不衡**하고平也라 土克水라 **味過于苦**하면 **脾氣不濡**하고 **胃氣乃厚**하고苦能燥脾而厚胃하니 火生土也라 王註同이라 馬註에 厚字解作脹字하니 己覺欠理 而治之復用芩連苦劑하니 不自相矛盾乎아 **味過于辛**하면 **筋脈沮弛**하야 **精神乃央**이라新校正에 央은 殃也라

陰이 生하는 바는 根本이 五味에 있고 五味가 能히 陰氣를 기르는 것이다. 陰의 五宮도 損傷됨이 五味에 있다. 酸味가 過多하면 肝氣가 넘치게 되어酸味는 能히 津液을 만들 수 있다. 脾氣가 이에 끊어지게 되고,木克土하기 때문이다. 鹹味가 過度하면 大骨의 氣가 수고하게 되고 肌肉이 줄어들고鹹味가 骨로 들어가 能히 肌膚를 軟縮시킨다.

心氣를 抑制하고,水克火한 것이다. 그러나『素問・藏氣法時論』에 鹹味로 補心한다고 하였다.

甘味가 過度하면 心氣가 喘滿하고甘味의 性質은 留滯하기 때문이다.

顔色이 黑色이 되어 腎氣가 고르지 못하게 되고,衡은 고르다는 의미로 平을 말한다. 土克水한 것이다. 苦味를 過度하게 먹으면 脾氣가 濡養하지 못하고 胃氣가 이에 두터워지게 되고,苦味는 能히 脾를 마르게 하고 胃를 두텁게 하니 火生土이다. 王冰註와 같다. 馬蒔註에 厚字를 脹字로 解釋하였으니 이것은 이미 理致에 맞지 않고 治療에 있어서도 다시 黃芩 黃連 등 苦味를 使用하였으니 스스로 矛盾이 되지 않겠는가? 辛味를 많이 먹으면 筋脈이 沮弛하게 되고 精神이 없게 된다.新校正에 央은 災殃이라고

古文通用이라하니라 辛潤故弛하고 辛散故殃也라 馬註에 解作中央하니 尤覺欠理라 昂按컨대 酸鹹甘辛은 言其害而不及其利也로대 味苦는 言其利而未及其害也라 古文[30]不拘一例하니 不必穿鑿强解라

하였다. 古文에서 央과 殃은 通用하였다. 辛味는 潤澤하게 하므로 弛緩시키고 辛味는 發散하므로 災殃이 된다. 馬蒔註에 中央이라고 解釋하였으니 더욱 理致에 맞지 않는다. 내가 생각해 보건대 酸鹹甘辛의 味에서는 그 被害를 언급하면서 그 이로움을 말하지 않았지만, 苦味에서는 이로움만 말하고 그 被害를 言及하지 않았다. 古文에 一例에 拘束되지 않았으니 穿鑿하여 억지로 解說할 必要는 없다.

11. 『素問・腹中論』

熱中消中은多飮數溲爲熱中이오 多食數溲爲消中이라 **不可服高**[31] 膏同이라 **粱**肥甘之味라 **芳草**辛香之品이라 **石藥**이라英乳之類라

熱中과 消中은 많이 물을 마시고 자주 小便 보는 것이 熱中이고, 많이 먹고 자주 小便 보는 것을 消中이라고 한다. 기름지고高는 기름진 膏와 같다. 맛있고肥甘한 맛이다. 香이 나는 풀과맵고 香이 나는 食品이다. 石藥을 먹으면 안 된다.石英과 鐘乳石 등의 무리이다.

石藥發瘨하고瘨同이라 **芳草發狂**이라多喜曰癲이오 多怒曰狂이라

石藥은 지랄병을 생기게 하고瘨은 癲과 같다. 香나는 풀은 發狂시킨다.기뻐하는 것이 많은 것을 癲이라하고 화내는 것이 많은 것을 狂이라고 한다.

---

30 『全書本』에는 '文'이 없다.

31 不可服은 아래의 高粱芳草石藥까지를 말하는 것이므로 高粱과 芳草와 石藥을 服用하지 말아야 한다고 解釋하여야 한다.

夫芳草之氣美하고 石藥之氣悍하니 二者其氣急疾堅勁이라 夫熱氣慓悍하니 藥氣亦然이라內熱旣盛할새 藥復助之라	무릇 芳草의 氣는 아름답고 石藥의 氣는 사나우니, 芳草와 石藥 두 가지의 氣는 急하고 빠르고 견고하고 굳센 것이다. 무릇 熱氣가 날래고 사나우니 藥氣 또한 그러한 것이다.안에 熱이 이미 旺盛할 때에 藥物로 다시 熱을 더 나게 하는 것이다.
二者相遇하면 恐內傷脾라	熱氣와 藥氣의 두 가지가 서로 만나게 되면 안으로 脾를 損傷시킬까 두려운 것이다.

12.『素問・八正神明論』

凡刺之法은 必候日月星辰과 四時八正八節正氣로 以候八風이라 之氣하니 氣定乃刺之라 是故天溫日明하면 則人血淖液 而衛氣浮 故血易瀉하며 氣易行하고 天寒日陰하면 則人血凝泣 而衛氣沉하고 月始生하면 則血氣始精하며 衛氣始行하고	무릇 刺鍼하는 方法은 반드시 日月星辰과 四時八正의八節의 正氣로 八風을 살피는 것이다. 氣를 살펴야 하니 氣가 定하여져야 刺鍼할 수 있다. 그러므로 날씨가 따듯하고 날이 밝으면 사람의 피가 잘 흘러 衛氣가 浮하게 되므로 피가 쉽게 빠지며 氣가 쉽게 運行하고, 날씨가 춥고 날이 어두우면 사람의 피가 凝泣하고 衛氣가 가라앉고, 달이 生하기 시작하는 月初에는 血氣가 精微롭게 되기 始作하며 衛氣가 運行하기 始作하고, 月

月郭滿하면月之四圍爲郭이라 則血氣實 肌肉堅하고 月郭空하면 則肌肉減 經絡虛 衛氣去形獨居라 是以天寒無刺하고 天溫無凝라血淖而氣易行이라

郭이 차는 보름이 되면달의 네 둘레를 郭이라고 한다. 血氣가 實하며 肌肉이 堅固하고, 月郭이 비는 그믐이 되면 肌肉이 빠지며 經絡이 虛하게 되고 衛氣가 없어지고 形體만 홀로 남게 된다. 그러므로 날씨가 추우면 刺鍼하지 말고, 날씨가 따듯하면 엉기는 것이 없다.피가 잘 흐르고 氣가 쉽게 運行한다.

月生無瀉하고 月滿無補하고 月郭空無治하니 是謂得時而調之라此言刺法이라 然이나 人身血氣如是하니 不可不知라

달이 生하면 瀉하지 말고, 달이 가득 차면 補하지 말고, 달의 둘레가 비면 治療하지 않아야 하니 이것을 때를 얻어 調治하는 방법이라고 한다.여기서는 刺法을 말하였다. 그러나 사람의 血氣 또한 이와 같으니 반드시 알아야 한다.

13.『素問·四氣調神大論』

聖人이 不治已病治未病하고 不治已亂治未亂하니 夫病已成而後藥之는 亂已成而後治之니 譬猶渴而穿井하고 鬪而鑄兵이니一作錐라 不亦晩乎아

聖人이 이미 나타난 病을 治療하지 않고, 아직 생기지 않은 病을 治療하며, 이미 어지러워진 狀況을 다스리지 않고, 아직 어지러워지지 않은 狀況을 다스리니 무릇 病이 이미 이루어진 후에 藥物을 使用하는 것은 亂이 發生한 뒤에 다스리려고 하는 것과 같으니, 목이 마를

때에 우물을 파고 戰爭이 나서야 兵士를 養成하는 것과 같으니어떤 곳에서는 錐라고 하였다. 또한 늦은 것이 아니겠는가?

14. 『素問 · 五藏別論』

拘于鬼神者는 不可與言至德하고 惡于鍼石者는 不可與言至巧하고 病不許治者는 病必不治하니 治之無功矣라病不許治는 卽病證也라

鬼神에 拘碍받는 사람들과는 더불어 至德을 말할 수 없고, 鍼石을 싫어하는 사람들과는 더불어 지극히 工巧함을 말할 수 없고, 病을 治療하기를 許諾하지 않는 사람들은 病이 반드시 治療되지 않으니 治療하여도 效果가 없을 것이다.病不許治는 즉 病證을 말한다.

15. 『靈樞 · 五禁』

形肉已奪이 是一奪也오 大奪血之後가 是二奪也오 大汗出之後가 是三奪也오 大泄之後가 是四奪也오 新産及大血之後이 是五奪也니 此皆不可瀉라

形肉이 이미 虛脫하게 된 것이 一奪이고, 크게 奪血한 뒤가 二奪이고, 크게 땀을 낸 후가 三奪이고, 크게 泄瀉한 뒤가 四奪이고, 아이를 낳았거나 크게 피를 흘린 뒤가 五奪이니, 모두 瀉下하면 안 된다.

生死第八

1.『素問 · 玉機眞藏論』

五藏이 **受氣**病氣라 **于其所生**하며 我所生者라 **傳之于其所勝**하고 我所克者라 **氣舍于其所生**하며 生我者라 經曰 至其所生而持라 **死于其所不勝**이라 克我者라

五藏이 病氣를 氣는 病氣를 말한다. 그 生하는 바로부터 받으며, 내가 生하는 五行屬性이다. 그 이기는 바로 傳達하고, 내가 이기는 五行屬性이다. 病氣가 나를 生하는 것에 머무르게 되며, 나를 生하는 것이다. 經에 生하는 바에 이르러 支持된다고 하였다. 그 이기지 못하는 것에서 죽게 된다. 나를 克하는 것이다.

病之且死는 **必先傳行**하야 **至其所不勝**하면 **病乃死**하니 **此言氣之逆行也**라 **故死**라 五藏順行則生이라

病이 생겨 죽게 되는 것은 반드시 먼저 傳行하여 그 이기지 못하는 것에 이르게 되면 病이 심하게 되어 죽게 되니, 이것은 氣의 逆行을 말한 것이다. 그러므로 죽게 된다. 五藏이 順行하면 生한다.

肝受氣于心하야 我生者라 子盛反乘其母 故爲逆行이라

肝이 心으로부터 病氣를 받아 내가 生하는 것이다. 子盛하면 반대로 母를 乘하게 되므로 逆行이

傳之于脾하고我克者니 木克土라 **氣舍于腎**이라가生我者니 水生木이라 然이나 脾傳腎은 爲土克水라 **至肺而死**라克我者니 金克木이라 下同이라

된다. 脾로 傳達하고내가 克하는 것이니 木克土이다. 病氣가 腎에 머물다가나를 生하는 것이니 水生木이다. 그러나 脾에서 腎으로 傳變되는 것은 土克水가 된다. 肺에 이르러 죽게 된다.나를 克하는 것이니 金克木이다. 아래도 이와 같다.

心受氣于脾하야 **傳之于肺**하고 **氣舍于肝**이라가 **至腎而死**라 **脾受氣于肺**하야 **傳之于腎**하고 **氣舍于心**이라가 **至肝而死**라 **肺受氣于腎**하야 **傳之于肝**하고 **氣舍于脾**이라가 **至心而死**라 **腎受氣于肝**하야 **傳之于心**하고 **氣舍于肺**라가 **至脾而死**라 **此皆逆死也**라逆行이라

心이 脾로부터 病氣를 받아 肺에 傳하고 肝에 머물다가 腎에 이르러 죽게 된다. 脾가 肺로부터 病氣를 받아 腎에 傳하고 心에 머물다가 肝에 이르러 죽게 된다. 肺가 腎으로부터 病氣를 받아 肝에 傳하고 脾에 머물다가 心에 이르러 죽게 된다. 腎이 肝으로부터 病氣를 받아 心에 傳하고 肺에 머물다가 脾에 이르러 죽게 된다. 이것은 모두 逆하여 죽게 된다.逆行하는 것이다.

一日一夜五分之하니 **此所以占死生之早暮也**라朝는 甲乙寅卯하고 晝는 丙丁巳午하고 四季는 戊己辰戌丑未하고 晡는 庚辛申酉하고 夜는 壬癸亥子라 甲

하루 밤과 낮을 다섯으로 나누니 이것으로 死生이 아침인지 저녁인지를 豫測할 수 있는 것이다.아침은 甲乙寅卯이고 낮은 丙丁巳午이고 四季는 戊己辰戌丑未이고 저녁은 庚辛申酉이고 밤은 壬癸亥子이다. 『甲乙經』에 生字를 者字로 바꾸었으니 王氏가 이를 生字로 바꾸었다.

乙經에 生字作者하니 王氏改者作生이라

五實死하고 **五虛死**하니 **脈盛**心實이라 **皮熱**肺實이라 **腹脹**脾實이라 **前後不通**腎實이라 **悶瞀**는 肝實이라 **此謂五實**이오 **脈細**心虛라 **皮寒**肺虛라 **氣少**肝虛라 **泄利前後**腎虛라 **飮食不入**은脾虛라 **此謂五虛**라 **其時有生者**는 **何也**오 **漿粥入胃**하야 **泄注止**하면 **則虛者活**하고 **身汗得後利**하면 **則實者活**하니 **此其候也**라 **大骨枯槁**腎衰라 **大肉陷下**脾衰라 **胸中氣滿 喘息不便**肺衰라 **其氣動形**하면氣不相續하야 遠求報[1]氣라 故聳肩而動形이라 **期六月死**라 **眞藏脈見**하면 **乃與之期日**이라死日이라

五實하면 죽게 되고 五虛하면 죽게 되니 脈이 盛하고脈盛은 心實한 것이다. 皮膚에 熱이 나고皮熱은 肺實한 것이다. 腹脹하고腹脹은 脾實한 것이다. 大小便을 보지 못하고前後不通은 腎實한 것이다. 悶瞀한 것은悶瞀는 肝實한 것이다. 이를 五實이라고 하고, 脈이 細하고脈細는 心虛한 것이다. 皮膚가 차고皮寒은 肺虛한 것이다. 氣가 적고氣少는 肝虛한 것이다. 大小便 泄利하고泄利前後는 腎虛한 것이다. 飮食을 먹지 못하는 것은飮食不入은 脾虛한 것이다. 이를 五虛라고 한다. 때때로 사는 경우가 있는데 무엇인가? 米飮과 粥을 먹어 泄注가 그치면 虛한 경우는 살게 되고, 몸에 땀이 난 후에 下痢하면 實한 경우도 살게 되니 이것이 살아날 證候이다. 커다란 뼈가 枯槁하게 마르고大骨枯槁는 腎衰한 것이다. 커다란 筋肉이 말라 陷下하고大肉陷下는 脾衰한 것이다. 가슴에 氣滿하고 喘息을 便安하지 안고胸中氣滿하고 喘息不便한 것은 肺衰한 것이다. 그 病氣가 숨쉬기도 힘들어 몸을 움직여 숨을 쉬게

1 『全書本』에 '報'가 '極'으로 되어 있다.

하면氣가 連續되지 못하여 멀리서 氣를 求하므로 어깨를 높이 들석이고 몸을 움직이는 것이다. 이러한 경우는 六個月 뒤에 되면 죽게 될 것을 豫測할 수 있다. 만약 眞藏脈이 나타나면 죽게 되는 期日을 豫測할 수 있다. 죽는 날을 豫測할 수 있다.

急虛身中卒至하야卒急虛邪가 中于身內[2]라 五藏絶閉하고 脈道不通하고 氣不往來하면 譬于墮溺이니 不可爲期라 暴死之候니 與墮溺同이라

갑자기 虛하게 되어 邪氣가 빠르게 오게 되어卒急한 虛邪가 몸 안에 的中한 것이다. 五藏이 絶閉하고 脈道가 疏通되지 않고 氣가 往來하지 못하면, 떨어지거나 물에 빠지는 것에 比喩할 수 있으니 갑자기 죽게 되어 죽는 期日을 豫測할 수 없다.갑자기 죽게 되는 徵候이니, 떨어지거나 물에 빠지는 것과 같다.

2.『素問·脈要精微論』

五藏者는 中之守也라 王註에 五神安守之所라하니라

五藏은 안을 지키는 것이다.王冰註에 五神이 便安하게 지키는 곳이라고 하였다.

中藏盛滿氣勝은 傷恐者니 聲如從室中言하니 是中氣之濕也[3]라腹

안에서 貯藏하는 것이 盛滿하고 氣가 勝한 것은 憂恐으로 인하여 損傷된 것이니 목소리가 방 안에서 말하는 것처

2『全書本』에 '卒急虛邪 中于身內'가 '卒急中于虛邪 身閃仆'로 되어 있다.

中氣盛하야 肺藏充滿하고 氣勝息高는 傷于憂恐이라 故聲不發揚하고 濕土刑腎하니 則恐이라

럼 들리니 이는 中氣가 濕한 것이다. 腹中의 氣가 盛하여 肺藏이 充滿하고 氣가 勝하고 숨 쉬는 것이 높은 것은 憂恐에 損傷된 것이다. 그러므로 소리가 發揚하지 못하고 濕土가 腎을 刑罰하게 되니 즉 두려워한다.

言而微하고 **終日乃復言者**는 **此奪氣也**라氣不相續[4]이라

말하는 것이 微弱하고 終日토록 같은 말을 반복하는 경우는 奪氣된 것이다. 奪氣는 氣가 서로 連續되지 못하는 것이다.

衣被不斂하고 **言語善惡**하고 **不避親疏者**는 **此神明之亂也**라 **倉廩不藏者**는 **是門戶不要也**라倉廩은 脾胃也라 胃之下口爲幽門이오 大小腸之交爲闌門이오 肛門爲魄門이라

옷과 이불을 잘 추스리지 못하고, 말이 좋다가 나쁘기도 하고, 친한 사람과 친하지 않은 사람을 가리지 않는 경우는 神明이 混亂한 것이다. 倉廩이 貯藏하지 못하는 경우는 門戶가 緊要하지 못한 것이다. 倉廩은 脾胃이다. 胃의 下口가 幽門이고 大小腸이 交叉하는 곳이 闌門이고 肛門이 魄門이다.

水泉不止者는 **是膀胱不藏也**라 **得守者生**하고 **失守者死**라 **夫五藏者**는 **身之强也**라 **頭者**는 **精明之府**니 **頭傾視深**하면 **精神將奪矣**라 **背者**는 **胸中之府**니藏府之兪가 皆屬于背라 **背曲**

小便이 그치지 않는 것은 膀胱이 貯藏하지 못하는 것이다. 精氣를 잘 지키는 사람은 살고 그렇지 못하면 죽게 된다. 무릇 五藏은 몸에 있어 强力한 것이다. 머리는 精明의 府이니 머리가 기울고 눈이 깊으면 精神이 장차 빼앗길 것이다. 등은 가슴의 府이니藏腑의 兪穴이 모두 등에 있는 것이다. 등이 굽고 어깨가 처져 있

3 많은 註釋書에서는 氣勝傷恐者를 衍文으로 處理하였다.
4 『全書本』에 '氣不相續'의 註文이 없다.

肩隨하면 府將壞矣라 腰者는 腎之府니 轉搖不能하면 腎將憊矣라 膝者는 筋之府니 屈伸不能하고 行則僂附하면 筋將憊矣라 骨者는 髓之府니 不能久立하고 行則振掉하면 骨將憊矣라 得强則生하고 失强則死라 夫精明五色者는 氣之華也라 赤欲如帛裹朱하며 不欲如赭하고 白欲如鵝羽하며 不欲如鹽하고 靑欲如蒼碧之澤하고 不欲如藍하고 黃欲如羅裹雄黃하며 不欲如黃土하고 黑欲如重漆色하며 不欲如地蒼이라 五色精微象見矣니 其壽不久也라

으면 府가 장차 무너질 것이다. 허리는 腎의 府이니 몸을 돌리거나 흔들지 못하면 腎이 장차 病들게 된다. 무릎은 筋의 府이니 屈伸하지 못하고 움직일 때 무릎이 굽거나 무엇에 기대면 筋이 장차 病들게 된다. 뼈는 髓의 府이니 오랫동안 서 있지 못하고 움직일 때 떨리거나 흔들리면 骨이 장차 病들게 된다. 强함을 얻으면 生하고 强함을 잃으면 죽게 된다. 무릇 精明과 五色은 氣의 精華이다. 赤色이 비단에 朱砂를 쌓은 것 같아야지 붉은 흙과 같으면 안 되고, 白色이 거위의 깃털과 같아야지 소금과 같으면 안 되고, 靑色이 蒼碧의 潤澤한 것 같아야지 쪽과 같으면 안 되고, 黃色이 비단에 雄黃을 쌓은 것과 같아야지 黃土와 같아서는 안 되고, 黑色이 옻을 거듭 칠한 것과 같아야지 地蒼과 같으면 안 된다. 五色의 精微한 象이 드러나게 될 것이니 그 壽命이 오래가지 못한다.

3.『素問 · 五藏生成論』

色見青如草茲滋라 者는 死하고 黃如枳實者는 死하고 黑如炲音苔오 烟煤라 者는 死하고 赤如衃血敗血凝聚라 者는 死하고 白如枯骨者는 死하니 此五色之見死也라 靑如翠羽者는 生하고 赤如鷄冠者는 生하고 黃如蟹腹者는 生하고 白如豕膏者는 生하고 黑如烏羽者는 生하니 此五色之見生也라

顔色을 볼 때에 靑色이 풀이 무성한 것과 같으면茲는 번성하다는 意味이다. 죽게 되고, 黃色이 枳實과 같으면 죽게 되고 黑色이 그을음과炲는 音이 苔이고 연기에 그을린 것이다. 같으면 죽게 되고, 赤色이 죽은 피와 같으면衃血은 죽은피가 엉겨 붙은 것이다. 죽게 되고, 白色이 마른 뼈와 같으면 죽게 되니 이러한 五色이 나타나면 죽게 된다. 靑色이 물총새 깃털과 같으면 살고, 赤色이 닭 벼슬과 같으면 살고, 黃色이 게의 배와 같으면 살고, 白色이 돼지기름과 같으면 살고, 黑色이 까마귀 깃털과 같으면 살게 되니 이러한 五色이 나타나면 살 수 있게 된다.

4.『素問 · 診要經終篇』(『靈樞 · 終始』篇與此同)

太陽之脈 其終也에 戴眼上視라 反折身反向後라 瘛瘲하고音熾縱이고 手足抽掣也라 足太陽은 起目內眦하야 上額交巓하고 下循

太陽脈이 그 마침에 戴眼하고눈을 위로 치켜뜨는 것이다. 반대로 꺾이고몸이 반대로 뒤로 굽는 것이다. 瘛瘲하고瘛瘲은 音이 熾縱이고 手足이 빼고 당기는 痙攣이 있는 것이다. 足太陽膀胱經은 目內眦에서 始作하여 이마 위로 올라가 巓頂인 百會

肩膊하야 挾脊抵腰하고 手太陽은 交肩循項하야 至目銳眦라 故戴眼反折이라 足太陽은 起于足하고 手太陽은 起于手라 故瘛瘲이라 **其色白絶汗[5]乃出**하니如珠不流라 **出則死矣**라小腸主液하고 膀胱者는 津液藏焉이라 津液外脫하면 則血內亡이라 靈樞曰 陰陽相離하면 則腠理發泄하고 絶汗乃出이라하니라

穴에서 交叉하고 肩膊을 따라 내려와 脊柱를 끼고 허리에 다다르고, 手太陽小腸經은 어깨에서 交叉하여 목 뒤를 따라 올라가 目銳眦에 다다르게 된다. 그러므로 戴眼 反折하게 된다. 足太陽은 다리에서 始作하고 手太陽은 손에서 始作하므로 손발에 瘛瘲이 생긴다. 顔色이 蒼白하고 絶汗이 나게 되니絶汗은 구슬과 같아 흐르지 않는 땀이다. 絶汗이 나면 죽게 된다.小腸은 液을 주관하고 膀胱은 津液을 貯藏한다. 津液이 밖으로 脫하게 되면 血이 몸 안에서 없어지게 된다. 『靈樞』에 陰陽이 서로 떠나면 腠理가 열려 氣가 發泄되고 絶汗이 나게 된다고 하였다.

少陽終者는 **耳聾**手足少陽脈皆入耳일새라 **百節皆縱**하고甲木主筋하니 筋痿故縱이라 **目還絶系**이니 **絶系一日半死**하고手足少陽脈이 皆至[6]目銳眦라 故還視이라 目系屬心하니 未絶則正視하고 已絶則還視矣라 **色先青**이라가 **白乃死矣**라金克木이라

少陽脈이 다한 경우는 耳聾하고手足의 少陽脈이 모두 귀로 가기 때문에 耳聾이 생긴다. 모든 關節이 弛緩되고甲木은 筋의 根本이니 筋痿하므로 늘어져 弛緩된다. 눈이 돌아가게 보여 目系가 끊기게 되니 目系가 끊어지면 一日半이 되어 죽게 되고手足의 少陽脈이 모두 目銳眦에 이르게 되므로 돌아가게 보인다. 目系는 心에 屬하니 끊어지지 않으면 바르게 보이고 이미 끊어졌으면 돌아가게 보인다. 顔色이 먼저는 青色이다가 白色이 되면 죽게 된다.金克木하는 것이다.

陽明終者는 **口目動作**

陽明脈이 다한 경우는 口目이 動作하

5 正氣가 衰弱해졌을 때 나는 땀을 말함.
6 『全書本』에 '至'가 '出'로 되어 있다.

手陽明挾口交人中하고 足陽明挾口還唇하야 系目系라 善驚妄言足陽明胃病은 聞木音而驚하고 罵詈不避親疏라 色黃 其上下經盛하니 不仁則終矣라陽明主肌肉하고 不仁爲肉絶이라

고手陽明大腸經은 입을 끼고 人中穴에서 交叉하고, 足陽明胃經은 입을 끼고 입술을 돌아 目系에 連繫된다. 잘 놀라고 妄言을 하고足陽明胃經病은 木音을 들으면 놀라게 되고 親疏를 가리지 않고 욕을 한다. 顔色이 黃色이 되고 그 上下의 經脈이 盛하니 감각이 없으면 죽게 된다.陽明은 肌肉을 주관하고 감각이 없는 不仁은 肉絶한 것이다.

少陰終者는 面黑心之華在面하고 黑爲腎色이라 齒長而垢腎主骨하고 齒者骨之餘라 牙齦宣[7]露 故長이라 腹脹閉 上下不通而終矣라腎開竅于二陰하니 下閉故上脹이라 如是則心腎不交하야 上下痞膈而死矣라

少陰脈이 다한 경우는 面黑하고心의 榮華가 얼굴에 있고 黑色은 腎에 屬한다. 잇몸이 줄어 齒牙가 자라며 때가 끼고腎은 骨을 주관하고 齒牙는 骨之餘이다. 잇몸이 露出되므로 齒牙가 자라는 것처럼 보인다. 腹脹하여 막히고 上下不通하여 죽게 된다.腎은 二陰에 開竅하니 아래가 막히면 위가 脹滿하게 된다. 이와 같으면 心腎不交하여 上下가 痞膈하여 죽게 된다.

太陰終者는 腹脹閉 不得息 善噫善嘔 嘔則逆 逆則面赤 不逆則上下不通 不通則面黑 皮毛焦而終矣 吳註에 足太陰脾는 主行氣于三陰하고 手太陰肺는 主治節

太陰脈이 다한 경우는 腹脹하여 막히고 숨쉬기 어렵고 트림과 구토를 자주 하고 嘔吐하면 逆上하게 되어 逆하면 面赤하고 逆하지 않으면 上下가 疏通되지 않으니 疏通되지 않으면 얼굴이 검고 皮毛가 타서 사람이 죽게 된다.吳崐註에 足太陰脾는 주로 三陰에 氣를 運行시키고 手太陰肺는

---

7 『全書本』에 ‘宣’이 ‘顯’으로 되어 있다.

而降下하니 二經病則升降之令不行 故脹閉하고 升降難故不得息 而噫嘔以通之하고 若不嘔逆하면 則上下不通하고 土實克木 故面黑하고 肺主皮毛 故焦라하니라

治節을 주관하여 降下시키니 二經에 病이 생기면 升降이 생기지 않으므로 脹閉하고 升降이 어렵게 되므로 숨 쉬기가 어려우므로 트림과 嘔吐를 하여 疏通하려고 하고, 만약 嘔逆하지 못하면 上下가 疏通되지 않고 土實克木하므로 얼굴이 검어지고 肺主皮毛하므로 타게 되는 것이라고 하였다.

厥陰終者는 **中熱嗌乾善溺心煩 甚則舌卷卵上縮而終矣**라手厥陰心包脈은 起胸中하야 屬心包하고 足厥陰肝脈은 循喉嚨하야 入頏顙이라 故中熱嗌乾而心煩하고 肝脈還陰器 故善溺하고 甚則囊縮而舌卷也라 舌爲心苗라 靈樞經脈篇 肝者는 筋之合이오 筋者는 聚于陰器而脈絡于舌本이라하니라

厥陰脈이 다한 경우는 中熱嗌乾하고 소변을 잘보고 心煩하고 甚하면 舌卷卵縮하여 죽게 된다.手厥陰心包經脈은 胸中에서 始作하여 心包에 屬하게 되고 足厥陰肝經脈은 喉嚨을 돌아 頏顙에 들어가게 된다. 그러므로 中熱嗌乾하며 心煩하고 肝脈이 陰器를 돌기 때문에 小便을 잘 보고 甚하면 囊縮 舌卷하게 된다. 舌은 心苗이다.『靈樞・經脈』篇에 肝은 筋之合이고 筋은 陰器에 모이고 舌本에 絡한다고 하였다.

5.『素問・三部九候論』

脈不往來者死하고 **皮膚着者死**라血液枯亡이라

脈이 往來하지 못하는 경우는 죽게 되고, 脈이 皮膚에 붙은 경우도 죽게 된다.血液이 말라 없어졌기 때문이다.

瞳子高者는 太陽不足이오 戴眼者는 太陽已絶이니 此決死生之要也라

瞳子가 높은 경우는 太陽經氣가 不足한 것이고, 눈을 치켜뜨는 戴眼은 太陽經氣가 이미 끊어진 것이니 이는 死生을 決定하는 要點이 된다.

6. 『靈樞·經脈』

手太陰氣絶하면肺라 則皮毛焦하니 太陰者는 行氣溫于皮毛者也라 故氣不榮則皮毛焦하고 皮毛焦則津液去皮節하고 津液去皮節者則爪枯毛折하고 毛折者則毛先死니 丙篤丁死니 火勝金也라 手少陰氣絶하면心이라 則脈不通하고 脈不通則血不流하고 血不流則髦色不澤이라 故其面黑如漆柴者는 血先死하고 壬篤癸死니 水勝火也라 足太陰氣絶者는脾라 則脈血이라 不榮肌

手太陰의 氣가 끊어지면手太陰은 肺이다. 皮毛가 거므스름하게 타게 되니 太陰은 行氣하여 皮毛를 따듯하게 하는 것이다. 그러므로 氣가 運營되지 못하면 皮毛가 타게 되고, 皮毛焦하면 津液이 皮膚와 關節에서 없어지고, 津液이 皮膚와 關節에서 없어지면 손톱이 마르고 털이 끊어지게 되고, 털이 끊어진 경우는 털이 먼저 損傷되어 죽은 것이니, 丙日에 危篤해지고 丁日에 죽게 되니 火가 金을 이긴 것이다. 手少陰氣가 끊어지면手少陰은 心이다. 脈이 疏通되지 못하고, 脈이 疏通되지 못하면 피가 흐르지 못하고, 피가 흐르지 못하면 머리카락의 色이 潤澤하지 못하게 된다. 그러므로 얼굴색이 땔감처럼 검은색이 나는 경우는 血이 먼저 죽은 것이고 壬日에

肉이라 唇舌者는 肌肉之本也니 脈不榮則肌肉軟하고 肌肉軟則舌萎 人中滿하고 人中滿則唇反하고 唇反者肉先死니 甲篤乙死니 木勝土也라 足少陰氣絶하면腎이라 則骨枯라 少陰者冬脈也니 伏行而濡骨髓者也라 故骨不濡則肉不能着也하고 骨肉不相親則肉軟却하고 肉軟却故齒長而垢 髮無澤하고 髮無澤者는 骨先死니 戊篤己死니 土勝水也라 足厥陰氣絶하면 則筋絶이라 厥陰者肝脈也오 肝者筋之合也오 筋者聚于陰氣當作器라 而脈絡于舌本也라 故脈弗榮則筋急하고 筋急則引舌與卵이라 故唇青舌卷卵縮하니 則筋先死하니 庚篤辛死하니 金勝木也라 五陰氣俱

危篤해지고 癸日에 죽게 되니 水가 火를 이긴 것이다. 足太陰氣가 끊어진 경우는足太陰은 脾이다. 脈이脈은 血을 말한다. 肌肉을 運營하지 못한다. 唇舌은 肌肉의 根本이 되니 脈이 運營되지 못하면 肌肉이 軟弱하게 되고, 肌肉이 軟弱하면 舌萎하며 人中滿하고, 人中滿하면 입술이 부어 뒤집어지고, 唇反한 경우는 肉이 먼저 죽은 경우이니 甲日에 危篤해지고 乙日에 죽게 되니 木이 土를 이긴 것이다. 足少陰氣가 끊어지면足少陰은 腎이다. 뼈가 마르게 된다. 少陰은 冬脈이니 깊게 숨어 運行하여 骨髓에 營養을 供給한다. 그러므로 骨이 濡養되지 못하면 살이 잘 붙지 않게 되고, 骨肉이 서로 잘 붙지 못하게 되면 살이 軟弱하여 줄어들게 되고, 肉軟却하므로 齒牙가 자라면서 때가 끼며 毛髮이 潤澤하지 못하고, 毛髮이 潤澤하지 못한 경우는 骨이 먼저 죽은 경우이니 戊日에 危篤하게 되고 己日에 죽게 되니 土가 水를 이긴 것이다. 足厥陰氣가 끊어지면 筋絶하게 된다. 厥陰은 肝脈이고 肝은 筋과 合하고 筋은 陰器에 모이며陰氣는 마땅히 陰器로 고쳐야 한다. 脈이 舌本에 連絡된다. 그러므로 脈이 運營되지 못하면

絶則目系轉하고 轉則目運하니五陰屬五藏하고目受五藏之傳精이라 目運者는 爲志先死니 志先死則遠一日半死矣라 六陽氣絶하면六府라 則陰與陽相離하니 離則腠理發泄하고 絶汗乃出이라如珠不流라

筋急하고, 筋急하면 혀와 睾丸이 당기게 된다. 그러므로 唇青 舌卷卵縮하게 되니 筋이 먼저 죽은 경우이니 庚日에 危篤하게 되고 辛日에 죽게 되니 金이 木을 이긴 것이다. 五陰氣가 모두 끊어지면 目系가 구르게 되고 目系가 轉하면 어지럽게 되니五陰은 五藏에 屬하고 눈이 五藏에서 전하여준 精을 받는 것이다. 어지러운 目運은 志가 먼저 죽은 것이니 志가 먼저 죽으면 길어야 一日半이 되면 죽게 된다. 六陽氣가 끊어지게 되면六陽氣는 六腑를 말한다. 陰과 陽이 서로 떨어지게 되니 陰陽의 氣가 떨어지면 腠理가 열리게 되고 絶汗이 나게 된다.絶汗은 구슬과 같이 흘러내리지 않는 땀이다.

故旦占夕死하고 夕占旦死라

그러므로 아침에 診察하면 저녁에 죽게 되고 저녁이 診察하면 아침에 죽게 된다.

7.『素問·平人氣象論』

肝見庚辛[8]死하고 心見壬癸死하고 脾見甲

肝病은 庚辛日에 죽게 되고 心病은 壬癸日에 죽게 되고 脾病은 甲乙日에 죽

8 金氣.

乙死하고 肺見丙丁死하고 腎見戊己死라五行相克이니 死于其所不勝이라

게 되고 肺病은 丙丁日에 죽게 되고 腎病은 戊己日에 죽게 된다.五行의 相克關係이니 그 이기지 못하는 때에 죽게 된다.

是謂眞藏見이니 皆死라

이것을 眞藏이 나타난다고 하는 것이니 모두 죽게 된다.

8.『靈樞·歲露』

三虛者는 其死暴疾也오 得三實者는 邪不能傷人也라年盛과 月滿과 時和라

三虛인 경우는 급하고 빠르게 죽게 될 것이고, 三實을 얻은 경우는 邪氣가 사람을 損傷시키지 못하게 된다.三實은 年盛과 月滿과 時和를 말한다.

乘年之衰하고歲氣不足하면 則外邪湊之하니 如火不足하면 則外有寒邪하고 土不足하면 則外有風邪也라 逢月之空[9]하고本篇曰 月滿하면 則海水西盛하며 人血氣積하고 肌肉充하고 皮膚致하고 毛髮堅하니 雖遇賊風이라도

그 해의 衰弱함을 타고歲氣가 不足하면 外邪가 모이게 되니, 만약 火가 不足하면 外에 寒邪가 있고 土가 不足하면 外에 風邪가 있는 것이다.
달의 이지러짐을 만나고本篇에 가로대 달이 가득차면 바닷물이 서쪽이 盛하며 사람의 血氣가 쌓이고 肌肉이 充實하게 되고 皮膚가 緻密해지고 毛髮이 堅固하게 되니, 비록 賊風을 만날지라도 邪氣가 들어가는 것이 얕아 깊지 못하다. 달의 둘레가 비면 바닷물

9 달이 이지러지는 때는 보름 이후부터 다음 보름까지 달의 외형이 줄어드는 기간을 말함.

入淺不深이라 月郭空하면 則海水東盛하며 人氣血虛[10]하고 其衛氣去하고 形獨居하고 肌肉減하고 皮膚縱하고 腠理開하니 遇賊風하면 則其入深하고 其病人也卒暴이라 **失時之和**하야如夏應熱而反寒하고 冬應寒而反溫이라 **因爲賊風所傷**하면本經九宮八風篇에 有大弱風 謀風 剛風 折風 大剛風 凶風 嬰兒風 弱風하니 謂之八風之邪라 聖人避風을 如避矢石焉이라하니라 **是謂三虛**라하니라素問至眞要大論에 乘年之虛는 則邪甚也오 失時之和는 亦邪甚也오 遇月之空은 亦邪甚也니 重感于邪하면 則病危矣라하니라

이 동쪽에서 盛하며 사람의 氣血이 虛하고 衛氣가 사라지고 形體만 홀로 남게 되고 肌肉이 마르게 되고 皮膚가 늘어지게 되고 腠理가 열리게 되니, 賊風을 만나게 되면 그 邪氣가 들어가는 것이 깊고 病人은 갑자기 죽게 된다.

그 때의 和함을 잃어예를 들어 여름에 마땅히 뜨거워야 하는데 도리어 차고, 겨울에 추워야 하는데 도리어 따듯한 것을 말한다.

이로 인하여 賊風에 損傷하게 되면『靈樞·九宮八風』篇에 大弱風과 謀風과 剛風과 折風과 大剛風과 凶風과 嬰兒風과 弱風이 있으니 이를 八風의 邪氣라고 말한다. 聖人이 風邪를 화살이나 돌을 피하는 것과 같이 하라고 하였다.

이를 三虛라고 말한다.『素問·至眞要大論』에 그 해의 虛함을 乘한다는 것은 邪氣가 甚한 것이고, 그 때의 調和를 잃는다는 것은 또한 邪氣가 甚한 것이고, 달의 이지러짐을 만난다는 것은 또한 邪氣가 甚한 것이니, 邪氣에 거듭 感觸이 되면 病이 危險하게 될 것이라고 하였다.

10『全書本』에 '虛'가 '盛'으로 되어 있다.

雜論第九

1.『素問 · 上古天眞論』

上古之人의 其知道者는 法于陰陽하고 和于術數[1]하며 養生之法이라 食飮有節하고 起居有常하며 不妄作勞라 故能形與神俱神去其形則死라 而盡終其天年하야 度百歲乃去라 今時之人은 不然也하야 以酒爲漿하고 以妄爲常하며 醉以入房하고 以欲竭其精하며 以耗散其眞하야 不知持滿하고 持滿은 恐傾之意라 不時御神하야 務快其心하

上古時代 사람들이 養生의 道理를 안다는 것은 陰陽에 본받고 術數에 調和하며여기서의 術數는 養生의 方法을 말한 것이다. 食飮을 먹음에 節度가 있고 起居에 恒常됨이 있으며 妄靈되게 수고를 하지 않는다. 그러므로 능히 形과 神이 갖추어져神이 몸에서 떠나면 죽게 된다. 그 天壽를 다하여 百歲가 넘어 죽게 된다. 요즘 사람들은 그렇지 못하여 술로 飮料를 삼고, 妄靈됨을 恒常 하며, 술에 취하여 房事하고, 慾心으로 그 精氣를 枯渴시키며, 消耗함으로 그 眞氣를 흩어서, 充滿하게 維持하여야 함을 알지 못하고, 持滿은 기울어지는 것을 걱정한다는 意味이다. 때에 맞게 精神을 調節하지 못하여 그 마음

1 여러 가지 方術.

고 **逆于生樂**하야縱嗜欲之心하고 逆生養之樂이라 **起居無節**이라 **故半百**[2]**而衰也**라 **夫上古聖人之敎下也**에 **皆謂之虛邪賊風**을 **避之有時**라하니 **恬淡虛無**하야 **眞氣從之**하야卽老氏恍忽[3]有象하고 杳冥[4]有精之義라 **精神內守**니 **病安從來**리오 **女子七歲**에王註에 老陽之數窮于九라 女子少陰 故以少陽之數合之라하니라 **腎氣盛**하니 **齒更髮長**이오腎主骨하고 爲精血之府라 齒者 骨之餘이며 髮者 血之餘라 **二七而天癸至**하야經水屬北方壬癸라 **任脈通**하고 **太衝脈**이 **盛**하야 **月事以時下**라 **故有子**오衝爲血海하고 任主胞胎하니 二經相資 故能有子라 經水一月一至하야 其行有常

의 快樂만 힘쓰고, 生의 즐거움에 拒逆하여嗜欲하는 마음에 放縱하고 生養의 즐거움에 拒逆하는 것이다. 起居에 節度가 없게 된다. 그러므로 半百이 되어 衰弱해진다. 무릇 上古聖人의 가르침에 모두 虛邪賊風을 避하는 데 때가 있어야 한다고 하였으니 마음을 편안하게 하고 비워 眞氣가 따르게 되어卽 老子의 恍忽에 象이 있고 杳冥에 精이 있다는 뜻이다. 精神이 안에서 지키게 되니 病이 어디를 좇아오겠는가? 女子는 七歲에王冰註에 老陽의 數는 九에서 다한다. 女子는 少陰이므로 少陽의 數로 합한다고 하였다.

腎氣가 盛하게 되니 이를 갈고 머리카락이 길어지고腎은 骨을 主管하고 精血의 곳간이 된다. 齒牙는 뼈의 餘分이며 머리카락은 血의 餘分이다. 二七 十四歲에 天癸가 이르게 되어經水는 北方 壬癸에 속한다. 任脈이 通하고 太衝脈이 盛하게 되어 月經이 때에 따라 나타나게 되므로 아이를 낳을 수 있게 되고,衝脈은 血海가 되고 任脈은 胞胎를 주관하니 衝任의 二經이 서로 도우므로 아이를 가질 수 있게 된다. 經水는 한 달에 한 번 나타나 그 運行이 恒常됨이

2 50세.
3 精神이 희미하고 아련함을 말함.
4 아득하고 어두움을 말함.

故曰經水오 亦曰月水라 愆期則有病이라 男子衝任脈盛하면 則上榮而生髭鬚하고 女子衝任脈盛하면 則下行而爲月水라 故無鬚也라 **三七腎氣平均 故眞牙[5]生而長極**이오牙之最後生者니人身之長이 至此而止라 **四七筋骨堅**하고 **髮長極**하고 **身體盛壯**이오 **五七陽明脈衰**하야 **面始焦**하고 **髮始墮**오足陽明之脈이 起于鼻하야 交頞中하고 下循鼻外하야 入上齒中하야 還出挾口還脣하고 下交承漿하고 却循頤後出大迎하야 循頰車하고 上耳前하야 過客主人하야 循髮際하야 至額顱라 手陽明之脈이 上頸貫頰入下齒中하야 還出挾口라 二脈이 皆營于面하니 衰則面[6]焦 髮墮라 **六七三陽脈衰于上**하야 **面皆焦**하고 **髮始白**이오三陽之脈이

있으므로 經水라고 말하고 또한 月水라고 말한다. 그 週期가 어그러지면 病이 있게 된다. 男子의 衝任脈이 盛하면 上部를 運營하여 髭鬚이 나게 되고, 女子의 衝任脈이 盛하면 아래로 내려가 月水가 되므로 鬚髯이 나지 않는 것이다. 三七 二十一歲에 腎氣가 平均하므로 眞牙가 나며 極에 달하도록 자라게 되고,眞牙는 齒牙에서 가장 나중에 나는 것이니 사람의 成長이 사랑니가 나면서 그치게 된다. 四七 二十八歲에 筋骨이 堅固하게 되고 머리카락이 길게 자라고 身體가 盛壯하게 되고, 五七 三十五歲에 陽明脈이 衰退하게 되어 얼굴이 憔悴해지며 머리카락이 빠지기 始作하고,足陽明胃經의 脈이 코에서 始作하여 콧마루에서 交叉하고, 코의 바깥쪽을 따라 내려가 上齒에 들어갔다 도로 나와 입을 끼고 입술을 돌고 내려가 承漿穴에서 다시 交叉하고, 뒤로 턱을 따라 大迎穴로 나와 頰車穴을 따라서 위로 귀 앞으로 가서 客主人穴을 지나 髮際를 좇아 額顱에 이르게 된다. 手陽明大腸經의 脈이 목 위로 올라 뺨을 뚫고 下齒에 들어가 다시 나와 입을 돌게 된다. 이 手足陽明經脈이 모두 얼굴을 運行하니 衰弱해지면 얼굴이 憔悴해지고 머리카락이 빠지게 된다. 六七 四十二歲에 三陽脈이 위로부터 衰弱해지기 始作하여 얼굴이 모두 憔悴하고 머

5 사랑니.
6 『全書本』에 '衰則面'이 '故'로 되어 있다.

俱上頭面이라 **七七任脈虛**하고 **太衝脈衰少**하야 **天癸竭**하니 **地道不通**至此而經水斷이라 **故形壞而無子也**라女子氣有餘而血不足하니 以其數脫泄之也일새라

리카락이 희어지기 始作하고,三陽經의 脈이 모두 頭面으로 올라간다. 七七 四十九歲에 任脈이 虛하게 되고 太衝脈이 衰少하게 되어 天癸가 枯渴하게 되니 地道가 通하지 않게 되므로이때에 이르러 閉經이 된다. 形體가 무너지고 자식을 갖지 못하게 된다.女子는 氣가 남고 血이 不足하니 月經을 통하여 자주 脫泄하였기 때문이다.

丈夫八歲에王註에 老陰之數盡于十이라 男子爲少陽故以少陰之數合之라하니라 易曰 天九地十이라하니 卽其數也라 **腎氣實**하니 **髮長齒更**이오 **二八腎氣盛**하야 **天癸至**하고陽精이라 **精氣溢瀉**하야 **陰陽和 故能有子**오 **三八腎氣平均**하야 **筋骨勁强 故眞牙生而長極**이오 **四八筋骨隆盛**하고 **肌肉滿壯**이오 **五八腎氣衰**하야 **髮墮齒槁**오 **六八陽氣衰竭于上**하야 **面焦**하고 **髮鬢頒白**이오 **七八肝氣衰**

남자는 八歲에王冰註에 老陰의 數가 十에서 다한다. 男子는 少陽이 되므로 少陰의 數로 合하게 된다고 하였다.『周易』에 天九地十이라고 하였으니, 즉 그 數이다.

腎氣가 實하게 되니 머리카락이 자라고 齒牙를 갈게 되고, 二八 十六歲에 腎氣가 盛하게 되어 天癸가 이르고여기서 天癸는 陽精을 말한다. 精氣가 넘쳐 排出되어 陰陽이 化合하게 되므로 자식을 가질 수 있게 되고, 三八 二十四歲에 腎氣가 平均하게 되어 筋骨이 勁强하므로 사랑니가 나면서 生長이 極에 달하게 되고, 四八 三十二歲에 筋骨이 隆盛하고 肌肉이 滿壯하게 되고, 五八 四十歲에 腎氣가 衰弱해져 머리카락이 빠지고 齒牙가 마르게 되고, 六八 四十八歲에 陽氣가 위에서 衰竭하게 되어 얼굴이 憔悴하게

하야 筋不能動하고 天癸竭하니 精少하고 腎藏衰하고 形體皆極이오 八八則齒髮去라卦氣已盡이라

되고 髮鬢이 頒白이 되고, 七八 五十六歲에 肝氣가 衰弱해져 筋이 能動하지 못하고 天癸가 枯渴되니 精少하고 腎藏이 衰弱하게 되고 形體가 모두 極하게 되고, 八八 六十四歲가 되어 齒牙와 머리카락이 빠지게 된다.卦氣가 이미 다한 것이다.

腎者는 主水하야 受五藏六府之精而藏之라 故五藏盛하야 乃能瀉니 今五藏皆衰하야 筋骨解墮하면 天癸盡矣라 故髮鬢白하고 身體重하며 行步不正 而無子耳라 有其年已老而有子者는 何也오 此其天壽過度하야 氣脈常通 而腎氣有餘也니 此雖有子나 男不過盡八八하고 女不過盡七七 而天地之精氣皆竭矣일새라王註에 生子之壽가 不過此數라하니라 馬云非也라하니라

腎은 水를 주관하여 五藏六腑의 精氣를 받아 貯藏한다. 그러므로 五藏이 盛하여 능히 瀉出하게 되니 五藏으로 하여금 모두 衰弱하게 만들어 筋骨이 解墮하게 되면 天癸가 다하게 된다. 그러므로 髮鬢이 희게 되고 몸이 무거우며 行步가 바르지 못하고 자식을 둘 수가 없게 된다. 가끔 이미 늙었지만 자식을 두는 경우가 있는데 이는 무엇인가? 이것은 天壽가 過度하여 氣脈이 아직도 通하고 腎氣가 有餘한 것이니 이런 경우에 자식을 둘 수가 있으니, 男子는 八八 六十四歲를 다하지 못하고 女子는 七七 四十九歲를 다하지 못하니 天地의 精氣가 모두 枯渴되었기 때문이다.王冰註에 子息을 낳을 수 있는 壽命이 七七 八八의 數字에 不過한 것이라고 하였다. 馬蒔는 잘못되었다고 하였다.

2. 『素問·四氣調神大論』

春三月[7]은 此謂發陳[8]이니 天地俱生하야 萬物以榮하니天地交하고 萬物通이라 夜臥早起하야 廣步于庭하고 被髮緩形하야 以使志生하고 生而勿殺하며 予而勿奪하며 賞而勿罰하니 此는 春氣之應이오 養生之道也라 逆之則傷肝하고 夏爲寒變하니 奉長者少라火爲木子니 寒變則木不能生火하야 無以奉夏長之令일새라

春三月은 發陳이라고 말하니 天地가 함께 生하여 萬物이 榮華롭게 되니天地의 氣運이 交通하고 萬物이 通暢하게 된다. 늦게 자고 일찍 일어나 庭園을 큰 步幅으로 걷고, 머리를 풀고 옷을 느슨하게 하여 志로 하여금 生하게 하고, 萬物을 살게 하여 죽이지 말고 남들에게 주어 빼앗지 말며 賞을 주어 罰하지 말 것이니, 이는 春氣에 相應하는 것이고 生氣를 기르는 道理이다. 이에 거스르면 肝을 損傷하게 되고 여름에 寒變이 되니 여름에 長盛하는 것이 적게 된다.火는 木의 子이니 寒變하게 되면 木이 生火하지 못하여, 長盛하게 하는 여름의 時令을 받들지 못하기 때문이다.

夏三月[9]은 此謂蕃秀[10]니 天地氣交하야 萬物華實하니 夜臥早起하야 無厭于日하고厭은 足也라 無過行日中而傷暑하니

夏三月은 蕃秀라고 말하니, 天地의 氣가 交通하여 萬物이 榮華롭고 充實하게 되니 늦게 자고 일찍 일어나 太陽을 싫어하지 말고,厭은 充足한 것을 말한다. 낮에 지나치게 많이 움직여 傷暑하지 말아야 하니 겨울에

---

7 一, 二, 三月.
8 生機가 왕성하여 옛 것을 밀어내고 새 것이 생겨나게 하는 것.
9 四, 五, 六月.
10 陽氣가 充盛하여 모든 사물이 번성하고 빼어난 것.

與冬必待日光相反이라 使志無怒하야 使華英成秀[11]하고 使氣得泄을 若所愛在外하니順陽而主外일새라 此는 夏氣之應이오 養長之道也라 逆之則傷心하고 秋爲痎瘧하니 奉收者少오無氣以奉秋收之令이라 冬至重病이라水又克火일새라

햇빛을 기다려야 하는 것과는 相反된다. 志로 하여금 성내지 않게 하여 華英成秀하게 하고, 氣로 하여금 外洩하게 하는 것을 좋아하는 것이 밖에 있는 듯하게 하여야 하니순순한 陽이면서 外部를 주관하기 때문이다. 이것은 夏氣에 相應하는 것이고 長氣를 기르는 道理이다. 이를 拒逆하면 傷心하게 되고 가을에 痎瘧이 되니 가을에 收斂하는 것이 적어지고,氣가 없어서 가을에 收斂하는 時令이 없어지게 된다. 겨울이 되어 重病이 된다.水가 또 克火하기 때문이다.

秋三月[12]은 此謂容平[13]이니萬物容狀平定이라 天氣以急하야 地氣以明하니 早臥早起를 與鷄俱興하고 使志安寧하야 以緩秋刑하고 收斂神氣하야 使秋氣平하고 無外其志하야 使肺氣淸하니 此는 秋氣之應이오 養收之道也

秋三月은 容平이라고 말하니萬物의 容貌와 形狀이 平定한 것이다.

天氣가 急하여 地氣가 淸明하게 되니 일찍 자고 일찍 일어나는 것을 닭이 깨는 時間에 함께 일어나야 하고, 志를 安寧하게 하여 가을의 肅殺하는 刑罰을 緩和시키고, 神氣를 收斂하여 秋氣로 하여금 平正하게 하고, 志를 밖으로 노출되지 않게 하여 肺氣로 하여금 淸淨하게 하여야 하니, 이는 秋氣에 相應하

11 萬物이 化生하여 꽃피고 무성하게 자라 열매 맺는다.

12 七, 八, 九.

13 봄, 여름에 萬物을 펼쳐서 벌여 놓았던 일들을 돌아보아 거두고 갈무리하여 겨울을 준비하는 것이다.

라 逆之則傷肺하고 冬爲飧泄하니 奉藏者少라無氣以奉冬藏之令이라

는 것이고, 收斂하는 氣運을 기르는 道理이다. 이를 拒逆하면 傷肺하고 겨울에 飧泄하게 되니 겨울에 貯藏하는 것이 적어진다. 氣가 없어서 겨울에 貯藏하는 時令이 없어지게 된다.

冬三月[14]은 此謂閉藏[15]이니 水冰地坼하야 無擾乎陽하니陽氣潛藏일새라 早臥晩起하니 必待日光하야 使志若伏若匿하고 若有私意하고 若已有得하고與夏正反이라 去寒就溫하고 無泄皮膚하야 使氣亟奪하니戒勿妄汗하야 致泄陽氣라 此는 冬氣之應이오 養藏之道也라 逆之則傷腎하고 春爲痿厥하니 奉生者少라無氣以奉春生之令이라

冬三月은 閉藏이라고 말하니 물이 얼고 땅이 갈라져 陽氣를 擾亂하게 하지 말아야 하니陽氣가 潛藏하기 때문에 擾亂하게 하지 말아야 한다. 일찍 자고 늦게 일어나야 하니 반드시 햇빛을 기다려 志로 하여금 엎드린 듯 혹은 숨은 듯하게 하고 혹은 私事로운 뜻을 품었다가 얻은 듯하게 하고,여름과 反對로 하여야 한다. 찬 것을 멀리하고 따듯한 것을 취하고, 皮膚로 發泄하지 않아 氣로 하여금 빼앗기지 않게 하여야 하니,妄靈되게 發汗시켜 陽氣를 排泄하는데 이르지 말 것을 警戒한 것이다. 이것은 冬氣에 相應하는 것이고, 貯藏하는 氣運을 기르는 道理이다. 이에 拒逆하면 傷腎하게 되고 봄에 痿厥하게 되니 봄에 生産하는 것이 적어진다.氣가 없어 봄에 生産하는 時令이 없어지게 된다.

14 十, 十一, 十二月.

15 陰陽의 氣運이 서로 消息하다가 겨울에 이르러 陽氣가 閉하여 움직이지 않는 때이다.

3.『素問·六節藏象論』

天食人以五氣하고吳註에 五氣는 非獨臊焦香腐腥也오 風寒暑濕燥가 分主五藏하야 受之而不亢不害하면 則皆養人矣라 **地食人以五味**하니 **五氣入鼻**하야鼻受無形之天氣라 **藏于心肺**하야 **上使五色修明**하고 **音聲能彰**이라心榮顏色하고 肺發音聲일새라	하늘은 五氣로써 사람을 먹이고吳崐註에 五氣는 오직 臊焦香腐腥만을 말하는 것이 아니고 風寒暑濕燥가 가각 五藏을 주관하여 받아서 亢盛하거나 沮害하지 않으면 모두 사람을 滋養하는 것이다. 땅은 五味로써 사람을 먹이니 五氣가 숨을 쉬어 코를 통하여 들어와코로 無形의 天氣를 받아들인다. 心肺에 貯藏되어 위로 올라가 五色을 分明하게 區別하게 하고 音聲이 능히 雄壯하게 한다.心은 顏色을 榮華롭게 하고 肺는 音聲을 發하기 때문이다.
五味入口에口受有形之地氣라 **藏于腸胃**하야 **味有所藏**하고 **以養五氣**하고 **氣和而生**하고 **津液相成**하니 **神乃自生**이라積精生神이라	五味를 먹음에입으로 有形의 地氣를 받아들인다. 腸胃에 貯藏되어 味가 貯藏되는 곳이 있고 五氣를 滋養하고 氣가 和하여 生하게 되고 津液이 서로 이루어지게 되니 神이 스스로 生하게 된다.

4.『靈樞·五癃津液別』

水穀入于口하야 **輸于腸胃**하야 **其液**이 **別爲**	水穀이 입으로 들어가 腸胃에 傳達되어 그 液이 다섯 가지로 나눠지게 된다. 날

五라 天寒衣薄 則爲溺與氣요前溺後氣라 天熱衣厚 則爲汗이요 悲哀氣幷 則爲泣이요 中熱胃緩 則爲唾요 邪氣內逆 則氣爲之閉塞而不行하고 不行則爲水脹하니 願聞其道라 曰 水穀皆入于口에 其味有五하야 各注其海하고分注五藏이라 津液도 各走其道라 故三焦出氣하야宗氣出上焦하고 營氣出中焦하고 衛氣出下焦라 以溫肌肉 充皮膚ㅣ 爲其津이오 其流而不行者가 爲液이라 天暑衣厚則腠理開 故汗出하고 寒留于分肉之間하야 聚沫則爲痛이라 天寒則腠理閉하야 氣濕不行하야不行于肌表라 故下流爲溺라 水下流于膀胱하면 則爲溺與氣라 五藏六府에 心爲之主오 耳爲之聽이

씨가 추운데 옷을 얇게 입으면 소변과 방귀가 되고,앞은 小便이고 뒤는 방귀이다.

날씨가 더운데 옷을 두껍게 입으면 땀이 나게 되고, 悲哀하여 氣가 뭉치면 울어 눈물이 나게 되고, 中焦가 熱하여 胃緩하면 침을 흘리게 되고, 邪氣가 안에서 逆하면 氣가 閉塞되어 움직이지 않게 되고, 움직이지 않으면 水脹이 되니 그 이유를 듣고자 한다. 가로대 飮食을 먹을 때 그 味가 다섯 가지가 있어 각기 그 海로 注入되고나누어 五藏에 注入된다. 津液도 각기 그 道로 가게 된다. 그러므로 三焦에서 氣가 나와宗氣가 上焦로 나오고 營氣가 中焦로 나오고 衛氣가 下焦로 나온다.

肌肉을 따듯하게 하고 皮膚를 充實하게 하는 것이 津이 되고, 그 흘러서 行하지 않는 것이 液이 된다. 날씨가 더운데 옷을 두껍게 입으면 腠理가 열리므로 땀이 나게 되고 寒邪가 分肉의 사이에 머물러 거품을 모으면 아프게 된다. 날씨가 추우면 腠理가 막혀 氣濕이 行하지 못하여肌表로 行하지 못한다. 그러므로 아래로 흘러 小便이 된다. 물이 放光으로 흘러내리면 小便과 방귀가 된다. 五藏六腑에 心이 임금이 되고 귀는 듣게 되고 눈은 살피게 되고 肺는 도와주고 肝은 將帥가 되

오 目爲之候오 肺爲之相이오 肝爲之將이오 脾爲之衛오 腎爲之主外라腎爲作强之官이라 師傳篇에 腎者主爲外하야 使之遠聽視라하니 耳好惡로 以知其性이라

고 脾는 護衛하고 腎은 外部를 주관한다.腎은 作强之官이다.『靈樞·師傳』篇에 腎은 外部를 주관하여 사람으로 하여금 멀리 있는 것을 듣고 보게 한다고 하였으니 耳의 좋고 나쁨으로 그 性을 알 수 있다고 하였다.

故五藏六府之津液이 盡上滲于目이어늘 心悲氣幷則心系急하고 心系急則肺擧하고 肺擧則液上溢이라 夫心系與肺는 不能常擧하야 乍上乍下라 故咳而泣出矣라 中熱則胃中消穀하고 消穀則蟲이 上下作하야 腸胃充郭이라寬意라

그러므로 五藏六腑의 津液이 모두 눈에 스미게 되거늘 心이 슬퍼 氣가 뭉치게 되면 心系가 急하게 되고, 心系가 急하게 되면 肺擧하고, 肺擧하면 液이 위로 넘치게 된다. 무릇 心系와 肺는 능히 서로 항상 들리지 못하고 올라갔다 내려갔다 한다. 그러므로 기침을 하면서 눈물이 나게 된다. 中熱하면 胃에서 消和를 잘 시키고 消穀하면 蟲이 위아래로 움직여 腸胃가 그 둘레를 넓히게 된다. 넓어진다는 意味이다.

故胃緩하고 胃緩則氣逆이라 故唾出이라

그러므로 胃緩하게 되고 胃緩하면 氣逆하게 된다. 그러므로 침이 나오게 된다.

5. 『素問・解精微論』

問 不知水所從生하고 涕所從出也하노이다

묻기를 물이 어디로부터 생기고 눈물이 어디로부터 나오는지를 알지 못하겠다.

曰 夫心者는 五藏之專精也오五藏各有其精 而心專之라

가로대 무릇 心은 五藏의 精氣를 專擔한다. 五藏에 각기 그 精氣가 있지만 心에서 專擔한다.

目者는 其竅也오目爲肝竅라 然하야 能辨別事物이라 故又爲心竅라 華色者는 其榮也라 是以人之有德也 則氣和于目하고 有亡하면 憂知于色이라 是以悲哀則泣下하고 泣下는 水所由生이니 水宗者는 積水也오 積水者는 至陰也오 至陰者는 腎之精也라 宗精之水 所以不出者는 精持之也니 輔之裹之 故水不行也라 夫水之精이 爲志오 火之精이 爲神이니 水火相感하면 神志俱悲하니 是以

눈은 그 竅가 되고目은 肝竅이다. 그러므로 능히 事物을 辨別할 수 있으므로 또한 눈이 心竅도 된다. 華色은 그 榮이 된다. 이로써 사람에 德이 있으면 즉 氣가 目에 和하고, 德이 없어지면 근심을 顔色에서 알게 된다. 그러므로 悲哀하면 눈물이 나게 되고 눈물이 나는 것은 水에서 말미암아 생기니, 水宗이라는 것은 물이 쌓인 積水이고, 積水라는 것은 지극한 陰이고, 至陰이라는 것은 腎의 精이다. 宗精의 水가 밖으로 나가지 않는 것은 精이 支持하고 있으니 덧대고 쌓아서 水가 行하지 못하는 것이다. 무릇 水의 精이 志가 되고 火의 精이 神이 되니 水火가 서로 感應하면 神志가 모두 슬퍼하게 되니 이로써 눈에 물이 생기는 것이다. 그러므로 속담에 마음이 슬픈 것을 뜻로 目之水生也라 故諺言曰 心悲를 名曰志悲라하니 志與心精이 共湊于目也라 泣涕者는 腦也니 腦者는 陰也며 髓者는 骨之充也라 故腦滲爲涕오 志者는 骨之主也니 是以로 水流而涕요 從之者는 其行이 類也라 腦爲髓海니 與腎流通이라

이 슬픈 것이라고 말하니 志와 心精이 함께 눈으로 모이게 된다. 泣涕는 腦이며 腦는 陰이며 髓는 骨을 채우는 것이다. 그러므로 腦에서 스며나와 涕가 되고 志는 骨의 主持가 되니, 이로써 水流하여 콧물이 되고 이를 따르는 것은 그 運行하는 것이 유사하기 때문이다.

腦는 髓海가 되니 腎과 더불어 흐르고 疏通한다.

夫泣不出者는 哭不悲也오 不泣者는 神不慈也니 神不慈 則志不悲하야 陰陽이 相持하니 泣安能獨來오 夫志悲者는 惋惋則衝陰하고 衝陰則志去目하고 志去則神不守精하고 精神이 去目하면 涕泣이 出也라 且子獨不誦夫經言乎아 厥則目無所見이라 夫人이 厥則陽氣는 并于上하고 陰氣는 并于下하니 陽并

무릇 눈물이 나지 않는 것은 哭하지만 슬프지는 않은 것이고 울지 않는 것은 神이 慈愛하지 못하기 때문이니, 神이 慈愛롭지 못하면 志가 슬퍼하지 않아 陰陽이 서로 支持하니 눈물이 어찌 홀로 나오겠는가? 무릇 志가 슬픈 경우는 한탄하면 衝陰하고, 衝陰하면 志가 눈에서 사라지고, 志去하면 神이 精氣를 지키지 못하고, 精神이 눈에서 사라지면 눈물과 콧물이 나오게 된다. 또 그대는 홀로 경전의 말을 암송하지 않는가? 厥하면 눈에 보이는 것이 없게 된다. 무릇 사람이 厥하면 陽氣는 위로 올라가고 陰氣는 아래로 내려가니, 陽이 위로

于上則火獨光也오 陰并于下則足寒하니 則脹也라 夫一水不勝五火라五藏之火라 故目眦盲이라 是以로 衝風하면 泣下而不止하니 夫風之中目也에 陽氣內守于精하니 是는 火氣燔目이라 故見風則泣下也라內有火氣하고 外[16]衝于風일새라

夫火疾風生이라야 乃能雨하니 此之類也라

올라가면 火가 홀로 빛나고 陰이 아래로 내려가면 足寒하게 되니 즉 붓게 된다. 무릇 一水가 五火를 이기지 못하는 것이다.五藏의 火를 말한다. 그러므로 보이지 않게 된다. 이로써 衝風하면 눈물이 나는 것이 그치지 않으니, 무릇 風이 눈에 的中함에 陽氣가 안에서 精을 지키니 이는 火氣가 눈을 불사르는 것이다. 그러므로 風이 있으면 눈물이 나게 된다. 안에는 火氣가 있고 밖으로는 風에 的中하였기 때문이다.

무릇 火가 旺盛하여 風이 생겨야 비가 내리게 되니 이러한 무리를 말한다.

6.『靈樞・五音五味』

婦人無鬚者는 無血氣乎아 曰 衝脈任脈皆起于胞中하야 上循背裏하니此 又言 衝任行背라하니 按컨대 素問骨空論에 言任脈循腹裏하야 上關元하고 衝脈挾臍하야 上行至胸中

婦人이 鬚髥이 없는 경우는 血氣가 없어서 그런가? 가로대 衝脈과 任脈이 모두 胞中에서 始作되어 위로 背裏를 따라 올라가니여기에서 또 衝任脈이 등을 따라 흐른다고 하였으니, 생각해 보건대『素問・骨空論』에 任脈이 腹裏를 따라 關元으로 올라가고 衝脈이 배꼽을 끼고 위로 胸中에 이르러 흩어지고 督脈이 脊柱를 뚫

16『全書本』에 '外'가 '則'으로 되어 있다.

而散하고 督脈貫脊하니 然三脈[17]同源이라 經文多有參錯言者라 爲經絡之海라 其浮而外者는 循腹右上行하야 會于咽喉하고 別而絡唇口하니 血氣盛則充膚熱肉하고 血獨盛則淡滲皮膚生毫毛라 今婦人之生은 有餘于氣하고 不足于血하니 以其數脫血也일새라 衝任之脈이 不榮口唇이라 故鬚不生焉이라 士人有傷于陰하면 陰氣絶而不起로대 然其鬚不去하고 宦者獨去는 何也오 曰 宦者去其宗筋하야陰器라 傷其衝脈하고 血瀉不復하며 皮膚內結하며 唇口不榮이라 故鬚不生이라 其有天宦者는 天生陽氣不擧하니 不能御婦라 未嘗被傷하고

고 지난다고 하였으니 三脈은 모두 한곳에서 나온다. 經文에 뒤섞여 고르지 못하여 말한 부분이 많이 있다. 經絡의 海가 된다. 그중 浮하여 밖으로 향하는 것은 腹部의 右側을 따라 올라 咽喉에서 만나고 별도로 唇口에 絡하게 되니, 血氣가 盛하면 皮膚가 充實하고 肌肉에 熱이 나고 血이 홀로 盛하면 皮膚가 淡滲하게 되어 毫毛가 나게 된다. 지금 婦人은 氣가 有餘하고 血이 不足하니 자주 脫血하기 때문이다. 衝任脈이 口唇에 運營되지 못하므로 수염이 나지 않는다. 士人이 陰을 損傷하게 되면 陰氣가 끊어져 陰莖이 勃起하지 못하지만 수염이 없어지지 않고 宦官이 수염이 나지 않는 것은 무엇인가? 가로대 宦官은 宗筋이 除去되어宗筋은 陰器를 말한다.

衝脈이 損傷되고 血이 빠져나가 恢復되지 못하며 皮膚가 안으로 結締되며 唇口이 運營되지 못한다. 그러므로 수염이 나지 않는다. 先天的으로 宦者인 사람은先天的으로 陰莖이 들리지 않으니 婦人을 거느리지 못한다. 일찍이 損傷받지도 않고 脫

17 任脈 冲脈 督脈.

不脫于血이로대 然其鬚不生하니 其故何也오 曰 此天之所不足也니 其任衝不盛하고 宗筋不成하며 有氣無血하야 唇口不榮이라 故鬚不生이라

血되지도 않았지만 수염이 나지 않으니 그 이유는 무엇인가? 가로대 이는 先天的으로 稟賦받은 것이 不足하니 任衝脈이 盛하지 않고 宗筋이 이루어지지 않으며 氣는 있지만 血이 없어 唇口를 運營하지 못한다. 그러므로 수염이 나지 않는다.

A Translated Annotation of "SoMoonYoungChu RyuChanYakJu"